解剖実習
カラーテキスト

坂井建雄
順天堂大学保健医療学部 特任教授

医学書院

●著者

坂井建雄 *SAKAI Tatsuo*

1953年生まれ．1978年東京大学卒．1978年東京大学解剖学教室助手，1984年ハイデルベルク大学解剖学研究室に留学，1986年東京大学助教授，1990年順天堂大学教授（解剖学・生体構造科学）を経て，2019年同大学保健医療学部特任教授，同大学大学院医学研究科解剖学・生体構造科学，医学部医史学研究室を兼務．
解剖学の教育，運動器の機能解剖学的な研究，腎と血管系の細胞生物学的な研究，医史学の研究に力を注いでいる．

●イラスト

阿久津裕彦 *AKUTSU Hirohiko*

1973年生まれ．1996年東京藝術大学美術学部卒，1998年同大学院美術研究科修士課程修了．2012年順天堂大学大学院医学研究科博士課程修了．現在，医療系と美術系の学校で人体構造を教える講師．人体解剖図を専門とするイラストレーター．
芸術と解剖学の再融合を試みている．

解剖実習カラーテキスト

発　行　2013年3月15日　第1版第1刷 ©
　　　　2024年10月1日　第1版第6刷

著　者　坂井建雄（さかいたつお）

発行者　株式会社　医学書院
　　　　代表取締役　金原　俊
　　　　〒113-8719　東京都文京区本郷1-28-23
　　　　電話　03-3817-5600（社内案内）

印刷・製本　横山印刷

ISBN978-4-260-01702-2

序

大学を卒業して解剖学教室で教職に就いて以来，毎年のように人体解剖実習を指導している．

学生には自分で解剖実習書を開いて予習することを強く求めているが，近年の学生たちは解剖実習書をあまり読まずに実習をしているようだ．実習書の本文をまったく読まずに，図だけを見て解剖をしているのではないかと思われる学生たちも少なくない．学生の気質が時代とともに変わってきたのだろうが，それだけでなく，われわれが慣れ親しんできた解剖実習書にも原因があるのではないかと思うようになった．

最近の新しい教科書は，カラーのイラストを多用し，まとめの表やコラムをふんだんに配置し，見開き構成にするなど，読みやすく理解しやすくするための工夫がなされている．そのような新しい時代にふさわしい解剖実習書が必要だと考えるようになったときに，医学書院から解剖実習書を出版するという提案をいただいた．解剖実習書に不可欠のカラーのイラストも，東京藝術大学卒の芸術家で順天堂大学解剖学講座の大学院生である阿久津裕彦氏が引き受けてくれることになった．こうして解剖実習書を新たに作るために必要な条件がことごとく揃ったのは，奇跡と言いたくなるほど幸運なことであった．

新しい解剖実習書を書くために，日本だけでなく諸外国の代表的な解剖実習書を参考にした．本書のスタイルとして，それぞれの項目を小さくして見開きの中におさめること，カラーのイラストを多用すること，文章を長々と連ねるのではなく簡潔な箇条書きにするという方針を採用した．また1つの項目で扱うテーマを整理し，わかりやすい表題をつけて，行うべき手技や学ぶべき内容を明確に示した．

解剖の流れは，日本の標準的な解剖手技を基本とすることにしたが，これまでの解剖実習の経験を踏まえていくつかの変更を加えることにした．大きなところでは，筋の切断は筋腹で行わず起始あるいは停止の近くで行うこと，肩甲骨の内側縁を深層の筋から切り離して上肢を遊離すること，外耳と中耳の解剖を上方から行うことなど，その他細かな工夫や手技の改善があちらこちらに見つかるはずである．

本書は，多くの方々の協力があって実現することができた．私と一緒に長年にわたり解剖実習を担当してくれた教室員の諸君，とくに工藤宏幸准教授は解剖の手技についてともに考え，有益な助言を与えてくれた．阿久津裕彦氏は本書の生命線ともいえる精細な解剖図を短期間に多数描いてくれた．最後に，解剖実習書という難易度の高い企画を立ち上げていただいた医学書院，とりわけ実現までの困難な道のりを一気呵成に進めてくれた金井真由子さんに謝意を表したい．

この新しい解剖学書によって，日本中の人体解剖実習が楽しく充実したものになることを願っている．

2013年2月　八王子にて

坂井建雄

目次

第1章 頸・体幹浅層 1

第 1 節　体幹の前面で体表を観察する……2
第 2 節　体幹の前面で皮膚を切り取る……4
第 3 節　女性の乳房，頸部の皮下組織を解剖する……6
第 4 節　胸腹部で皮静脈と皮神経を解剖する……8
第 5 節　大胸筋と外腹斜筋を観察する……10
第 6 節　頸部の皮静脈と皮神経を解剖する……12
第 7 節　胸鎖乳突筋を解剖する……14
第 8 節　背部の皮膚を切り取る……16
第 9 節　背部の皮下組織を解剖する……18
第 10 節　僧帽筋と広背筋を解剖する……20
第 11 節　胸鎖乳突筋を上方にひるがえす……22
第 12 節　舌骨下筋群と頸神経ワナを解剖する……24
第 13 節　総頸動脈と内頸静脈を解剖する……26
第 14 節　頸根部で斜角筋群と横隔神経を観察する……28
第 15 節　大胸筋の深層を解剖する……30
第 16 節　腋窩を解剖する……32
第 17 節　鎖骨を切断して深層を解剖する……34

第2章 上肢 37

第 1 節　上肢の皮膚を切り取る……38
第 2 節　腕神経叢を解剖する……40
第 3 節　三角筋と上腕の屈筋を解剖する……42
第 4 節　上腕前面の神経と血管を解剖する……44
第 5 節　肩甲骨の前面の筋を解剖する……46
第 6 節　上肢を体幹から遊離する……48
第 7 節　上腕の伸筋を解剖する……50
第 8 節　肩甲骨周辺を後ろから解剖する……52
第 9 節　手背の皮膚を切り取る……55
第 10 節　前腕伸側の浅層と伸筋支帯を解剖する……56
第 11 節　前腕伸側の深層を解剖する……58
第 12 節　手掌の皮膚を切り取る……60
第 13 節　前腕屈側の浅層を解剖する……62
第 14 節　手の母指球と小指球を解剖する……64

第 15 節　手の浅層を解剖する……66
第 16 節　前腕屈側の深層を解剖する……68
第 17 節　手の深層を解剖する……70
第 18 節　肩関節を解剖する……72
第 19 節　肘関節を解剖する……74
第 20 節　上腕骨の内部を解剖する……76
第 21 節　手首の関節を解剖する……77
第 22 節　手内の関節を解剖する……78

第3章　体壁　81

第 1 節　背部の浅層を解剖する……82
第 2 節　固有背筋を解剖する……84
第 3 節　後頭下を解剖する……86
第 4 節　脊柱管を開く……88
第 5 節　脊柱管の内容を観察する……90
第 6 節　取り出した脊髄を観察する……92
第 7 節　胸壁を解剖する……94
第 8 節　下腹部の皮膚を切り取る……96
第 9 節　腹壁外側部の筋を解剖する……98
第 10 節　腹直筋を解剖する……100
第 11 節　前腹壁を切り開く……102
第 12 節　前腹壁下部の内面を観察する……104
第 13 節　腹部内臓の表層を観察する……106

第4章　胸腔　109

第 1 節　胸郭を切除する……110
第 2 節　胸部内臓を原位置で観察する……112
第 3 節　胸膜腔を解剖する……114
第 4 節　肺を解剖する……116
第 5 節　頸根部を解剖する……118
第 6 節　上縦隔で大血管を観察する……120
第 7 節　心膜腔を切り開く……122
第 8 節　心臓を切り出す……124
第 9 節　心臓壁の血管を解剖する……126
第 10 節　心臓の解剖①　心房と心室を分離する……128
第 11 節　心臓の解剖②　心臓の部屋を切り開く……130
第 12 節　上縦隔を解剖する……132
第 13 節　後縦隔を解剖する……134

第5章 腹腔 137

第 1 節 腹部内臓を原位置で観察する……138
第 2 節 胃の周辺の間膜を観察する……140
第 3 節 網嚢を観察する……142
第 4 節 間膜と腹膜腔を観察する……144
第 5 節 胃の周辺の動脈を解剖する……146
第 6 節 小腸と大腸前半の動脈を解剖する……148
第 7 節 大腸後半の動脈を解剖する……150
第 8 節 門脈とその周辺を解剖する……151
第 9 節 腸管を切り出す……154
第10節 切り出した腸管を観察する……156
第11節 胃を取り出して解剖する……158
第12節 肝臓を取り出す……160
第13節 取り出した肝臓を解剖する……162
第14節 十二指腸，膵臓，脾臓を取り出して解剖する……164
第15節 腎臓と副腎を解剖する……167
第16節 体幹後壁の動脈を観察する……170
第17節 体幹後壁の静脈を観察する……172
第18節 交感神経幹を観察する……174
第19節 横隔膜を解剖する……176
第20節 後腹壁で筋と腰神経叢を解剖する……178
第21節 腰椎で体幹を分断する……180

第6章 下肢 183

第 1 節 下肢の皮膚を切り取る……184
第 2 節 下肢の皮下を解剖する……186
第 3 節 大腿前面で大腿三角を開放する……189
第 4 節 大腿前面で大腿三角を解剖する……192
第 5 節 大腿前面の伸筋と内転筋管を解剖する……194
第 6 節 大腿内側の内転筋群を解剖する……196
第 7 節 殿筋群を解剖する……198
第 8 節 殿部の深層を解剖する……200
第 9 節 大腿後面の屈筋群を解剖する……202
第10節 膝窩を解剖する……204
第11節 下腿後面の浅い屈筋を解剖する……206
第12節 下腿外側面と前面を解剖する……208
第13節 下腿前面と足背で血管と神経を解剖する……210
第14節 下腿後面の深層を解剖する……212

第 15 節　足底の浅層を解剖する……214
第 16 節　足底の深層を解剖する……216
第 17 節　股関節を剖出する……218
第 18 節　股関節を解剖する……220
第 19 節　膝関節を剖出し開放する……222
第 20 節　膝関節を解剖する……224
第 21 節　距腿関節を解剖する……226
第 22 節　足の関節を解剖する……228

第7章　骨盤　231

第 1 節　骨盤の内面を観察する……232
第 2 節　男性 陰嚢と精索を解剖する……234
　女性 外陰部を観察する……235
第 3 節　男性 精巣と精巣上体を解剖する……236
第 4 節　男性 会陰部の浅層を解剖する……238
　女性 会陰部の浅層を解剖する……240
第 5 節　男性 陰茎の浅層を解剖する……242
　女性 前庭球と陰核を解剖する……243
第 6 節　男性 陰茎の海綿体を解剖する……244
第 7 節　尿生殖隔膜を解剖する……246
第 8 節　骨盤隔膜を解剖する……248
第 9 節　骨盤壁を切半し取り外す……250
第 10 節　骨盤の動脈を解剖する……252
第 11 節　骨盤の神経を解剖する……255
第 12 節　男性 骨盤内臓を観察し取り出す……256
　女性 骨盤内臓を原位置で観察する……258
第 13 節　男性 膀胱，前立腺，尿道を解剖する……260
　女性 骨盤内臓を取り出す……262
第 14 節　女性 卵巣と卵管を観察する……264
第 15 節　女性 子宮と膣を解剖する……266
第 16 節　直腸と肛門を解剖する……268

第8章　頭部　271

第 1 節　頸部で血管と脳神経を確認する……272
第 2 節　顔面筋を解剖する……274
第 3 節　顔の血管・神経を解剖する……276
第 4 節　舌骨上筋群を解剖する……278
第 5 節　脳を取り出す……280

第 6 節　頭蓋腔で硬膜静脈洞を解剖する……282
第 7 節　頭部を切り離す準備をする……284
第 8 節　頭部を体幹から切り離す……286
第 9 節　咽頭壁と頸動脈鞘周辺を解剖する……288
第 10 節　咽頭を切り開いて内面を観察する……290
第 11 節　喉頭，気管，甲状腺を取り出して観察する……292
第 12 節　喉頭を外面から解剖する……294
第 13 節　喉頭の内部を解剖する……296
第 14 節　内頭蓋底で脳神経を解剖する……298
第 15 節　頭部を切半する……301
第 16 節　口腔を観察する……302
第 17 節　鼻腔，咽頭鼻部，口峡を観察する……304
第 18 節　側頭部を解剖する……306
第 19 節　側頭下窩を解剖する……308
第 20 節　顎関節と口腔底を解剖する……310
第 21 節　舌を取り出し，口蓋を解剖する……312
第 22 節　副鼻腔と翼口蓋神経節を解剖する……314
第 23 節　眼瞼と涙器を解剖する……316
第 24 節　眼窩上壁を開き，眼窩上部を解剖する……318
第 25 節　上方から眼窩深部を解剖する……320
第 26 節　前方から眼窩を解剖し，眼球を取り出す……322
第 27 節　外耳を解剖する……324
第 28 節　中耳を解剖する……326
第 29 節　内耳を解剖する……328

付録　骨学実習　331

第 1 節　全身の骨格を観察する……332
第 2 節　脊柱と胸郭を観察する……335
第 3 節　上肢の骨を観察する……338
第 4 節　骨盤・下肢の骨を観察する……341
第 5 節　頭蓋の骨を観察する……345

和文索引　351
欧文索引　363

装丁：糟谷一穂

Lecture

解剖学的正位……3
方向……3
基準となる平面……3
皮切りの方法……5
身体の中の結合組織……11
胸鎖乳突筋の機能解剖学……14
脊髄神経の前枝と後枝……19
僧帽筋の機能解剖学……21
脳神経と脊髄神経……23
神経叢……23
皮枝（皮神経）と筋枝（筋神経）……23
浅静脈（皮静脈）と深静脈……23
舌骨下筋群の機能解剖学……25
頸部の筋膜……27
大胸筋と小胸筋の支配神経……31
筋区画と筋間中隔……43
上腕動脈の変異……45
静脈弁の働き……45
前鋸筋，肩甲挙筋，菱形筋の働き……52
回旋筋腱板……54
指紋の役割……61
母指の役割……61
関節の名称……65
椎骨の構造……89
腹壁の断面……103
腹膜……107
呼吸運動における胸膜の役割……114
心膜と心臓壁の関係……123
心臓の線維性骨格……129
動脈管索……133
食道の生理的狭窄部……136
腹膜と間膜……139
胃の発生過程……141
胃の回転……143
腹部内臓と腹膜の位置関係……145
空腸と回腸の違い……149
腸管壁の構造……157
肝臓の機能的区分……163
精子の通る経路……237
浅会陰隙と深会陰隙……247
肛門挙筋の機能解剖学……249
子宮を支える骨盤内の靱帯……259
男性尿道の解剖学……261
顔面の皮膚感覚……277
扁桃……291
舌筋……303
側頭窩と側頭下窩……307
顎関節の運動……310
下顎骨に対する筋の作用……310
顎下神経節……311
副鼻腔……314
翼口蓋神経節……315

Clinical View

乳腺の臨床解剖学……7
皮神経（皮枝）の分布域……9
斜頸……15
頸部の三角……15
広背筋の周辺……21
斜角筋群の臨床解剖学……29
腋窩の臨床解剖と小胸筋……31
皮静脈と皮神経の臨床解剖学……39
肘部管症候群……44
前鋸筋麻痺……46
長胸神経の臨床解剖学……46
鼡径ヘルニア……105
縦隔……113
胸膜腔の病的状態……115
虚血性心疾患……127
卵円孔……129
虫垂炎の触診……139
網嚢孔……143
肝硬変……152
門脈・体循環吻合……152
椎間板ヘルニア……181
鼡径ヘルニアと大腿ヘルニア……191
ハムストリングス……203
大腿骨頸部骨折……221
膝関節の損傷……225
気管切開……293

第 1 章

頸・体幹浅層

第1節　体幹の前面で体表を観察する

体表からの観察

遺体を背臥位(あおむけ)にして，以下の構造を手で触れて確認しよう．

- **下顎骨** mandible の**下顎角** angle of mandible，**オトガイ** chin
- **側頭骨** temporal bone の**乳様突起** mastoid process(耳の後方に触れる)
- **鎖骨** clavicle
- **肩甲骨** scapula の**肩峰** acromion
- **胸骨** sternum の**胸骨角** sternal angle，**剣状突起** xiphoid process
- **肋骨** ribs，**肋骨弓** costal arch，**胸骨下角** infrasternal angle(左右の肋骨弓の間の角)
- **骨盤** pelvis の**上前腸骨棘** anterior superior iliac spine，**腸骨稜** iliac crest，**恥骨結節** pubic tubercle

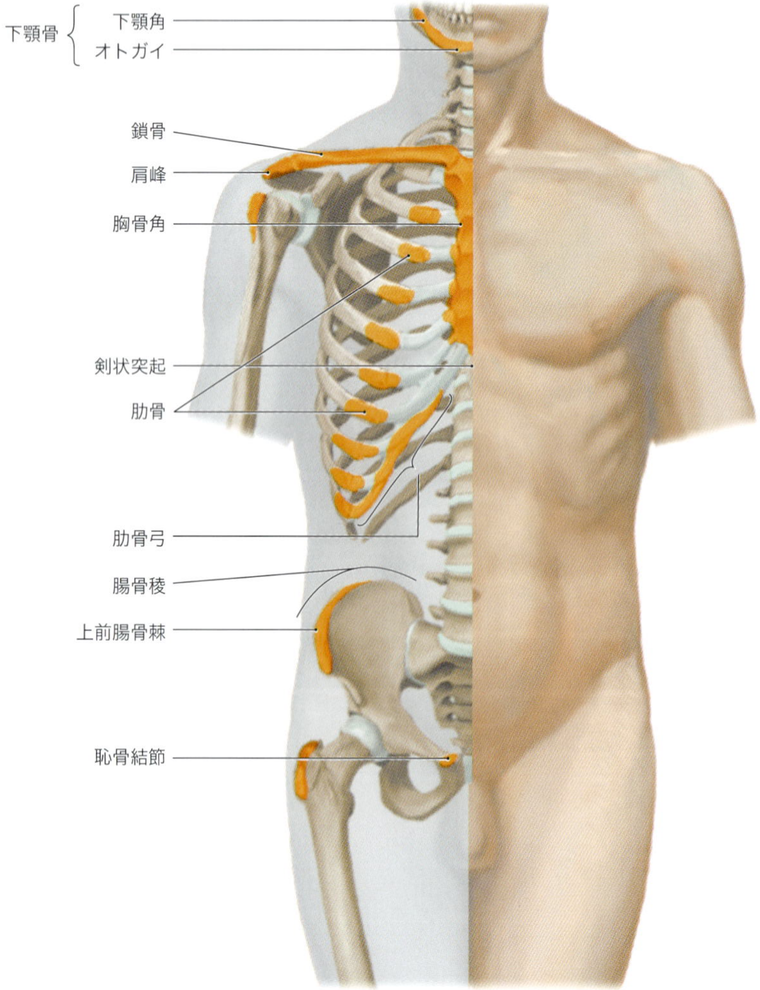

図1-1　体幹前面で触知できる骨格部位(オレンジ色の部分)

Lecture

解剖学的正位

解剖学では，身体の位置や部位を記述するのに，**解剖学的正位** anatomical position の姿勢を基準とする．直立して，両腕を身体の横で下に伸ばして手掌を前に向け，両足を揃えて伸ばして爪先を前に向けた姿勢である．

方向

- **上** superior（**頭側** cranial）／**下** inferior（**尾側** caudal）
- **前** anterior（**腹側** ventral）／**後** posterior（**背側** dorsal）

人間の場合だけを考えれば．上／下，前／後で問題ないが，動物と対応させるとずれが生じる．たとえば身体の上にあるのは，人間では頭だが，ネズミでは背中になる．頭側／尾側，腹側／背側を使うと，このずれがなくなるので便利である．

- **内側** medial／**外側** lateral：正中面に近いほう（内側）と遠いほう（外側）．
- **近位** proximal／**遠位** distal：中心から伸び出るものについて，中心に近いほう（近位）と遠いほう（遠位）．
- **浅** superficial／**深** deep：体表に近いほう（浅）と遠いほう（深）．
- **内** internal／**外** external：身体の中心に近いほう（内）と遠いほう（外）．

基準となる平面

- **矢状面** sagittal plane：身体を前後方向に通る垂直面．身体を左右の半分に分ける面をとくに**正中面** median plane という．
- **冠状面** coronal plane（**前頭面** frontal plane）：身体を左右方向に通る垂直面で，身体を前後の部分に分ける．
- **水平面** horizontal plane：地面に平行な面で，身体を上下の部分に分ける．

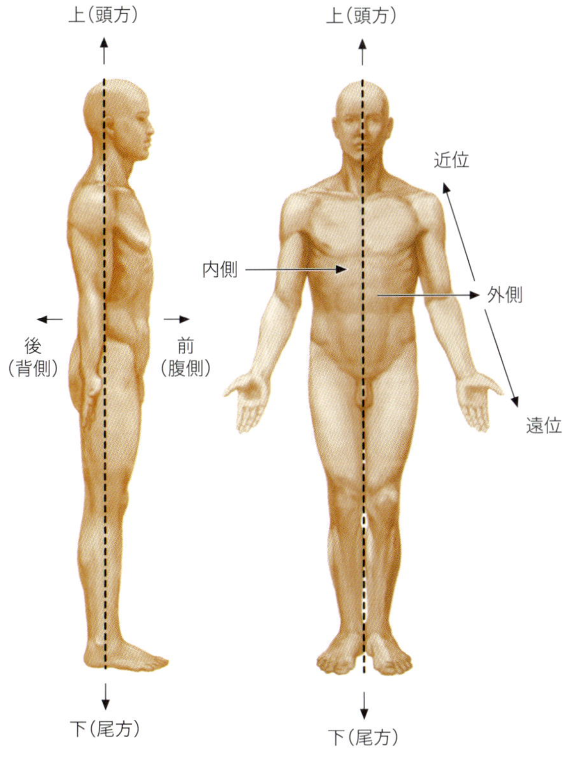

図 1-2　解剖学的正位と方向

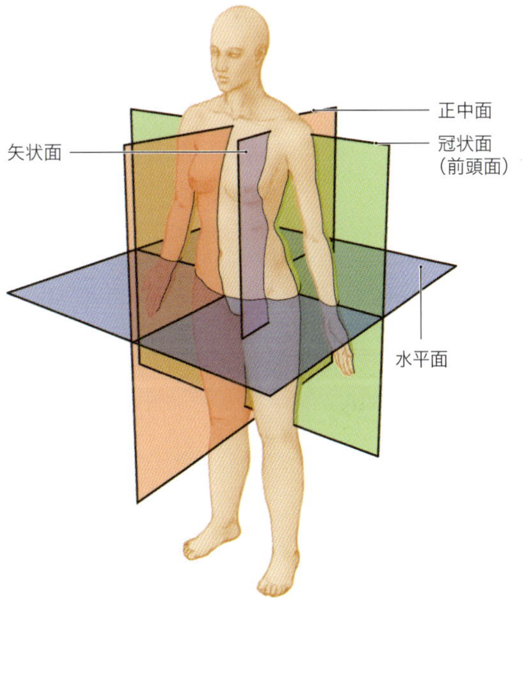

図 1-3　基準となる平面

第2節　体幹の前面で皮膚を切り取る

体幹前面の皮切り

頸部・胸部・腹部の前面で皮膚を切り取る.

1. メスを使って，オトガイから陰部のやや上まで，正中線に沿って縦方向に皮膚を切開する（図1-4 の❶）.
2. 3か所の高さで横方向に皮膚を切開する.
   - 胸骨角から肩峰まで（図1-4 の❷）
   - 剣状突起から水平に（図1-4 の❸）
   - 左右の上前腸骨棘をつなぐように（図1-4 の❹）
3. 下顎骨の下縁に沿って，乳様突起まで横方向に皮膚を切開する（図1-4 の❺）.
4. 縦の切開と横の切開の交点で皮膚を持ち上げ，外側に向かって皮膚をはいで両側にめくり返す.
5. 乳頭と臍の皮膚は，周りに切り込みを入れてその場に残す.
6. 身体の側面で縦方向に皮膚を切開し，横方向の切開とつなげる.
   - 乳様突起から肩峰まで（図1-4 の❻）
   - 肩峰から上腕の前面に向かって下方に（図1-4 の❼）
   - その途中から腋窩の中央まで（図1-4 の❽）
   - 腋窩の中央から身体の側面に沿って下方に（図1-4 の❾）
7. 正中から横に向かってめくり返した頸部・胸部・腹部の皮膚を，側面の切開に達するまでめくって取り除く．取り外した皮膚片は保管容器の中に入れる.

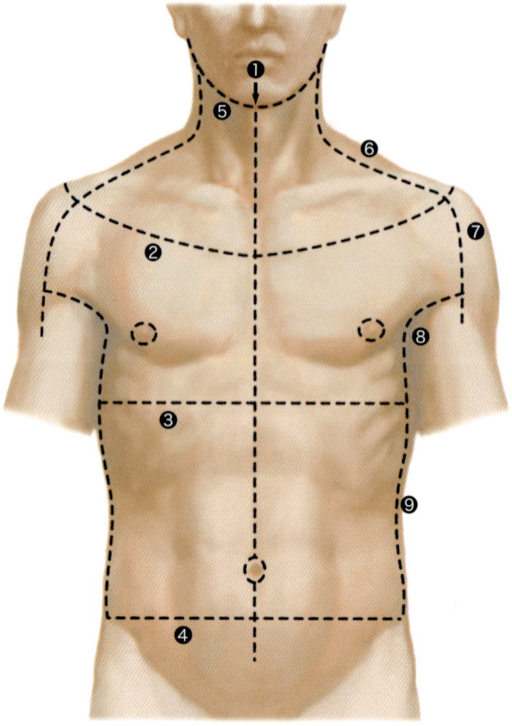

図1-4　体幹前面の皮切り

8. 頸部の皮膚はとくに薄く，すぐ下に紙のように薄い広頸筋があるので，皮膚をできるだけ薄く切り取り，広頸筋を切り取らないように注意する．頸部の剝皮（はくひ）は頭部から胸部に向かって行うことが望ましい．広頸筋が胸部の皮膚に付着するので，頸部の剝皮を逆に行うと誤って皮膚とともに広頸筋まではがしてしまうことがある．

Lecture

皮切りの方法

皮膚 skin は，**表皮** epidermis（上皮組織）と**真皮** dermis（結合組織）からなる丈夫な1枚のシートである．皮膚の深層には，軟らかな皮下組織があり，さらにその深層にある骨格や筋肉との間を埋めている．**皮下組織** subcutaneous tissue には，脂肪，皮神経，皮静脈などが含まれている．皮切りでは，皮膚だけを切り取り，皮下組織をその場に残すようにしなければならない．

皮切りの際には，まず切開線が交差するところで皮膚の一端を持ち上げる．少し持ち上がったところで，皮膚の端をピンセットで強くつまんで引き上げると，皮下組織が引き伸ばされて皮膚が持ち上がる．皮膚を上に引き上げながら皮膚の裏面に沿ってメスを軽く進めると，引き伸ばされたコラーゲン線維が切れて，皮膚が容易に持ち上がる．メスを持つ手を安定させるためには，遺体の上に手を置いて，鉛筆を持つようにメスを軽く持つとよい．

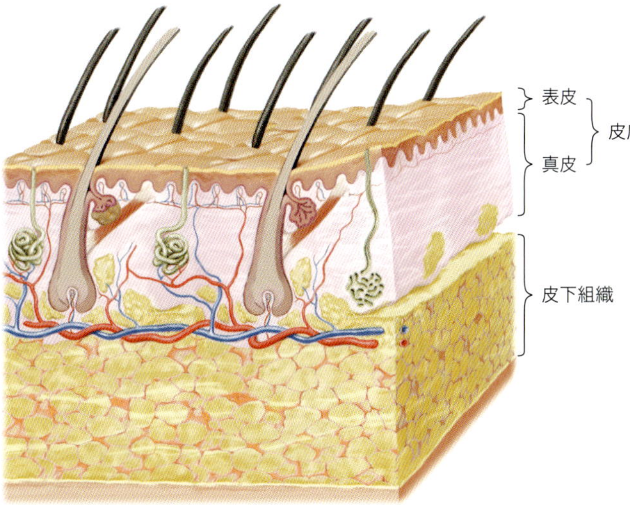

図1-5　皮膚と皮下組織の構造

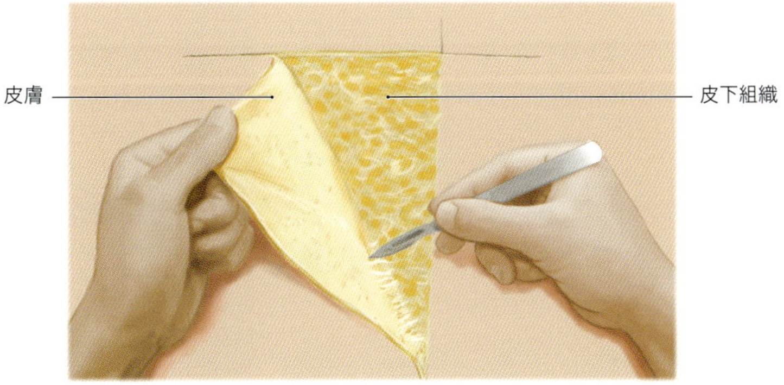

図1-6　皮切りの方法

6 第3節 女性の乳房，頸部の皮下組織を解剖する

乳房の解剖

女性の遺体で**乳房** breast を解剖する．高齢者の遺体では乳腺が退化していて構造の同定が難しい場合がある．

乳房の中には**乳腺** mammary gland が含まれる．乳腺は汗腺が変化してできたもので，乳頭の皮膚に開口する．乳房の皮膚からつながる**乳房提靱帯** suspensory ligaments of breast（**クーパー靱帯** Cooper's ligament）という結合組織が乳腺の中に進入して乳腺を支えている．乳腺は**胸筋筋膜** pectoral fascia（大胸筋の筋膜）の浅層に位置する．

1. **乳頭** nipple と**乳輪** areola を同定する．
2. 乳房提靱帯が乳腺の内部に網状に広がることを確認する．網の隙間には脂肪と乳腺が含まれている．
3. 乳房の内側部と外側部には，それぞれ数本の動脈が分布する．内側乳腺枝は内胸動脈から分かれ，外側乳腺枝は外側胸動脈と肋間動脈の外側皮枝から分かれる．
4. 乳腺の後面のゆるい結合組織層に指を入れると，乳腺と胸筋筋膜の間の**乳腺後隙** retromammary space を開くことができる．乳房は胸筋筋膜から容易にはがすことができる．
5. 乳頭を通る矢状面で乳房を切断する．切断面で乳腺の腺房と導管を確認する．

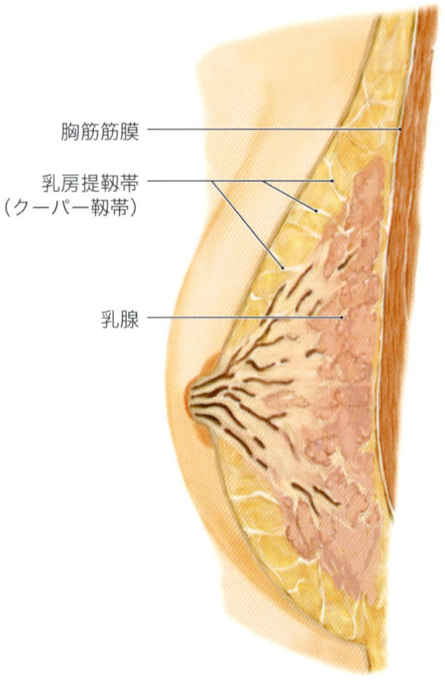

図1-7 乳房（矢状断）

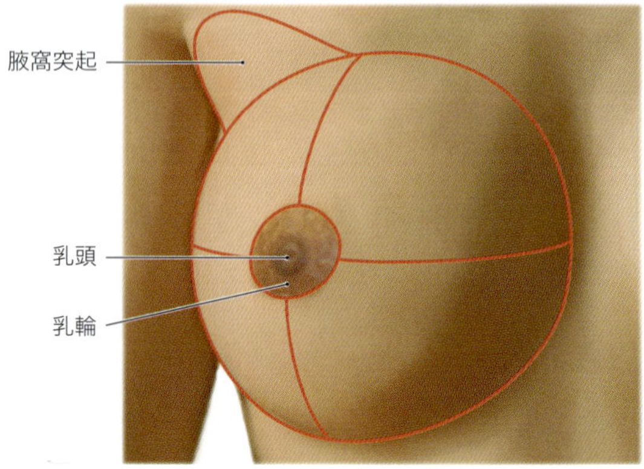

図1-8 乳房の四分円

Clinical View

乳腺の臨床解剖学

乳房の病変の位置を記載するときに，乳房を上下左右に四分して位置を示す．外側上方の部分は大量の腺組織を含んでいて乳癌の発生率が高い．外側上方で腋窩に向かって乳腺組織が伸びていることがあり，**腋窩突起** axillary tail と呼ばれる．

乳癌が進行して深部の胸筋筋膜や大胸筋に浸潤すると，乳房提靭帯が引っ張られて乳房の皮膚の一部に凹みを生じることがある．

広頸筋の剖出

頸部で広頸筋を剖出する．**広頸筋** platysma は，頸部の皮下組織の中にあるきわめて薄い筋で，表情筋の一種である．広頸筋の起始は，下顎骨，頬の皮膚，口角，口輪筋であり，下方に伸びており，下端は鎖骨の表層を通って肩(三角筋)と胸部の皮下組織に終わる．広頸筋は顔面神経[VII]によって支配される．

1. 頸部の皮切りを下顎骨の下縁まで広げる．皮切りが十分薄く行われると，真皮の下に広頸筋が白い筋膜をかぶって現れる．
2. 広頸筋の筋膜を取り除いて，赤褐色の筋線維を確認する．
3. 頸部の皮切りを後方に広げて，側頭骨の乳様突起と肩峰を結ぶ線あたりまで到達する．広頸筋の広がりを十分に確認する．

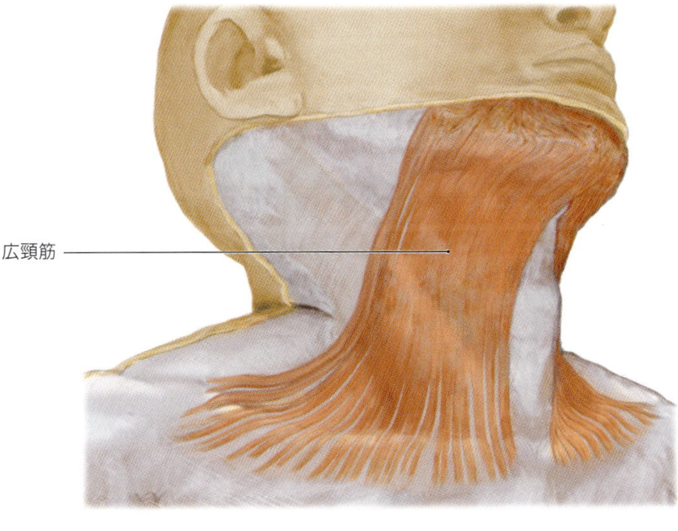

図1-9　広頸筋

8 第4節 胸腹部で皮静脈と皮神経を解剖する

胸腹部の皮下組織の解剖

1. 胸部と腹部で，皮下組織を内側から外側に向かってピンセットを使って取り除く．
2. 皮下組織の中を皮静脈が走行する．皮静脈には個体差が大きく，遺体によっては観察が難しい．**胸腹壁静脈** thoraco-epigastric veins(腋窩から側胸部を下方に向かう)，**浅腹壁静脈** superficial epigastric vein(鼡径部から前腹壁を上方に向かう)は，門脈系の側副路になるので臨床的に重要である．
3. 皮下組織を取り除きながら，**肋間神経** intercostal nerves の2種類の皮枝を確認する．**前皮枝** anterior cutaneous branch は胸骨の外側縁のやや外側で肋間隙から皮下に現れる．**外側皮枝** lateral cutaneous branch は，側胸部から側腹部にかけて各肋間に対応して上下に並んで皮下に現れる．
4. 鎖骨のあたりで，**鎖骨上神経** supraclavicular nerves が広頸筋を貫いて皮下に現れるのを確認する．
5. 皮静脈と皮神経の観察が終わったら，胸腹部の前面に残っている皮下組織を，ピンセットを使ってきれいに取り除く．

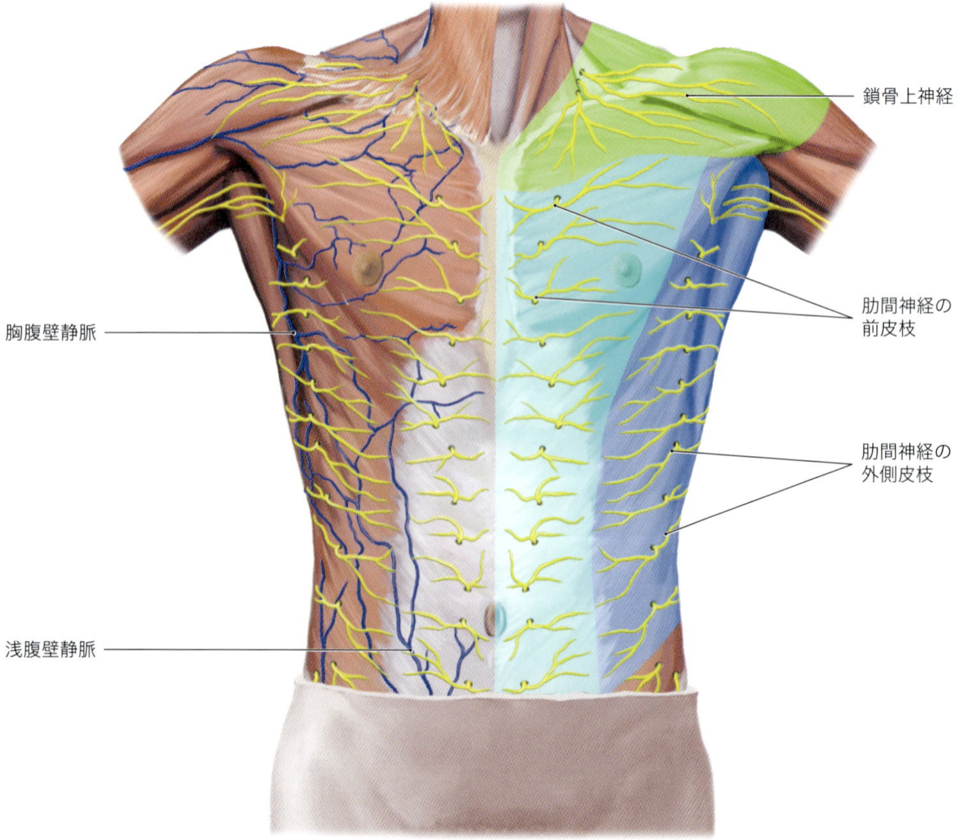

図1-10 胸腹部の皮下に分布する静脈と神経

肋間神経の走行

各肋骨の下縁に沿って走る12本の肋間神経(第12肋間神経は肋下神経と呼ばれる)は，胸部の脊髄神経(胸神経)から出ている．肋間神経は胸部の肋間の筋(外肋間筋，内肋間筋など)と腹壁の筋(腹直筋，外腹斜筋，内腹斜筋など)を支配するとともに，皮神経を出して胸部と腹部の皮膚に分布する．肋間神経から皮神経が分かれて皮下組織に出てくる場所は，体幹の前面と側面の2か所にある．前面に現れるのが前皮枝，側面に現れるのが外側皮枝である．12本の肋間神経から分かれた前皮枝と外側皮枝は，それぞれ体幹の前面と側面で縦に並んでいる．

Clinical View

皮神経(皮枝)の分布域

身体のあらゆる部分の皮膚に，いずれかの皮神経が分布している．それぞれの皮神経が身体の皮膚のどの領域に分布するかの知識は，皮膚の感覚異常の診断をするのに重要である．たとえば臍の高さには，第10肋間神経が分布する(11節 lecture ☞ 23頁)．

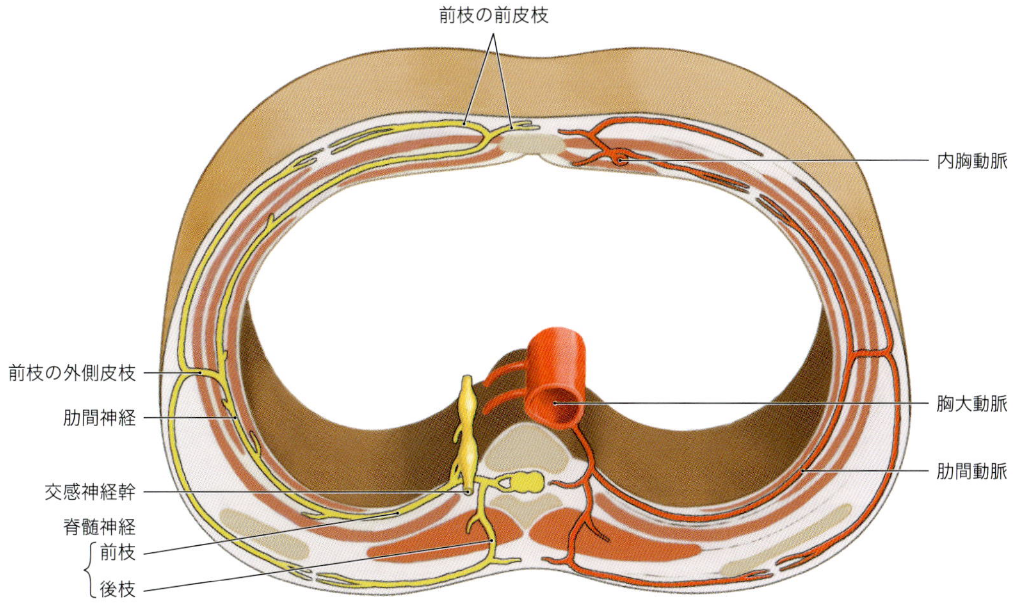

図1-11　胸部(水平断)

第5節 大胸筋と外腹斜筋を観察する

大胸筋と外腹斜筋の剖出

1. 胸部前面および腹部前面(左右の上前腸骨棘を結ぶ線よりも上方)で皮下組織がすべて取り除かれていることを確認する．皮下組織が残っている場合には，ピンセットを使ってきれいに取り除く．広頸筋を下のほうから薄くはいで，鎖骨の高さまでめくり返しておく．
2. **胸筋筋膜** pectoral fascia は，大胸筋の表面を包む丈夫な筋膜である．胸筋筋膜の広がりを観察する．大胸筋の起始となる鎖骨と胸骨の表面ではその骨膜に癒合する．また胸筋筋膜は腋窩の底を作る**腋窩筋膜** axillary fascia につながっている．
3. 胸筋筋膜をピンセットではいで大胸筋の表面をきれいにし，指で大胸筋の境界をはっきりさせる．大胸筋の前面を縦に走る**胸骨筋** sternalis が，約10%の遺体で見つかることがある．
4. 外腹斜筋の表面は丈夫な筋膜により覆われている．筋膜をピンセットではいで，外腹斜筋の表面をきれいにする．

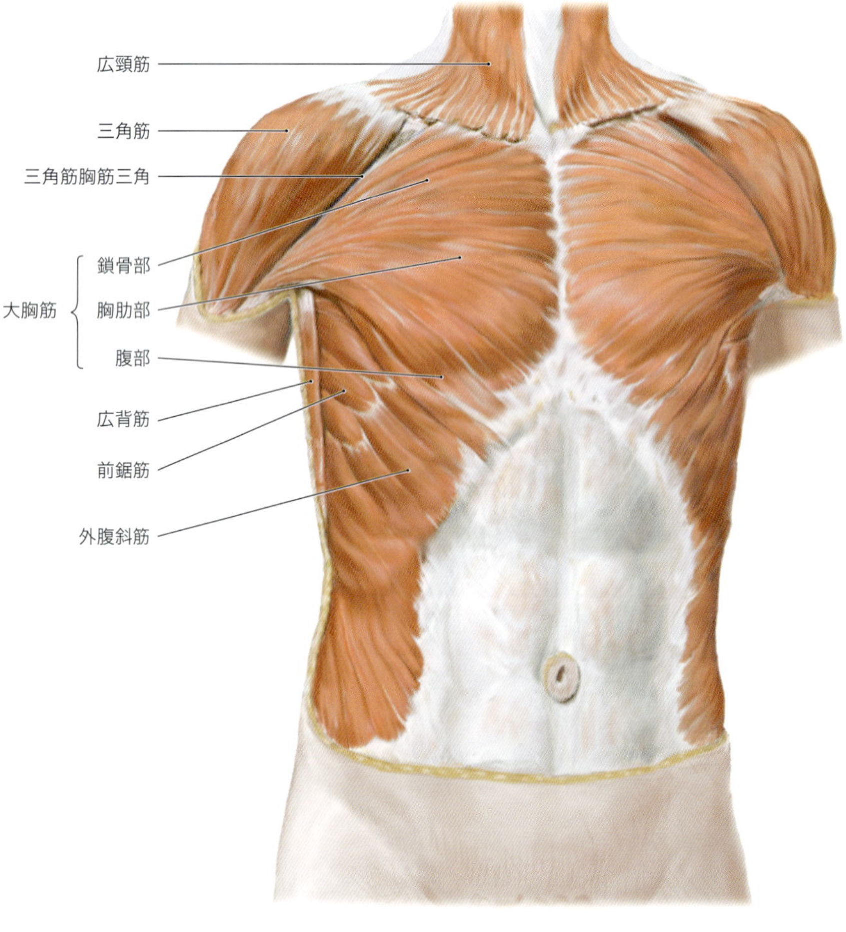

図1-12 胸腹部の筋

大胸筋の観察

大胸筋は胸の膨らみを作る大きな筋で，上腕骨を体幹に強く引きつける働き(内転)をする．

1. **大胸筋** pectoralis major は，起始によって3部に分かれる．鎖骨部(鎖骨から起こる)，胸肋部(胸骨・肋骨・肋軟骨から起こる)，腹部(腹部の筋膜ないし外腹斜筋腱膜から起こる)である．
2. 大胸筋の3部の間を外側方にたどる．3部が重なり合いながらねじれるように上腕骨に向かうのを確かめる．大胸筋の停止は上腕骨前面の大結節稜である．
3. 大胸筋の上外側縁と三角筋との間に，**三角筋胸筋三角** deltopectoral triangle という隙間がある．この隙間の境界を指できれいにし，ここに進入する**橈側皮静脈** cephalic vein を見つける．
4. 大胸筋の下縁より後方で上腕と胸壁の間の部分は，腋窩という窪みになっている．

外腹斜筋の観察

外腹斜筋は，腹壁外側部の最表層にある筋で，腹壁を緊張させて腹圧を高める働きをする．

1. **外腹斜筋** external oblique は，第5〜12肋骨の表面から起こって内側下方に向かう．外腹斜筋の起始部は前鋸筋と互い違いにかみ合って，鋸の歯のような形を作っている．
2. 外腹斜筋は正中線から4横指くらい離れたところで，腱膜に移行する．腱膜は正中に近づくと他の側腹筋の腱と癒合して**腹直筋鞘** rectus sheath を形成する．左右の腹直筋鞘は正中で会合して白線と呼ばれる強い結合組織構造を作り，これが外腹斜筋の停止となる．外腹斜筋の下方の停止は，ここではまだ観察できない．

Lecture

身体の中の結合組織

身体の中にさまざまな形で丈夫な結合組織性の構造があり，身体を支持している．

- **腱** tendon：筋の末端部にある丈夫な索状の結合組織で，筋の収縮力を骨格に伝えて動かす．
- **腱膜** aponeurosis：筋の末端部にある丈夫な膜状の結合組織で，腱と同様の働きをする．
- **靭帯** ligament：束状ないし帯状の丈夫な結合組織で，しばしば関節において骨格をつないで関節を安定させる．
- **筋膜** fascia：膜状の丈夫な結合組織で身体の部分を包む．筋ないし筋群を包むことが多いので「筋膜」という訳語になっている．

12 第6節 頸部の皮静脈と皮神経を解剖する

広頸筋を下方からめくり上げる

広頸筋のすぐ裏には，頸部に分布する皮静脈や皮神経が存在する．これらを壊さないように，広頸筋は慎重に取り除く必要がある．

1. **広頸筋** platysma の表面を覆っている皮下組織をきれいに取り除いて，広頸筋の広がりを確認する．皮下組織が残っている場合は，ピンセットを使って取り除く．
2. 広頸筋の深層にある皮静脈と皮神経について位置を確かめる．皮静脈には外頸静脈と前頸静脈がある．皮神経は① 鎖骨上神経，② 頸横神経，③ 大耳介神経，④ 小後頭神経の4本あり，いずれも胸鎖乳突筋の後縁から現れて，広頸筋の深層の皮下組織の中を走る．
3. 鎖骨の近くで，ピンセットを使って広頸筋を下縁から丁寧に薄くはがす．鎖骨上神経を同定して深層に残す．
4. さらに上に向かって広頸筋をめくり返すが，その際に皮静脈と皮神経は深層に残して，広頸筋と一緒にはがし取ることのないように注意する．むしろ筋線維だけをはがすようにするとよい．
5. 皮静脈と皮神経を深層に残しながら，下顎骨の高さまで広頸筋をめくりあげる．胸鎖乳突筋が筋膜に包まれて，前下〜後上方向に頸を斜めに横切るのを確認する．後方で僧帽筋の前縁が見えるのを確認する．

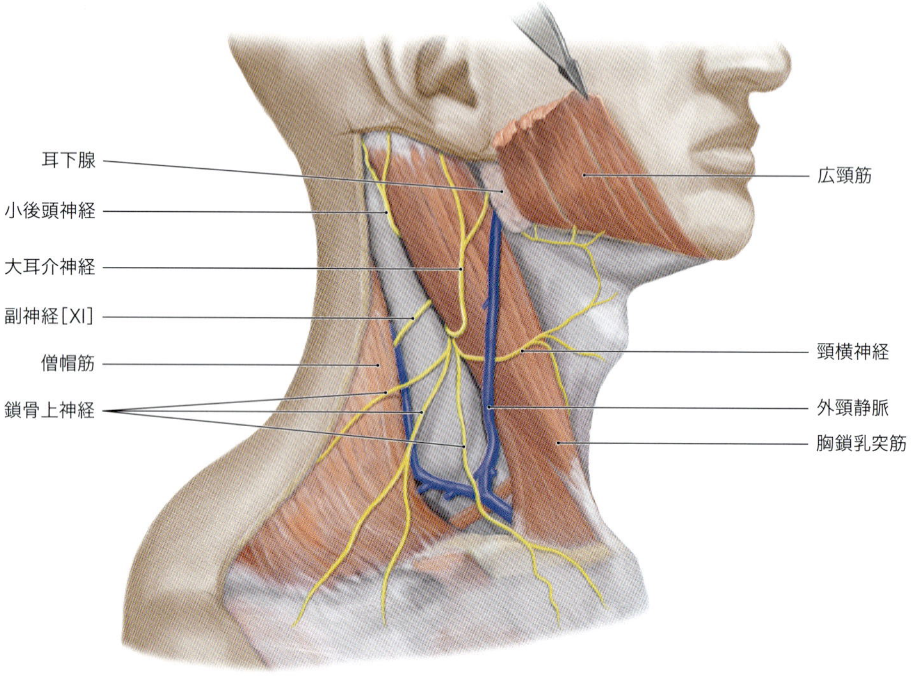

図1-13 広頸筋の深層の解剖

皮静脈と皮神経の解剖

広頸筋の深層にある皮下組織の中に皮静脈と皮神経を見つけ，結合組織を丁寧に取り除いて皮静脈と皮神経を剖出する．同定にあたっては胸鎖乳突筋を手がかりにするとよい．

1. **外頸静脈** external jugular vein は，下顎角の後方から始まって下方に向かい，胸鎖乳突筋の浅層を横切る．鎖骨の約3cm上方で深層にもぐり，鎖骨下静脈に流入する．
2. **前頸静脈** anterior jugular vein は，前頸部を縦に走る皮静脈で，人によって走行が変異する．
3. **鎖骨上神経** supraclavicular nerves は，胸鎖乳突筋の後縁から現れ，下方に向かって走行する数条の神経である．胸の上部から肩にかけての皮膚に分布する．内側・中間・外側鎖骨上神経を区別する．
4. **頸横神経** transverse cervical nerve は，胸鎖乳突筋の後縁から前方に向かい，胸鎖乳突筋の浅層を横切る．前頸部の皮膚に分布する．
5. **大耳介神経** great auricular nerve は，胸鎖乳突筋の後縁から上方に向かい，胸鎖乳突筋の浅層を縦に越える．耳介の付近の皮膚に分布する．
6. **小後頭神経** lesser occipital nerve は，胸鎖乳突筋の後縁に沿って後上方に向かう．耳介後方の皮膚に分布する．ここではまだ剖出しなくてよい．

皮下組織にあるその他の構造

広頸筋の深層の皮下組織の中には，さらにいくつかの見出すべき構造がある．結合組織を取り除いてこれらを剖出する．

1. **浅リンパ節** superficial nodes は，外頸静脈に沿って見られるリンパ節である．病気によって大きく腫れている場合がある．
2. 顔面神経[VII]の頸枝は，下顎角のやや下を弓状に走り，広頸筋の裏側から広頸筋に分布する．頸横神経と交通するので，頸横神経を手がかりにして見出し，剖出する(☞275頁)．
3. **耳下腺** parotid gland は，大唾液腺の1つである．胸鎖乳突筋の前縁で耳介の下あたりに一部だけ見える．顔面神経の頸枝を後方に探るとたどり着く．
4. **顎下腺** submandibular gland は，大唾液腺の1つである．下顎角のすぐ前あたりで下顎骨の下内側に見つかる．

第7節 胸鎖乳突筋を解剖する

胸鎖乳突筋の解剖

1. **胸鎖乳突筋** sternocleidomastoid の周りの脂肪と結合組織を取り除く．さらに筋膜をはいで，筋の前縁と後縁がくっきり出るようにする．
2. 胸鎖乳突筋の起始は2部に分かれている．1つが胸骨から起こり，もう1つが鎖骨の内側部から起こることを確認する．
3. 胸鎖乳突筋は後上方に伸びており，乳様突起への停止まで確認する．さらに後方に伸びて後頭骨に停止する部分は，ここではまだ観察できない．
4. 胸鎖乳突筋の深層の結合組織を取り除いて，筋の裏側に指が通るようにする．
5. 胸鎖乳突筋の後方の結合組織を取り除いて，僧帽筋の前縁までの領域がよく見えるようにする．この領域で，副神経 [XI] と頸横動脈を同定しておく．

> **Lecture**
>
> **胸鎖乳突筋の機能解剖学**
>
> 胸鎖乳突筋は，体幹と頭蓋をつなぐ筋で，体幹に対して頭を動かす働きをする．両側が収縮すると頭を立てて頸を持ち上げる働きと，頸を曲げる働きをする．片側の筋が収縮すると頭をその側へ傾かせ，頭を回転して耳を肩に近づける働きをする．

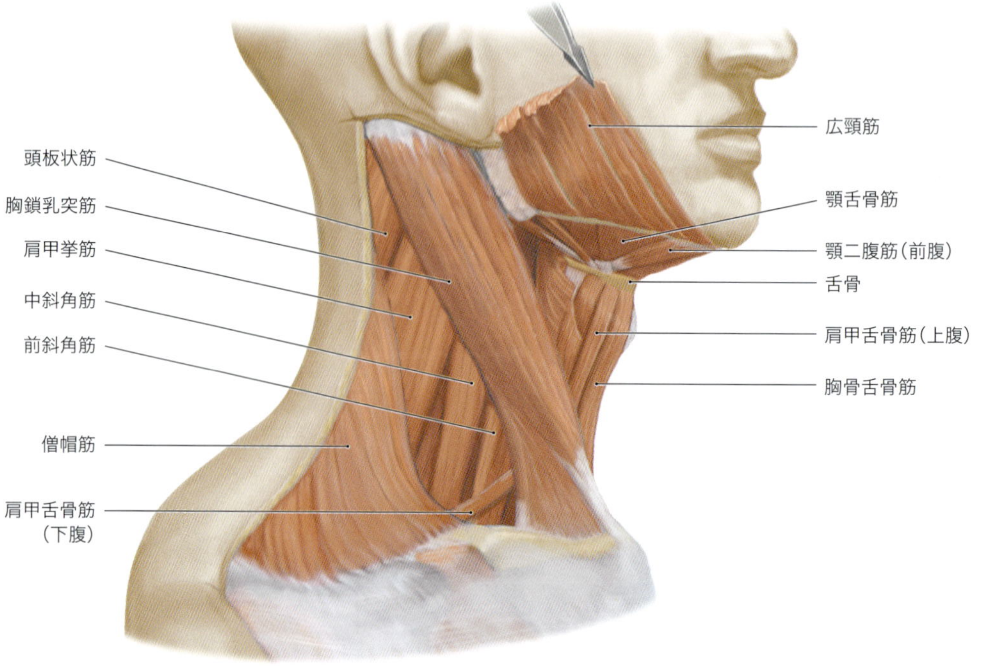

図1-14 頸部の筋

Clinical View

斜頸 torticollis

胸鎖乳突筋が短縮するために頸がねじれて傾いた状態である．先天性のものでは，胸鎖乳突筋が出生時の外力により損傷して，線維化と短縮を起こすことなどが原因となる．胸鎖乳突筋の異常な緊張による攣縮性斜頸は，成人で発症する．

頸部の三角

構造・損傷・疾病の位置を明確に示すために，頸部はいくつかの領域(三角)に分けられている．その基準になるのは，胸鎖乳突筋，僧帽筋，肩甲舌骨筋などの筋である．これらの筋を手がかりとして，頸部の領域の範囲を体表からも知ることができる．

1) **後頸三角** posterior triangle of neck：胸鎖乳突筋(前)，僧帽筋(後)，鎖骨(下)に囲まれた三角形の領域．2つの領域に分かれる．
   - **後頭三角** occipital triangle：肩甲舌骨筋より上方の領域．副神経 [XI]，腕神経叢，頸横動脈を含む．
   - **肩甲鎖骨三角** omoclavicular triangle：肩甲舌骨筋より下方の領域．鎖骨下動静脈を含む．
2) **前頸三角** anterior triangle of neck：胸鎖乳突筋(後)，正中線(前)．下顎骨(上)に囲まれた三角形の領域．4つの領域に分かれる．
   - **顎下三角** submandibular triangle：顎二腹筋より上方の領域．顎下腺，顎下リンパ節，舌下神経，顔面動静脈を含む．
   - **オトガイ下三角** submental triangle：舌骨より上方で，顎二腹筋前腹より内側の領域．オトガイ下リンパ節を含む．
   - **頸動脈三角** carotid triangle：肩甲舌骨筋より外側で，顎二腹筋後腹より下方の領域．総頸動脈，内頸静脈，迷走神経 [X] を含む．この領域は，外科的に内頸動脈，迷走神経，舌下神経 [XII]，交感神経幹にアプローチするのに重要な部位である．緊急時にはこの部位で脈拍を触知する．自分の頸でこの部位を触診し，脈拍を確認しておくとよい．
   - **筋三角** muscular triangle：舌骨より下方，肩甲舌骨筋より内側で，左右にまたがる領域．甲状腺，舌骨下筋群(肩甲舌骨筋以外)を含む．この領域の正中線上で，気管切開術を行う．

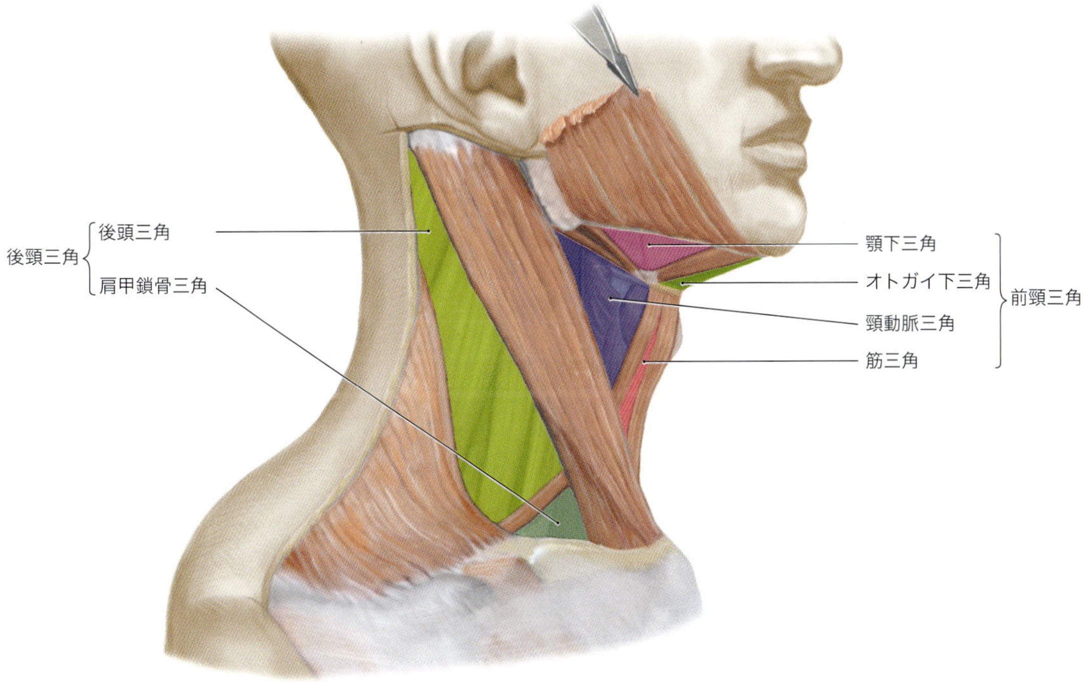

図1-15 頸部の三角

体表からの観察

遺体を腹臥位(うつぶせ)にして，以下の構造を手で触れて確認しよう．

- **後頭骨** occipital bone の**外後頭隆起** external occipital protuberance
- **椎骨** vertebra それぞれの**棘突起** spinous process，とくに隆椎(第 7 頸椎)の棘突起
- **肩甲骨** scapula の**肩甲棘** spine of scapula，**肩峰** acromion，**内側縁** medial border
- **骨盤** pelvis の**腸骨稜** iliac crest，**上後腸骨棘** posterior superior iliac spine，**仙骨** sacrum，**尾骨** coccyx

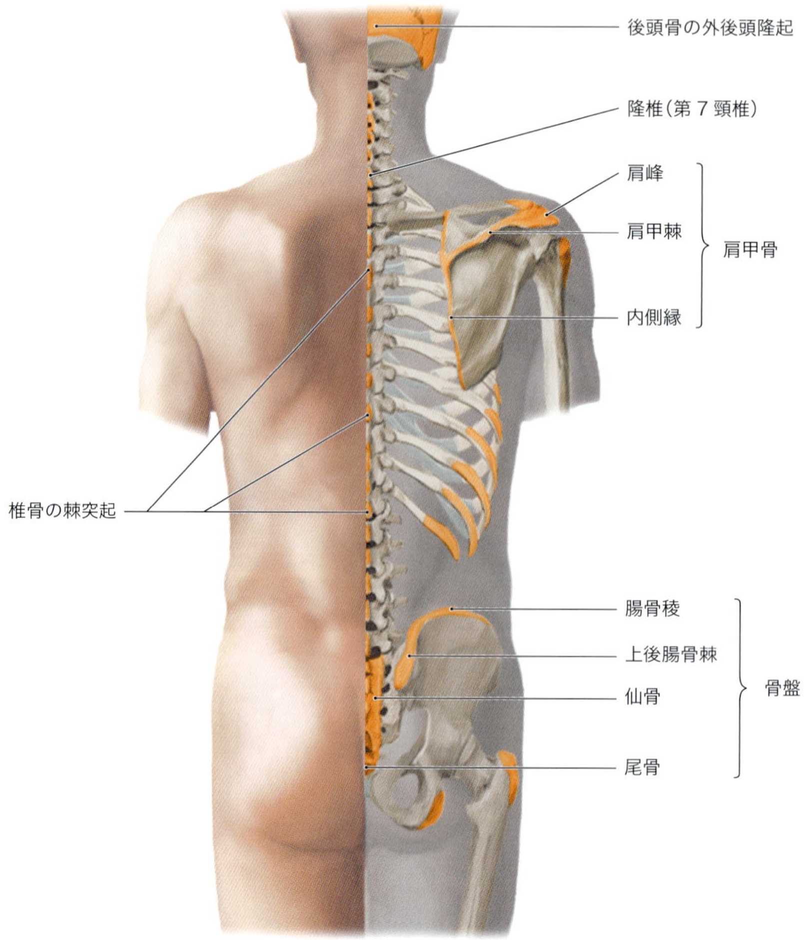

図1-16 体幹後面で触知できる骨格部位(オレンジ色の部分)

背部の皮切り

背中で皮膚を切り取る．背中の皮膚は，身体の前面の皮膚よりもはるかに分厚い．

1. メスを使って，外後頭隆起から尾骨まで，正中線に沿って縦方向に皮膚を切開する（図1-17 の❶）．
2. 5か所の高さで横方向に皮膚を切開する．
   - 第7頸椎の高さ（図1-17 の❷）
   - 腋窩の下縁の高さ（図1-17 の❸）
   - 胸郭の下縁の高さ（図1-17 の❹）
   - 上後腸骨棘の高さ（図1-17 の❺）
   - 殿溝の高さ（図1-17 の❻）
3. 縦の切開と横の切開の交点で皮膚を持ち上げ，外側に向かって皮膚をはいで両側にめくり返す．すでに前面の皮膚が身体の側面まで取り除かれているので，そこまで皮膚をめくって取り除く．会陰の皮膚は切らないで残しておく．取り外した皮膚片は保管容器の中に入れる．後頸部の皮切りには注意を要するので，次の項目（☞ 18 頁）で述べる．

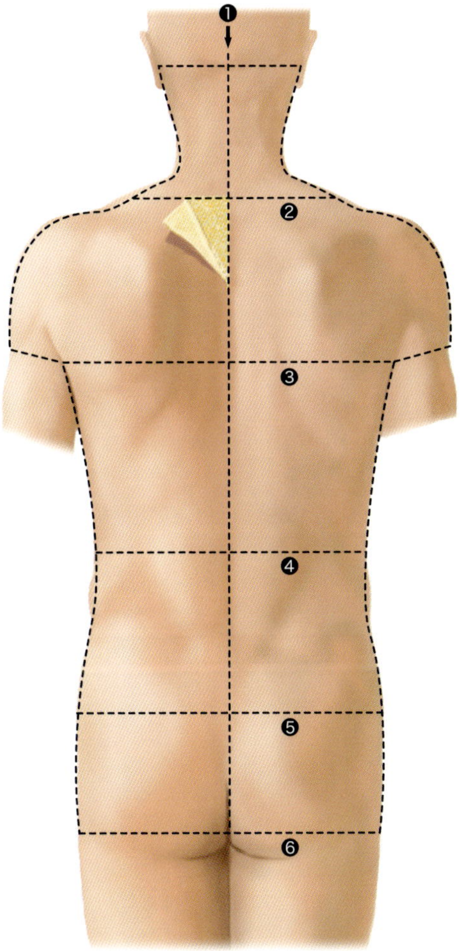

図1-17　体幹後面の皮切り

背中の皮下組織の解剖

1. 背中の皮下組織を内側から外側に向かってピンセットで取り除く.
2. 皮下組織を取り除きながら，脊髄神経の後枝の皮枝を確認する．後枝の皮枝には，内側皮枝と外側皮枝の2つの系列がある.
3. 腸骨稜の上縁で現れた数本の**上殿皮神経** superior clunial nerves が，殿部の皮膚に分布するのを確認する．上殿皮神経は後枝の外側皮枝の系列に含まれる.

後頸部の皮切り

後頸部から後頭部にかけて皮下組織の状況が変わっているので，皮切りには注意する.

1. 外後頭隆起より2cmほど上方で横方向に切開する．正中から外側に向かって皮膚をはいで両側にめくり返す.

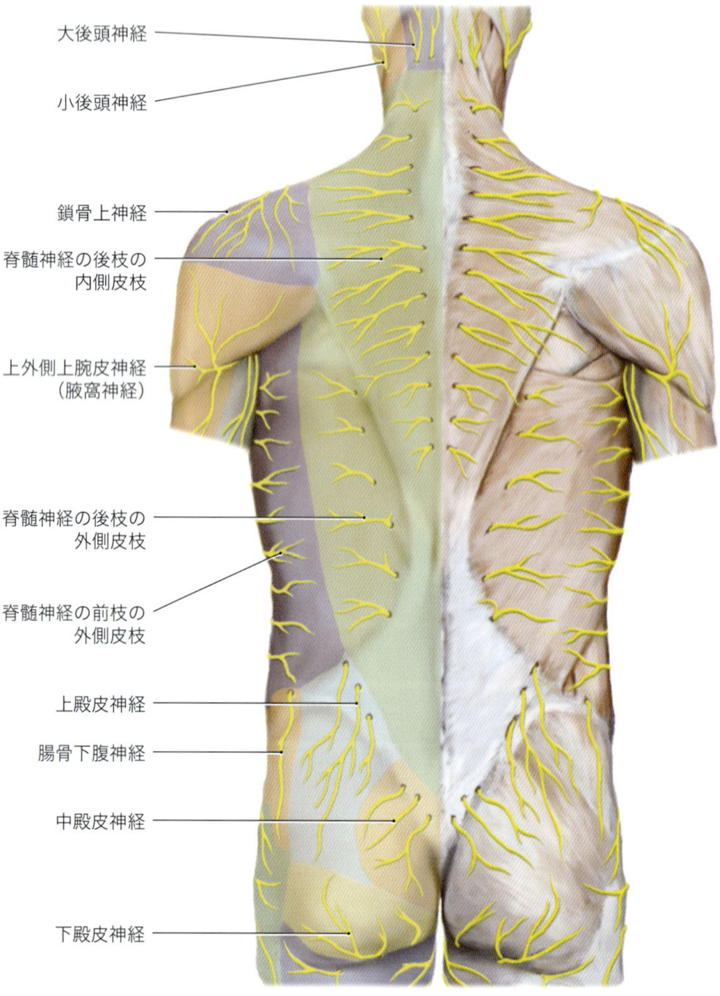

図1-18　背部の皮下に分布する神経

2. 後頸部の正中部には，**項靱帯** nuchal ligament という硬い弾力性のある結合組織がある（図1-20 ☞20頁）．項靱帯と真皮は強く結合しているので，メスを使って項靱帯から真皮を分離する．項靱帯は外後頭隆起の付近から頸椎の棘突起に向かって縦に走っている．第3〜5頸椎の棘突起は短いために，項靱帯は骨の代わりに筋肉の付着部になっている．
3. 後頭部では疎な皮下組織がなく，皮膚と深部の構造の間が硬い結合組織でつながれているので，皮膚がはぎにくい．

後頸部の皮下組織の解剖

後頸部の皮下組織の中で，後頭部の皮膚を支配する2本の皮神経を剖出する．

1. **大後頭神経** greater occipital nerve は，外後頭隆起から数cmほど外側のところに動静脈とともに見出される．この神経が僧帽筋の起始腱を貫いて現れるところまで遡って剖出する．またこの神経が後頭部の皮膚に広がるのをたどって観察する．大後頭神経は，第2頸神経の後枝である．
2. **小後頭神経** lesser occipital nerve は，胸鎖乳突筋の後縁に沿って上行し，耳の後方の皮膚に分布するのをたどって観察する．小後頭神経の主な成分は，第2頸神経の前枝である．

Lecture

脊髄神経の前枝と後枝

脊髄神経は，脊椎の椎間孔から出ると，ただちに前枝と後枝とに分かれて末梢に向かう．

前枝と後枝は分布域が明確に分かれている．前枝のほうがはるかに太く，体幹の外側部と腹側部および上下肢の筋と皮膚に分布する．後枝は分布範囲が狭く，体幹の背部の皮膚と，脊柱周辺の固有背筋に分布する．後枝が前枝に比べて細いのはそのためである．

ただし第2頸神経だけは例外で，大後頭神経を含む後枝のほうが前枝よりも太い．

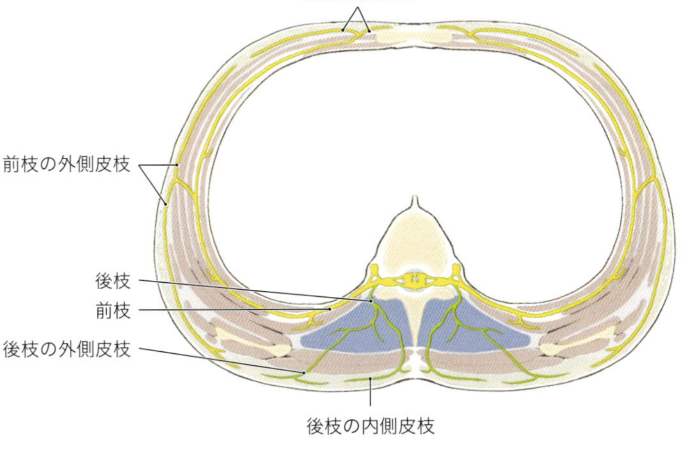

図1-19　脊髄神経の分布

第10節 僧帽筋と広背筋を解剖する

僧帽筋の解剖

僧帽筋 trapezius は，背中の上部にある不等四辺形の形をした筋で，脊柱と肩甲骨の間をつないでいる．

1. 僧帽筋を覆っている皮下組織を取り除いて，僧帽筋の全体を剖出する．僧帽筋の起始近くを貫く神経・血管はその場に残す．
2. 僧帽筋の起始が，外後頭隆起，項靱帯，第 7 頸椎から第 12 胸椎の棘突起であることを観察する．
3. 僧帽筋は停止により 3 つに区分され，それぞれ作用が異なる．3 部の間に明瞭な境界線はない．
   ① 上部は鎖骨の外側 1/3 に停止し，肩甲骨を引き上げる．
   ② 中部は肩峰と肩甲棘に停止し，肩甲骨を内側に引く．
   ③ 下部は肩甲棘の内側端に停止し，肩甲骨を引き下げる．

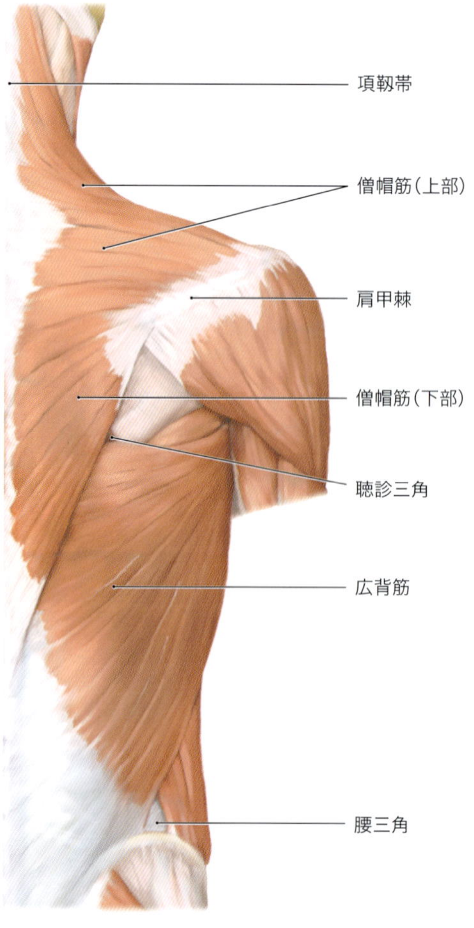

図1-20 僧帽筋と広背筋

4. 僧帽筋の上部と胸鎖乳突筋の間の結合組織を取り除いて，胸鎖乳突筋の後縁を剖出する．僧帽筋と胸鎖乳突筋の間の後頸三角において，**副神経[XI]** accessory nerve と**頸横動脈** transverse cervical artery を探し求める．副神経は胸鎖乳突筋の深層から後頸三角に現れ，第3・4頸神経の枝と交通して僧帽筋に進入する．

Lecture

僧帽筋の機能解剖学

肩甲骨は，数多くの筋によって体幹につながれている．これらの筋は肩甲骨を動かすとともに，肩甲骨を通して上肢全体の重量を支える働きをする．僧帽筋は，肩甲骨と上肢全体を引き上げる働きをする最も強力な筋である．よく発達した僧帽筋の上部が，肩甲骨を引き上げる．

僧帽筋は，副神経[XI]と頸神経叢の枝によって支配されている．副神経は僧帽筋に運動性の神経線維を送り，頸神経叢は感覚性の神経線維を送り筋紡錘からの感覚情報(固有感覚)を伝える．

僧帽筋を含め，脊柱と肩甲骨の間の領域には，頸横動脈が血液を供給する．頸横動脈は鎖骨下動脈の枝であり，その走行については17節で観察する(☞ 35 頁)．

広背筋の解剖

広背筋 latissimus dorsi は，背中の下部にある三角形の平らな大きな筋で，体幹と上腕骨の間をつないでいる．

1. 広背筋を覆っている結合組織を取り除いて，広背筋の境界をはっきりさせる．
2. 広背筋の起始は，第7〜12胸椎の棘突起，胸腰筋膜，腸骨稜である．一部の筋束は下位の肋骨(第9〜12)および肩甲骨の下角からも起こる．広背筋の起始の広がりを観察する．
3. 広背筋は上外側に走り，上腕骨の前面に向かう．広背筋の停止は，上腕骨前面の小結節稜であるが，ここではまだ剖出しない．

Clinical View

広背筋の周辺

広背筋の周辺で，筋に挟まれた三角形の領域がある．

1) **聴診三角** ausculatory triangle は，広背筋(下)，僧帽筋(上)，大菱形筋(外側)に囲まれた領域で，床には第6肋間隙がある．肺の聴診をする部位としてよく用いられる．

2) **腰三角** lumbar triangle は，広背筋(内側)，外腹斜筋(外側)，腸骨稜(下)に囲まれた領域で，床には内腹斜筋がある．腰ヘルニアの原因部位となることがあるが，頻度はきわめて低い．

22 第11節 胸鎖乳突筋を上方にひるがえす

胸鎖乳突筋の切断

遺体を再び背臥位(あおむけ)にして，頸部の解剖を始める．

1. **胸鎖乳突筋** sternocleidomastoid の起始(胸骨，鎖骨内側 1/3)から停止(乳様突起，後頭骨)まで，周りに残っている結合組織を取り除いて表面がすっかり見えるようにする．筋の裏側に指を入れて結合組織も取り除く．
2. 胸鎖乳突筋を胸骨と鎖骨の起始それぞれから 1～2 cm 上方でハサミを使って切断する．筋の切断にあたっては，今後もハサミを用いること．
3. 胸鎖乳突筋を上方にひるがえす．胸鎖乳突筋の後縁から伸び出る頸神経叢の皮枝(頸横神経，大耳介神経)と外頸静脈の裏をくぐらせる．胸鎖乳突筋の周りの結合組織をピンセットで取り除きながら，胸鎖乳突筋を上方へ乳様突起に向かって引き上げる．
4. 胸鎖乳突筋の裏側で，これに分布する**副神経 [XI]** accessory nerve と頸神経叢の枝を同定する．副神経が僧帽筋に到達することを復習する．副神経は胸鎖乳突筋を貫通することが多い．副神経は，頭蓋底の頸静脈孔を通って頭蓋から出てくるが，ここではまだその部位を観察することはできない．

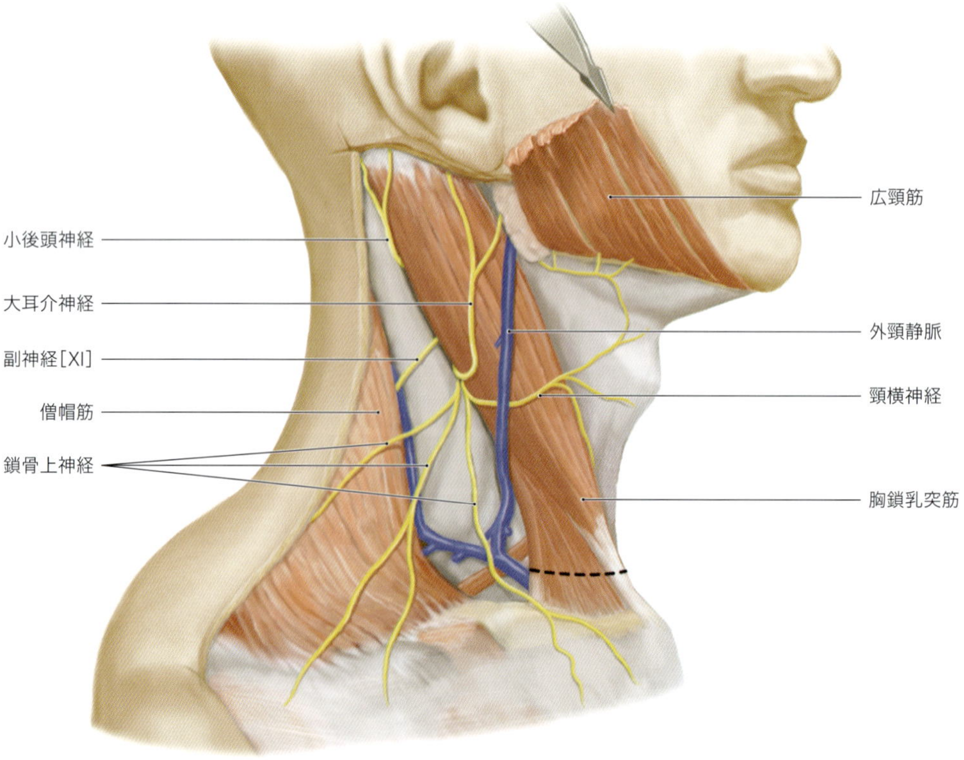

図 1-21 胸鎖乳突筋と周辺の解剖
点線部を切断する．

Lecture

脳神経と脊髄神経

人体の神経系は，頭蓋と脊柱に収まる中枢神経(脳と脊髄)と，中枢と全身との間を結ぶ末梢神経とからなる．末梢神経は以下のように分類される．

- 頭蓋から出るのが**脳神経** cranial nerves で，Ⅰ〜Ⅻ番までの 12 本ある．
- 脊柱から出るのが**脊髄神経** spinal nerves で，31 本ある．
  - ・**頸神経** cervical nerves：頸椎で出入りする．8 本(C1〜8)．
  - ・**胸神経** thoracic nerves：胸椎で出入りする．12 本(T1〜12)．
  - ・**腰神経** lumbar nerves：腰椎で出入りする．5 本(L1〜5)．
  - ・**仙骨神経** sacral nerves：仙骨で出入りする．5 本(S1〜5)．
  - ・**尾骨神経** coccygeal nerves：尾骨で出入りする．1 本(Co)．

神経叢

神経叢は，隣り合う神経が吻合して網目状になったものである．脊髄神経の前枝は広範囲で吻合して神経叢を作っている．

- C1〜4 は，**頸神経叢** cervical plexus を作る．
- C5〜T1 は，**腕神経叢** brachial plexus を作る．
- T12〜L4 は，**腰神経叢** lumbar plexus を作る．
- L4〜S3 は，**仙骨神経叢** sacral plexus を作る．

＊T2〜11 は，単独で肋間神経となり，神経叢を作らない．

皮枝(皮神経)と筋枝(筋神経)

末梢神経は枝分かれして身体のさまざまな器官や部位に分布するが，そのうち皮膚に分布するのが**皮枝** cutaneous branch(**皮神経** cutaneous nerve)であり，筋に分布するのが**筋枝** muscular branch(**筋神経** muscular nerve)である．皮枝には，皮膚の感覚を伝える感覚神経線維と皮膚の血管と汗腺を支配する自律神経の交感神経線維とが含まれる．筋枝には，筋の運動を指令する運動神経線維と筋紡錘・腱紡錘からの固有感覚を伝える感覚神経線維とが含まれる．

浅静脈(皮静脈)と深静脈

人体各部の静脈には，**浅静脈** superficial vein(**皮静脈** cutaneous vein)と**深静脈** deep vein の 2 系統がある．浅静脈は独立して皮下を走り，心臓に向かう経路のどこかで身体の中にもぐり深静脈に合流する．深静脈は動脈と一緒に身体の深部を走る．浅静脈はとくに四肢でよく発達している．

24 第12節 舌骨下筋群と頸神経ワナを解剖する

舌骨下筋群の解剖

胸鎖乳突筋が上方に十分に引き上げられていることを確認する．

1. 頸の前面の最上部で**舌骨** hyoid bone に触れて位置を確認する．舌骨は中央に舌骨体があり，その両側から後方に大角という大きな突起，上方に小角という小さな突起が出ている．
2. 舌骨と胸骨の間でピンセットを使って結合組織を取り除いて，前頸部にある筋がよく見えるようにする．舌骨より下方にある舌骨下筋群の4つを同定する．
3. **肩甲舌骨筋** omohyoid は，舌骨から斜め下方に向かって伸びる細い筋である．起始は肩甲骨上縁だが，ここではまだ観察できない．筋腹の中央からやや外側のところに中間腱のある二腹筋である．停止は舌骨体である．
4. **胸骨舌骨筋** sternohyoid は，胸骨と舌骨をつないで縦に走る細い筋である．起始は胸骨，停止は舌骨体である．
5. 肩甲舌骨筋と胸骨舌骨筋の深層に，**胸骨甲状筋** sternothyroid と**甲状舌骨筋** thyrohyoid が上下に連なって見える．胸骨甲状筋の起始は胸骨，停止は喉頭の甲状軟骨である．甲状舌骨筋の起始は甲状軟骨，停止は舌骨体である．

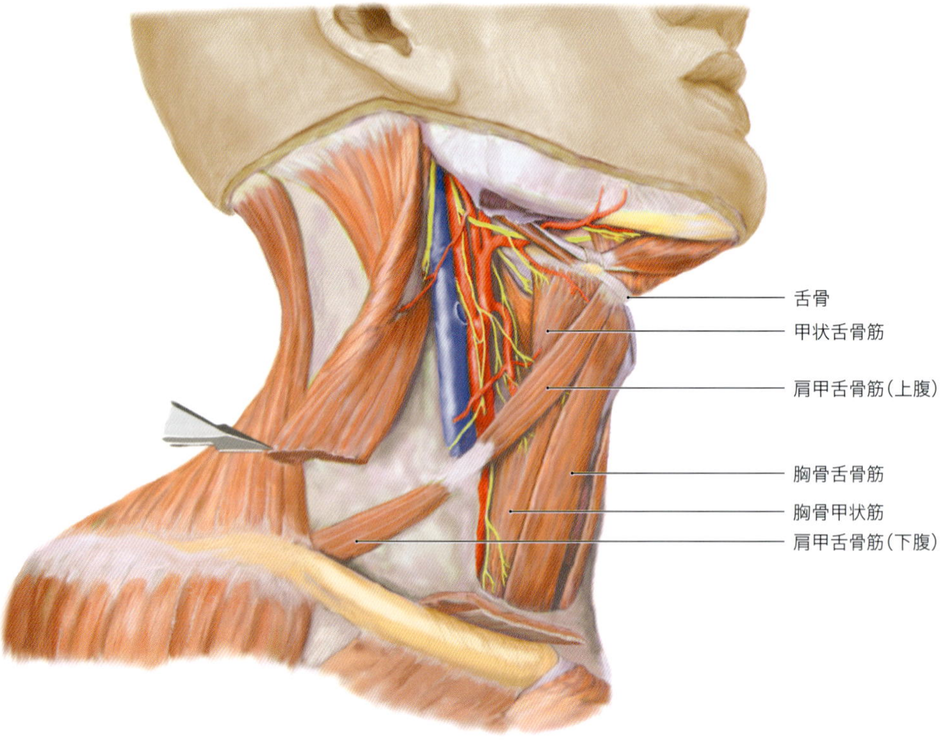

図1-22 舌骨下筋群と周辺の解剖

頸神経ワナの解剖

1. 舌骨下筋群の 4 つの筋それぞれの筋腹で，外側ないし上方から入ってくる支配神経を求める.
2. これらの支配神経をもとのほうにたどると，**頸神経ワナ** ansa cervicalis という神経ループに達する.
3. 頸神経ワナの上根は第 1・2 頸神経から発して舌下神経と連絡し，下根は第 2・3 頸神経から発し，両根がつながってループを作っている．下根の経路には個体差があり，内頸静脈の内側を通過する場合と外側を通過する場合がある.

Lecture

舌骨下筋群の機能解剖学

舌骨下筋群は，舌骨を下方の骨格とつなぐ筋群で，舌骨を下方に引く働きをする．舌骨は，舌骨上筋群などによって下顎骨とつながるとともに，舌の土台となっている．舌骨下筋群は舌骨上筋群と共同して，下顎骨を下方に引き，顎を開く働きをしている．これと拮抗する関係にあるのが，顎を閉じる働きをする咀嚼筋である.

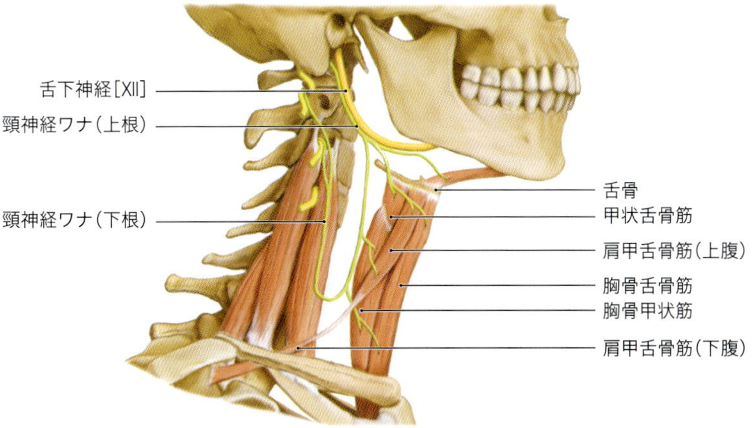

図 1-23　頸神経ワナ

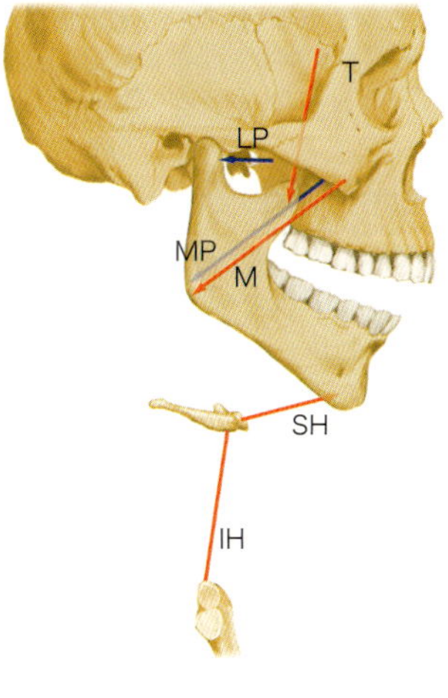

・咀嚼筋には，側頭筋(T)，咬筋(M)，外側翼突筋(LP)，内側翼突筋(MP)の 4 つがある.
・舌骨上筋群(SH)
・舌骨下筋群(IH)

図 1-24　舌骨上筋群・下筋群の作用

第13節 総頸動脈と内頸静脈を解剖する

総頸動脈と内頸静脈の解剖

総頸動脈 common carotid artery と**内頸静脈** internal jugular vein は頭部に血液を送る大きな血管で，頸の側面を縦に走っている．胸鎖乳突筋がめくり上げられたので，その走行を広く見ることができる．

1. 舌骨下筋群の胸骨舌骨筋の外側方で，**頸動脈鞘** carotid sheath の結合組織に包まれて内頸静脈と総頸動脈が埋もれている．結合組織をピンセットで丁寧に取り除いて，内頸静脈と総頸動脈を剖出する．
2. 内頸静脈は総頸動脈よりも外側に位置している．内頸静脈を総頸動脈から剝離する．内頸静脈に流入する枝を確認する．邪魔になるものは取り除いてよい．
3. 総頸動脈を上方にたどると，甲状軟骨の上縁の高さで**内頸動脈** internal carotid artery と**外頸動脈** external carotid artery とに分かれてさらに上行する．内頸動脈は主に脳に分布する動脈で，頭蓋腔に入るまで枝を出さない．外頸動脈からはいくつかの枝が分かれ出るので，これを手がかりに区別することができる．

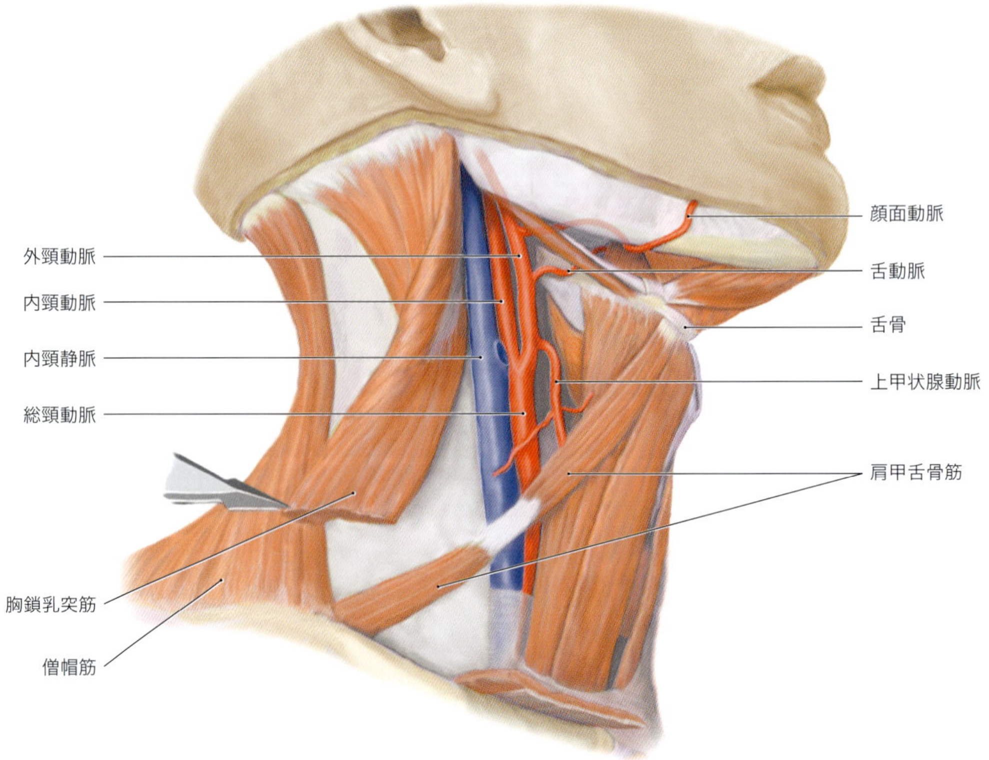

図1-25 総頸動脈と内頸静脈

4. 外頸動脈の枝を確認する．
 - **上甲状腺動脈** superior thyroid artery は，外頸動脈から分かれる第１の枝で，甲状腺の上端から甲状腺に入る．また上甲状腺動脈から**上喉頭動脈** superior laryngeal artery が分かれて喉頭に向かう．
 - **舌動脈** lingual artery は，舌下神経にほぼ伴行して舌骨のすぐ上で深部にもぐる．
 - **顔面動脈** facial artery は，外頸動脈から前方に分かれ，顎下腺をまたぎ下顎骨の下縁を越えて顔に分布する．
 - **後頭動脈** occipital artery は，外頸動脈の後面から起こり，頭皮に分布する．
5. 総頸動脈と内頸静脈の間を開いて**迷走神経[X]** vagus nerve を探し出す．迷走神経は，総頸動脈と内頸静脈とともに頸動脈鞘に包まれている．

Lecture

頸部の筋膜

頸部では，**頸筋膜** cervical fascia という結合組織の層が発達して，筋や内臓・血管を包んでいる．
- **浅葉** superficial layer：胸鎖乳突筋や僧帽筋など浅層の筋を包む筋膜．
- **気管前葉** pretracheal layer：気管，咽頭，食道などの頸部内臓を包む筋膜．
- **頸動脈鞘** carotid sheath：総頸動脈，内頸静脈などを包む筋膜．
- **椎前葉** prevertebral layer：椎骨とその周辺の筋を包む筋膜．

米国の解剖学書ではしばしば，これらの頸筋膜を「**深頸筋膜** deep cervical fascia」と呼び，頸部の皮下組織を「**浅頸筋膜** superficial cervical fascia」と呼んでいる．

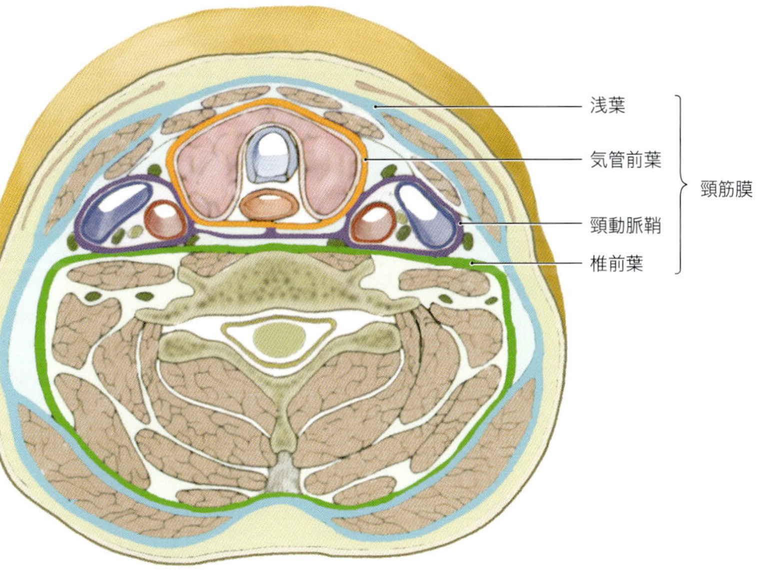

図1-26　頸部の筋膜

第14節 頸根部で斜角筋群と横隔神経を観察する

頸根部の観察

頸の下部は**頸根部** root of neck と呼ばれ，胸郭上口のすぐ上に接している．ここは，頭部と胸部の間，上肢と胸部の間を交通する血管や神経が通過する重要な領域である．

斜角筋群は頸椎と第1・2肋骨をつなぐ筋で，胸郭上口を側面から覆うように位置する．前・中・後斜角筋の3つがあるが，ここでは前斜角筋と中斜角筋の一部が観察できる．

1. **前斜角筋** scalenus anterior は，内頸静脈の外側でさらに深部に見える．前斜角筋は第3～6頸椎の横突起から起こって第1肋骨に停止するが，鎖骨が邪魔になって停止部はまだ見えない．
2. **中斜角筋** scalenus medius は，前斜角筋の外側後方に並んで見える．中斜角筋は第2～7頸椎の横突起から起こって第1肋骨に停止する．前斜角筋と中斜角筋の間は**斜角筋隙** scalene hiatus によって隔てられており，ここを鎖骨下動脈と腕神経叢の神経根が通り抜けて上肢に向かう．
3. **横隔神経** phrenic nerve は，前斜角筋の前面を上外側方から下内側方に斜めに走る．前斜角筋の浅層を包む結合組織を丁寧に除去して横隔神経を剖出する．横隔神経は頸神経叢の下半分(主に第4頸神経)から発し，胸郭内に入って下行し，横隔膜を支配する．

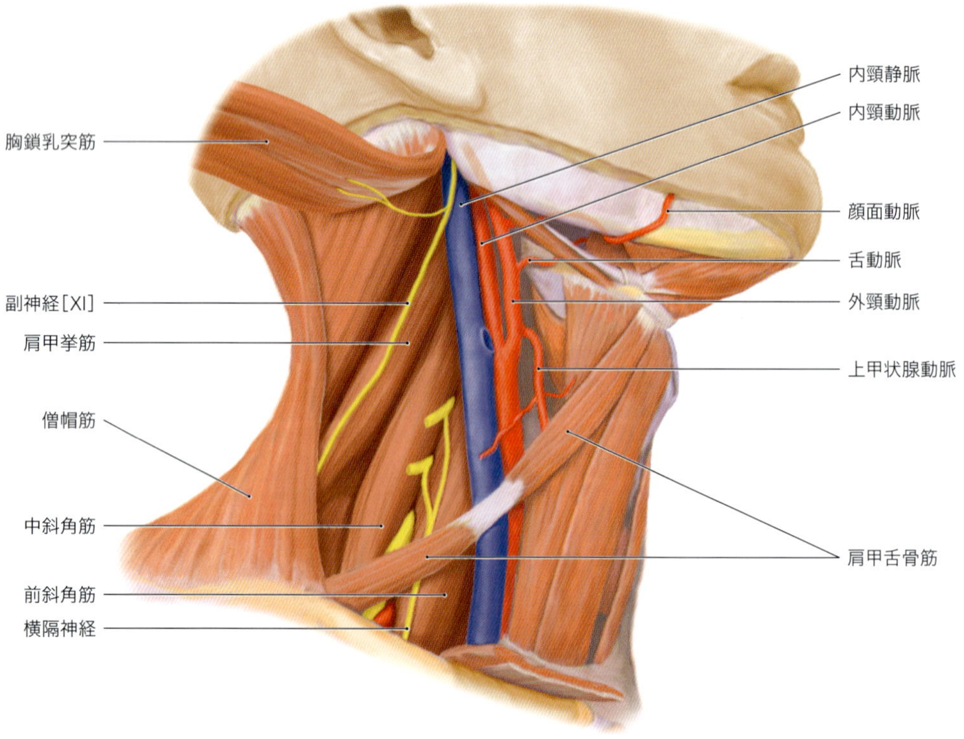

図1-27 頸根部浅層の解剖

Clinical View

斜角筋群の臨床解剖学

斜角筋群は，肋骨を引き上げて胸郭を広げ，吸息を助ける補助呼吸筋として機能する．また肺尖と胸膜頂を側方から保護する働きもある．

斜角筋隙は，上肢に向かう動脈と神経の通路になっている．斜角筋の痙縮や損傷などが原因となって，腕神経叢が圧迫されると，斜角筋症候群を生じることがある．肩凝り，上肢のしびれ，脱力感などの症状を生じる．

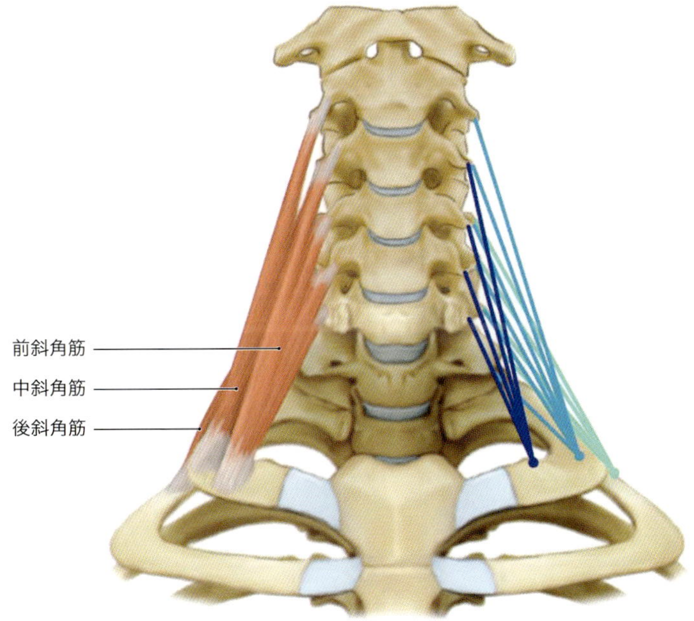

図1-28　斜角筋群

第15節　大胸筋の深層を解剖する

大胸筋の切断

大胸筋 pectoralis major の深層にある構造を観察するために，大胸筋を起始で切断する．

1. 大胸筋の表面および上縁と下縁で結合組織が取り除かれて，大胸筋の全体がきれいに見えることを確認する．上腕を動かして大胸筋をゆるませながら，上縁と下縁から指を入れて大胸筋の裏の空間を広げる．
2. 大胸筋の鎖骨部を起始近くで切断してひるがえし，大胸筋に分布する血管と神経を見つける．
3. 大胸筋の胸肋部と腹部を起始の近くで切断し，大胸筋に分布する血管と神経をなるべく保存しながら，大胸筋を外側にひるがえす．
4. 大胸筋に分布する血管は**胸肩峰動静脈** thoraco-acromial artery/vein の枝，支配神経は**内側・外側胸筋神経** medial/lateral pectoral nerve である．これらの動脈と神経の走行をよく剖出する．大胸筋下部を支配する神経は，深層の小胸筋を貫いて出てくることに注意する．
5. 大胸筋の深層には鎖骨下筋と小胸筋がある．鎖骨下筋と小胸筋は，**鎖骨胸筋筋膜** clavipectoral fascia に包まれており，この筋膜は下方で腋窩筋膜に移行する．

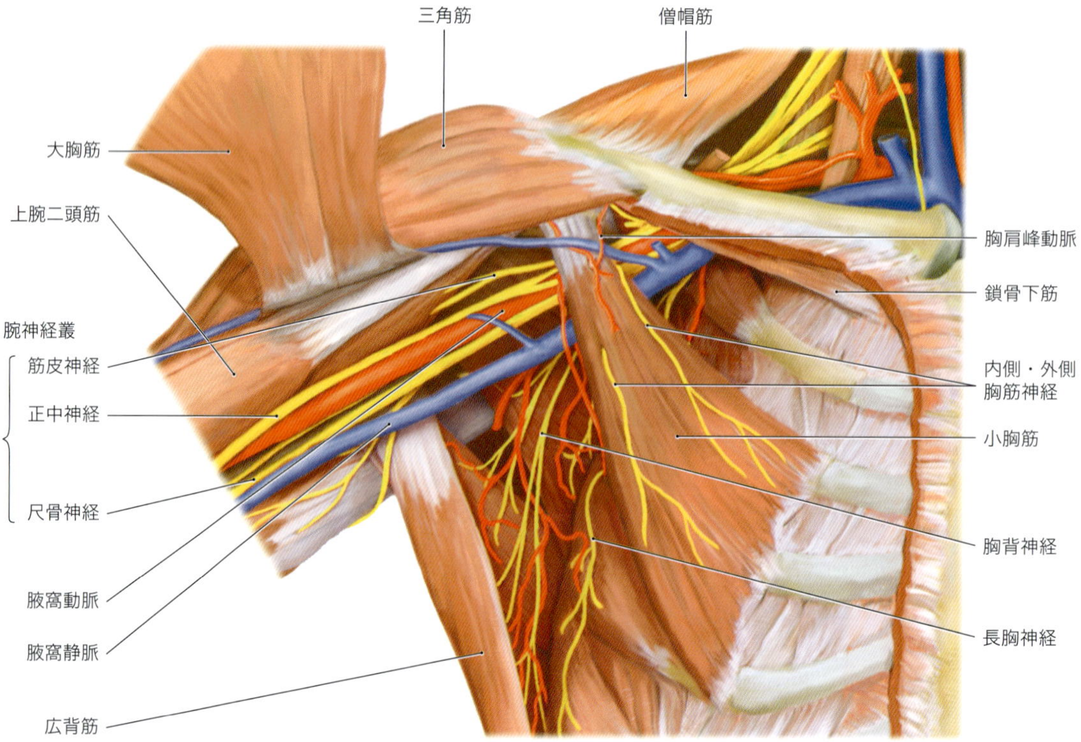

図1-29　大胸筋の深層の解剖

小胸筋の解剖と切断

1. **小胸筋** pectoralis minor を覆う鎖骨胸筋筋膜を取り除いて，小胸筋の起始・停止，内側縁・外側縁がよく見えるようにする．
2. 小胸筋の起始は第 3〜5 肋骨で，上外側方に走る．停止は肩甲骨の烏口突起だが，鎖骨の下に隠れてまだ見えない．内側胸筋神経の枝が小胸筋に分布する．
3. 小胸筋の裏に指を入れて持ち上げながら深層の構造を観察する．**腋窩動静脈** axillary artery/vein，**腕神経叢** brachial plexus が，小胸筋の深層を横切って上肢に向かうのが見える．鎖骨下動脈は第 1 肋骨外側縁を越えると腋窩動脈になり，大円筋の下縁を越えると上腕動脈になる．
4. 小胸筋を起始の近くで切断し，断端をめくり返しながら，小胸筋に入る血管と神経を観察する．小胸筋に分布する血管は胸肩峰動静脈の枝，支配神経は内側胸筋神経である．
5. 鎖骨のすぐ裏に，**鎖骨下筋** subclavius がへばりついている．

Clinical View

腋窩の臨床解剖と小胸筋

小胸筋は，腋窩の構造の位置を記載する際の基準としてよく用いられる．

腋窩動脈は，小胸筋との位置関係によって 3 部に分かれる(☞ 33 頁)．

- 第 1 部：第 1 肋骨外側縁から小胸筋内側縁までの範囲．
- 第 2 部：小胸筋の背側にある部分．
- 第 3 部：小胸筋の外側縁から大円筋の下縁までの範囲．

腋窩リンパ節 axillary lymph nodes には，乳腺からのリンパが流入し，乳癌がよく転移する．腋窩リンパ節は，小胸筋との位置関係によって 3 つのレベルに分けられる．リンパ節転移の診断や手術によるリンパ節の郭清(除去)を 3 レベルで評価して行う．

- レベル I：小胸筋より外側のリンパ節
- レベル II：小胸筋の範囲のリンパ節
- レベル III：小胸筋より内側のリンパ節

Lecture

大胸筋と小胸筋の支配神経

大胸筋と小胸筋を支配する神経に外側胸筋神経と内側胸筋神経があるが，これらの神経は胸筋群のあたりの解剖で区別することができない．これらは起始によって区別されるのであり，あとで出てくる腕神経叢の外側神経束と内側神経束のどちらから起こるかが決め手になる．

外側胸筋神経と内側胸筋神経は，腋窩動脈の周りでループを形成しており，これは胸筋神経ワナと呼ばれる．

腋窩の解剖

腋窩 axilla は，上腕と胸壁に挟まれた四角錐の領域である．上肢に向かう大きな血管と神経が密集して通過する．上腕の中央あたりまで皮切りを追加して，腋窩の解剖を行う．

1. 腋窩の境界を確認する．前壁は大胸筋と小胸筋，後壁は大円筋と広背筋，内側壁は胸壁の前鋸筋，外側壁は上腕骨，である．腋窩の底は，脇の下の皮膚と筋膜である．
2. 大胸筋と小胸筋を上方にひるがえし，上腕を約45°外転して，腋窩が広く見えるようにする．腋窩にある脂肪は取り除く．**腋窩リンパ節** axillary lymph nodes は，リンパ管とのつながりをよく観察してから取り除く．
3. 腋窩の中で，腋窩動静脈と腕神経叢が**腋窩鞘** axillary sheath という結合組織の鞘に包まれているのを観察する．
4. ピンセットを使って腋窩鞘の結合組織をよく取り除いて，腋窩動静脈，腕神経叢を剖出する．さらに動脈，静脈，神経が互いに分離するように結合組織を取り除く．

腋窩動静脈とその枝の解剖

1. **腋窩静脈** axillary vein が，2〜3本に分かれて動脈に巻きつくように走っているのを観察する．
2. **橈側皮静脈** cephalic vein が大胸筋と三角筋の間の溝から深部に入り，腋窩静脈に合流するのを確認する．これ以外の静脈の細い枝は，解剖の邪魔になるので適当に切り取る．

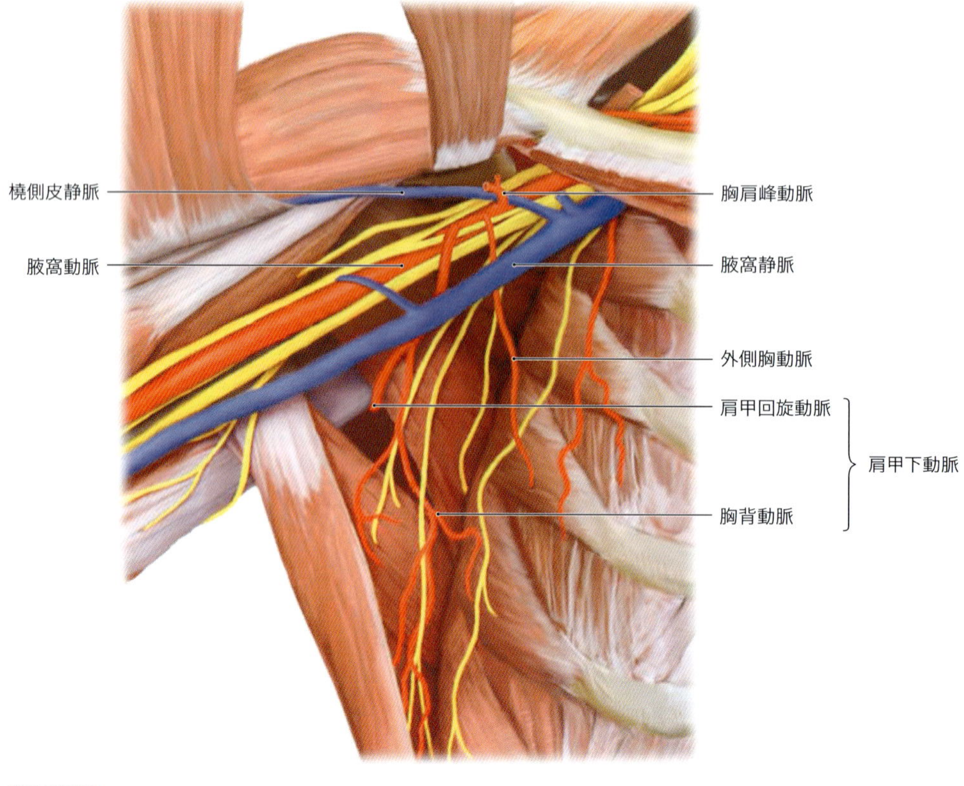

図1-30 腋窩の解剖

3. **腋窩動脈** axillary artery は，小胸筋との位置関係によって3部に分かれる．
第1部(小胸筋より内側)からは，第1・2肋間に向かう最上胸動脈が出る．
第2部(小胸筋の深層)からは，胸肩峰動脈と外側胸動脈の2本が分かれ出る．
第3部(小胸筋より外側)からは，肩甲下動脈，前上腕回旋動脈，後上腕回旋動脈の3本が分かれ出る．
4. **胸肩峰動脈** thoraco-acromial artery はただちに数本の枝に分かれ，肩峰枝(肩峰に向かう)，三角筋枝(橈側皮静脈に伴行する)，胸筋枝(大胸筋と小胸筋に分布する)などを出す．
5. **外側胸動脈** lateral thoracic artery は小胸筋の外側縁を下って第2〜5肋間の外側皮枝の基部あたりに達し，胸壁の前鋸筋などに分布する．前鋸筋を支配する長胸神経が，外側胸動脈から後方にやや離れて走る．
6. **肩甲下動脈** subscapular artery は，腋窩動脈の最も太い枝である．腋窩動脈から分かれて下方に短く走り，肩甲回旋動脈と胸背動脈に分かれる．
   - **肩甲回旋動脈** circumflex scapular artery は，肩甲骨の背面に回るので，あとでまた走行を観察する．
   - **胸背動脈** thoracodorsal artery は広背筋に分布し，ほかにいくつかの枝を出す．
7. **後上腕回旋動脈** posterior circumflex humeral artery は，腋窩神経とともに上腕の背面に回るので，あとでまた走行を観察する(☞ 42, 54 頁)．
8. **前上腕回旋動脈** anterior circumflex humeral artery は，上腕骨前面で外科頸付近に分布する．
9. 腋窩動脈の分岐様式には変異が多いので，走行や分布先を確認してから同定する．とくに外側胸動脈，肩甲下動脈，後上腕回旋動脈は共同幹を形成することがある．これを浅肩甲下動脈という(約10%)．

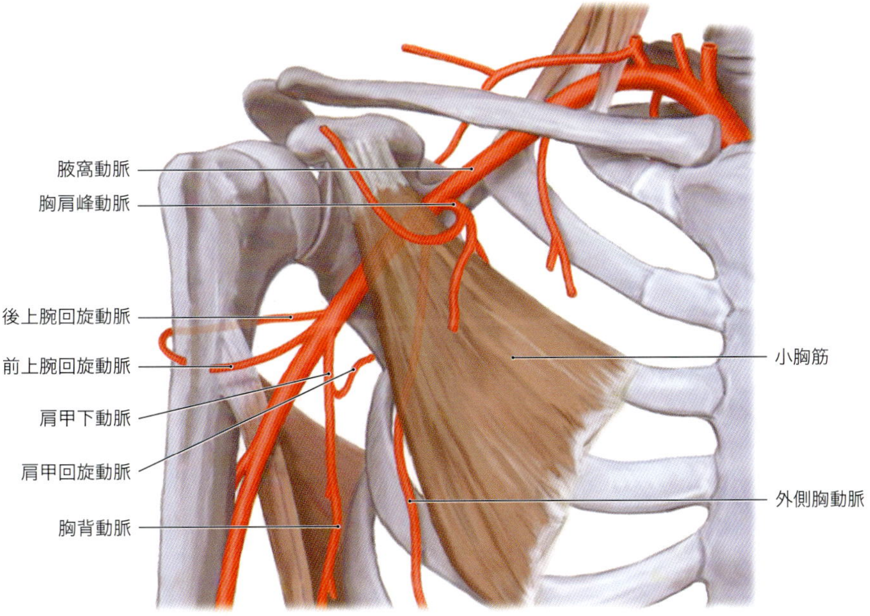

図1-31　腋窩動脈の枝

第17節 鎖骨を切断して深層を解剖する

鎖骨の切断

鎖骨を切断すると，鎖骨下動静脈〜腋窩動静脈，腕神経叢の経路がよく見えるようになる．

1. **鎖骨** clavicle を外側約 1/3 のところで切断するために，鎖骨の外側半でピンセットを使って骨膜を鎖骨下筋の一部とともにはがす．鎖骨の後面まで骨膜がむけたら，鎖骨の外側端から数 cm のところ(三角筋の起始の近く)で鋸を使って鎖骨を切断する．
2. 鎖骨の内側端で**胸鎖関節** sternoclavicular joint をメスで切り開いて，鎖骨を取り外す．胸鎖関節の関節腔には関節円板があり，鎖骨の関節頭と胸骨の関節窩を隔てている．
3. 鎖骨の下面に張りついている鎖骨下筋をはがして，鎖骨を取り出す．
4. **鎖骨下筋** subclavius の全貌を観察する．鎖骨下筋の起始は第 1 肋骨で，停止は鎖骨中央 1/3 の下面である．鎖骨の骨膜と鎖骨下筋の筋腹を切断してひるがえすと，鎖骨下動静脈と腕神経叢がよく見えるようになる．

静脈角の解剖

鎖骨下静脈と内頸静脈の合流部を**静脈角** venous angle と呼ぶ．静脈角は，胸郭上口のすぐ上で，前斜角筋の内側に位置しており，鎖骨を取り除くとよく見えるようになる．

1. 左側の静脈角で，**胸管** thoracic duct という太いリンパ管を剖出する．胸管は，下半身のリンパを集める人体最大のリンパ管であり，静脈角に後上方から流入する．胸管には血液が逆流し，加えてリンパ管壁が薄いので，色の黒い細管として確認できる．また左静脈角には，上方から左頸リンパ本幹が注ぎ込んでいる．
2. 右側の静脈角には，右頸リンパ本幹および右鎖骨下リンパ本幹が流入している．

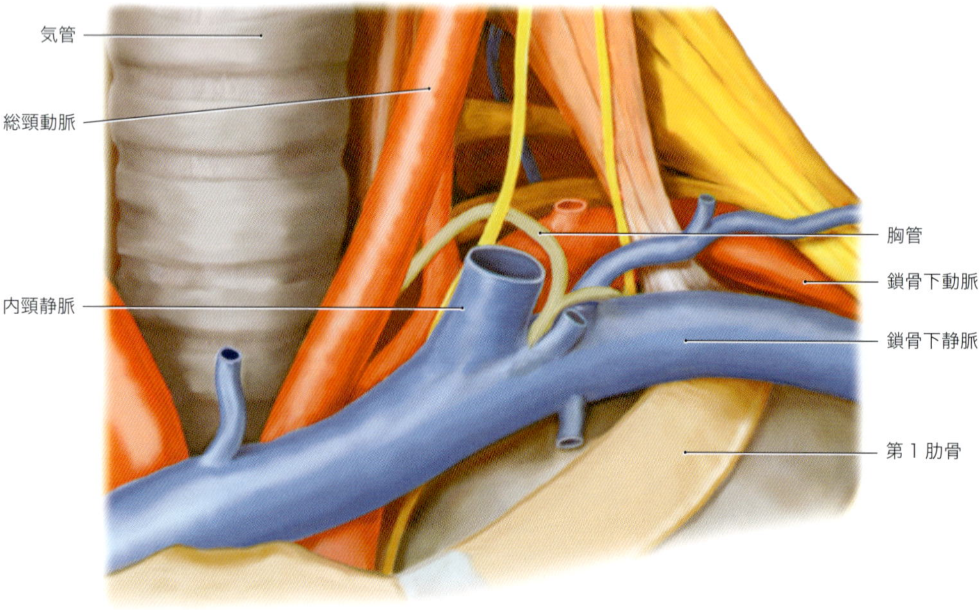

図1-32 鎖骨の深層の解剖

鎖骨下動脈とその枝の解剖

1. **鎖骨下動脈** subclavian artery は，前斜角筋との位置関係によって 3 部に分かれる．
   第 1 部(前斜角筋より内側)：椎骨動脈，内胸動脈，甲状頸動脈が分かれ出る．
   第 2 部(前斜角筋の後方)：肋頸動脈が分かれ出る．
   第 3 部(前斜角筋より外側で第 1 肋骨の外側縁まで)：枝が出ない場合が多い．
2. **椎骨動脈** vertebral artery は，前斜角筋と頸長筋の間を上方に向かうのが観察できる．この動脈は第 6 頸椎以上の横突孔を次々に上行して，大後頭孔から頭蓋腔に進入して脳に血液を送るが，その走行はあとでまた観察する(☞ 119 頁)．鎖骨下動脈を取り巻く交感神経幹の鎖骨下ワナを壊さないように注意する．
3. **内胸動脈** internal thoracic artery は，鎖骨下動脈の前下面から起こり，下方に走行して前胸壁の内面に分布する．
4. **甲状頸動脈** thyrocervical trunk は，鎖骨下動脈の前上面から起こり，直ちにいくつかの枝に分かれる．
   - **頸横動脈** transverse cervical artery は，2 本に分かれて僧帽筋の深層に向かって外方に進み，その途中で**浅頸動脈** superficial cervical artery(僧帽筋の深層に分布)と**肩甲背動脈** dorsal scapular artery(菱形筋の深層に分布)になる．肩甲背動脈は，鎖骨下動脈のさまざまな部位から分かれ，とくに遠位部から独立して出ることがある(約 40%)．
   - **肩甲上動脈** suprascapular artery は，肩甲切痕を越えて肩甲骨の背側面に分布する．肩甲上動脈も鎖骨下動脈のさまざまな部位から分かれ出ることがある(約 25%)．
   - **下甲状腺動脈** inferior thyroid artery は，内側の甲状腺に向かう．
   - **上行頸動脈** ascending cervical artery は，前斜角筋の前面を上行する．
5. **肋頸動脈** costocervical trunk は，鎖骨下動脈の第 2 部の後面から分かれ出て 2 本に分かれる．
   - **深頸動脈** deep cervical artery は，頸の後深部の筋に分布する．
   - **最上肋間動脈** supreme intercostal artery は，第 1・2 肋間に分布する．肋頸動脈とその枝は深部を走るため，ここでは観察が難しい．あとで剖出したほうがよい．

＊2 と 5 は難しい場合がある．その場合は無理に行おうとせず，次の手順に進むとよい．

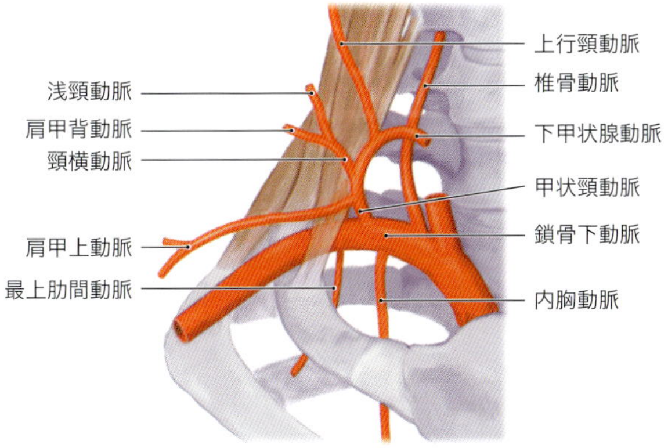

図 1-33　鎖骨下動脈の枝

第2章

上肢

体表からの観察

上肢の構造を手で触れて確認しよう.

- **鎖骨** clavicle
- 肩甲骨の**肩甲棘** spine of scapula, **肩峰** acromion
- 上腕骨の**外側上顆** lateral epicondyle, **内側上顆** medial epicondyle
- 尺骨の**肘頭** olecranon, **尺骨体** shaft of ulna, **尺骨頭** head of ulna

上肢の皮切り，皮静脈と皮神経の剖出

上腕と前腕の皮膚を切り取る(図2-2). 皮静脈と皮神経が皮下組織の中に存在するので, 皮膚は薄くはぐようにする. 必要に応じて遺体の位置を変えて, 前面と後面の皮膚をはぐ.

1. **橈側皮静脈** cephalic vein と**尺側皮静脈** basilic vein を剖出する. 静脈周囲の脂肪と結合組織を取り除く.
2. **肘正中皮静脈** median cubital vein が, 肘の前面で橈側皮静脈と尺側皮静脈をつないでいる. きわめて変異に富んでいるので, ほかの遺体も観察する.
3. 橈側皮静脈の走行を, 手背の母指側から始まり, 前腕と上腕の橈側を通って, 三角筋と大胸筋の間の三角筋胸筋三角にもぐるところまでたどる.

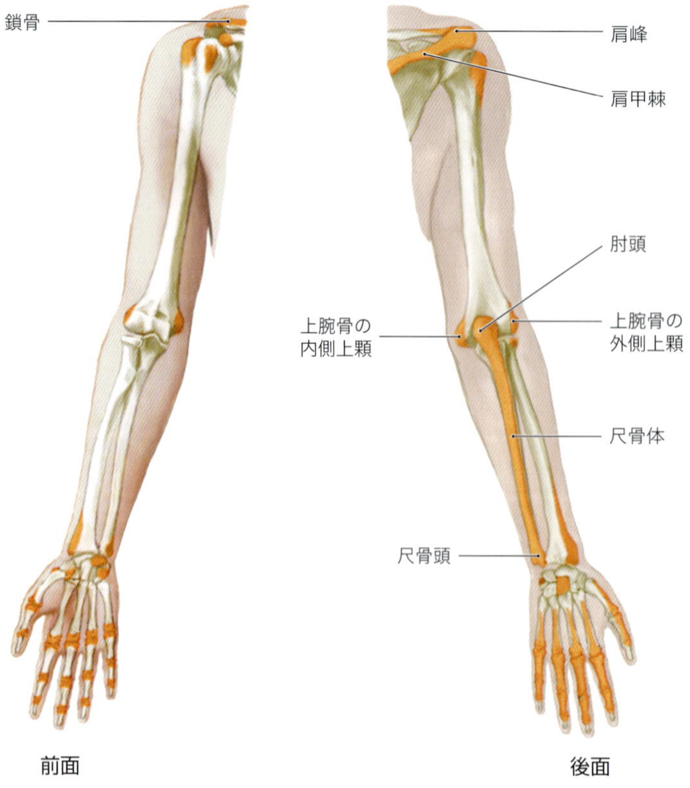

図2-1 触知できる上肢の骨格部位(オレンジ色の部分)

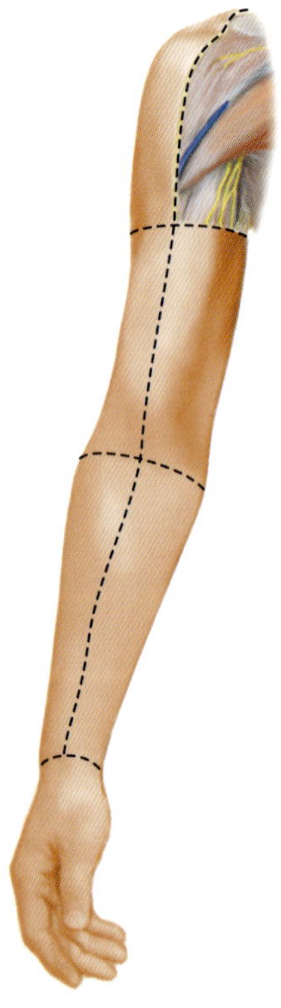

図2-2 上肢の皮切り
点線に沿って皮膚を切る.

4. 尺側皮静脈の走行を，手背の小指側から始まり，前腕の尺側を通って，上腕の中ほどで筋膜を貫いて深部にもぐるところまでたどる.
5. 上腕と前腕の屈側と伸側の皮神経を剖出する.
6. 上肢の筋全体がひと続きの筋膜によって包まれている状態を観察する．この筋膜は上腕では**上腕筋膜** brachial fascia，前腕では**前腕筋膜** antebrachial fascia と呼ばれる.

Clinical View

皮静脈と皮神経の臨床解剖学

肘窩は静脈注射をよく行う場所である．皮静脈の近くには特定の皮神経があるので注意が必要である.
- 尺側皮静脈の近くには，内側前腕皮神経がある.
- 橈側皮静脈の近くには，外側前腕皮神経がある.

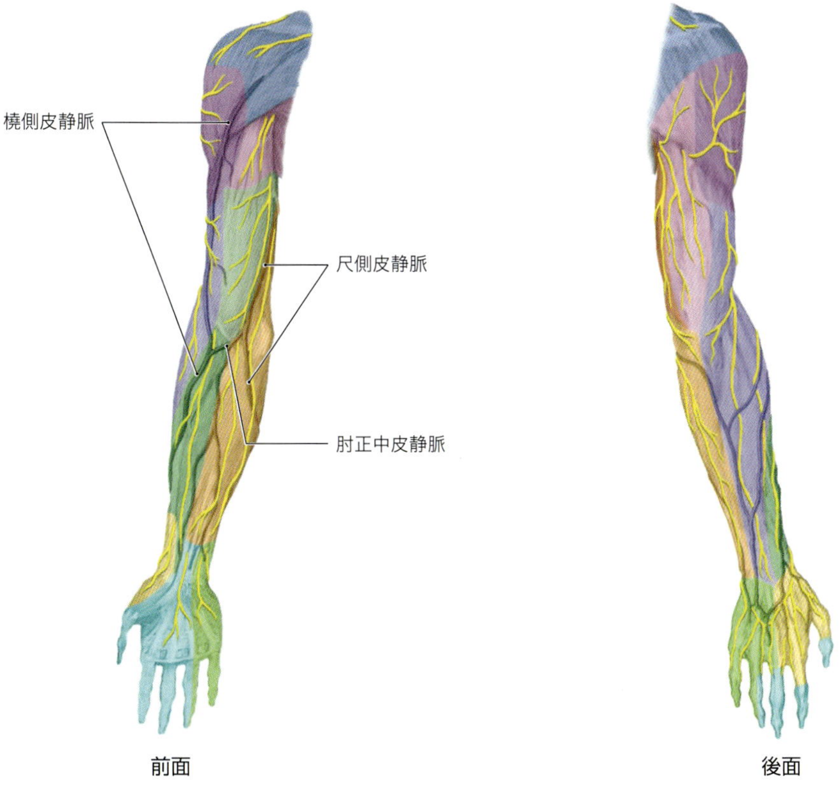

図2-3 上肢の皮静脈と皮神経

腕神経叢の解剖

腕神経叢 brachial plexus は鎖骨の上方から始まり，腋窩底に向かって走行する．結合組織を十分に取り除いて腕神経叢の全貌を剖出し，その構成を観察する．

腕神経叢は，鎖骨より上の**鎖骨上部** supraclavicular part と，鎖骨より下の**鎖骨下部** infraclavicular part に分かれる．鎖骨はすでに取り除かれているが，鎖骨のおおよその位置を確認しておく．

1. 前斜角筋と中斜角筋の間で第1肋骨の上にある**斜角筋隙** scalene hiatus を確認する．腕神経叢の根部と鎖骨下動脈が斜角筋隙を通り抜けている．
2. 前斜角筋の外側で腕神経叢の5本の太い神経根(C5〜T1の前枝)を同定する．横隔神経がC4から分かれることを手がかりにする．太い神経根が4本しか見つからない場合には，C8とT1がすでに合流してできた下神経幹が見えていることがある．
3. 5本の神経根が合流して3本の神経幹ができるのを観察する．
   - **上神経幹** superior trunk は，C5とC6の前枝からできる．
   - **中神経幹** middle trunk は，C7の前枝からできる．
   - **下神経幹** inferior trunk は，C8とT1の前枝からできる．
4. 神経幹のそれぞれから腹側と背側の根が出て，3本の神経束ができるのを観察する．3本の神経束は，腋窩動脈を取り囲んでいる．
   - **外側神経束** lateral cord は，上・中神経幹の腹側根が合流してできる．前方の外側に位置する．
   - **内側神経束** medial cord は，下神経幹の腹側根が単独で作る．前方の内側に位置する．
   - **後神経束** posterior cord は，上・中・下神経幹の背側根が合流してできる．後方に位置する．

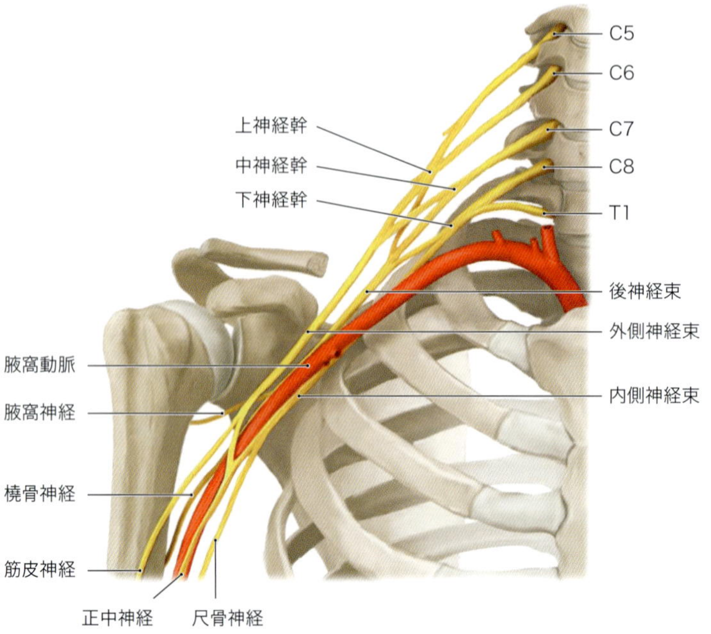

図2-4 腕神経叢の概観

5. 神経幹と神経束から分かれ出る以下の枝を確認する．
- **外側・内側胸筋神経** lateral/medial pectoral nerve は，外側・内側神経束から分かれ，大胸筋と小胸筋に分布する．
- **肩甲上神経** suprascapular nerve は，上神経幹から分かれ，肩甲切痕を通って背面に出て，棘上筋と棘下筋に分布する．
- **内側上腕皮神経** medial brachial cutaneous nerve は，内側神経束から分かれ，腋窩から出て上腕前面の皮膚に分布する．
- **内側前腕皮神経** medial antebrachial cutaneous nerve は，内側神経束から分かれ，上腕内側から出て上腕下部と前腕の皮膚に分布する．
- **胸背神経** thoracodorsal nerve は，後神経束から分かれ，広背筋に分布する．
- **肩甲下神経** subscapular nerves は，後神経束から分かれ，肩甲骨の前面に向かい，大円筋と肩甲下筋に分布する．

6. 3本の神経束はそれぞれ2本に分かれ，以下の5本の終枝ができる．その関係はアルファベットの「M」の形に似ている．「M」の2つに分かれた頭に腋窩動脈が挟まることが多い．
- **筋皮神経** musculocutaneous nerve は外側神経束から分かれ，烏口腕筋に入る．「M」の外側の脚にあたる．
- **正中神経** median nerve は外側神経束からの根と内側神経束の根が合流して生じ，上腕二頭筋の内側を上腕動脈と一緒に下行する．「M」の中間の脚にあたる．
- **尺骨神経** ulnar nerve は内側神経束から分かれて下行し，上腕の内側下部で筋間中隔を貫いて上腕の伸側に至る．「M」の内側の脚にあたる．
- **橈骨神経** radial nerve は後神経束の延長で，上腕の深層を下行する．
- **腋窩神経** axillary nerve は後神経束から分かれ，腋窩の後壁に向かう．

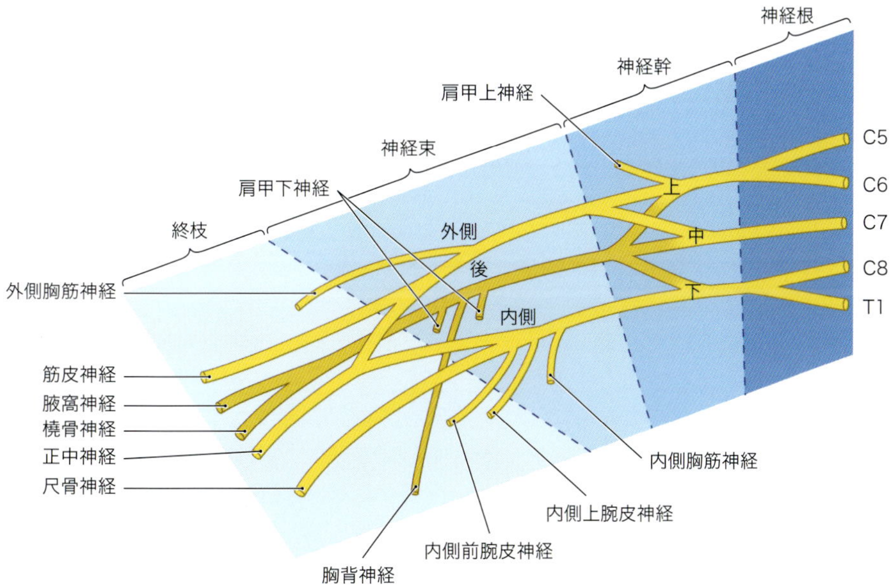

図2-5　腕神経叢の構成

42　第3節　三角筋と上腕の屈筋を解剖する

三角筋の解剖

三角筋 deltoid は，上腕の上部に膨らみを作って肩関節を包み込み，上腕を強力に外転する．

1. ピンセットを用いて三角筋の筋膜を取り除き，三角筋の境界をはっきりさせる．三角筋の前方部は大胸筋と接している．両者の境界(三角筋胸筋三角)で橈側皮静脈が深部にもぐっている(☞11頁)．
2. 三角筋は鎖骨(外側1/3)・肩峰・肩甲棘から起こり，上腕骨の三角筋粗面に停止する．
3. 三角筋を起始の近くを持ち上げながらハサミで切断し(図2-6)，停止に向かって翻転する．三角筋の肩甲骨からの起始の切断は，あとで腹臥位(うつぶせ)にしたときに行ってもよい．
4. 三角筋の裏面に分布する腋窩神経と後上腕回旋動脈を確認する．

上腕の屈筋の解剖

上腕の前面の筋の解剖を行う．

1. 上腕筋膜の前面を，大胸筋の停止あたりから肘まで，ハサミを使って縦に切り開く．上腕筋膜を切開部から左右に開きながら筋から剥離する．
2. 上腕前面の屈筋群と後面の伸筋群との間に**外側上腕筋間中隔** lateral intermuscular septum of arm と**内側上腕筋間中隔** medial intermuscular septum of arm が挟まっている．上腕筋膜はこれらの筋間中隔とつながって，屈筋群を包む前区画と伸筋群を包む後区画を作っている．
3. 前方区画の3つの屈筋(上腕二頭筋，烏口腕筋，上腕筋)を指とピンセットを使って分離する．
4. **上腕二頭筋** biceps brachii には，**長頭** long head と**短頭** short head という2つの頭がある．短頭は肩甲骨の烏口突起から起こり，長頭の腱は肩関節に入っている(その先はまだ見えないが肩甲骨の関節上結節から起こっている)．上腕二頭筋の停止腱を肘のあたりで確かめる(橈骨粗面への停止はまだ見えない)．停止腱の一部が下内側に広がって**上腕二頭筋腱膜** bicipital aponeurosis となり，前腕筋膜に放散している．上腕二頭筋は肘関節を屈曲するとともに前腕を回外する．

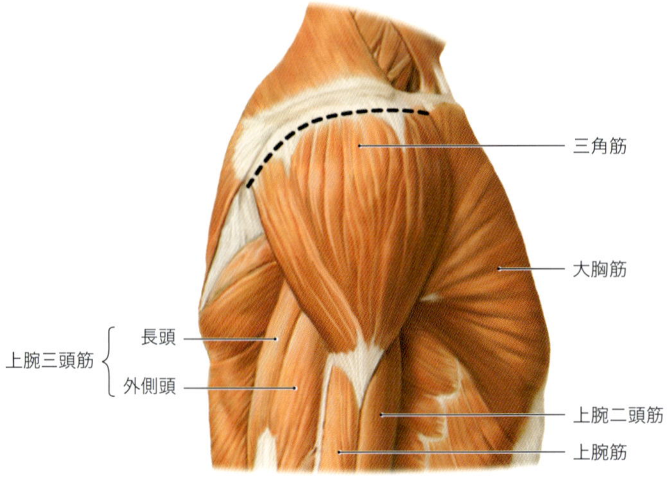

図2-6　三角筋の切断

5. **烏口腕筋** coracobrachialis は烏口突起から起こり，上腕骨上部の内側面に停止している．起始部では隣接する上腕二頭筋短頭と融合している．烏口腕筋は肩関節で上腕を内転し屈曲する．筋皮神経が烏口腕筋を貫くのを確認する．
6. **上腕筋** brachialis は，肘を曲げて上腕二頭筋の筋腹を浮かせると見えやすい．上腕筋は上腕骨の中部前面から起こり，前腕の上部に向かう（尺骨の鈎状突起と尺骨粗面への停止はまだ見えない）．

Lecture

筋区画と筋間中隔

上腕の筋は，骨と筋間中隔によって前方と後方の筋区画に分けられている．前区画は屈筋を含み，後区画は伸筋を含む．筋間中隔は上腕と前腕を包む筋膜に続き，上腕骨の両側に付着している．

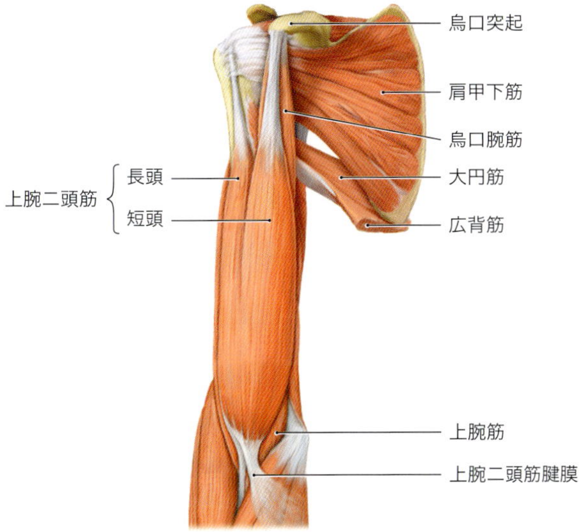

図2-7　上腕前面の筋

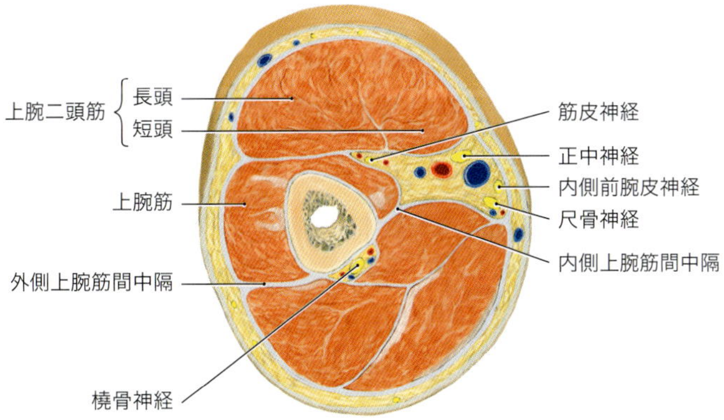

図2-8　上腕（水平断）

上腕での腕神経叢の枝

上腕の前面で腕神経叢の枝を剖出し，走行を観察する．

1. **筋皮神経** musculocutaneous nerve が烏口腕筋を貫いたのち，上腕二頭筋と上腕筋にも分布するのを観察する．筋皮神経は筋枝を出したのち，**外側前腕皮神経** lateral antebrachial cutaneous nerve になる．
2. **正中神経** median nerve が，上腕動脈とともに上腕二頭筋と上腕筋の内側で内側上腕筋間中隔の前面を下行するのを見つける．正中神経は上腕では枝を全く出さず，肘の前面を通過して前腕の屈筋群に分布する．
3. **尺骨神経** ulnar nerve を，腕神経叢の内側神経束から下方にたどり，肘の高さまで剖出する．尺骨神経は上腕の下 1/3 で内側上腕筋間中隔を貫いて後方区画に入り，上腕骨の内側上顆の後面で靱帯に囲まれた**肘部管** cubital tunnel を通過する．この通過位置を自分の身体で触れてみるとよい．

Clinical View

肘部管症候群

尺骨神経は狭い肘部管を通るところで，慢性的に圧迫されたり引き伸ばされたりして，神経麻痺を生じることがある．肘部管症候群と呼ばれ，小指と薬指のしびれや手の筋のいくつかの筋力低下が起こる．

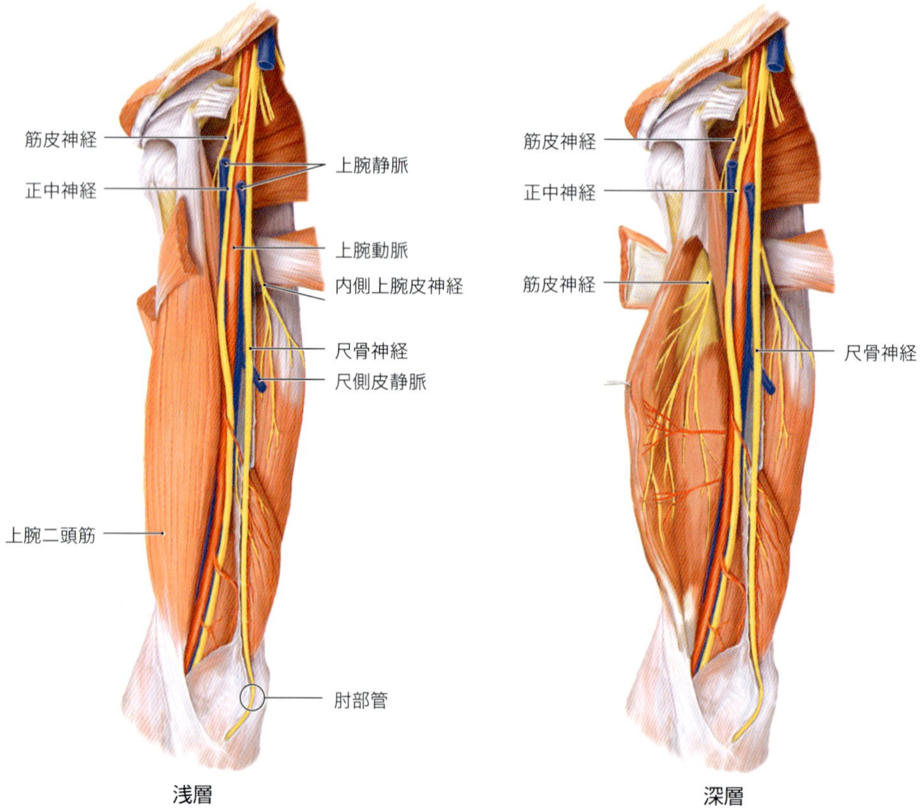

図2-9 上腕前面の解剖

4. **橈骨神経** radial nerve を，腕神経叢の後神経束から下方にたどり，上腕深動脈とともに上腕骨の後ろに回り込むのを観察する．
5. **腋窩神経** axillary nerve が後神経束から後方に分かれ，後上腕回旋動脈とともに外側腋窩隙(☞ 54 頁)を通り抜けて，三角筋の深層に現れるのを観察する．
6. **内側上腕皮神経** medial brachial cutaneous nerve と**内側前腕皮神経** medial antebrachial cutaneous nerve は，内側神経束から分かれ，上腕と前腕の内側の皮膚にそれぞれ広がっている．

上腕動静脈とその枝の解剖

上腕動静脈とその枝を剖出し，走行を観察する．

1. **上腕動脈** brachial artery は腋窩動脈の延長で，大円筋の下縁の高さで始まる．上腕動脈は，正中神経とともに上腕二頭筋と上腕筋の内側で内側上腕筋間中隔の前面を下行する．前腕の上部で尺骨動脈と橈骨動脈に分かれるところはあとで観察する(☞ 63 頁)．
2. **上腕深動脈** profunda brachii artery は，上腕の上 1/3 で上腕動脈から分かれ，橈骨神経に伴行して上腕骨の後ろに回り込む．このほかに上尺側側副動脈，下尺側側副動脈，その他の無名の筋枝が上腕動脈から分かれる．
3. **上腕静脈** brachial veins は，おおむね 2 本に分かれ，上腕動脈にまとわりついている．
4. **尺側皮静脈** basilic vein は，上腕の中ほどで上腕筋膜を貫いて深部にもぐり，上腕静脈と交通しながら上行し，最終的に腋窩静脈に合流する．
5. 上腕の静脈で**静脈弁** venous valve を観察する．静脈の表面をよく観察すると，ところどころに小さな膨らみがあり，この位置に一致して静脈弁がある．適当なところで上腕静脈をハサミで縦に切り開くと，ポケットのような弁葉が静脈内に突き出しているのを見ることができる．
6. 上腕静脈とその枝は，このあとの解剖をしやすくするために，適当に取り除いてよい．

Lecture

上腕動脈の変異

上腕動脈は多くの場合，腋窩動脈が腕神経叢の外側・内側神経束の間を貫いてもぐり正中神経の深層を走る．しかし 15〜20%の例では腋窩動脈〜上腕動脈は腕神経叢〜正中神経の浅層を通過する．このような形の上腕動脈は，**浅上腕動脈** superficial brachial artery と呼ばれる．簡単な識別法として，正中神経をつまみ上げて上腕動脈が動かなかったら通常例，上腕動脈が神経とともに持ち上がったら浅上腕動脈例である．

静脈弁の働き

静脈弁は，血管の内膜が内腔に突き出したもので，血液が末梢に逆流するのを防いでいる．とくに四肢の静脈でよく発達している．筋の運動によって静脈への圧迫が増減すると，静脈弁の働きで血液が心臓に向かって運ばれる．この働きを**筋ポンプ**と呼ぶ．

46 第5節 肩甲骨の前面の筋を解剖する

前鋸筋の解剖

腋窩の内側壁を作る前鋸筋を観察する．

1. **前鋸筋** serratus anterior の起始は第1〜9肋骨の外側面で，下方の部分では外腹斜筋の起始と鋸の歯の形に噛み合っている．ここから肩甲骨と胸郭の間を後方に向かい，肩甲骨の前面で内側縁に停止する．
2. 前鋸筋と肩甲骨の間を手で広げるようにして，前鋸筋の筋束の走行を観察する．第4〜8肋骨から起こる下位の筋束がよく発達し，肩甲骨の下角に集中して停止している．
3. 前鋸筋は肩甲骨を前方に引く．また下位の筋束が収縮すると肩甲骨を回転させて，上腕を水平より高く外転するのを助ける．
4. **長胸神経** long thoracic nerve が前鋸筋の表面を下行するのを見つけて，前鋸筋に分布するのを観察する．長胸神経が腕神経叢の後面で第5〜7頸神経から起こるところは，ここではまだ見えない．

Clinical View

前鋸筋麻痺

片側の前鋸筋が麻痺すると，手を壁などに押しつけて身体を支えると肩甲骨の内側縁が浮き上がって天使の翼のように見える（**翼状肩甲** winged scapula）．また上肢を水平以上に外転・挙上できなくなる．

長胸神経の臨床解剖学

長胸神経は前鋸筋の表面を走るため，上肢を挙上したときに外傷を受けやすい．また腋窩リンパ節を郭清（除去）する際にも損傷しないように注意を要する．

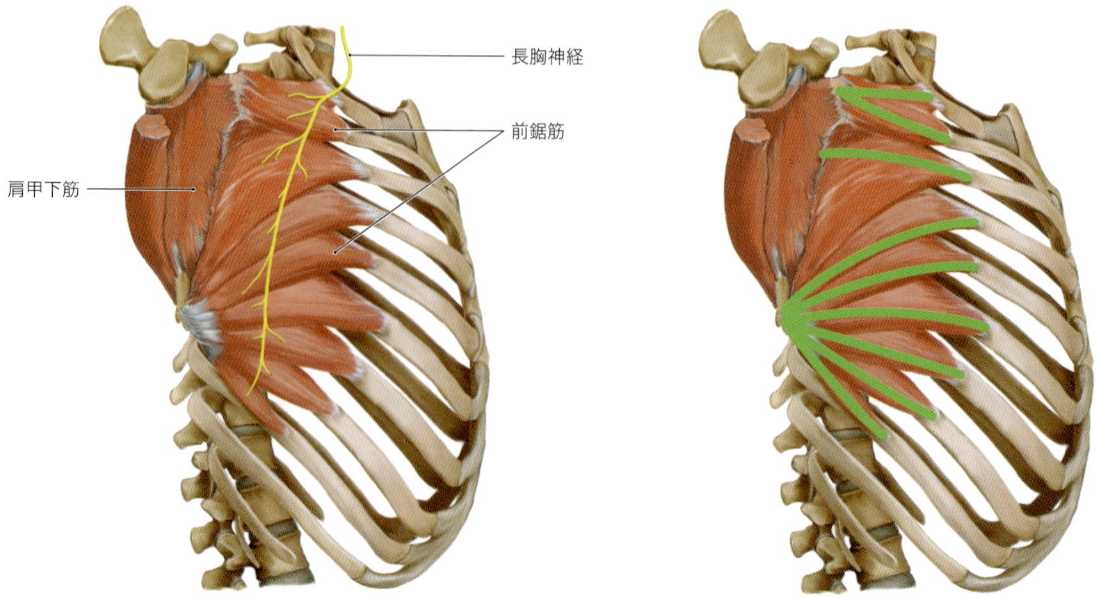

図2-10 前鋸筋と長胸神経
筋束の走行を緑の線で示す．

肩甲下筋の解剖

肩甲骨の前面にある肩甲下筋を観察する.

1. **肩甲下筋** subscapularis の起始は，肩甲骨前面の肩甲下窩で外側に向かい，上腕骨の小結節に停止する．肩甲下筋の停止腱は，棘上筋，棘下筋，小円筋の停止腱とともに**回旋筋腱板** rotator cuff を作る（☞ 54 頁).
2. 肩甲下筋は筋束の走行が特徴的で，典型的な**多羽状筋** multipennate muscle の形をしている.
3. **肩甲下神経** subscapular nerves は，腕神経叢の後神経束から起こる 2〜3 本の神経で肩甲下筋に分布し，遠位の枝が大円筋にも分布する.

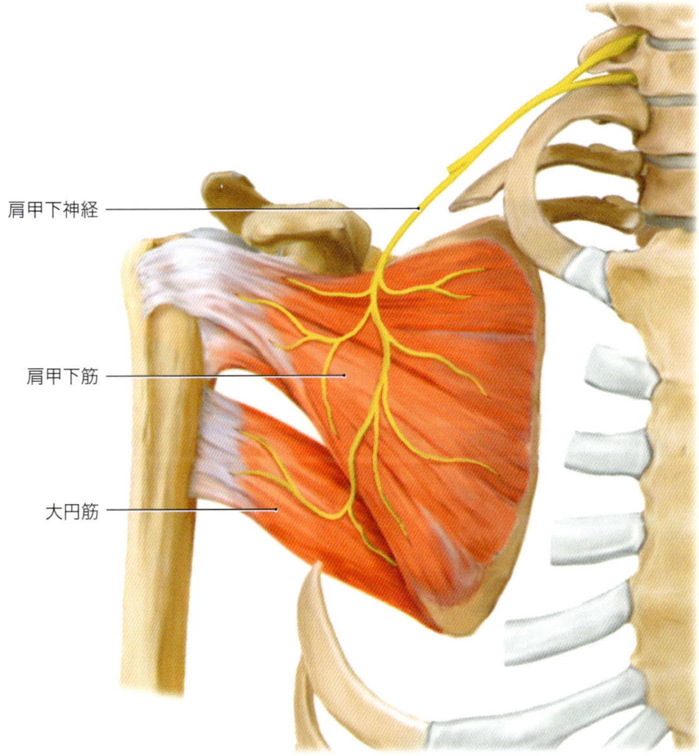

図 2-11　肩甲下筋と肩甲下神経

第 6 節　上肢を体幹から遊離する

上肢は体幹から切り離すのではなく，遊離させる．肩甲骨・上腕骨を体幹に連結する筋を切断することにより，血管と神経でつながったまま，上肢が自由に動かせるようになる．

体幹前面で上肢をつなぐ筋の切断

背臥位（あおむけ）のままで上肢と体幹をつなぐ筋を切断する．

1. 大胸筋，小胸筋，鎖骨下筋の停止はすでに切断されているので（☞ 30, 31, 34 頁），支配神経および血管と一緒に上肢側にひるがえしておく．
2. 僧帽筋は鎖骨への停止を切断する．肩甲舌骨筋は，肩甲骨上縁の付着近くを切り，頸神経ワナでつながったまま体幹側に残す．

僧帽筋の起始と停止の処置

遺体を腹臥位（うつぶせ）にして，これ以後の処置を行う．

1. 僧帽筋を観察し，起始と停止を確認する．
2. 僧帽筋の肩甲骨（肩甲棘，肩峰）への停止を切断する．鎖骨への停止もすでに切断されているので，僧帽筋の停止が完全に切断されていることを確認する．
3. 僧帽筋を脊柱に向かってひるがえしながら，この筋の深層を走る副神経と頸横動脈を確認する．
4. 僧帽筋を脊柱の近くまでできるだけひるがえして，この筋の深層で菱形筋が脊柱と肩甲骨内側縁の間をつなぐのを観察する．僧帽筋と菱形筋の筋腹を引きはがすが，起始腱が癒着しているので注意を要する．
5. 僧帽筋を，起始（後頭骨，項靱帯，胸椎棘突起）の近くで切断する．すでに停止も切断されているので，僧帽筋は血管と神経だけで体幹につながった状態になる．

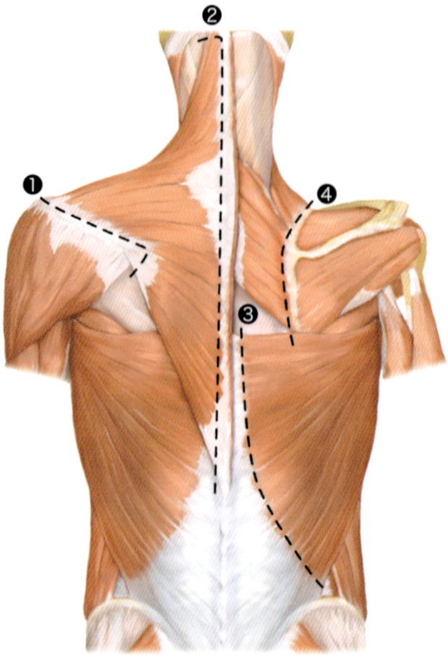

図 2-12　上肢遊離の術式（切断する部位）

❶僧帽筋の停止の切断，❷僧帽筋の起始の切断，❸広背筋の起始の切断，❹肩甲骨を肩甲挙筋・菱形筋・前鋸筋から遊離．

広背筋の起始と停止の処置

1. 広背筋を起始(下位の胸椎と肋骨，腰椎の棘突起，仙骨，腸骨稜，胸腰筋膜，肩甲骨下角)の近くの腱・筋移行部で切断する．広背筋は，深層にある下後鋸筋と起始腱を共有しているので，よく分離して一緒に切らないように注意する．
2. 広背筋に進入する胸背神経および胸背動脈を温存しながら，広背筋を停止(上腕骨の小結節稜)に向かってひるがえす．広背筋の停止は切らないで残す．

肩甲骨の内側縁に付着する筋の確認

1. 肩甲挙筋が肩甲骨の内側縁で上角に集中して停止していることを確認する．
2. 大・小菱形筋が肩甲骨の内側縁に広がって停止していることを確認する．
3. 外側から肩甲骨の前面に手を入れて肩甲骨と前鋸筋の間を分離する．また肩甲骨の前面にある肩甲下筋を確認する．
4. 前鋸筋と肩甲下筋の間に手を入れて，肩甲骨の内側縁の近くまで両筋を十分に分けておく．前鋸筋が肩甲骨の内側縁に停止していることを確認する．

肩甲骨の内側縁を前鋸筋・肩甲挙筋・菱形筋から遊離

1. 肩甲骨の内側縁に付着する筋のうちで，前面にある前鋸筋，後面にある肩甲挙筋と大・小菱形筋をひと続きにつなげたまま，ノミあるいはメスを使って，肩甲骨の内側縁をこれらの筋からはがし取る．

体幹と上肢をつなぐ筋が，これまでの処置によりすべて切断され，上肢は血管と神経だけで体幹につながることになる．

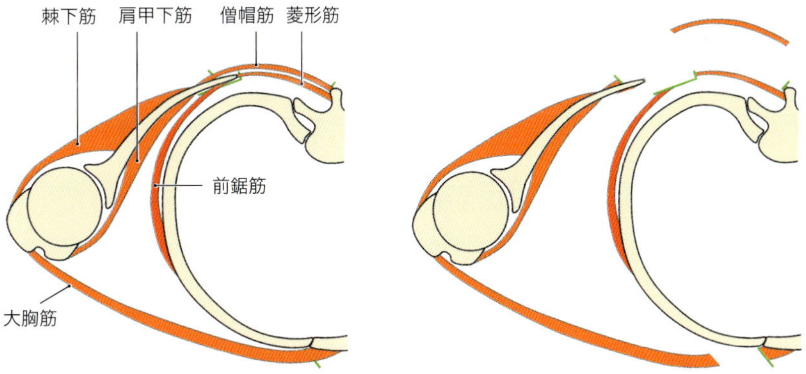

図2-13　上肢遊離の術式(肩甲骨の内側縁の遊離)

上腕三頭筋の解剖

遺体を腹臥位(うつぶせ)にして，上腕の後面にある上腕三頭筋を解剖する．三角筋の肩甲骨からの起始が切れていない場合には，ここで切断する(☞42頁)．三角筋の裏面で腋窩神経と後上腕回旋動脈の分布を確認できる．

1. 上腕筋膜の後面を，小円筋の高さから尺骨の肘頭まで，ハサミを使って縦に切り開く．上腕筋膜を切開部から左右に開きながら筋から剥離する．
2. **上腕三頭筋** triceps brachii を，指とピンセットを使って剖出し，境界をはっきりさせる．上腕三頭筋には3つの頭がある．
   - **長頭** long head は，肩甲骨の関節下結節から起こる．
   - **外側頭** lateral head は，上腕骨の後面で橈骨神経溝よりも上の部分から起こる．
   - **内側頭** medial head は，上腕骨の後面で橈骨神経溝よりも下の部分から起こる．
3. 上腕三頭筋の3つの頭が合流して，尺骨の肘頭に停止するのを観察する．上腕三頭筋は肘関節で前腕を伸展する．

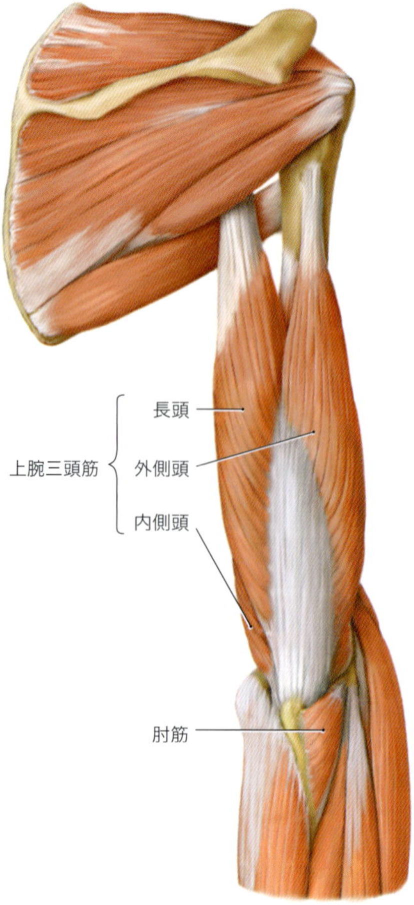

図2-14 上腕三頭筋

4. 上腕三頭筋の長頭と外側頭の間を，指とピンセットを使って分離する．大円筋が上腕三頭筋の長頭の前面を交差するのを観察する．また長頭と外側頭の間で大円筋より下方で橈骨神経と上腕深動脈を同定する．
5. 肘を伸ばして上腕三頭筋の長頭と外側頭を浮かせるようにしながら，内側頭の表面を剖出する．また橈骨神経と上腕深動脈が，外側頭と内側頭の間で上腕骨後面の橈骨神経溝に沿って下行するのを観察する．
6. **肘筋** anconeus を同定する．肘筋は上腕三頭筋の内側頭の下方につながる筋束で，上腕骨の外側上顆から起こり，肘頭とそのすぐ下の尺骨の後面に停止している．

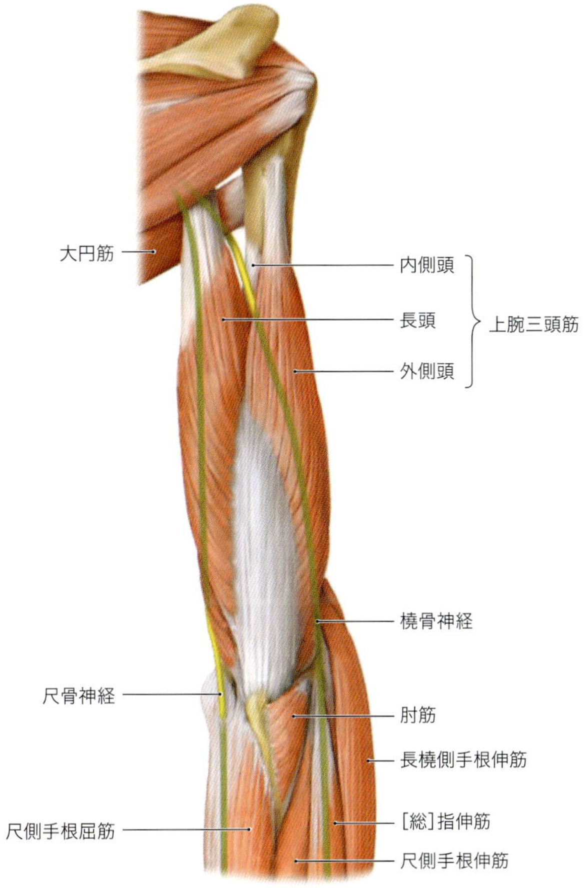

図2-15　**橈骨神経と尺骨神経の走行**

肩甲挙筋と菱形筋の解剖

肩甲骨と僧帽筋が取り除かれて肩甲挙筋と菱形筋の広がりがよく観察できる．

1. **肩甲挙筋** levator scapulae の表面を剖出し，境界を明らかにする．起始は第 1〜4 頸椎の横突起であるが，ここではまだ見えない．停止は肩甲骨内側縁の上角であるが，すでに取り除かれている(☞ 49 頁)．
2. **大・小菱形筋** rhomboid major/minor の表面を剖出し，境界を明らかにする．上部の小菱形筋と下部の大菱形筋に分かれる．起始は項靱帯と第 7 頸椎〜第 5 胸椎の棘突起で，停止は肩甲骨内側縁である．小菱形筋と大菱形筋の境界は，起始では第 1 胸椎と第 2 胸椎の間，停止では肩甲棘の高さにある．
3. 肩甲挙筋と菱形筋の間を広げて，**肩甲背動脈・神経** dorsal scapular artery/nerve が肩甲骨の内側縁に沿って下行するのを見つける．肩甲背神経は腕神経叢の枝，肩甲背動脈は頸横動脈の枝(時に鎖骨下動脈から直接分かれる)で，肩甲挙筋と菱形筋に分布する．

Lecture

前鋸筋，肩甲挙筋，菱形筋の働き

肩甲骨の内側縁に停止する前鋸筋，肩甲挙筋，菱形筋の関係と働きを確認する．これら 3 つの筋は 1 枚の筋のシートを作っており，その中央に肩甲骨の内側縁が付着している．前鋸筋が収縮すると肩甲骨が前外側方に引かれ，菱形筋が収縮すると後内側方に引かれ，肩甲挙筋が収縮すると上方に引かれる．これら 3 つの筋の協力により肩甲骨の内側縁が体幹に密着し，また力のバランスにより肩甲骨の位置が決まる．体幹上を肩甲骨が滑るように移動する状態は**肩甲胸郭関節** scapulothoracic joint と表現される．

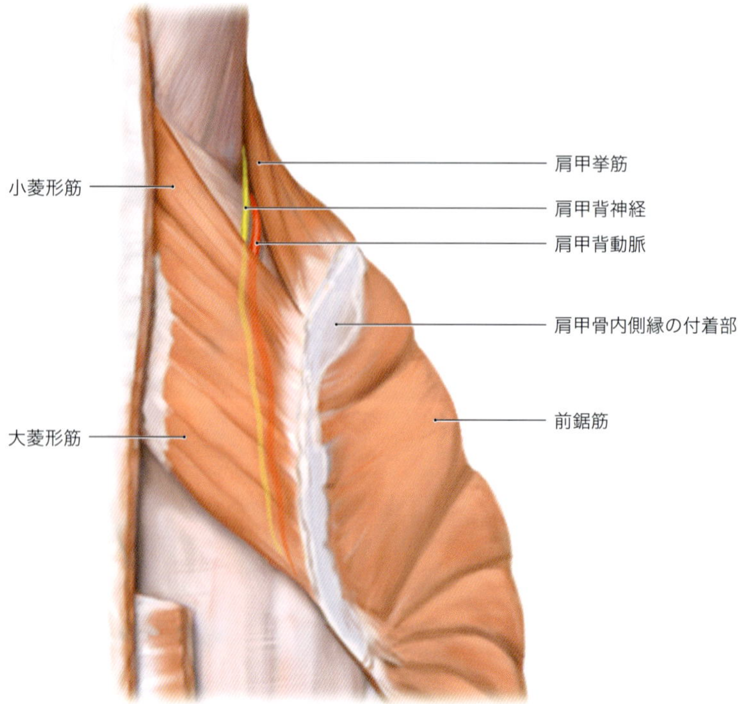

図2-16 肩甲背動脈・神経の走行

肩甲骨後面の筋の解剖

肩甲骨の後面に位置する棘上筋，棘下筋，小円筋，大円筋を観察する．

1. **棘上筋** supraspinatus の筋膜をピンセットで取り除いて，境界を明らかにする．棘上筋の起始は肩甲骨の棘上窩で，停止は上腕骨大結節の最上部である．棘上筋は肩関節で上腕骨を外転する．
2. **棘下筋** infraspinatus の筋膜をピンセットで取り除いて，境界を明らかにする．棘下筋の起始は肩甲骨の棘下窩で，停止は上腕骨大結節の中部である．棘下筋は肩関節で上腕骨を外旋する．
3. **小円筋** teres minor を剖出し，境界を明らかにする．小円筋の起始は肩甲骨の外側縁で，停止は上腕骨大結節の下部である．筋腹は上腕三頭筋長頭の起始部と直交する．小円筋は肩関節で上腕骨を外旋する．
4. **大円筋** teres major を剖出し，境界を明らかにする．大円筋の起始は肩甲骨の下角で，停止は上腕骨の小結節稜である．筋の下部は広背筋の停止部によって覆われている．大円筋は肩関節で上腕骨を内転・内旋する．

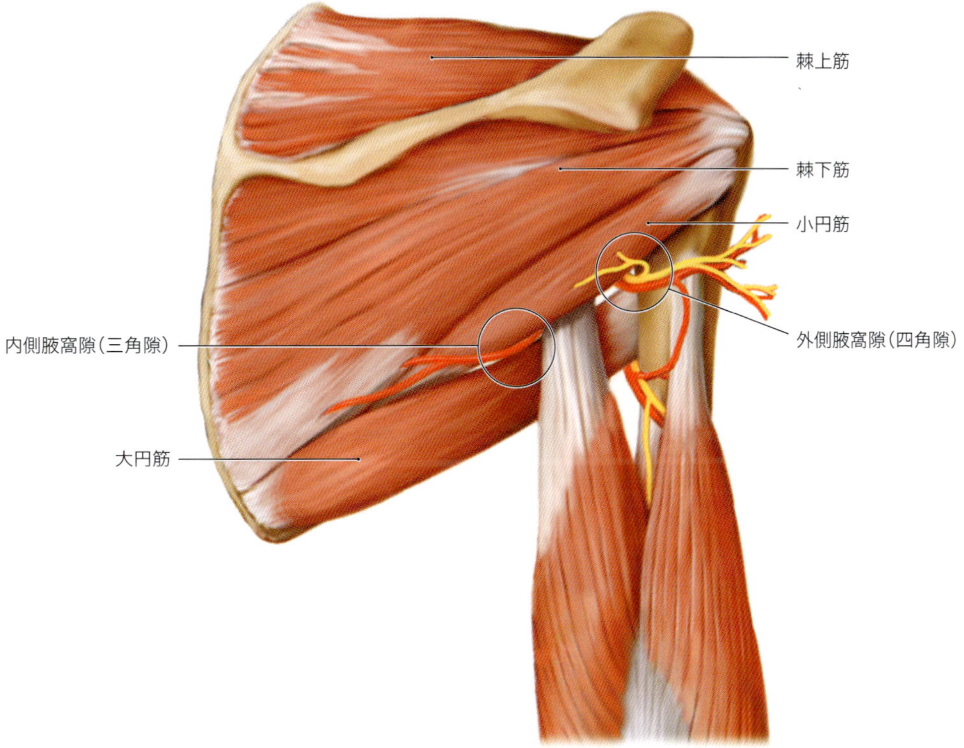

図2-17　肩甲骨後面の解剖

肩甲骨後面の神経と血管

腋窩の後壁には 2 つの腋窩隙があり，腋窩から後方に向かう神経・血管の通路となっている．肩甲骨の上縁の肩甲切痕も肩甲骨後面に向かう神経・血管の通路である．

1. **内側腋窩隙**（**三角隙** triangular space）は，大円筋（下），小円筋（上），上腕三頭筋長頭（外側）によって囲まれる（図2-17 ☞ 53 頁）．内側腋窩隙の境界を明らかにする．肩甲回旋動脈がここを通り抜けて棘下窩に分布する．
2. **外側腋窩隙**（**四角隙** quadrangular space）は，大円筋（下），上腕三頭筋長頭（内側），小円筋（上），上腕骨（外側）に囲まれる（図2-17 ☞ 53 頁）．外側腋窩隙の境界を明らかにする．腋窩神経と後上腕回旋動脈がここを通り抜ける．腋窩神経は三角筋と小円筋を支配する．後上腕回旋動脈は三角筋の深層で上腕骨の外科頸周囲に分布する．
3. **肩甲切痕** suprascapular notch は，肩甲骨の上縁で烏口突起の内側にある小さな凹みである．肩甲切痕の上には靱帯が張っている．**肩甲上神経・動脈** suprascapular nerve/artery がここを通過する．動脈が靱帯の上を，神経が靱帯の下を通り抜けることを確認する．肩甲上神経は腕神経叢の枝で，棘上筋と棘下筋を支配する．肩甲上動脈は甲状頸動脈から分かれ（鎖骨下動脈から直接分かれることもある），棘上窩と棘下窩に分布する．

> **Lecture**
>
> **回旋筋腱板**
>
> 肩甲骨の後面と前面から起こる棘上筋，棘下筋，小円筋，肩甲下筋の 4 つの筋の停止腱は，肩関節の前方・上方・後方を包み込み，関節包を補強し上腕骨頭を保持して，肩関節を安定化させる働きをする．上腕骨を包み込む形がシャツの袖口（cuff）に似ていることから，rotator cuff（回旋筋腱板）と呼ばれる．

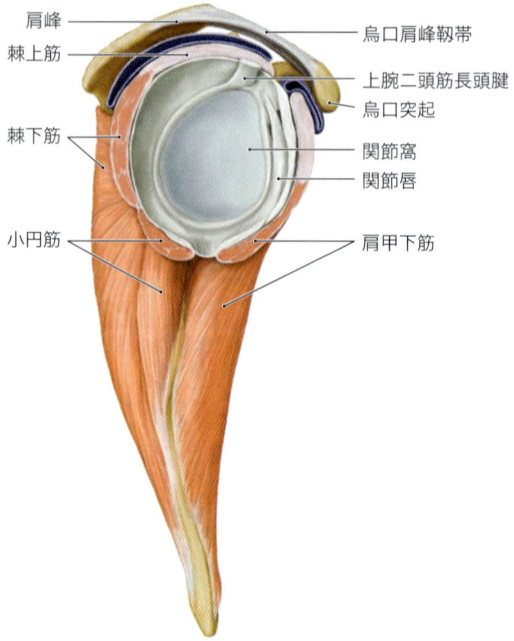

図2-18 肩関節（肩甲骨の外側面）

手背の皮切り

1. 手背の皮膚を薄く切り取る．指の背面の皮膚も爪の近くまで切り取っておく．
2. 皮静脈と皮神経を剖出し，前腕の皮静脈・皮神経とのつながりを観察する．
   - 橈側皮静脈は手背の母指側から，尺側皮静脈は小指側から始まっている．
   - 橈骨神経の浅枝が手根の母指側から，尺骨神経の手背枝が小指側から，それぞれ手背に広がっている．
3. 皮下組織を取り除いて手背筋膜を剖出する．手首の手前のところには分厚い伸筋支帯があり，手背筋膜につながる．伸筋支帯では線維が横走して深部の骨(橈骨と尺骨の下端部)と癒着し，前腕伸筋群の腱が通る6個の管を作っている(☞57頁)．

爪

適当な指を選んで，爪の解剖を行う．

1. 爪 nail をピンセットとメスを使ってはがす．
2. 爪のつけ根は爪根という．爪をはがした跡を爪床といい，溝と稜線が縦方向に走っていて爪の表面の縦溝に対応する．
3. 爪を含む指先の背面をメスで縦に切って断面を観察し，爪と皮膚と骨格の関係を理解する．爪は毛と同様に，表皮が特殊化したもので，骨格とはつながりがない．爪がはがれた場合には，残された皮膚から爪が再生してくる．

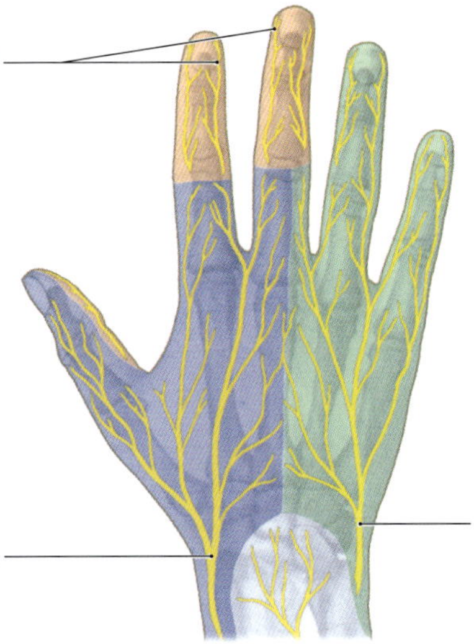

図2-19　手背の皮神経

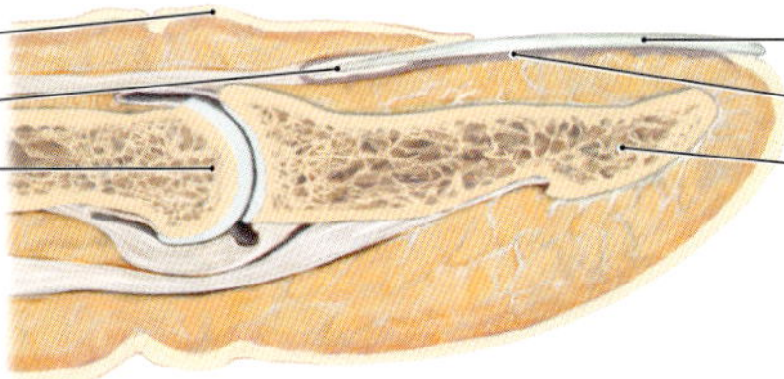

図2-20　爪の構造(縦断)

56 第10節 前腕伸側の浅層と伸筋支帯を解剖する

前腕伸側の浅層の解剖

1. 前腕の伸側の筋膜を，肘頭から伸筋支帯まで縦にハサミで切り開く．伸筋支帯はそのまま残すようにする．
2. 肘筋が扇状に広がって尺骨の上部に停止することを復習する(☞ 51 頁)．
3. 前腕伸側の浅層にある6つの筋を剖出する．これらのうちの4筋〔短橈側手根伸筋，[総]指伸筋，小指伸筋，尺側手根伸筋〕は共通の腱によって上腕骨の外側上顆から起始している．

- **腕橈骨筋** brachioradialis は，上腕骨の外側上顆の上方から起始し，橈骨下端の外側面に停止する．筋間中隔との位置関係や神経支配では伸筋に属するが，作用は屈筋であり，肘関節で前腕を屈曲する．
- **長橈側手根伸筋** extensor carpi radialis longus は，上腕骨の外側上顆のやや上方から起始し，第2中手骨の底に停止する．手根を伸展し，外転(橈屈)する．
- **短橈側手根伸筋** extensor carpi radialis brevis は，上腕骨の外側上顆から起始し，第3中手骨の底に停止する．手根を伸展し，外転(橈屈)する．
- **[総]指伸筋** extensor digitorum は，上腕骨の外側上顆から起始し，第2〜5指の指背腱膜に移行する．第2〜5指を伸展する．

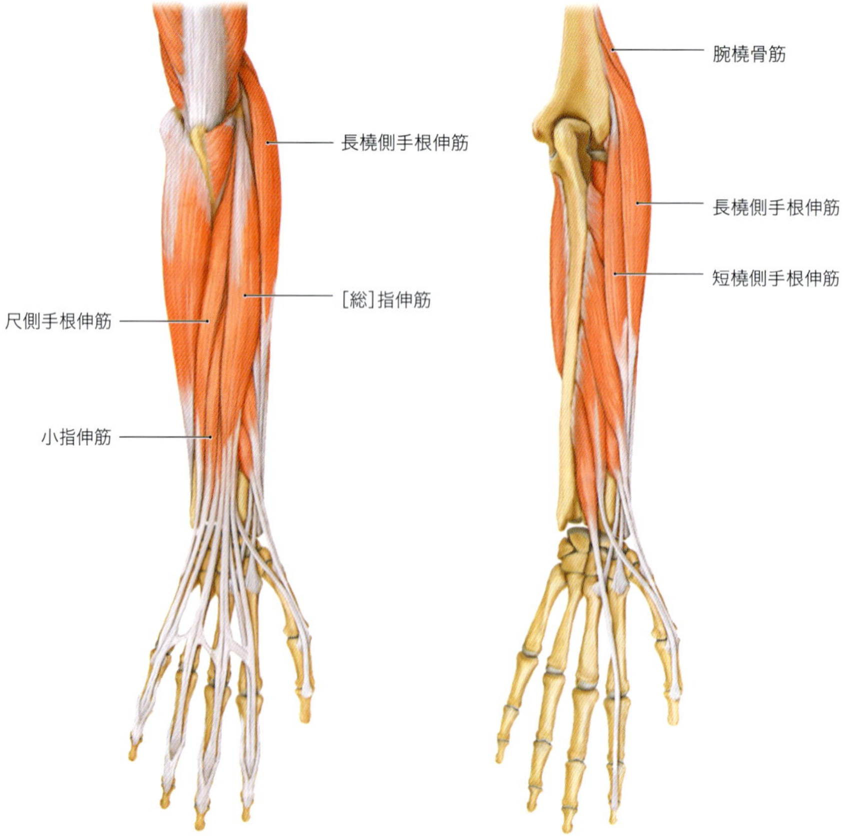

図2-21 前腕伸側の浅層の筋

- **小指伸筋** extensor digiti minimi は，上腕骨の外側上顆から起始し，第 5 指の指背腱膜に移行する．第 5 指を伸展する．
- **尺側手根伸筋** extensor carpi ulnaris は，上腕骨の外側上顆から起始し，第 5 中手骨の底に停止する．

4. これらのうち 5 つの筋（腕橈骨筋を除く）から出た腱が伸筋支帯の下をくぐり抜けて手に入るところを観察するために，まず伸筋支帯を解剖する．

伸筋支帯の下の伸筋腱の通路

1. **伸筋支帯** extensor retinaculum が深層の骨（橈骨・尺骨の遠位部，手根骨の一部）と癒着して，前腕の伸筋の腱が通る 6 つの管ができている．橈側から順に番号をつける．
   - 第 1 管：長母指外転筋腱と短母指伸筋腱を通す．
   - 第 2 管：長・短橈側手根伸筋腱を通す．
   - 第 3 管：長母指伸筋腱を通す．
   - 第 4 管：[総]指伸筋腱を通す．
   - 第 5 管：小指伸筋腱を通す．
   - 第 6 管：尺側手根伸筋腱を通す．
2. 伸筋支帯の第 4～6 管を切り開いて，前腕の浅層で同定した[総]指伸筋，小指伸筋，尺側手根伸筋の腱を停止まで剖出して，筋を確認する．

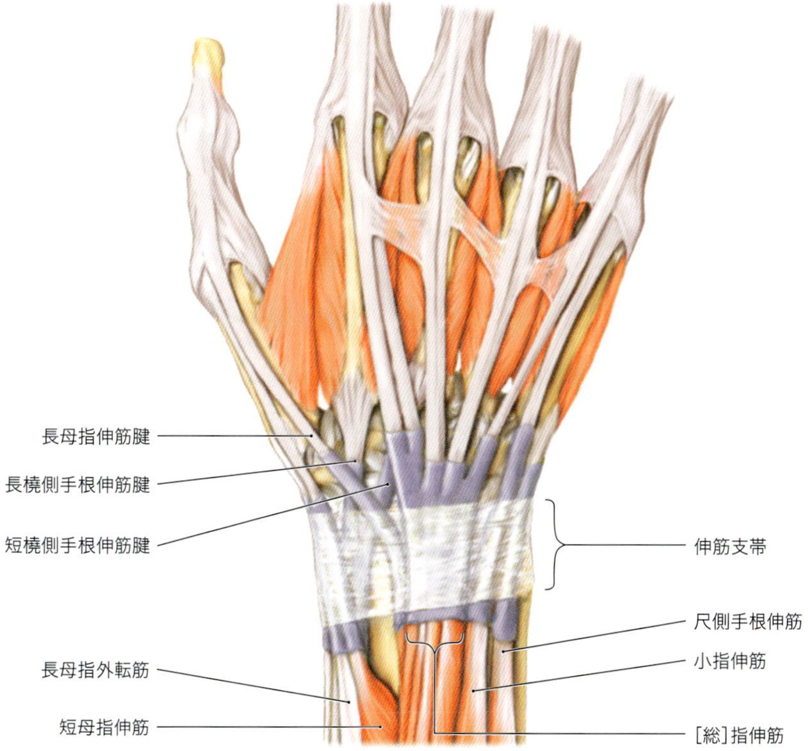

図 2-22　伸筋支帯と伸筋腱

58 第11節 前腕伸側の深層を解剖する

前腕伸筋の深層の解剖

1. 浅層の伸筋を持ち上げながら，深層の5つの伸筋を剖出する．これらのうちの4筋(長母指外転筋，短母指伸筋，長母指伸筋，示指伸筋)は橈骨・尺骨・前腕骨間膜の後面から起こり，伸筋支帯の下をくぐり抜けて手に入る．

- **長母指外転筋** abductor pollicis longus は，橈骨・尺骨・前腕骨間膜の後面の近位部から起こり，第1中手骨の底に停止する．母指の外転と伸展を行う．
- **短母指伸筋** extensor pollicis brevis は，尺骨・前腕骨間膜の後面の中央部から起こり，母指基節骨の底に停止する．母指の伸展を行う．
- **長母指伸筋** extensor pollicis longus は，尺骨・前腕骨間膜の後面の遠位部から起こり，母指末節骨の底に停止する．母指の伸展を行う．
- **示指伸筋** extensor indicis は，尺骨・前腕骨間膜の後面の最遠位部から起こり，第2指の指背腱膜に移行する．示指の伸展を行う．

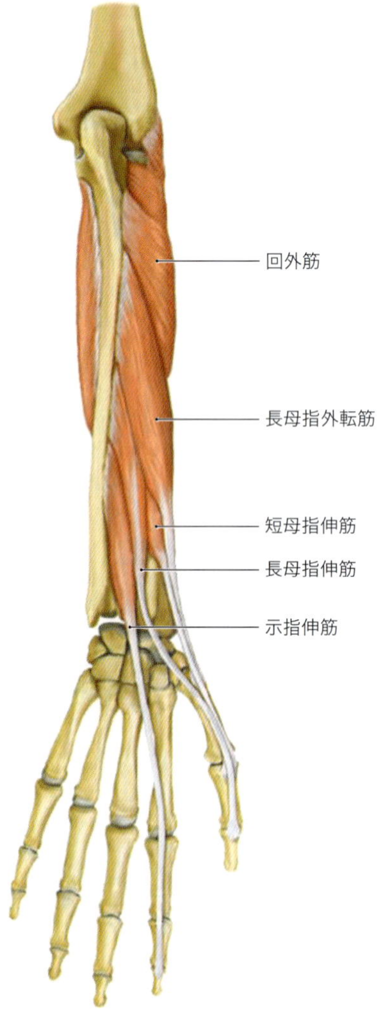

図2-23 前腕伸側の深層の筋

2. **回外筋** supinator を橈骨の上端あたりで深部に求める．短橈側手根伸筋と総指伸筋の筋腹の間を分けて深部を探すと，短母指伸筋の上方に回外筋が見える．回外筋は上腕骨の外側上顆，尺骨上部の橈側面およびその周辺から起始し，橈骨近位部の外側面に停止する．前腕の回外を行う．回外筋の筋腹を橈骨神経深枝が貫いている．回外筋の下縁には骨間膜を貫いてきた後骨間動静脈が現れる．
3. **解剖学的嗅ぎタバコ入れ**（タバチエール tabatière, anatomic snuffbox）は，母指を強く伸展・外転したときに手根の橈側端に見える舟上の凹みである．凹みの尺側（遠位）の境界は長母指伸筋腱であり，橈側（近位）の境界は長母指外転筋腱と短母指伸筋腱である．自分の手で凹みと腱の位置関係を確認する．伸筋支帯の第1〜3管を切り開き，そこを通る腱を停止まで剖出する．
4. 解剖学的嗅ぎタバコ入れの奥に分け入って，橈骨動脈を剖出する．橈骨動脈は，前腕遠位部では橈側の前面（ここで脈拍を触れる）にあったが，手根骨の橈側を回って背側に向かい，解剖学的嗅ぎタバコ入れの深部に達する（☞63頁）．ここからは第1・2中手骨の間を通って手掌に入り，深掌動脈弓になる（☞71頁）．

橈骨神経の走行

1. 橈骨神経が上腕三頭筋の外側頭と内側頭の間で，上腕骨後面の橈骨神経溝に沿って下行するのをすでに観察した（☞51頁）．この後，橈骨神経は肘の前面に達する．
2. 肘のあたりで上腕筋と腕橈骨筋の間を分けると，深部に橈骨神経を見出すことができる．橈骨神経は外側上顆の前面を通って前腕に入り，浅枝と深枝に分かれる．
3. 橈骨神経の深枝は，回外筋を貫いて前腕の後面に現れて**後骨間神経** posterior interosseous nerve となる．後骨間神経は前腕の伸筋群に枝を出して支配する．
4. 橈骨神経の浅枝は，腕橈骨筋の裏側に沿って走り，やがて表層に出てきて，前腕下部と手の後面の皮膚に分布する．

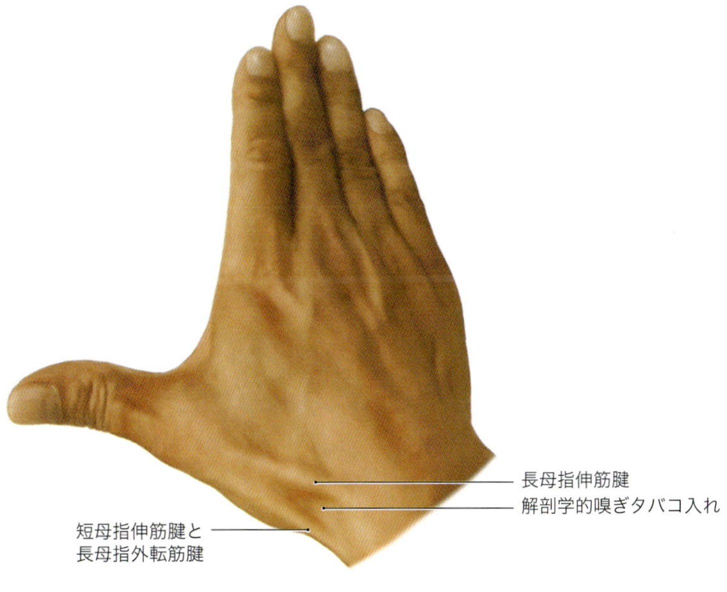

図2-24 解剖学的嗅ぎタバコ入れ

第12節 手掌の皮膚を切り取る

▶手掌の皮切り

1. 図2-25 を参考に手掌の皮膚にメスで切り込みを入れて，皮膚を切り取る．指が曲がっていることが多いので，介助の人に遺体の手をできるだけ開いて保持してもらうとよい．
2. 小指球(手掌の小指側の縁にある皮膚の高まり)の皮下には，皮筋の一種である**短掌筋** palmaris brevis があるので，皮膚をできるだけ薄くはいで短掌筋を残す．短掌筋は手掌腱膜から起始し，小指球の尺側縁の皮膚に停止する．

▶手掌腱膜

手の平の皮下組織を取り除くと，手掌腱膜が姿を現す．

手掌腱膜 palmar aponeurosis は，手掌の皮下にある強靱な結合組織層で，第 2〜5 指に向かう 4 束の縦線維と，その間をつなぐ横線維からなる．縦線維の束は基節骨の底の高さで指の線維鞘に移行して終わる．

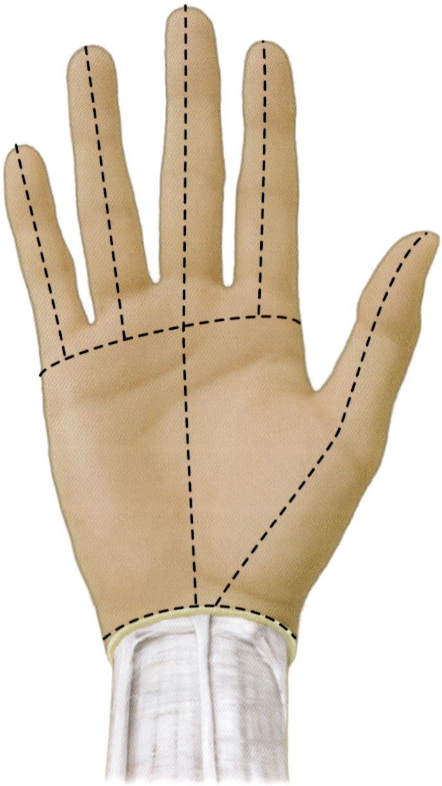

図2-25 手掌の皮切り
点線に沿って切開する．

Lecture

指紋の役割

指の皮膚には，細かな溝と隆起がさまざまな形をつくっている．その模様を**指紋** finger print といい，一人一人が違っていて，また年齢によっても変化しないので，個人識別に用いられる．指紋は指の腹の皮膚だけにあり，指の背の皮膚にはない．同様の皮膚の模様は，手のひら(手掌)にも広がっていて**掌紋** palm print と呼ばれる．また足指と足の裏にも同じような模様があり，**足紋** sole print と呼ばれる．

指紋をつくる溝と隆起を顕微鏡で拡大して見ると，隆起の頂上に小さな孔が並んでいるのが見える．これは**エクリン汗腺** eccrine sweat gland の出口で，ここから汗がにじみ出てくる．出てきた汗は，摩擦力を高める滑り止めの働きをしている．指の皮膚が乾ききって，指の皮膚が滑りやすくなるのを防いでいるのである．

母指の役割

人間の母指は，他の4本の指と向かい合わせになり，ものをつかむのに役立っている．母指を使わないで，他の4本の指の間にもの挟んでつかむこともできなくはないが，あまりうまくできない．指を向かい合わせにするとものをうまくつかめるのには，2つの理由がある．

1つは，側面への動きより屈曲／伸展の動きのほうが，強い力が出ることである．屈曲／伸展の動きは，前腕の筋を使うので，手内の筋(掌側・背側骨間筋☞71頁)を使う側面への動きより，強い力が出せる．

もう1つは，指紋による滑り止めの働きである．母指と他の指を向かい合わせにして，指の腹同士でものをつかむと，指紋の働きで滑りにくくしっかりつかめるのである．

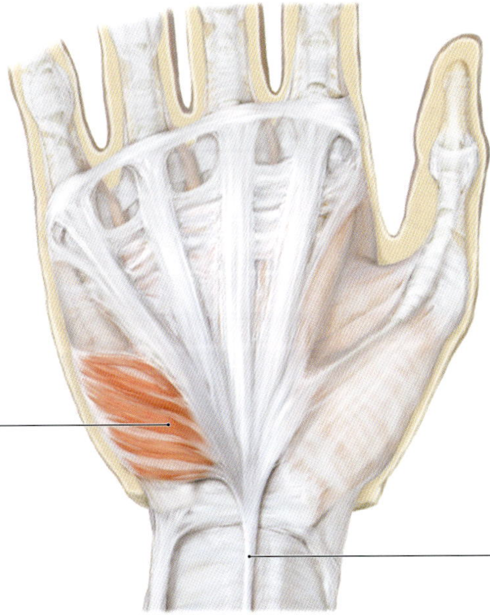

図2-26　手掌腱膜

第13節 前腕屈側の浅層を解剖する

前腕の屈側の解剖は，浅層（本節）と深層（16節）に分けて行う．深層を解剖する前に，手掌の浅層の解剖（14，15節）を行って，手根管を開放し手掌で浅層筋の腱を切断すると，前腕の深層の解剖がやりやすくなる．

前腕屈筋の第1・2層の解剖

1. 前腕の屈側の筋膜を，肘から手首まで縦にハサミで切り開き，下層の筋からはがして取り除く．
2. 手首で手掌腱膜の深層にある**屈筋支帯** flexor retinaculum を観察する．屈筋支帯は，手根骨の尺側の高まり（豆状骨，有鈎骨）と橈側の高まり（舟状骨，大菱形骨）の間を横走する強力な靱帯である．屈筋支帯の深部は，手根管というトンネルになっており，前腕屈筋の一部の停止腱がここを通り抜けている（☞66頁）．
3. 前腕屈側の第1層（浅層）にある4つの筋を剖出する．これらは共通の腱によって上腕骨の内側上顆から起始している．

- **尺側手根屈筋** flexor carpi ulnaris は，上腕骨の内側上顆（上腕頭）と尺骨後縁（尺骨頭）から起始し，尺側の手根骨と第5中手骨底に停止する．尺骨神経が両頭の間から深層に進入するのに注意する．

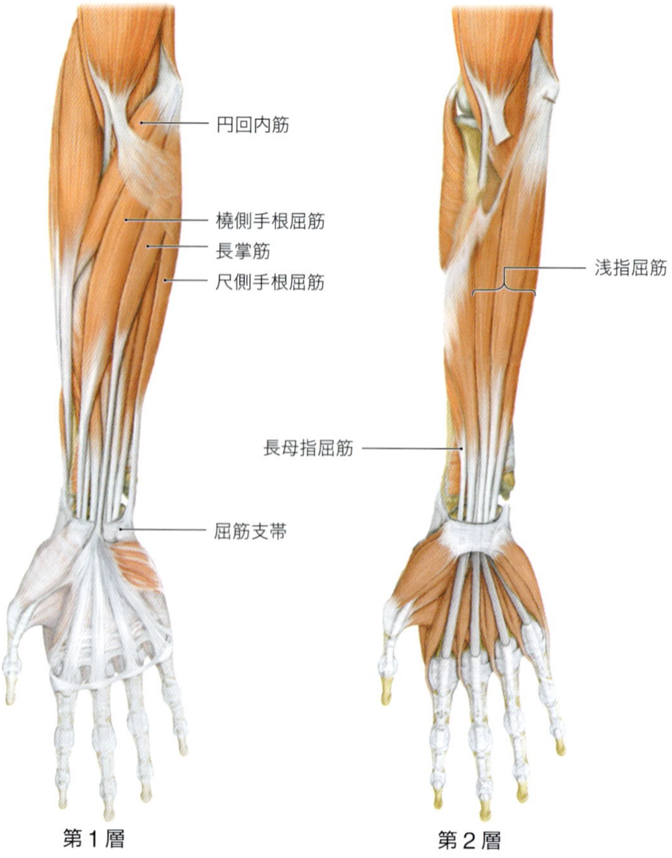

図2-27 前腕屈側の浅層の筋

- **長掌筋** palmaris longus は，上腕骨の内側上顆から起始し，手掌腱膜に停止する．
- **橈側手根屈筋** flexor carpi radialis は，上腕骨の内側上顆から起始し，第2中手骨の底に停止する．
- **円回内筋** pronator teres は，上腕骨の内側上顆および尺骨の鈎状突起から起始し，橈骨中央部の外側面に停止する．

4. 手掌腱膜の遠位端を各指のつけ根で切断し，下層の浅掌動脈弓を壊さないように注意深くはがして，長掌筋腱につながった状態で遊離する．これにより屈筋支帯の表面がよく見えるようになる．4%ほどの人では長掌筋が欠損するが，その場合，手掌腱膜は取り外す．
5. 手首を曲げて屈筋群をたるませて，第1層の筋を浮かせるようにして，前腕屈側の第2層(中間層)の筋を剖出する．
    - **浅指屈筋** flexor digitorum superficialis は，上腕骨の内側上顆および橈骨と尺骨の上部から起始する．4本の腱は手根管を通り抜けて，第2～5指の中節骨に停止する．それぞれの腱を引っ張って，どの指に到達しているかを確かめる．

肘窩と前腕屈側浅層の神経と血管の解剖

1. 肘の前面で上腕二頭筋腱膜が前腕筋膜に放散するのを切断して，肘窩の深部を解剖しやすくする．
2. **上腕動脈** brachial artery とその2本の枝を肘窩で剖出する．上腕動脈は上腕二頭筋と上腕筋の内側を下行して肘窩に達し，**橈骨動脈** radial artery と**尺骨動脈** ulnar artery に分かれる．橈骨動脈を末梢にたどり，手根のところで橈側手根屈筋腱のすぐ橈側の場所に達し(ここで脈拍を触知する)，背側に回って解剖学的嗅ぎタバコ入れの底に出るのを確認する．尺骨動脈は円回内筋の深層にもぐり見えなくなる．
3. **正中神経** median nerve を肘窩で剖出する．正中神経が上腕動脈に伴行して肘窩に達し，円回内筋の上腕頭と尺骨頭の間を貫くのを確認する．

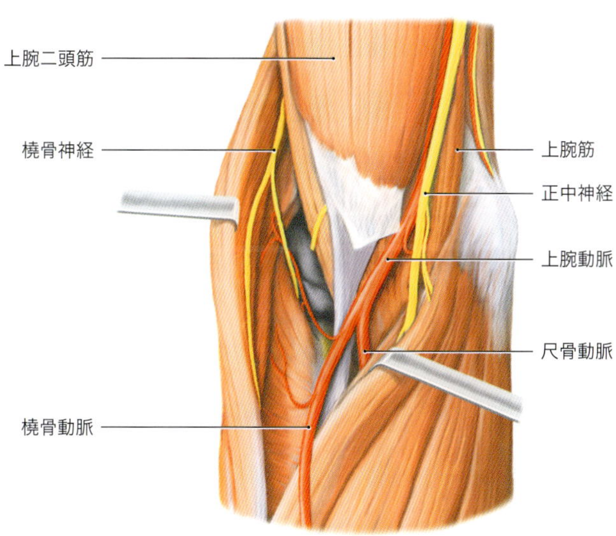

図2-28 肘窩の解剖

64 第14節 手の母指球と小指球を解剖する

母指球の解剖

母指球 thenar eminence は，母指のつけ根近くで手掌の橈側の縁にある皮膚の高まりで，母指を動かす筋が集まっている．

1. 母指球の表面に残る手掌腱膜を取り除き，母指球の筋を剖出して境界を明らかにする．
2. 母指球筋の4つのうち表層から見える3つの筋を解剖する(母指内転筋はあとで解剖する☞70頁)．これらの筋は橈側の手根骨(舟状骨，大菱形骨)と屈筋支帯から起始する．正中神経からの枝によって支配される．

- **短母指外転筋** abductor pollicis brevis は，最も橈側に位置し，母指基節骨の底の外側面に停止する．この筋は他の母指球筋から明確に分離することができる．短母指外転筋を持ち上げて，停止の近くで切断する．残りの3つの母指球筋(短母指屈筋，母指対立筋，母指内転筋)は筋腹が癒合して分離することができない．
- **短母指屈筋** flexor pollicis brevis は，母指基節骨の底の外側面に停止する．
- **母指対立筋** opponens pollicis は，第1中手骨の外側面に停止する．
- **母指内転筋** adductor pollicis は，母指基節骨の底の内側面に停止する．

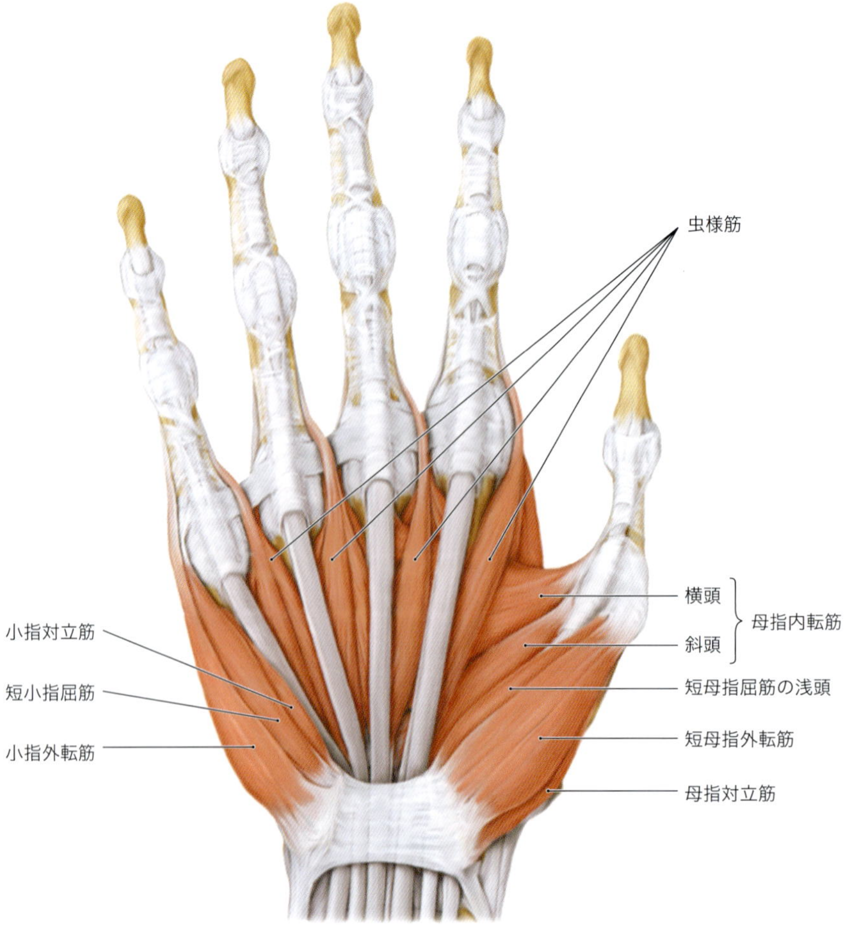

図2-29 手内筋

小指球の解剖

小指球 hypothenar eminence には，小指を動かす筋が集まっている．

1. 手掌腱膜と短掌筋を，尺側の縁から引きはがすように持ち上げて，小指球の筋を剖出して境界を明らかにする．
2. 小指球の表層の2つの筋を解剖する．これらの筋は尺側の手根骨(豆状骨，有鉤骨)と屈筋支帯から起始する．尺骨神経からの枝によって支配される．
   - **小指外転筋** abductor digiti minimi は，最も尺側に位置し，第5基節骨の底の内側面に停止する．
   - **短小指屈筋** flexor digiti minimi brevis は，小指外転筋の橈側に並んで，筋腹が互いに癒合しており，第5基節骨底の内側面に停止する．
3. 小指外転筋と短小指屈筋を停止の近くで切断してひるがえし，深層にある小指球の第3の筋を解剖する．
   - **小指対立筋** opponens digiti minimi は，第5中手骨の内側縁に停止する．尺骨神経からの枝によって支配される．

Lecture

関節の名称

関節の名称は，関節を作る両側の骨の名前をとってつけられるのが原則である．大きな関節の場合には，部位から名前をとることもある．

- **肩関節** glenohumeral joint ; shoulder joint(肩甲骨の関節窩 glenoid cavity と上腕骨頭 head of humerus の間)．
- **肘関節** elbow joint は3つの関節が複合している．① **腕尺関節** humero-ulnar joint(上腕骨 humerus と尺骨 ulna の間)，② **腕橈関節** humeroradial joint(上腕骨 humerus と橈骨 radius の間)，③ **上橈尺関節** proximal radio-ulnar joint(橈骨 radius と尺骨 ulna の間)．
- **橈骨手根関節** wrist joint(橈骨 radius と手根骨 carpal bones 近位列との間)
- **手根中手関節** carpometacarpal joints(手根骨 carpal bones と中手骨 metacarpals の間，臨床では **CM 関節**と呼ぶ)．
- **中手指節関節** metacarpophalangeal joints(中手骨と指骨 phalanges の基節骨との間，臨床では **MP 関節**と呼ぶ)．
- **指節間関節** interphalangeal joints(母指の指骨の基節骨と末節骨の間，臨床では **IP 関節**と呼ぶ)．
- **近位指節間関節** proximal interphalangeal joints(第2〜5指の指骨の基節骨と中節骨の間，臨床では **PIP 関節**と呼ぶ)．
- **遠位指節間関節** distal interphalangeal joints(第2〜5指の指骨の中節骨と末節骨の間，臨床では **DIP 関節**と呼ぶ)．

第15節 手の浅層を解剖する

手掌の浅層

1. **尺骨動脈** ulnar artery を，前腕から手掌の中までたどる．尺骨動脈は尺骨神経とともに手首のところで豆状骨の橈側で屈筋支帯の表層を通り，手掌に入ると浅枝と深枝に分かれる．浅枝は浅掌動脈弓につながる．
2. **浅掌動脈弓** superficial palmar arch は手内の屈筋腱の浅層で手掌を横切る動脈のアーチで，尺骨動脈の浅枝から始まり，反対の端は橈骨動脈の浅掌枝につながることが多いが，橈骨動脈の浅掌枝が欠損して動脈弓が不完全な場合もある．浅掌動脈弓から出た枝のうち3本は第2〜5指の指間に向かい，2本に分かれて指に分布する．
3. **尺骨神経** ulnar nerve は，尺骨動脈とともに豆状骨の橈側を通って手掌に入り，浅枝と深枝に分かれる．浅枝からは第4指の尺側と第5指に分布する掌側指神経が分かれる．深枝は深部にもぐって筋に分布する．
4. 尺側手根屈筋の腱が，豆状骨に停止するのを見る．

手根管を通過する神経と腱の滑液鞘

1. **屈筋支帯** flexor retinaculum が，橈側の手根骨(舟状骨，大菱形骨)と尺側の手根骨(豆状骨，有鈎骨)の間をつなぐこと，屈筋支帯の下層の**手根管** carpal tunnel を3つの筋(浅指屈筋，深指屈筋，長母指屈筋)からの9本の腱と正中神経が通ることを確認する．
2. 屈筋支帯をハサミを使って縦に切断する．さらに屈筋支帯を取り除いて手根管を十分に開放する．屈筋支帯が伸筋支帯よりもはるかに分厚いことに注目する．

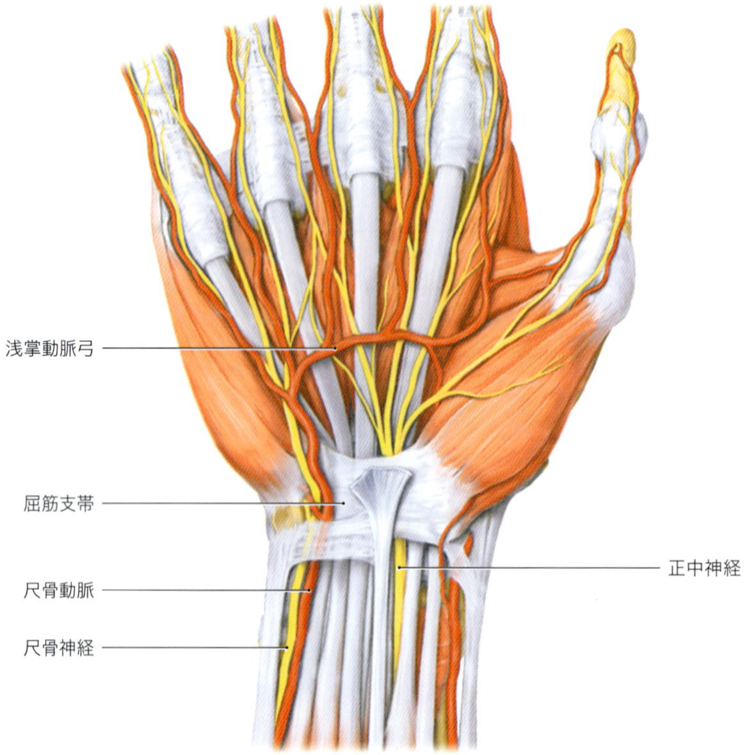

図2-30 手掌の浅層の解剖

3. **正中神経** median nerve は，手根管を通り抜けて手掌に入る．正中神経からは，第1〜3指と第4指の橈側に分布する掌側指神経と，母指球筋と第1・2虫様筋への枝が出る．
4. 浅指屈筋の4本の腱，深指屈筋の4本の腱，長母指屈筋の1本の腱は，**滑液鞘** synovial sheath に包まれながら手根管を通り抜ける．滑液鞘が薄い膜でできていることを観察する．
5. 浅指屈筋と深指屈筋の腱は，第2〜5指の付け根から指先まで，**線維鞘** fibrous sheath に包まれている．長母指屈筋腱も指の前面で同様の線維鞘に包まれている．
6. 第2〜5指の適当な指を選んで線維鞘を縦に切り開き，浅指屈筋腱と深指屈筋腱が滑液鞘に包まれているのを観察する．滑液鞘と線維鞘は，合わせて**腱鞘** tendon sheath と呼ばれる．
7. 図2-31 を参考に滑液鞘の広がりを確認する．多くの場合(約70%)，手根の総滑液鞘は小指の滑液鞘とつながっている．第2〜4指の滑液鞘は独立している．長母指屈筋腱の滑液鞘は手根から母指まで伸びている．

手内の屈筋腱，虫様筋

1. 線維鞘を開いた指で，浅指屈筋腱と深指屈筋腱を指先までたどって観察する．浅指屈筋腱は基節骨のところで二分し，深指屈筋腱を通す裂け目を作り，中節骨の底に停止する．深指屈筋腱は裂け目を通り抜けて末節骨の底に停止する．
2. 浅指屈筋腱をMP関節の高さで切断し，近位の断端を前腕に向かって引き抜いて，深指屈筋腱とそこから起こる虫様筋がよく見えるようにする．
3. **虫様筋** lumbricals は4本あり，深指屈筋腱の橈側面から起始するが，第3・4虫様筋では隣接する深指屈筋腱の尺側面からも起始する．第2〜5指の橈側を回って指背腱膜に停止する．MP関節を屈曲し，PIP関節とDIP関節を伸展する．正中神経からの枝(第2・3指)と尺骨神経からの枝(第4・5指)によって支配される．
4. 長母指屈筋腱が母指の末節骨に停止するのを確認する．

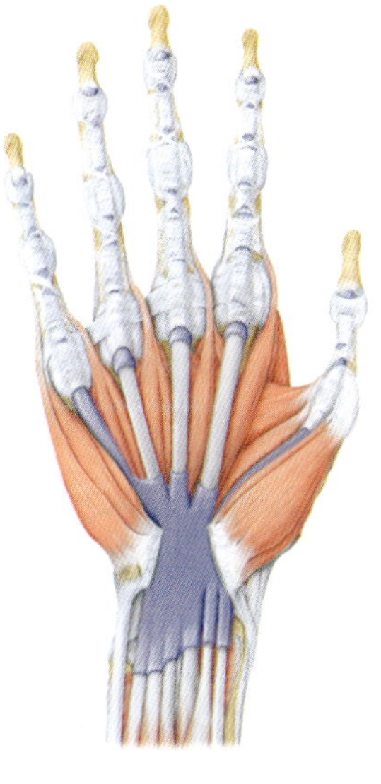

図2-31　手掌の腱鞘

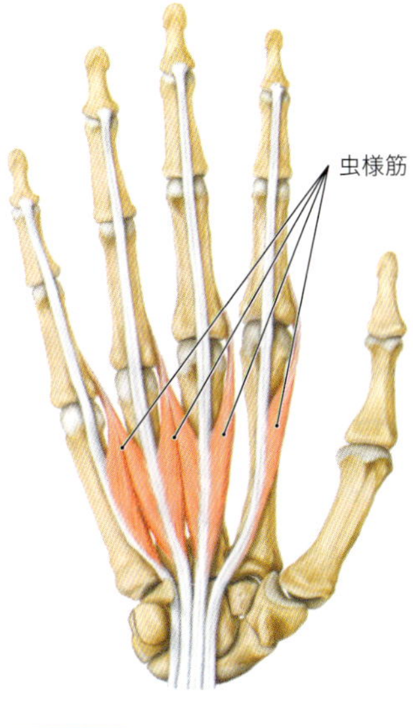

図2-32　虫様筋

前腕屈筋の第3・4層の解剖

1. 前腕屈筋の第1・2層の筋を浮かせて，深層に見える第3層の深指屈筋と長母指屈筋を剖出する．
   - **深指屈筋** flexor digitorum profundus は，尺骨と前腕骨間膜の近位3/4から起始し，4本の腱に分かれて第2〜5指末節骨底に停止する．
   - **長母指屈筋** extensor pollicis longus は，深指屈筋の橈側に接し，橈骨と前腕骨間膜の一部から起始し，母指の末節骨底に停止する．
2. 深指屈筋と長母指屈筋を浮かせて，その深層に第4層の方形回内筋を剖出する．
   - **方形回内筋** pronator quadratus は，前腕前面の遠位部を横走する薄い筋で，尺骨の遠位1/4から起始し，橈骨の遠位1/4に停止する．

前腕屈側深層の神経と血管の解剖

1. 尺側手根屈筋の腱と筋腹を持ち上げて，その裏で尺骨動脈と尺骨神経を剖出する．
   - **尺骨動脈** ulnar artery は，肘窩で上腕動脈から分かれ，円回内筋の深層をくぐり，さらに浅指屈筋の橈骨起始と尺骨起始の間を深層に抜けてここに達する．さらに浅指屈筋と深指屈筋の間を進み，屈筋支帯の浅層をまたいで手首の尺側に達する．

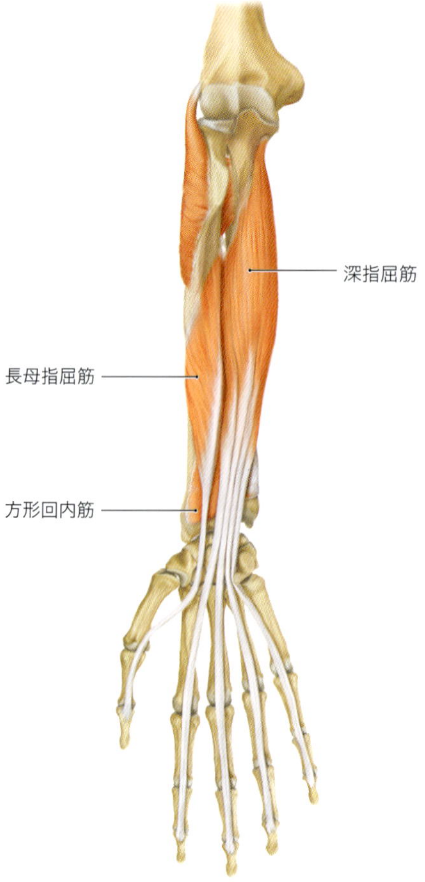

図2-33 前腕屈側の深層の筋

- **尺骨神経** ulnar nerve は，上腕骨の内側上顆の後面を通過して前腕に入り，尺側手根屈筋の上腕頭と尺骨頭の間を通り抜けてここに達する(☞ 44, 62 頁)．尺骨神経は，尺側手根屈筋と深指屈筋の一部に枝を出し，また背側枝(手背の尺側に分布)を出したのち，屈筋支帯の浅層を通って手掌に入る．

2. 浅指屈筋を持ち上げて，その深層で正中神経を剖出する．正中神経は肘窩から円回内筋の上腕頭と尺骨頭の間を通り，さらに浅指屈筋の橈骨起始と尺骨起始の間を深層に抜けてここに達する(☞ 44, 63 頁)．正中神経は前腕の屈筋に枝を出したのち，手根管を通り抜けて手掌に入る．
3. 深指屈筋と長母指屈筋の間を広げて，その深層で前腕骨間膜の前面に前骨間動脈と前骨間神経を見つける．これらを末梢にたどると，方形回内筋の深層に隠れる．詳細な観察は，17 節で深指屈筋腱を切断したあとで行う(☞ 70 頁)．

- **前骨間動脈** anterior interosseous artery は，尺骨動脈の支流(総骨間動脈の分枝)である．
- **前骨間神経** anterior interosseous nerve は，正中神経の枝である．

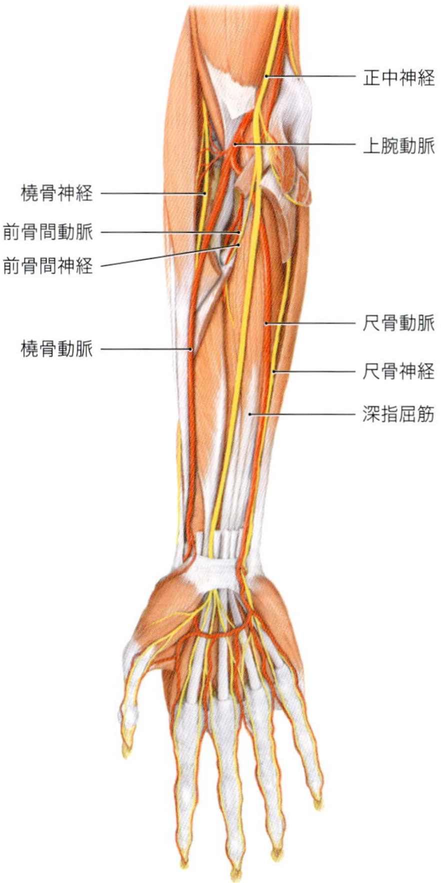

図 2-34　前腕屈側の深層の解剖

長母指屈筋腱と深指屈筋腱の切断

手内の屈筋腱のうち，浅指屈筋腱はすでに切断した(☞67頁)．ここでは長母指屈筋腱と深指屈筋腱を処理し，手掌深層を解剖するための準備をする．

1. 短母指屈筋を停止近くで切断し，長母指屈筋腱より浅層の筋束(浅頭)を起始に向かってひるがえす．腱より深層の筋束(深頭)はその場に残してよい．長母指屈筋腱が屈筋支帯を通り抜け，短母指屈筋を貫き，母指末節骨の底に達するまでの走行を観察する．
2. 長母指屈筋腱を停止の近くで切断し，断端を前腕に向かって引き抜く．深層の母指内転筋がよく見えるようになる．
3. **母指内転筋** adductor pollicis は，斜頭(第2・3中手骨底と近傍の手根骨から起始)と横頭(第3中手骨体から起始)の2つの頭をもち，母指基節骨底の尺側部に停止する．尺骨神経からの枝によって支配される．
4. 第2〜5指の虫様筋を停止に近い筋腹で切断する．支配神経(尺骨神経と正中神経の枝)が見つかったら，これも切断しておく．
5. 深指屈筋腱を停止の近くで切断し，遊離した断端を前腕に向かってひるがえす．
6. 前腕屈側の深部がよく見えるようになったので，方形回内筋とそこに分布する前骨間動脈，前骨間神経を観察する(☞69頁)．

手掌の深層，指背腱膜

1. 母指内転筋の横頭と斜頭を分離して，それぞれ停止の近くで切断し，起始に向かってひるがえす．深掌動脈弓の走行と掌側・背側骨間筋がよく見えるようになる．

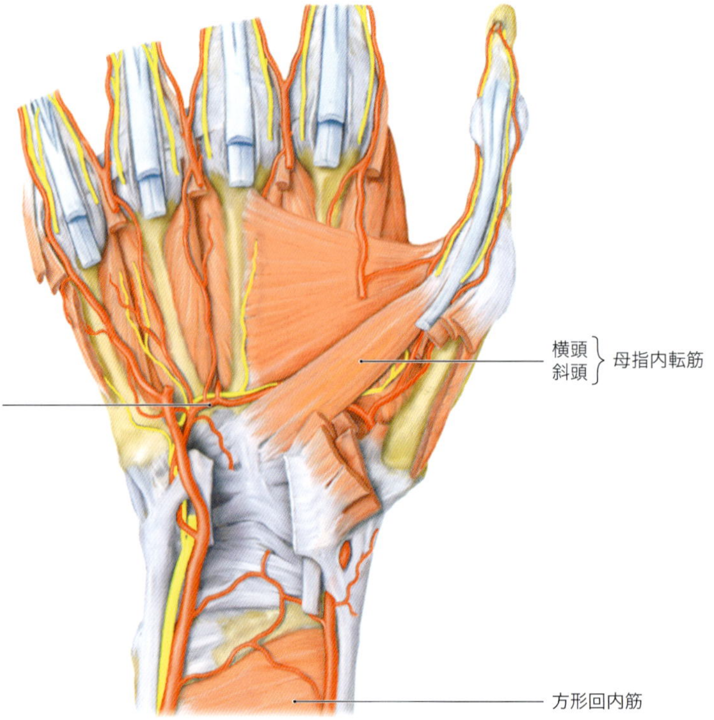

図2-35 手掌の深層の解剖

2. **深掌動脈弓** deep palmar arch は，手内の屈筋腱の深層で手掌を横切る動脈のアーチで，橈骨動脈の終枝が手根の背側から第1・2中手骨の間を通って掌側に出てきたところから始まり，反対の端は尺骨動脈の深枝につながっている．尺骨動脈深枝の発達が悪い場合は橈骨動脈深枝だけで形成される不完全な動脈弓となる．深掌動脈弓からは母指に向かう枝と，第2〜5指に向かう枝が出ており，後者は浅掌動脈弓からの枝と指のつけ根あたりで吻合する．
3. 深掌動脈弓の奥で掌側骨間筋と背側骨間筋を剖出する．また手背から背側骨間筋の起始を観察する．
   - **掌側骨間筋** palmar interossei は3個あり，第2・4・5中手骨の中指に向かう面から起始し，同じ指の同じ側面で指背腱膜と基節骨の底に停止する．MP関節を屈曲するとともに，第2〜5指の指間を閉じる働き(内転)をする．尺骨神経からの枝によって支配される．
   - **背側骨間筋** dorsal interossei は4個あり，それぞれ2頭をもち，4つの指間の隣接する中手骨の側面から起始し，第2・3指の橈側と第3・4指の尺側の4か所で指背腱膜と基節骨の底に停止する．MP関節を屈曲するとともに，第2〜5指の指間を広げる働き(外転)をする．尺骨神経からの枝によって支配される．
4. **指背腱膜** extensor expansion は，［総］指伸筋腱が第2〜5指の指背で膜状に広がったもので，第2指では示指伸筋，第5指では小指伸筋の腱が合流する．また虫様筋の腱と掌側・背側骨間筋の腱も加わる．虫様筋，掌側・背側骨間筋はMP関節より遠位で指背腱膜に付着するので，これらの筋が収縮するとMP関節の屈曲とともに，IP関節の伸展が起こる(lumbrical position)．MP関節包に一部の線維を送り，基節骨の高さで3束に分かれ，中間の束は中節骨底に停止し，残りは末節骨底に停止する．

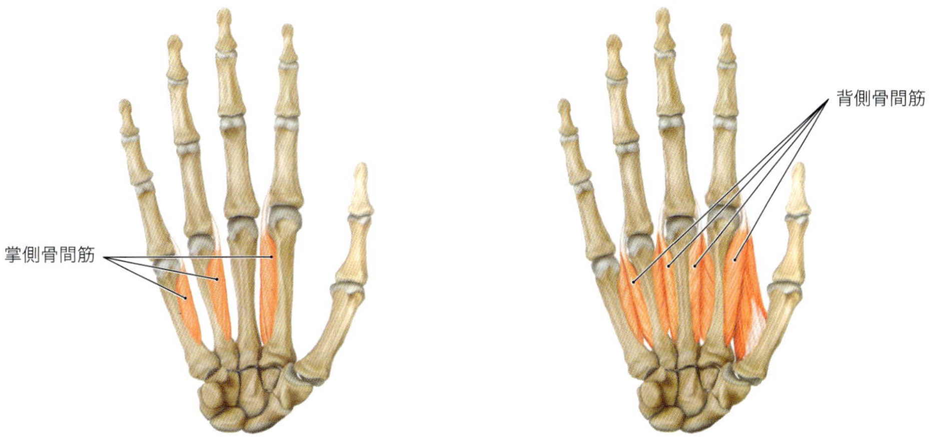

図2-36　骨間筋

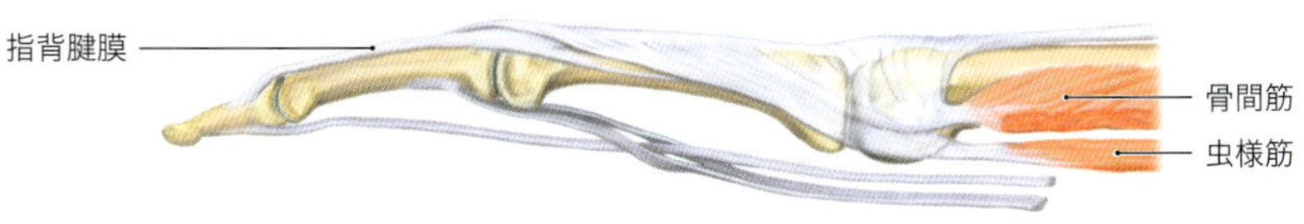

図2-37　指背腱膜

肩関節周囲の解剖

1. すでに起始を切断した肩関節周囲の筋を確認する．
 - 大胸筋は上腕骨の上部(大結節稜)への停止を確認する．
 - 三角筋は上腕骨の外側部(三角筋粗面)への停止を確認し，停止に向かってできるだけひるがえしておく．
2. 上腕の屈筋と伸筋で肩甲骨からの起始を切断する．
 - 上腕二頭筋短頭と烏口腕筋は，烏口突起のすぐ下で切断する．
 - 上腕二頭筋長頭は，起始腱と筋の移行部で切断する．
 - 上腕三頭筋長頭は，大円筋の下縁の高さで切断する．
3. 肩関節の上部にある靱帯を切断する．
 - **烏口肩峰靱帯** coraco-acromial ligament を切断する．烏口突起と肩峰をつなぐこの靱帯は，肩関節の庇(ひさし)を作り，上腕骨頭が上方に脱臼するのを防ぐ働きをする．
 - **烏口鎖骨靱帯** coracoclavicular ligament を切断する．烏口突起と鎖骨外側部をつなぐこの靱帯を切断すると，鎖骨がぐらぐらになる．さらに肩鎖関節をはずして鎖骨を取り除く．
4. 肩甲骨の後面にある4つの筋を切断する(☞53頁)．
 - **棘上筋** supraspinatus を上腕骨の停止(大結節)までたどり，幅広い停止腱が関節包と癒着しているのを観察する．棘上筋を烏口突起の基部あたりで切断する．
 - **棘下筋** infraspinatus と**小円筋** teres minor の停止腱はともに上腕骨の後面に向かう．棘下筋と小円筋を，筋腹と停止腱の移行部あたりで切断し，停止腱を上腕骨に向かってひるがえす．

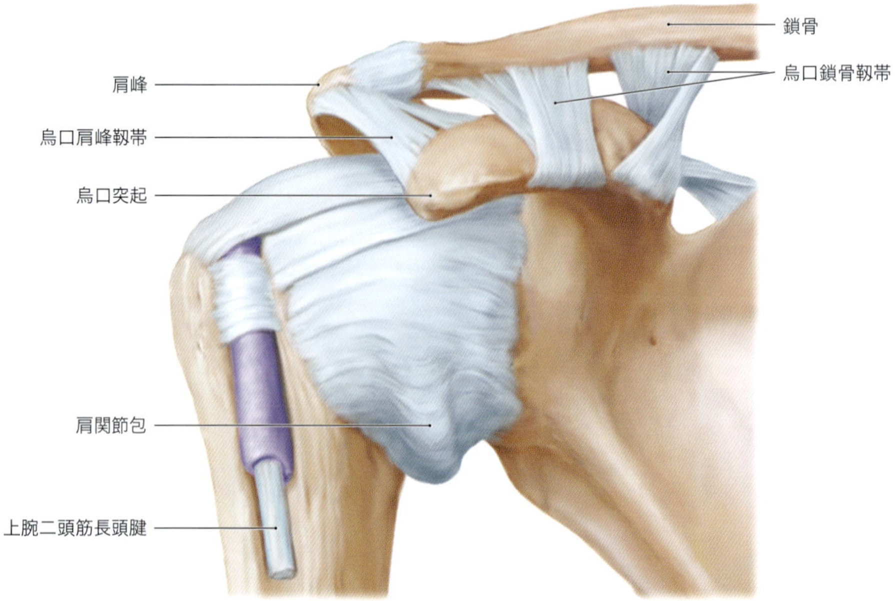

図2-38 肩関節の関節包と靱帯

- **大円筋** teres major が上腕骨の前面（小結節稜）に停止するのを確認する．大円筋を停止から 2〜3 cm 離れたところで切断する．

5. **肩甲上動脈・神経** suprascapular artery/nerve は，肩甲切痕を越えて肩甲骨の背側面に達する．棘上筋の起始を肩甲骨から遊離させて肩甲上動脈を末梢にたどり，これらが棘上筋に分布しさらに肩甲棘の下方に達し棘下筋に分布するのを観察する．
6. **腋窩神経** axillary nerve と**後上腕回旋動脈** posterior circumflex humeral artery は，外側腋窩隙を通り抜けて肩甲骨の背側面に達する．これらが小円筋と三角筋に分布するのを確認する（☞ 45 頁）．
7. **肩甲下筋** subscapularis が上腕骨に停止（小結節と小結節稜）するのを確認する．肩甲下筋を筋腹と停止腱の移行部あたりで切断し，停止腱を上腕骨に向かってひるがえす．以上の操作により，肩関節の関節包が完全に剖出される．

肩関節の解剖

1. **肩関節** glenohumeral joint の関節包の広がりを確認する．関節包は肩甲骨では関節窩の縁の近くに付着する．上腕骨では解剖頸のあたりに付着する．
2. 関節包の後面をメスで縦に切開して，関節包内の構造を観察する．**上腕骨頭** head of humerus は球状で関節軟骨により覆われている．肩甲骨の**関節窩** glenoid cavity の周縁を線維軟骨性の**関節唇** labrum が取り巻いて，関節窩の広さと深さを増している．
3. 上腕二頭筋長頭腱が関節腔内を縦に走り，上腕骨頭の前部を通過して関節窩の上縁（関節上結節）に付着するのを確認する．

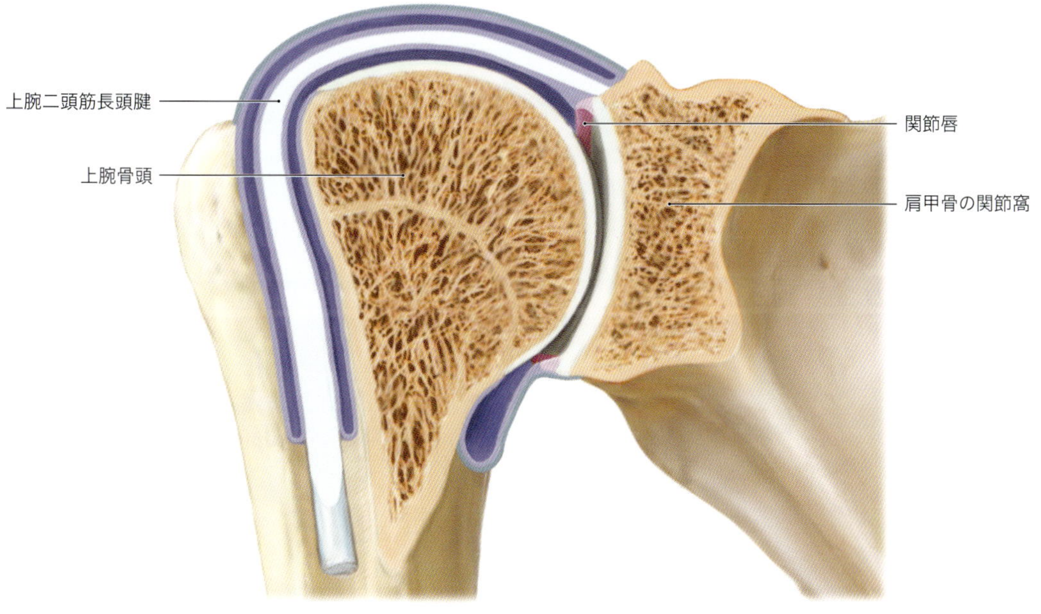

図2-39　肩関節（冠状断）

肘関節周囲の解剖

1. 上腕筋が尺骨に停止していることを確認する．上腕筋を肘のやや上方で切断し，断端を下にめくり返して関節包の前面から十分にはがす．
2. 上腕三頭筋を肘頭の上方 2〜3 横指で切断し，断端を下にめくり返して関節包の後面から十分にはがす．
3. 肘筋の起始（上腕骨の外側上顆後面）と停止（尺骨の肘頭）を確認する．肘筋を停止の近くで切断し，断端をめくり返して関節包から十分にはがす．
4. 上腕骨の内側上顆から起始する前腕の屈筋の浅層および中間層の 5 つの筋（尺側手根屈筋，長掌筋，橈側手根屈筋，円回内筋，浅指屈筋）を確認し（☞ 62 頁），起始を一括して上腕骨からはがし取る．
5. **内側側副靱帯** ulnar collateral ligament を剖出する．この靱帯は上腕骨の内側上顆から下方に放散し，尺骨上部に付着する．
6. 上腕骨の伸側で外側上顆の上方から起始する前腕の 2 つの筋（腕橈骨筋，長橈側手根伸筋），外側上顆から起始する前腕の 4 つの筋〔短橈側手根伸筋，［総］指伸筋，小指伸筋，尺側手根伸筋〕を確認し（☞ 56, 57 頁），起始をなるべく一括して上腕骨からはがし取る．
7. 回外筋の上部の筋束が上腕骨から起始しているのを確認し，起始をはがす．
8. **外側側副靱帯** radial collateral ligament を剖出する．この靱帯は上腕骨の外側上顆から扇形に広がり，**橈骨輪状靱帯** anular ligament of radius に付着する．

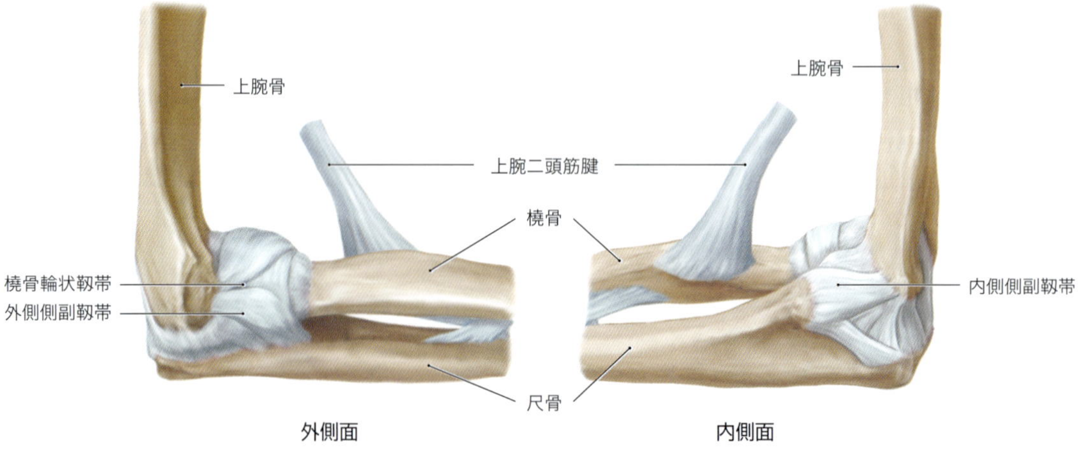

図2-40 肘関節の靱帯

肘関節の解剖

1. **肘関節** elbow joint の前面と後面で関節包の広がりを観察する．
2. 関節包の後面をメスで横に切開して関節包内の構造を観察する．上腕骨，尺骨，橈骨の間に3つの関節ができているのを確認する．
   - **腕尺関節** humero-ulnar joint は，上腕骨滑車と尺骨の滑車切痕の間の関節．
   - **腕橈関節** humeroradial joint は，上腕骨小頭と橈骨頭の上面の間の関節．
   - **上橈尺関節** proximal radio-ulnar joint は，橈骨頭の側面と尺骨の橈骨切痕の間の関節．
3. 関節包の構造を観察する．関節包の外面は丈夫な**線維膜** fibrous membrane からできており，その内面を滑らかな**滑膜** synovial membrane が裏打ちしている．
4. 肘関節で屈曲・伸展，回外・回内の運動を行って，3つの関節と靱帯(内側側副靱帯，外側側副靱帯，橈骨輪状靱帯)の働きを確認する．橈骨輪状靱帯は橈骨の頸の高さでは細くなり，太い橈骨頭が抜けないようになっている．

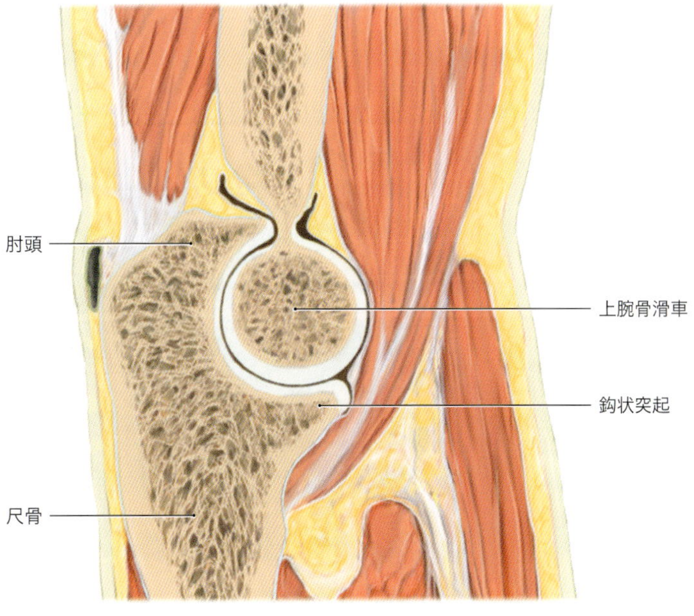

図2-41　肘関節(矢状断)

上腕骨の内部構造

肩関節の関節包を切断して，上腕骨を取り出し，上腕骨の内部構造を観察する．

1. 上腕骨の上半部を長軸に沿って鋸で前頭方向に切断する．骨幹の中央部で水平方向に鋸を入れて，上腕骨の上半部の半分を取り除く．横断面で以下のものを観察する．
   - **骨膜** periosteum は，骨の表面を覆う結合組織である．骨組織の成長・置換を行う．痛覚を感知する神経終末が分布している．
   - **緻密質** compact bone は，骨の表層に位置し，硬く隙間のない骨質である．骨幹では緻密質が分厚い．
   - **髄腔** marrow cavity は，骨質に囲まれた腔所で，内部には軟らかい**骨髄** bone marrow が詰まっている．若年者の骨髄は造血組織からなる赤色骨髄であるが，年齢が進むと脂肪からなる黄色骨髄に置き換わる．
2. 上腕骨の上半部の縦断面で以下のものを観察する．
   - **関節軟骨** articular cartilage は，上腕骨頭の関節面を覆っている．関節面での摩擦を減らし，骨が摩耗するのを防ぐ働きをする．
   - 骨端では緻密質は薄くなっている．
   - **海綿質** spongy bone は，骨の中心部分を占める骨質で，多数の薄い骨板の間に無数の小腔を含む．小腔には骨髄が詰まっている．
   - **骨端線** epiphysial line は，骨端の海綿質に見られる緻密な線状の部分である．成長期に骨の長さの成長を行っていた骨端軟骨が，骨の成長の停止とともに消失して骨化し緻密な構造として残ったものである．

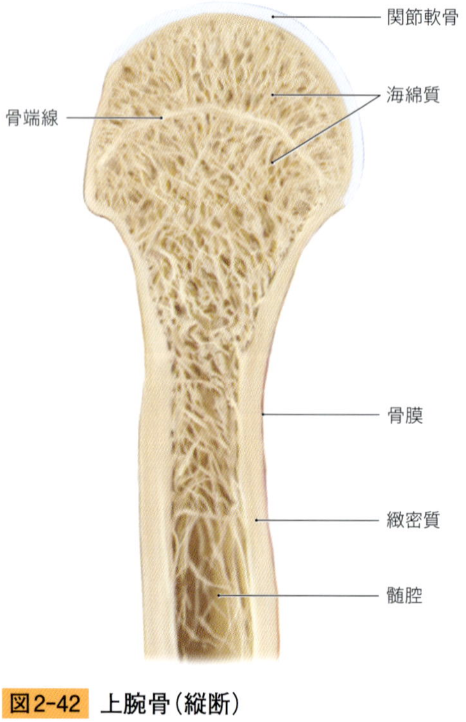

図2-42 上腕骨（縦断）

橈骨と尺骨の連結

橈骨と尺骨をつなぐ上下の関節のうち，上橈尺関節は肘関節の一部としてすでに解剖した(☞75頁)．橈骨と尺骨は全長にわたって前腕骨間膜によってつながれている．ここでは**下橈尺関節** distal radio-ulnar joint を解剖する．

1. 手首の後面で伸筋支帯を取り除き，前面では方形回内筋を取り除いて，下橈尺関節の関節包を露出させる．
2. 前面と後面で関節包を縦に切開して，関節包の内部で橈骨の関節面(尺骨切痕)と尺骨の関節面(尺骨頭)が接しているのを観察する．

橈骨と手根骨の関節

橈骨手根関節 wrist joint は，橈骨の遠位端と手根骨の近位列の間の関節である．尺骨と手根骨の間は関節円板によって隔てられていて，尺骨はこの関節に関与しない．

1. 屈筋支帯と伸筋支帯の残存する部分を取り除いて，橈骨手根関節の前面と後面を十分に清掃する．関節の前面・後面には，橈骨と手根骨をつなぐ靱帯がよく発達している．
2. 手首をできるだけ掌屈して，橈骨の下縁で靱帯と関節包を背側から横方向に切断し，関節腔を開く．
3. 橈骨手根関節の関節面の形状を観察する．楕円状の関節面をもち，2軸性の運動(屈曲・伸展，外転・内転)を行う．
   - 橈骨の遠位端が凹んだ関節窩を作る．
   - 手根骨の近位列のうち舟状骨，月状骨，三角骨が膨らんだ関節頭を作る．
4. 下橈尺関節と橈骨手根関節の関節腔を，関節円板が隔てているのを観察する．
5. 前面と後面で尺骨と橈骨の下端をつなぐ靱帯，および尺骨と手根骨をつなぐ靱帯を切断して，尺骨頭を橈骨から外し，関節面の形状を観察する．

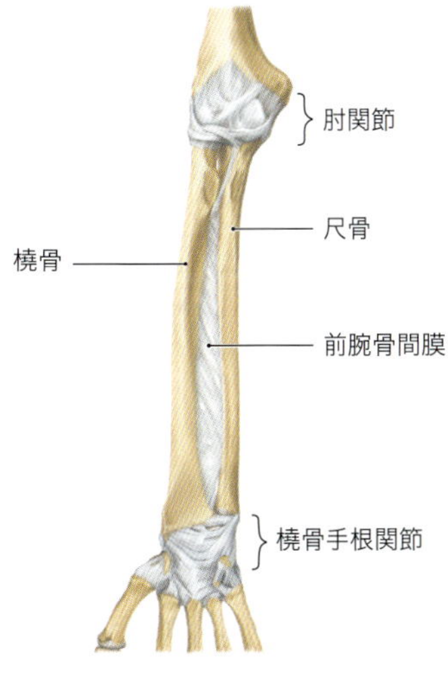

図2-43 橈骨と尺骨の連結

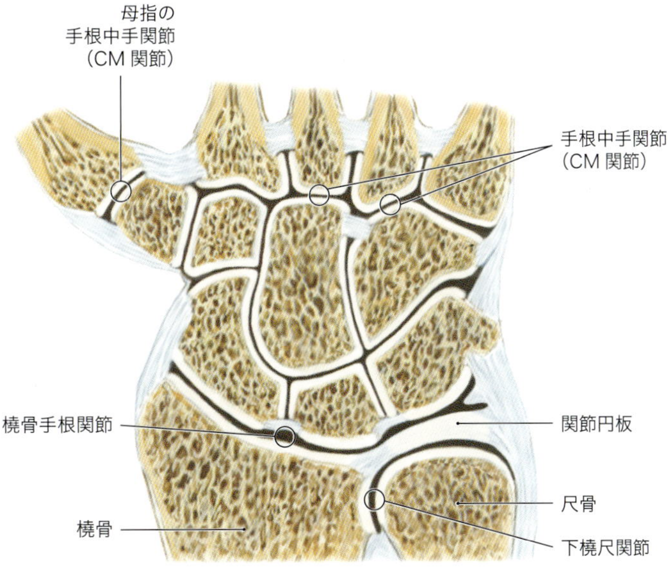

図2-44 手根の関節(冠状断)

手根骨と中手骨の間の関節

手根中手関節 carpometacarpal joints（CM 関節）のうち第 2〜5 指のものは可動性が小さい．ここでは可動性の大きな母指（第 1 指）の CM 関節を解剖する．

1. 母指の背側で，長母指外転筋腱と短母指伸筋腱を指先に向かってひるがえし，CM 関節の関節包の表面をきれいにする．
2. 背側から CM 関節の関節包を横方向に切開し，関節腔を開放する．
3. 大菱形骨と第 1 中手骨底の間の関節面を観察する．関節面の形状は鞍状で，2 軸性の運動を行う．

中手骨と指節骨の関節

中手指節関節 metacarpophalangeal joints（MP 関節）のうち第 2〜5 指のものは，屈曲・伸展と橈屈・尺屈の運動を行う 2 軸性であるが，母指の MP 関節は屈曲・伸展のみを行う 1 軸性である．ここでは第 2〜5 指のうちから適当な 1 指の MP 関節を解剖する．

1. 指背腱膜の両横に付着する靱帯と腱（虫様筋，骨間筋の腱）を切断し，指背腱膜を指先に向かってひるがえして MP 関節の関節包の表面をきれいにする．関節の側面を側副靱帯が補強しているのを確認する．
2. 背側から MP 関節の関節包を横方向に切開し，関節腔を開放する．
3. 中手骨頭と基節骨底の間の関節面を観察する．関節面の形状は球状に近いが，関節の側面にある側副靱帯によって横方向の動きが制限されている．

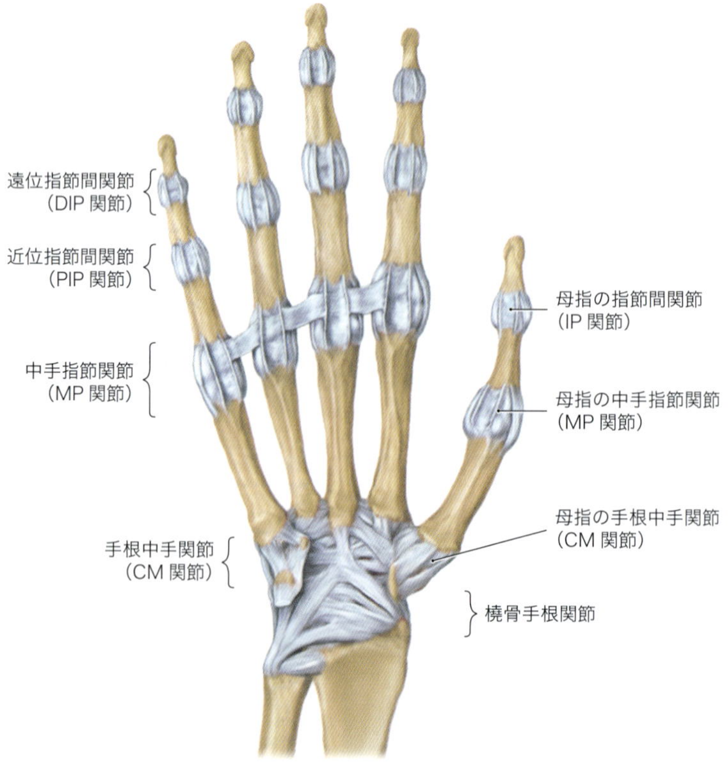

図2-45 手の関節（掌側面）

指節骨の間の関節

指節間関節 interphalangeal joints（IP 関節）は，母指では 1 つあり，第 2〜5 指では 2 つずつあり，**近位指節間関節** proximal interphalangeal joints（PIP 関節）と**遠位指節間関節** distal interphalangeal joints（DIP 関節）を区別する．いずれも屈曲・伸展のみを行う 1 軸性である．ここでは第 2〜5 指のうちから適当な 1 指の PIP 関節を解剖する．

1. 指背腱膜を十分に指先までひるがえして PIP 関節の関節包の表面をきれいにする．関節の側面を側副靱帯が補強しているのを確認する．
2. 背側から PIP 関節の関節包を横方向に切開し，関節腔を開放する．
3. 基節骨頭と中節骨底の間の関節面を観察する．関節の形状は蝶番状に近く，さらに関節の側面にある側副靱帯によって横方向の動きが制限されている．

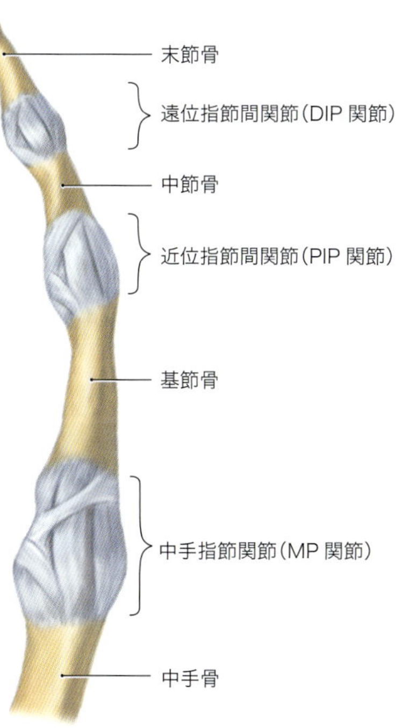

図 2-46　指節間関節（側面）

第3章

体壁

背部浅層の筋

遺体を腹臥位(うつぶせ)にして，背部の筋を解剖する．背部の浅層には，上肢を動かす筋である僧帽筋，広背筋，肩甲挙筋，菱形筋がある．これらの筋について復習し，深部の筋と筋膜に進む．

1. **広背筋** latissimus dorsi は，すでに起始腱と筋腹の移行部で切断されている(☞ 49 頁)．起始腱は幅広い腱膜となっており，その断端を起始のほうに十分めくり返す．広背筋の起始腱膜は，深層の胸腰筋膜と癒着しながら第 7〜12 胸椎の棘突起と腸骨稜から起始している．
2. **僧帽筋** trapezius は，すでに起始の近くで切断されている(☞ 48 頁)．僧帽筋は後頭骨，項靱帯，第 7 頸椎〜12 胸椎の棘突起から幅広く起始している．
3. **大・小菱形筋** rhomboid major/minor は温存されているが，上肢を遊離する際に停止となる肩甲骨が切り取られている(☞ 49 頁)．菱形筋は項靱帯の下部と第 7 頸椎〜第 5 胸椎の棘突起から起始しており，起始の部分は深層にある上後鋸筋と重なっている．菱形筋の筋腹を起始に向かって十分に持ち上げて，起始の近くでハサミを用いて切断する．

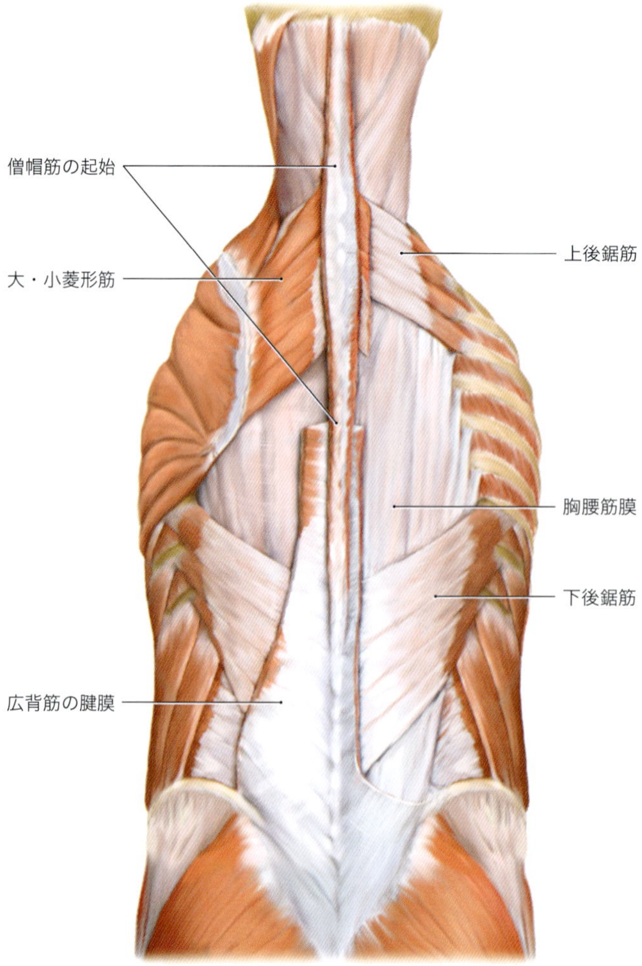

図3-1 背部の筋，浅層(左)と中間層(右)

背部中間層の筋

背部の中間層に上後鋸筋と下後鋸筋がある．これらは肋骨に停止し呼吸運動を補助する．

1. **上後鋸筋** serratus posterior superior は非常に薄い筋で，菱形筋の深層にある．起始は項靱帯と第 7 頸椎〜第 3 胸椎の棘突起，停止は第 2〜4 肋骨の上縁である．上後鋸筋を起始の近くで切断し，断端を外側にひるがえす．
2. **下後鋸筋** serratus posterior inferior も同様に薄い筋で，広背筋の深層の位置にある．起始は第 11 胸椎〜第 2 腰椎の棘突起，停止は第 9〜12 肋骨の下縁である．下後鋸筋を起始の近くで切断し，断端を外側にひるがえす．

胸腰筋膜

背部の浅層と中間層の筋を取り除くと，固有背筋とそれを包む胸腰筋膜が現れる．

1. **胸腰筋膜** thoracolumbar fascia は固有背筋を包む大きな筋膜で，胸部と腰部で発達している．ここでは胸腰筋膜の後葉が見えている．前葉はここでは見えないが，固有背筋と腰方形筋の間に入り込んで，腰椎の横突起(肋骨突起)に付着している．
2. 胸腰筋膜の後葉は，内側で胸腰椎の棘突起と正中仙骨稜に付着し，下部で仙骨外側縁，腸骨稜に付着する．固有背筋の外側縁で深部にもぐり前葉に移行する．
3. 腰部の胸腰筋膜後葉には，広背筋と下後鋸筋の起始腱が癒着してとくに分厚くなっている．また腰部の胸腰筋膜の外側縁には，内腹斜筋と腹横筋の起始腱膜が付着している．

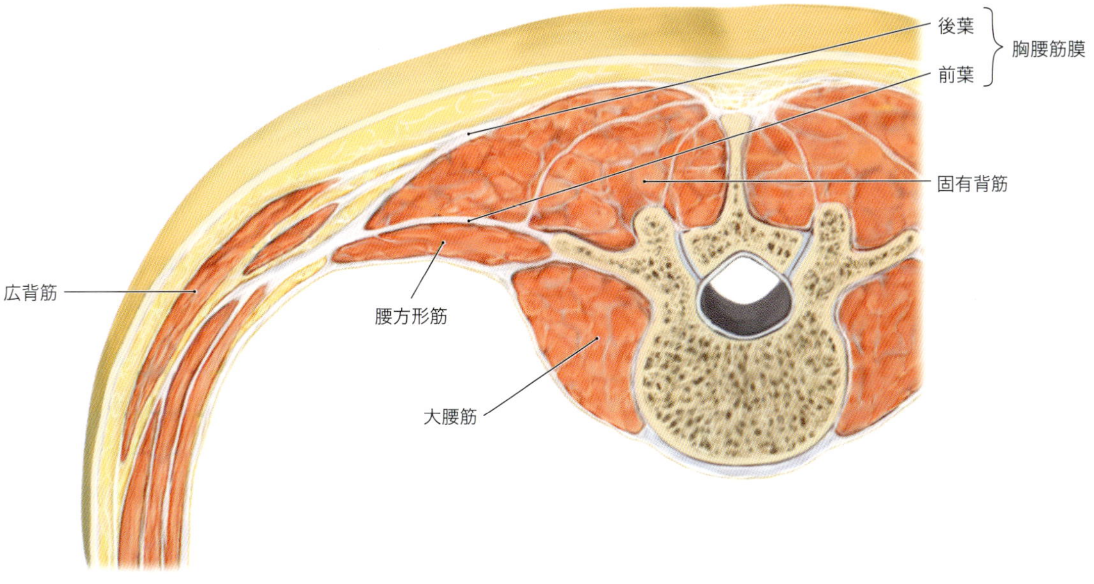

図3-2　背部の筋と筋膜(水平断)

固有背筋 muscles of back proper は，背中の深部に位置して，脊髄神経の後枝によって支配される筋群である．固有背筋の胸腰部は，胸腰筋膜に包まれている．固有背筋は深さによって3つの群に分かれる．

固有背筋の第1層

固有背筋の第1層には板状筋と頭半棘筋が含まれる．

1. 脊柱上部で僧帽筋，菱形筋，上後鋸筋の起始の断端を取り除いて固有背筋がよく見えるようにする．とくに後頸部にある僧帽筋の断端を十分に取り除く．
2. **板状筋** splenius は，第4胸椎から頭蓋にかけて広がる．停止の位置によって頭板状筋と頸板状筋に分けられる．
   - **頭板状筋** splenius capitis は，項靱帯と第7頸椎〜第3胸椎の棘突起から起始し，後頭骨の上項線と側頭骨の乳様突起に停止する．
   - **頸板状筋** splenius cervicis は，第4〜6胸椎の棘突起から起始し，頭板状筋の下層にもぐって第1〜3頸椎の横突起に停止する．
3. 頭板状筋を起始で切断し，断端を上にひるがえす．最長筋頭部の内側に頭半棘筋がよく見えるようになる．
   - **頭半棘筋** semispinalis capitis は，第3頸椎〜第6胸椎の横突起から起始し，後頭骨(上項線と下項線の間)に停止する．

固有背筋の第2層

第2層には，腸肋筋，最長筋，棘筋が含まれ，**脊柱起立筋** erector spinae と総称される．

1. 胸腰筋膜をハサミを用いて縦に切り開き，固有背筋からはがして取り除く．
2. **腸肋筋** iliocostalis は，固有背筋第2層の最も外側に位置し，腸骨稜の後部から強い腱膜として起始して上行し，第3〜12肋骨から起始する筋束が内側から加わる．腸肋筋は上行しながら外側に向かって次々と停止腱を出し，各肋骨と第4〜7頸椎横突起に停止する．

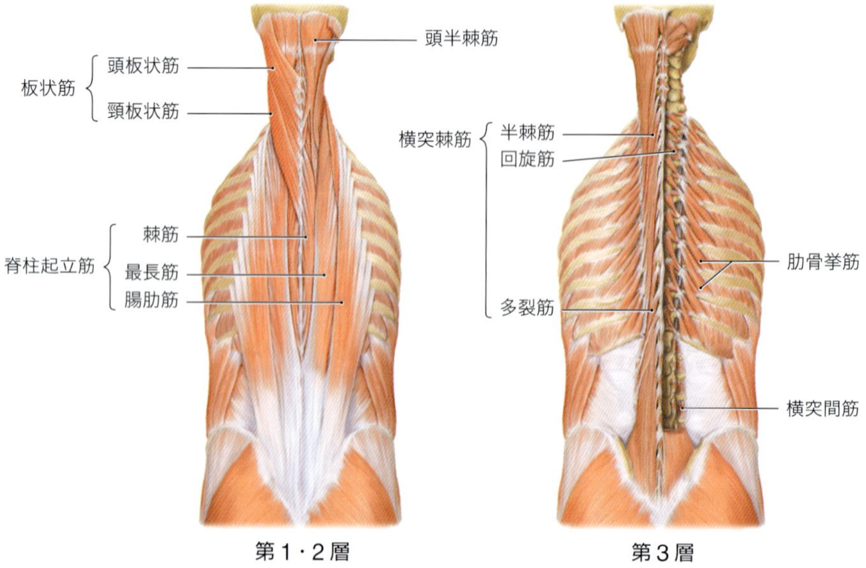

図3-3 固有背筋

3. **最長筋** longissimus は，腸肋筋の内側に位置し，仙骨の後面と腰椎棘突起から強い腱膜として起始して上行し，第1〜5胸椎の横突起と第4〜7頸椎の関節突起から起こる筋束が頸部で加わる．最長筋は腰部で強大で，上に行くにつれて内外両側から停止腱の列が出て次第に細くなる．外側の腱列は，腰椎の肋骨突起(横突起)と第4〜12肋骨下縁に停止する．内側の腱列は，全腰椎の副突起と全胸椎の横突起，第2〜6頸椎の横突起に停止する．最後まで残った筋束は側頭骨の乳様突起に停止する．
4. **棘筋** spinalis は，最も内側で脊柱のすぐ傍らに位置する．第11胸椎〜第2腰椎の棘突起から起始し，2つ以上高位の棘突起(第2〜9胸椎)に停止する．

固有背筋の第3層

第3層には，**横突棘筋** transversospinales の群が含まれる．横突棘筋は第2頸椎以下の脊柱で観察され，起始と停止の距離により，半棘筋，多裂筋，回旋筋の3つに区別される．

1. 最長筋を適当に取り除いて，横突棘筋を剖出する．胸部で任意の横突起を出発点として，そこから内側上方に向かう筋束を分けて，3種類の横突棘筋を区別する．
   - **半棘筋** semispinalis は，最も長い横突棘筋である．頸半棘筋は第1〜12胸椎の横突起から起始し，5つ以上上位の棘突起に停止する．
   - **多裂筋** multifidus は，中間的な長さの横突棘筋で，第5頸椎以下の横突起と仙骨から起始し，3〜4つ上の棘突起に停止する．
   - **回旋筋** rotatores は，胸部で発達する最も短い横突棘筋で，横突起から起始し，1〜2つ上の棘突起に停止する．

その他の固有背筋

背中の最深部に，脊髄神経後枝に支配される小さな筋がいくつかある．

1. **横突間筋** intertransversarii は，腰部で隣接する横突起(副突起ないし乳頭突起)の間を結ぶ．腰部の横突棘筋を取り除くと，深層に見出すことができる．
2. **肋骨挙筋** levatores costarum は，胸部で椎骨の横突起から起始し，1〜2つ下の肋骨の後面に停止する．胸部で最長筋を取り除くと，深層に見出すことができる．

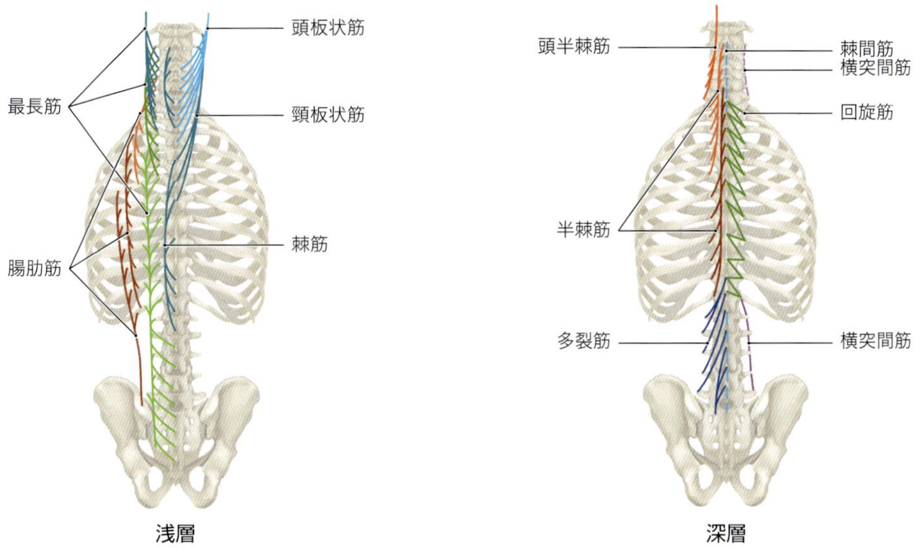

図3-4　固有背筋の走行

棘突起の間の靱帯

1. 上下の椎骨の棘突起は2種類の靱帯によってつながれている．胸椎の任意の椎間で棘突起の間の靱帯を確認する．
   - **棘上靱帯** supraspinous ligament は，棘突起の先端を結んで縦に走る．
   - **棘間靱帯** interspinous ligaments は，上下の棘突起の間をつなぐ．
2. 頸椎の領域では，棘突起間の靱帯が後方に膜状に広がって項靱帯を作るのを観察する．
   - **項靱帯** nuchal ligament は，後頭骨の外後頭隆起と第7頸椎棘突起の間に張られた膜状の結合組織層で，深層では頸椎の棘突起の先端および後頭骨の正中部に付着する．項靱帯は僧帽筋や板状筋の起始になっている．

後頭下の筋群

1. 切断した頭板状筋の深層で頭半棘筋を確認する．先に確認した大後頭神経を深部まで剖出して，頭半棘筋を貫通することを観察する（☞ 19頁）．
2. 頭半棘筋を停止（後頭骨）の近くで切断して，断端を起始（第3頸椎～第6胸椎の横突起）に向かってひるがえす．深層に頸半棘筋と後頭下の筋群がよく見えるようになる．
3. **頸半棘筋** semispinalis cervicis は，第1～12胸椎の横突起から起始し，第2～5頸椎の棘突起に停止する．頸半棘筋の最上位の筋束が第2頸椎（軸椎）の棘突起に停止するのを確認する．

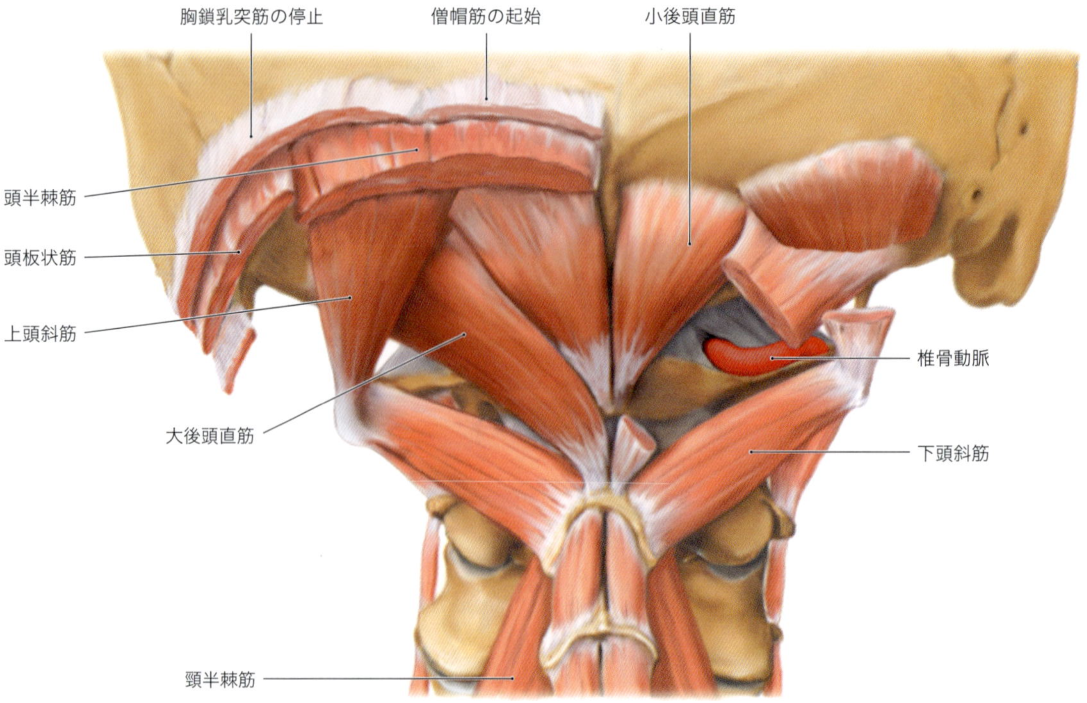

図3-5 後頭下の筋群

4. 第2頸椎と後頭骨の間に，後頭下の4つの筋のうちの3つが**後頭下三角** suboccipital triangle を作っている．
    - **大後頭直筋** rectus capitis posterior major は，第2頸椎（軸椎）の棘突起から起始し，後頭骨（下項線の内側 1/3）に停止する．後頭下三角の内側の縁を作る．
    - **下頭斜筋** obliquus capitis inferior は，第2頸椎（軸椎）の棘突起から起始し，第1頸椎（環椎）の横突起に停止する．後頭下三角の下外側の縁を作る．大後頭神経がこの筋の下縁から出て上行する．
    - **上頭斜筋** obliquus capitis superior は，第1頸椎（環椎）の横突起から起始し，大後頭直筋のすぐ外側で後頭骨に停止する．後頭下三角の上外側の縁を作る．
5. **後頭下神経** suboccipital nerve が，後頭下三角から出てきて，大後頭直筋と上頭斜筋に分布するのを確認する．
6. 後頭下三角の奥を探ると，**椎骨動脈** vertebral artery が第1頸椎（環椎）の後弓の上縁に沿って走るのを確認できることがある．
7. 大後頭神経を根元に向かってたどり，第1・2頸椎の間から出てくるのを確認する．
8. 大後頭直筋を起始の近くで切断し，断端を上方にひるがえすと，深層の小後頭直筋がよく見える．
    - **小後頭直筋** rectus capitis posterior minor は，第1頸椎（環椎）の後結節から起始し，後頭骨（下項線の正中寄りの 1/3）に停止する．

脊柱管の開放

1. 頸椎部から仙椎部まで，棘突起の列の両側に付着する固有背筋とその腱をメスを使ってはがし取り，椎弓板と横突起の後面を露出させる．腰部で上下の椎骨を連結する靱帯(棘上靱帯，棘間靱帯，黄色靱帯)を確認する．この部分は腰椎穿刺に利用される．ノミを使って残存する肉片をきれいにこすり取る．
2. ノミを使って棘突起の両側で椎弓板に切れ込みを入れて，椎孔に到達させる．ノミを垂直から少し外側に傾けて刃先をやや内側に向けるとよい．
3. 椎弓板の切れ込みを第3頸椎から第5腰椎まで連続させる．切れ込みがつながると棘突起が不安定になりぐらぐらする．棘突起がぐらぐらしない場合には切れ込みがつながっていないので，切れ込みが不足している部分を見つけて切れ込みを追加する．
4. 不安定になった椎弓板をひとかたまりにして取り外し，脊柱管を開放する．椎弓板の取り残しで脊柱管の一部が隠されている場合には骨鉗子でちぎり取って，脊柱管の内容が十分に見えるようにする．一括して取り外した椎弓板を脊柱管の管腔側から観察し，黄色靱帯を確認する．

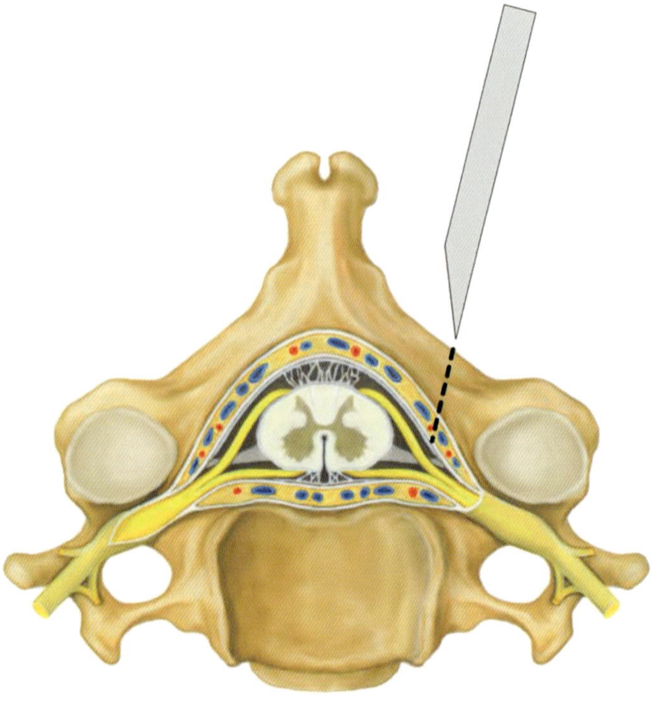

図3-6 脊柱管を開放する手技

Lecture

椎骨の構造

椎骨の腹側には，椎骨の本体をなす**椎体** vertebral body があり，その背側にある**椎弓** vertebral arch が，**椎孔** vertebral foramen を囲む．椎骨が積み重なって脊柱を作ると，椎孔は連なって**脊柱管** vertebral canal となる．

椎弓の後面の部分を椎弓板，椎体とつながる両側の部分を椎弓根という．椎弓からは4種7個の突起が突き出る．

- **棘突起** spinous process：椎弓の後面正中部から出る不対性の突起．
- **横突起** transverse process：椎弓の外側部から左右に出る有対性の突起．
- **上関節突起** superior articular process：椎弓の外側部から上方に向かって出る有対性の突起．
- **下関節突起** inferior articular process：椎弓の外側部から下方に向かって出る有対性の突起．

棘突起や横突起は，椎骨を互いにつなぐ靱帯や，脊柱の運動を営む筋の付着部となる．また上下の関節突起は，隣り合う椎骨との間で関節を作る．

椎弓根には，**上椎切痕** superior vertebral notch と**下椎切痕** inferior vertebral notch という切れ込みがあって，幅が狭くなっている．椎骨が積み重なると，この切痕に対応して，**椎間孔** intervertebral foramen という孔ができる．生体では，椎体と椎体は直接に接するのではなく，**椎間円板** intervertebral disc という軟骨と結合組織でできたクッションが間に挟まっている．

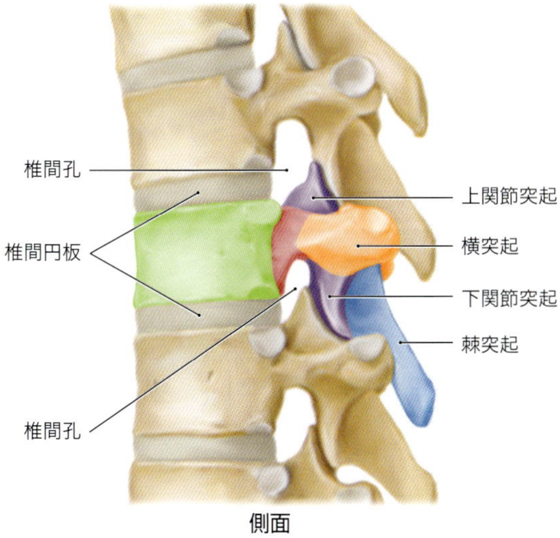

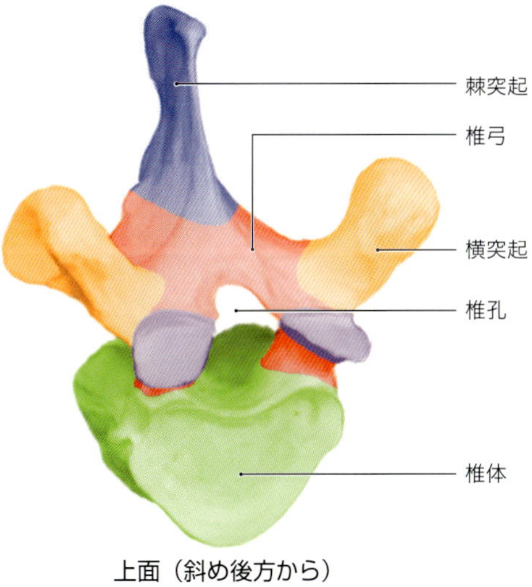

図3-7　椎骨

脊髄髄膜

脊柱管の内部には3種類の膜構造に包まれた脊髄が存在する．表層から順に膜を開いて脊髄を剖出する．

1. 椎弓板を取り去って開放された脊柱管の内容が硬膜に覆われているのを観察する．
   - **脊髄硬膜** spinal dura mater は，脊髄を包む3層の髄膜の最外層で，硬い結合組織からできた膜である．脊髄神経の根を包みながら伸び出して，脊髄神経の神経上膜につながる．
   - **硬膜上腔** epidural space は，すでに取り去られた椎弓板の内面(骨膜と靱帯)と脊髄硬膜の間の隙間である．脂肪と疎性結合組織を含み，静脈叢が広がっている．
2. 硬膜をピンセットで持ち上げ，ハサミを使って縦に切開する．硬膜の内部にはクモ膜が見える．クモ膜を傷つけないように残しながら，硬膜の切開を脊柱管の全長に広げる．
   - **脊髄クモ膜** spinal arachnoid mater は，脊髄の髄膜の中間層で，繊細な半透明の膜で細かな線維からできている．クモ膜をピンセットの先で持ち上げると，クモ膜下腔が広がる．
   - **クモ膜下腔** subarachnoid space は，クモ膜と脊髄表面(軟膜)の間の隙間で，生体では脳脊髄液を含んでいる．
3. クモ膜をピンセットの先で破ると，脊髄が現れる．脊髄の表面は軟膜が覆っている．
   - **脊髄軟膜** spinal pia mater は，脊髄の髄膜の最内層で，脊髄表面に密着する結合組織の層である．

脊髄の形状

硬膜の断端を左右に十分に開き，クモ膜を破って**脊髄** spinal cord の形状を観察する．

1. 脊髄の後面では，脊髄神経の後根が脊髄から出て椎間孔に向かうのが見える．前根はここではまだ見えない．
2. 脊髄の側面を観察すると，脊髄表面の軟膜と硬膜内面との間を歯状靱帯がつないでいるのが見える．

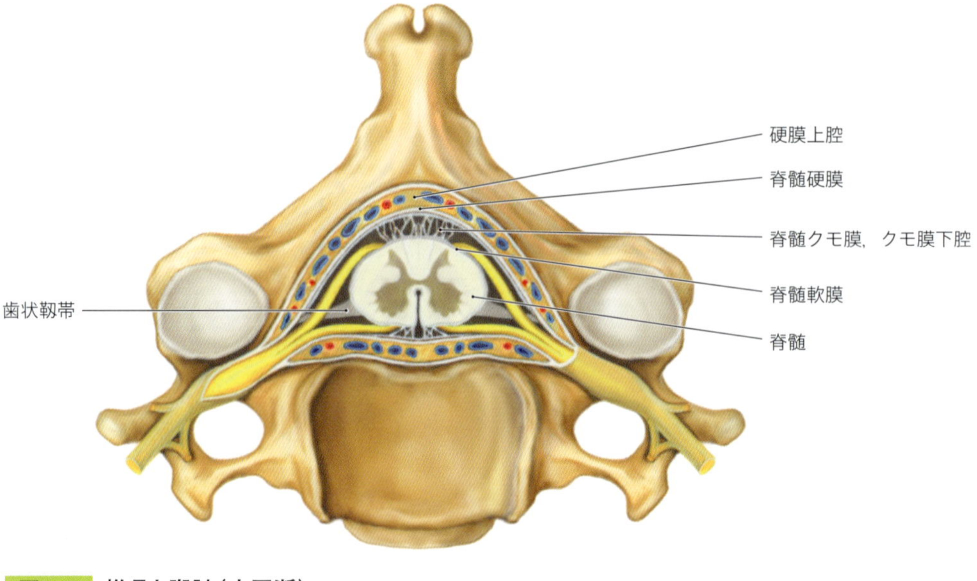

図3-8 椎骨と脊髄(水平断)

- **歯状靱帯** denticulate ligament は，繊細な膜状で脊髄の側面から鋸の歯のような形で突き出ており，軟膜から出るところは直線状に連続するが，硬膜への付着は点状に並ぶ．硬膜の中で脊髄を保持する働きをしている．脊髄神経後根は歯状靱帯の背側に，前根は腹側に位置する．

3. 脊髄全体の形状を観察すると，太さは均一ではなく下方に向かって徐々に細くなるが，これに加えて特徴的に膨らんだ部分が2か所ある（図3-10 ☞92頁）．
   - **頸膨大** cervical enlargement は，頸髄領域で脊髄が膨らんだ部分で，第5頸髄～第2胸髄に相当する．上肢の筋を支配する運動ニューロンを含む灰白質が多いので太い．
   - **腰膨大** lumbar enlargement は，腰髄領域で脊髄が膨らんだ部分で，第1腰髄～第3仙髄に相当する．下肢の筋を支配する運動ニューロンを含む灰白質が多いので太い．
4. 脊髄の下端で特徴的な構造を確認する（図3-10 ☞92頁）．
   - **脊髄円錐** medullary cone は，脊髄の下端が円錐状に細くなった部分で，第1・2腰椎の高さに位置する．
   - **馬尾** cauda equina は，脊柱管の下部に見られる前根と後根の束である．脊髄の長さが脊柱管よりも短いために，下位の脊髄神経は脊髄から出てから椎間孔に達するまで，脊柱管の中をしばらく下行する．この下行する脊髄神経の根が脊髄円錐よりも下で集まっているのが馬尾である．
   - **終糸** filum terminale は，脊髄円錐の下端から下方に伸びる細い索で，脊髄軟膜が延長したものである．
5. 頸部で1本の脊髄神経を剖出してみよう．脊髄神経の後根を外側にたどり，ノミと骨鉗子を用いて椎間孔の周囲の骨を削り取り，神経上膜に包まれた脊髄神経を掘り出す．脊髄神経が膨れたところに脊髄神経節が含まれている．神経上膜を切りながら，前根と後根を外方に向かって分離させ，脊髄神経節がどちらの根の膨らみかを確認する．
   - **脊髄神経節** spinal ganglion は，脊髄神経後根に付属する神経節で，感覚ニューロンの細胞体を含んでいる（図3-11 ☞93頁）．

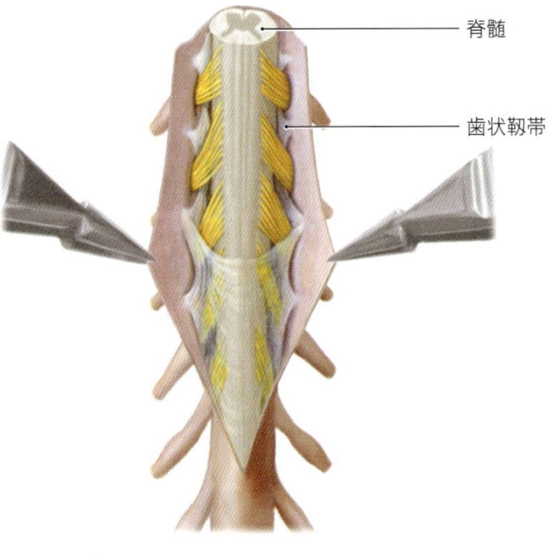

図3-9　脊柱管の内容（背側面）

第6節 取り出した脊髄を観察する

脊髄の取り出し

脊髄を適当な高さで水平断して，1 cm くらいの厚さの輪切りを作る．脊髄神経の根を適当に切って脊髄の輪切りを取り出す．

頸髄(第6，7頸椎の高さ)，胸髄(上部胸椎の高さ)，腰髄(第11，12胸椎の高さ)の3か所程度から取り出すとよい．

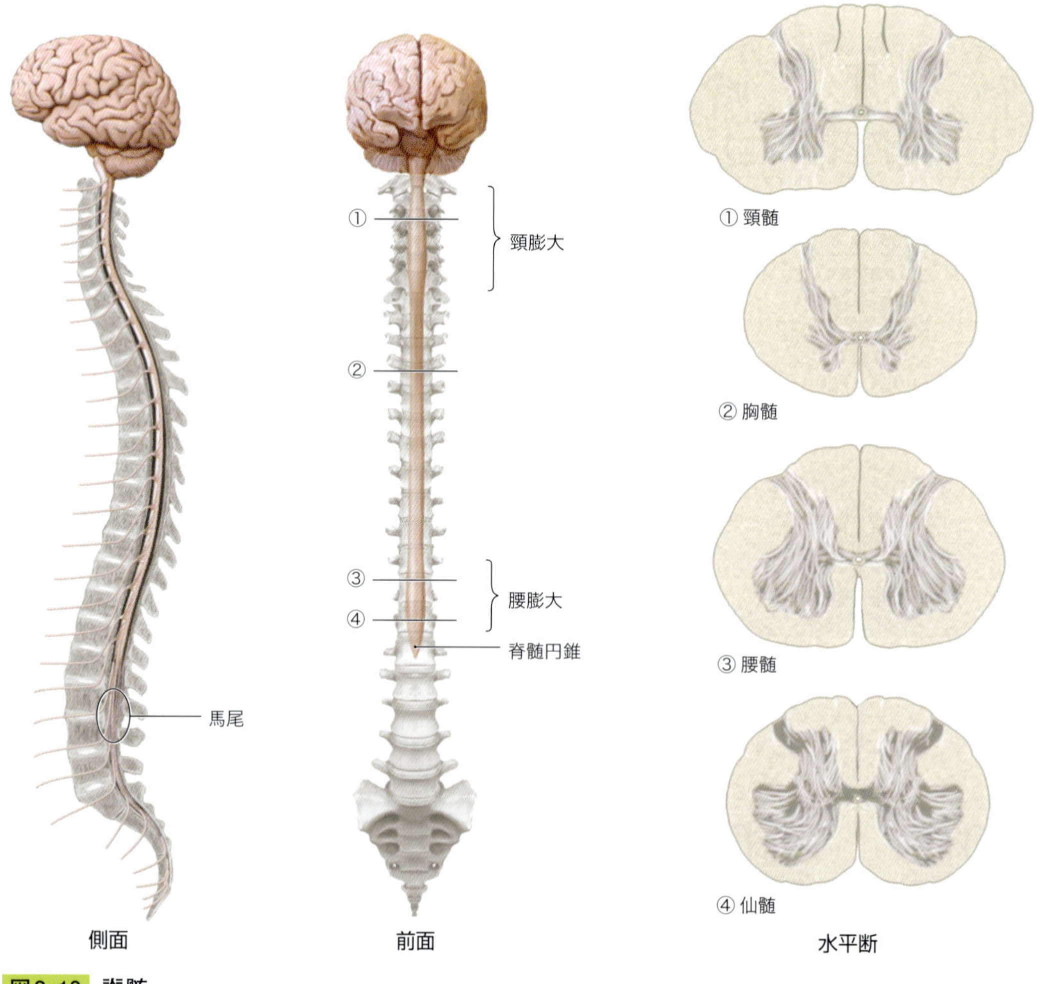

図3-10 脊髄

脊髄の構造

取り出した脊髄の輪切りを観察する．

1. 脊髄の前面には，正中に深い前正中裂と，左右に浅い前外側溝がある．前外側溝からは脊髄神経の前根が根糸の形で起こっている．
2. 脊髄の後面には3つの浅い溝がある．正中の後正中溝と，左右の後外側溝である．後外側溝からは脊髄神経の後根が根糸の形で起こっている．
3. 脊髄の断面を見ると，色の違う2種類の組織からできているのがわかる．
   - **灰白質** grey matter は，脊髄の中心部を占めており，ニューロンの細胞体が集まっている．
   - **白質** white matter は，脊髄の周縁部を占めており，脳と脊髄をつなぐ神経線維の通路になっている．
   - **中心管** central canal は，脊髄の中心部にあるきわめて細い管で，発生期の神経管の内腔の名残である．
4. 灰白質は，前方と後方に突き出しており，**前角** anterior horn，**後角** posterior horn と呼ばれる．胸髄では**側角** lateral horn が側方に突き出している．
5. 白質は，表面の溝と灰白質の突き出しによって，3つの部位に分かれている．**前索** anterior funiculus，**側索** lateral funiculus，**後索** posterior funiculus である．
6. 頸髄，胸髄，腰髄で脊髄の断面の形状を比較する．
   - **頸髄** cervical part では，灰白質も白質も大きい．灰白質にはニューロンの細胞体が集まっており，とくに上肢の筋を動かす運動ニューロンの細胞体が多く，前角に存在する．白質には脳と脊髄をつなぐ神経線維が集まっており，これより下位の脊髄と連絡する神経線維が多数通っている．
   - **胸髄** thoracic part では，灰白質は小さく白質は中程度である．灰白質の側角が発達しており，交感神経節前ニューロンの細胞体が集まっている．
   - **腰髄** lumbar part では灰白質が大きく白質が小さい．とくに下肢の筋を動かす運動ニューロンの細胞体が多く，前角に存在する．ここより下位の脊髄は小さいので，脳と連絡する神経線維も少ない．

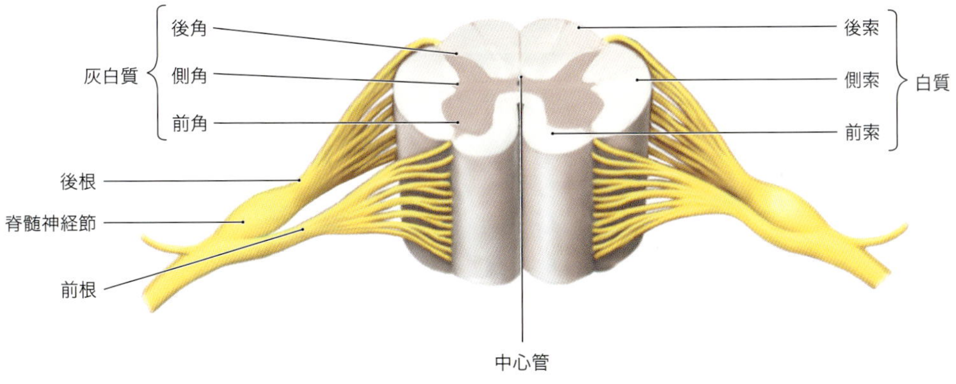

図3-11 脊髄と脊髄神経

第7節 胸壁を解剖する

肋骨の観察

1. 遺体を背臥位(あおむけ)にする．大胸筋と小胸筋はすでに切断されている(☞30, 31頁)．前鋸筋を起始の近くで切断して，胸郭を露出させる．外腹斜筋は手をつけずに残す．
2. **肋骨** ribs は，後方では胸椎と関節し，前方では胸骨と連結し，胸郭の大部分を構成する．肋骨は大部分が骨性の肋硬骨だが，前方の胸骨に近い部分は軟骨性の肋軟骨である．上位の肋骨で肋硬骨と肋軟骨の違いを観察する．
3. 12本の肋骨は，胸骨との連結の状態により2群に分かれる．
   - **真肋** true ribs は，自らの肋軟骨で直接胸骨に連結する肋骨である(第1〜7肋骨)．第2肋骨は，胸骨角のところで胸骨と連結する．
   - **仮肋** false ribs は，直接胸骨に連結せず，上位の肋骨に接着して**肋骨弓** costal arch を作ったり(第8〜10肋骨)，先端が遊離したりする(第11・12肋骨)．先端が遊離しているものをとくに**浮遊肋** floating ribs と呼ぶ．

胸骨の観察

1. **胸骨** sternum は扁平な骨で，3つの部分に分かれる．
   - **胸骨柄** manubrium of sternum は，胸骨の上部で四角い形をしている．上面の左右に鎖骨，側面に第1肋骨が関節する．
   - **胸骨体** body of sternum は，胸骨の中部で縦に細長い．胸骨柄との境界は**胸骨角** sternal angle となって前に突き出して体表から触知可能で，側面では第2肋骨と関節する．胸骨体の側面には第3〜7肋骨が関節する．
   - **剣状突起** xiphoid process は，胸骨の下端部で，形は個人差が大きい．若年では軟骨からできており，高齢者では骨化する．

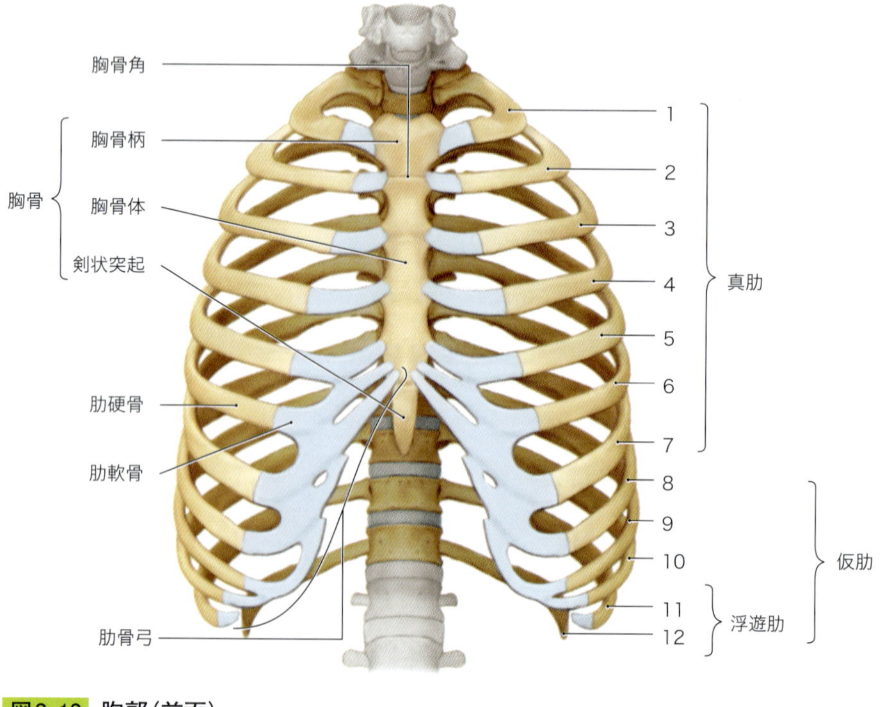

図3-12 胸郭(前面)

肋間の筋，血管，神経

1. 肋骨の間を**肋間隙** intercostal space という．肋間隙で外肋間筋を観察する．前面の内側で肋軟骨の間をつないでいる部分では，筋束がなくなり腱膜状の**外肋間膜** external intercostal membrane に移行する．
   - **外肋間筋** external intercostal muscle は，胸壁の側面で観察する．上位肋骨の後部(脊柱側)から下位肋骨の前部(胸骨側)に向かって斜めに走る．下位の肋骨を引き上げて胸郭を広げ，吸気の際に働く．外肋間膜の線維の走行も同方向である．
2. 第4肋間あたりで，外肋間膜の上縁が肋軟骨に付着するところを切り，下層の内肋間筋の一部を露出させる．外肋間膜と内肋間筋の間にピンセットの後端などを差し込んで広げ，外側に向かって進みながら，外肋間膜と外肋間筋を上縁に沿って切っていく．外肋間膜と外肋間筋の断端を下方にめくり返すと，内肋間筋がよく見える．
   - **内肋間筋** internal intercostal muscle は，下位肋骨の後部から上位肋骨の前部に向かって斜めに走り，外肋間筋の筋束と直行する．上位の肋骨を引き下げて胸郭を狭め，強制的な呼気の際に働く．
3. 胸郭の側面のなるべく後ろのほうで，1つの肋間で外肋間筋と内肋間筋をピンセットではがしていくと，肋骨の下縁に接して肋間動静脈と肋間神経が走っているのが見つかる．上から静脈・動脈・神経(VAN)の順に並んでいる．
   - **肋間静脈** posterior intercostal veins は，奇静脈の枝である．
   - **肋間動脈** posterior intercostal arteries は，胸大動脈の枝である．
   - **肋間神経** intercostal nerves は，胸神経に由来する．内肋間筋の筋束の一部は肋間神経よりも深層に位置しており，この部分を最内肋間筋として区別することがある．

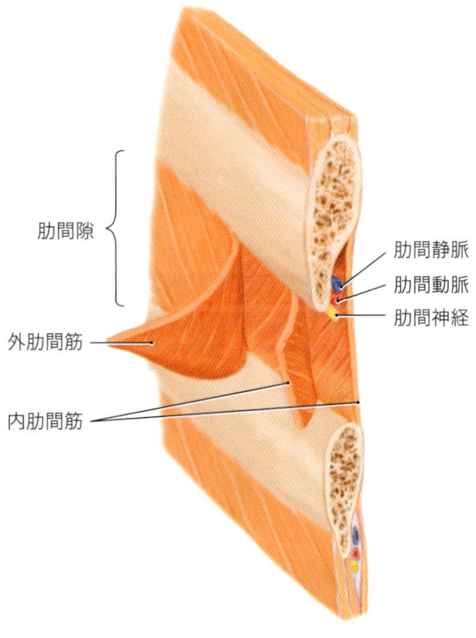

図3-13　肋間の筋と肋間動静脈・神経

体表の観察

1. 下腹部の構造を手で触れて確認しよう（図1-1 ☞2頁）.
   - **上前腸骨棘** anterior superior iliac spine
   - **腸骨稜** iliac crest
   - **恥骨結節** pubic tubercle
   - **恥骨結合** pubic symphysis
2. 上前腸骨棘と恥骨結節を結ぶ線上で皮膚が軽く窪んでいる．これに一致して深部に鼡径靱帯がある．
   - **鼡径靱帯** inguinal ligament は，上前腸骨棘と恥骨結節をつないでおり，外腹斜筋の停止腱の下縁をなす．

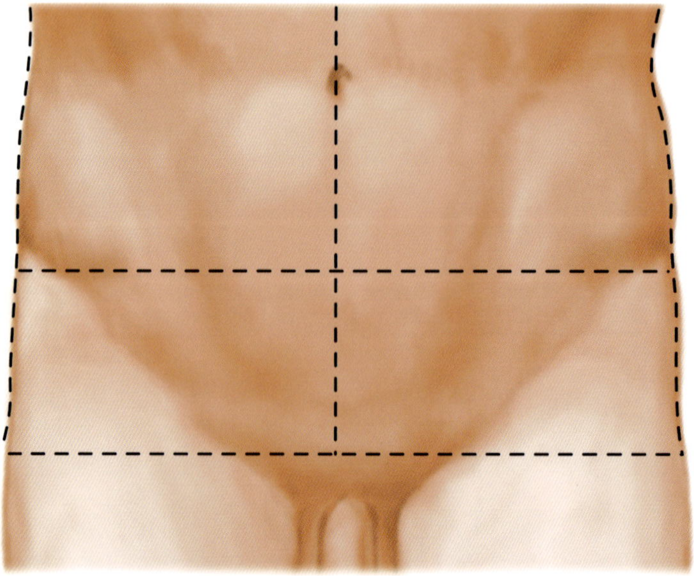

図3-14　下腹部の皮切り
点線に沿って切開する．

下腹部の皮切り

1. メスを使って恥骨結節上縁の高さで水平に切り込みを入れる(図3-14)．下腹部から大腿上部にかけての皮膚を正中から外側に向かって薄く切りはがしていく．
2. 下腹部の皮下組織の深層が膜状になり，深部の筋膜とゆるい結合組織でつながっているのを観察する．
   - **カンパー筋膜** Camper's fascia は，下腹部の皮下組織の浅層で，脂肪組織を多く含む．
   - **スカルパ筋膜** Scarpa's fascia(**浅腹筋膜** superficial abdominal fascia)は，下腹部の皮下組織の深層で，膜状の結合組織からなる．
3. **浅腹壁動脈** superficial epigastric artery と**浅腸骨回旋動脈** superficial circumflex iliac artery を下腹部の皮下組織の浅層の中に剖出する．浅腹壁静脈は上腹部ですでに観察している(☞8頁)．
4. 浅腹壁動静脈と浅腸骨回旋動静脈を鼡径靱帯より下方までたどると，その周囲に浅鼡径リンパ節が出てくるのを観察する．

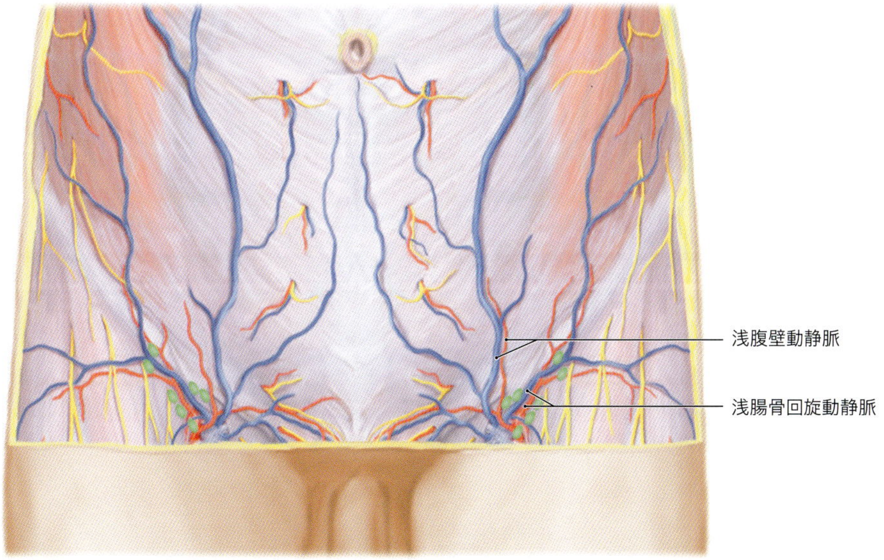

図3-15 下腹部の皮下の動静脈と神経

外腹斜筋の解剖

1. 腹部の皮下組織を取り除いて，外腹斜筋の表面を覆うスカルパ筋膜を露出させる．
2. 浅腹筋膜を取り除いて，外腹斜筋を露出させ，外腹斜筋の起始と停止を観察する．
   - **外腹斜筋** external oblique の起始は，第5〜12肋骨の外面で，上部では前鋸筋の起始と，下部では広背筋の起始とかみ合うような形になっている．外腹斜筋の筋線維は後(外側)上から前(内側)下に向かう．下内側の停止の部分は腱膜になっており，筋質と腱膜の境界線が弧を描いているのを観察する．停止は，前腹部では前腹壁正中の白線，下腹部では鼡径靱帯，後腹部では腸骨稜である．
3. 鼡径靱帯の内側端の上に浅鼡径輪が開いているのを確認する．外腹斜筋腱膜は内側脚と外側脚に分かれて鼡径靱帯に付着しており，その隙間に浅鼡径輪が位置している．浅鼡径輪の上方で，内側脚と外側脚は，脚間線維によってつながれている．
   - **浅鼡径輪** superficial inguinal ring の下縁は鼡径靱帯，内側縁と外側縁は外腹斜筋腱膜の内側脚と外側脚，上縁は脚間線維である．浅鼡径輪は鼡径管の外口である．
4. 浅鼡径輪を出てくる構造を確認する．男性で精索という太い索，女性では子宮円索という細い索である．**腸骨鼡径神経** ilio-inguinal nerve も浅鼡径輪を通って出てくる．
   - **精索** spermatic cord には，精子を運ぶ精管のほかに，精巣に向かう精巣動静脈，精巣挙筋，陰部大腿神経陰部枝などが含まれている(☞ 105, 234 頁)．
   - **子宮円索** round ligament of uterus は，軟らかい結合組織の線維束で，大陰唇の皮下に放散する(105 頁，図7-23 ☞ 258 頁)．

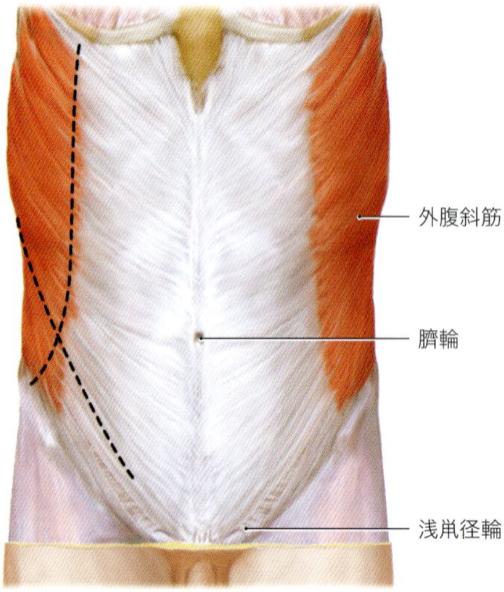

図3-16 外腹斜筋の切断

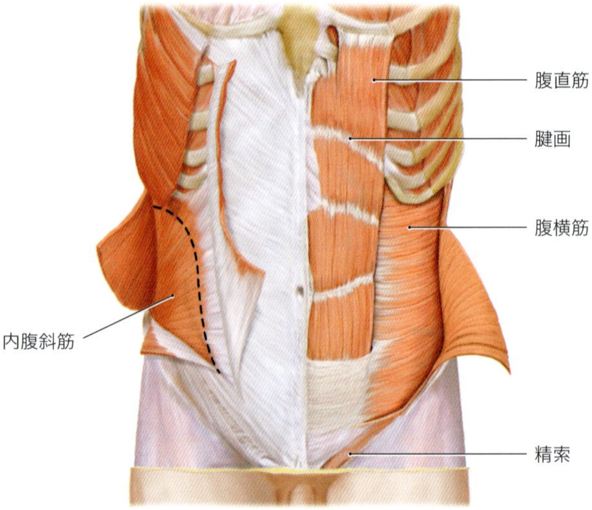

図3-17 内腹斜筋の切断

内腹斜筋の解剖

外腹斜筋を切り開いて，深層の内腹斜筋を露出させる．

1. 外腹斜筋の腱膜の内側脚と外側脚の境目より 2 横指上で腱膜の線維をピンセットで分離する．上外側方に向かって分離を進めながら筋束を分けていき，起始の肋骨に達するまで分離を延長する．
2. 外腹斜筋の筋束を浮かせながら，筋と停止腱の移行部で縦方向に切断する（図3-16 の破線に沿って）．切断を上下に伸ばして，最上位から最下位の筋束まで，外腹斜筋をすっかり切断する．
3. 外腹斜筋の断端を，起始の方向（後上方）と停止の方向（前下方）にめくり返して，深層の内腹斜筋を露出させ，観察する．鼡径靱帯の周辺は外腹斜筋腱膜が鼡径管の前壁となっているので，この部をめくり返すと鼡径管の内容が露出する．鼡径管については 12 節を参照のこと（☞ 105 頁）．
   - **内腹斜筋** internal oblique の起始は，胸腰筋膜，腸骨稜の前 2/3，鼡径靱帯の外側 1/2 である．筋線維の走行は，上部では外腹斜筋と直交して後（外側）下から前（内側）上に向かうが，下部ではほぼ横走する．停止は第 10～12 肋骨下縁と腹直筋鞘である．
4. 内腹斜筋の下部の前面で，腸骨鼡径神経が浅鼡径輪に向かって走っており，その上方に腸骨下腹神経が平行しているのを確認する．
5. 内腹斜筋の最下部の筋線維は，精索（子宮円索）をアーチ状に乗り越えて，腱膜になって恥骨櫛に付着する．内腹斜筋の下縁から筋線維の一部が分かれて精索を取り巻く精巣挙筋になる．
   - **精巣挙筋** cremaster は，精索を取り巻く弱い筋線維束で，内腹斜筋から分かれて精索の周囲に沿って下行する．

腹横筋の解剖

内腹斜筋を切り開いて，深層の腹横筋を露出させる．

1. 内腹斜筋の上部で筋束を分けて，下層の腹横筋の筋線維が横方向に走っているのを確かめる．
2. 内腹斜筋の筋束を少しずつ浮かせながら，筋腹の中央を縦方向に切断する（図3-17 の破線に沿って）．切断を上下に伸ばして，最上位の筋束からできるだけ下方まで，内腹斜筋の筋腹をすっかり切断する．
3. 内腹斜筋の断端を，起始の方向（外側）と停止の方向（内側）にめくり返して，深層の腹横筋を露出させ，観察する．
   - **腹横筋** transversus abdominis の起始は，第 7～12 肋骨の内面，胸腰筋膜，腸骨稜，鼡径靱帯の外側半である．筋線維は前方に横走する．停止は腹直筋鞘と恥骨である．
4. 内腹斜筋と腹横筋の間で，肋間神経の枝，腰神経叢の枝の腸骨鼡径神経，腸骨下腹神経を確認する．深腸骨回旋動脈も探し出す．
5. 腹横筋の最下部の筋線維も精索（子宮円索）をアーチ状に乗り越えて腱膜となり，内腹斜筋の腱膜と結合しながら恥骨櫛に付着する．この結合した腱膜は，**結合腱** conjoint tendon または**鼡径鎌** inguinal falx と呼ばれる．腹横筋の下縁の下にある開口部が**深鼡径輪** deep inguinal ring である．深鼡径輪は腹壁の内面から再び観察する（☞ 105 頁）．

腹直筋の解剖

1. めくりあげてあった外腹斜筋と内腹斜筋の断端をもとの位置に戻し，腹直筋鞘の前面を観察する．正中に見える縦の線は白線であり，そこに臍輪という穴がある．
   - **腹直筋鞘** rectus sheath は，腹直筋の前面と後面を覆う強靱な結合組織の鞘である．外腹斜筋・内腹斜筋・腹横筋の腱膜が，腹直筋鞘の前葉と後葉に加わっている．腹直筋鞘の外側縁は腹直筋の外側縁に一致して存在し，上部は垂直に伸び下部はゆるやかな弧を描いて正中に近づく状態から**半月線** linea semilunaris と呼ばれる．
   - **白線** linea alba は，腹直筋鞘の前葉と後葉が正中で癒合してできた結合組織の索で，左右の腹直筋鞘を分けている．上方では胸骨の剣状突起に，下方では恥骨結合に付着している．前葉と後葉の線維は，白線の部分でたすきがけのように交差している．
   - **臍輪** umbilical ring は，腹壁前面の正中に生じた穴で，胎児期に胎盤に向かう臍動静脈などの通路になっていた．内面からの観察はまたあとで行う（☞ 103 頁）．
2. 左右の腹直筋鞘の前葉を，以下の手順に従って白線と半月線の中央を通る線で切断し，一側ごとに観音開きに開放する．
   ① 臍の高さでハサミを使って前葉を横方向に切る．
   ② 腹直筋鞘の外側縁と白線の中央で腹直筋鞘を縦方向に切り開く．
   ③ 前葉を指とピンセットで持ち上げて腹直筋からはがす．
   ④ 腱画のところでは前葉が深層と癒着しているのでメスを使ってはがす．
   ⑤ 腹直筋鞘を上端から下端までめくり返して，腹直筋をすっかり剖出する．
3. **腹直筋** rectus abdominis は，起始が恥骨稜である．腹壁の前面を縦に走り，腱画によって仕切られている．停止は第 5～7 肋軟骨と剣状突起である．
   - **腱画** tendinous intersections は，腹直筋の筋腹を横切る中間腱であり，腹直筋の途中に 3～4 個挟まっている（図3-17 ☞ 99 頁）．

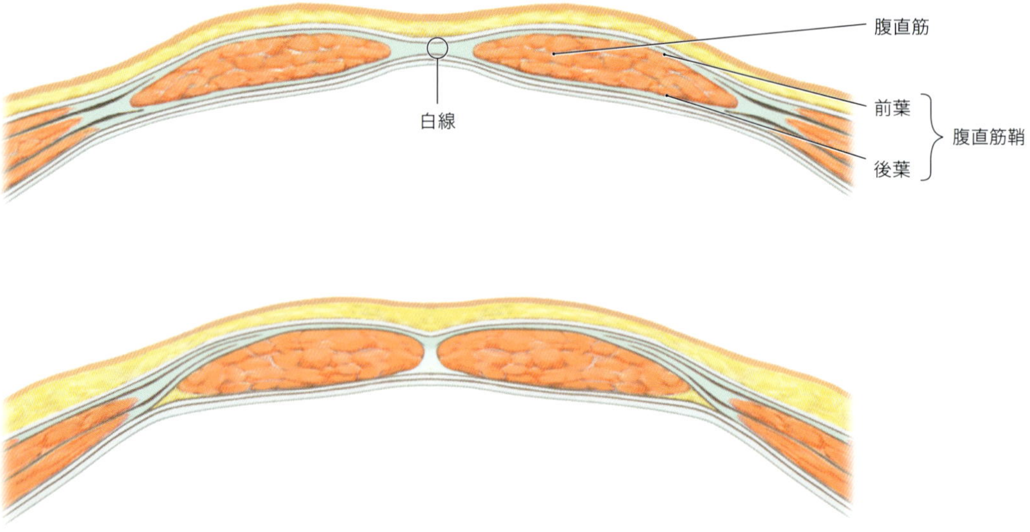

図3-18 腹壁の筋（水平断）
上の図は弓状線より上，下の図は弓状線より下の断面．

4. 腹直筋の下端の前面に，腹直筋鞘前葉の裏に貼りつくように錐体筋があるのを見つける.

• **錐体筋** pyramidalis は，腹直筋の下端前面にある小さな三角形の筋で，日本人では5〜10%の例で欠如する．起始は恥骨稜，停止は白線である.

腹直筋の後面の解剖

1. 腹直筋を臍の高さで横断して，断端を上下にめくり返す．その際に肋間神経(T7〜12)が外側から腹直筋の後面に進入し腹直筋に分布するので，これを切断する．腹直筋の後葉は腱画と癒合していないので，持ち上げるときに癒着を切る必要はない.
2. 腹直筋鞘の後葉を観察する．臍よりやや下にある弓状線を観察する.

• **弓状線** arcuate line を境に，それより下方では腹直筋鞘の後葉がなくなり，外腹斜筋・内腹斜筋・腹横筋の腱膜はすべて腹直筋鞘の前葉に加わる．弓状線より上方では，前葉には外腹斜筋と内腹斜筋の一部から，後葉には内腹斜筋の一部と腹横筋からの腱膜が加わっている.

3. 腹直筋の上の断端の裏面には上腹壁動静脈が，下の断端の裏面には下腹壁動静脈が貼りついているのを観察する.

• **上腹壁動脈** superior epigastric artery は，内胸動脈の終枝で，腹直筋の後面を下行する.
• **下腹壁動脈** inferior epigastric artery は，外腸骨動脈の枝で，腹壁の内面で外側臍ヒダを通って腹直筋の後面を上行する.

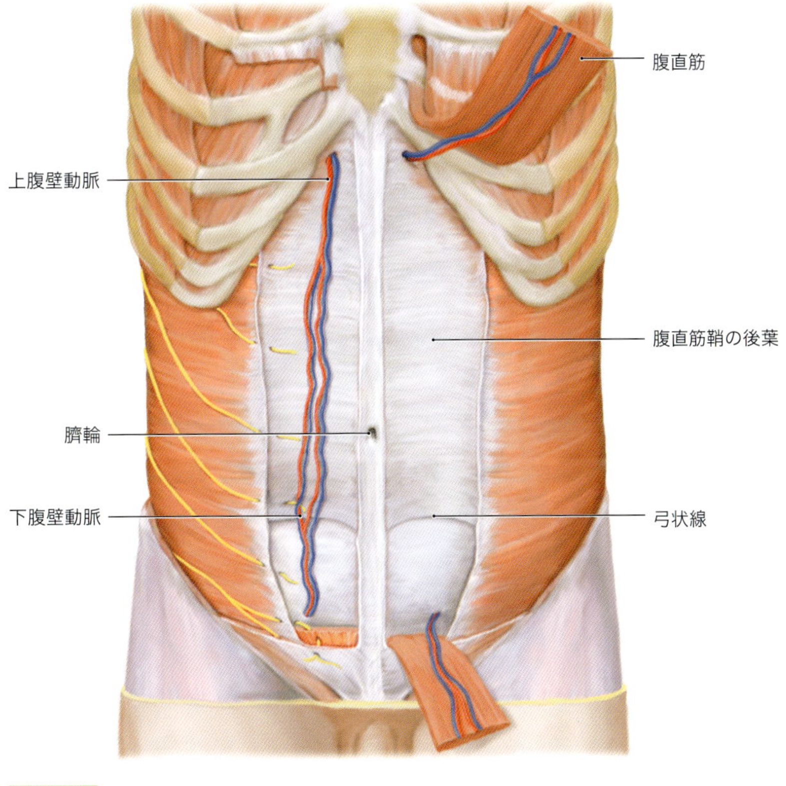

図3-19　腹直筋の後面の解剖

前腹壁を切り開く

前腹壁を切断し，前腹壁の内面と腹部内臓の前面が観察できるようにする．

1. 腹直筋の断端を上下にめくり返し，臍の左下(1 cm 程度離す)で腹直筋の後壁を持ち上げながら小さな穴(2 cm 程度)をハサミであける．
2. 穴から腹腔に指を入れて持ち上げながら，ハサミで白線の左側(1 cm 程度離す)を上に向かって切り開いていき，剣状突起まで達する(図3-20 の❶)．
3. 穴のところで腹壁を持ち上げながら，ハサミで腹壁の筋を臍のやや下を通って右方向に水平に切断し，腋窩中線(腋窩の中央を通る垂直線)にまで達する．腹直筋はすでに切断してあるので，切る必要はない．同様に左方向に腹壁を切断し，腋窩中線にまで達する．これにより腹壁の上半分が切り開かれたことになる(図3-20 の❷)．
4. 水平の切断面のところで腹壁を持ち上げながら，腹壁の下半分をハサミを使って縦方向に切断する．腹直筋の外側縁から下方に，鼡径靱帯の外側 1/3 あたりに向かうように切断していく(図3-20 の❸)．3 層の筋のうち外腹斜筋と内腹斜筋はすでに切断されているので，腹横筋だけを切断すればよい．腹壁の断端をひるがえすと，腹部内臓の最表面が見えてくる(図3-24 ☞ 106 頁)．

前腹壁上部で内面の観察

切断した腹壁を上下と左右にめくり返して，前腹壁の内面を観察する．腹壁の最内層には内腔面がつるつるした細胞層があり，これを腹膜と呼ぶ．腹膜についての詳細は 13 節を参照のこと(☞ 107 頁)．

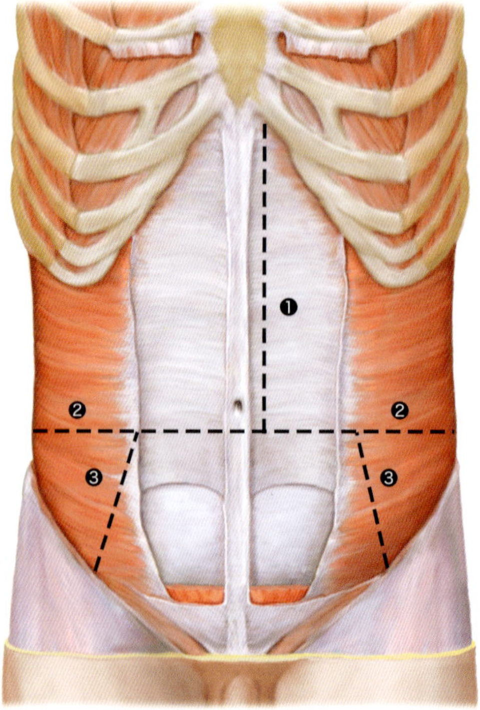

図3-20 前腹壁の切断

1. 前腹壁上半部の内面で，正中で上から臍に向かって走る肝鎌状間膜というヒダを同定する．
   - **肝鎌状間膜** falciform ligament は，前腹壁と肝臓の下面をつなぐ腹膜のヒダである．内部に肝円索という結合組織のヒモを含んでいる．
   - **肝円索** round ligament of liver は，胎児期の臍静脈の遺残で，臍から肝鎌状間膜の下縁を通り，肝臓の下面に達する．
2. 臍輪を内面から観察する．臍輪には，下方から正中臍索と臍動脈索が進入し，上方から肝円索が進入する．正中臍索，臍動脈索，肝円索は，いずれも胎児期に管腔構造であったものが閉鎖した名残である(☞ 100 頁)．

Lecture

◉ 腹壁の断面

腹壁は表層から深部に向かって，以下の層からできている．

① 皮膚
② 皮下組織(スカルパ筋膜を含む)
③ 腹壁の筋(側腹部では外腹斜筋・内腹斜筋・腹横筋の3層，前腹壁では腹直筋と腹直筋鞘)
④ 横筋筋膜
⑤ 壁側腹膜

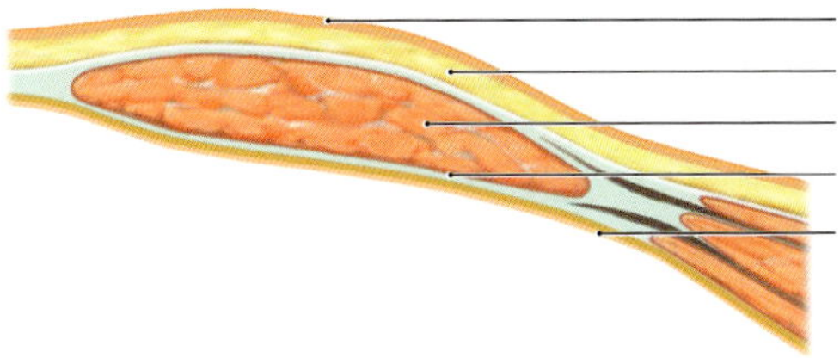

図3-21　腹壁(水平断)

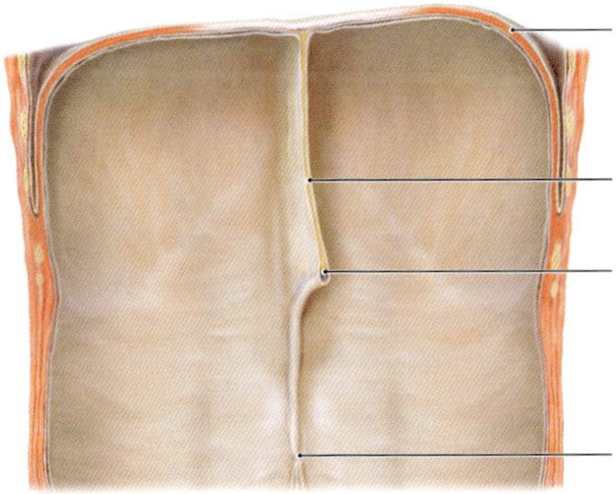

図3-22　前腹壁上部(内面)

前腹壁下部で内面の観察

切断した腹壁を上下と左右にめくり返して，前腹壁の内面を観察する．

1. 前腹壁下半部の内面で，3 種類の 5 つの腹膜ヒダを同定する．
   - **正中臍ヒダ** median umbilical fold は，正中線で臍の下にある．正中臍索を含む．
   - **内側臍ヒダ** medial umbilical fold は，正中臍ヒダの外側にあって，臍動脈索を含む．
   - **外側臍ヒダ** lateral umbilical fold は，内側臍ヒダの外側にあって，下腹壁動静脈を含む．
2. 3 種類の臍ヒダの下端を観察して，3 種類 6 か所の凹みを同定する．
   - **膀胱上窩** supravesical fossa は，正中臍ヒダと内側臍ヒダの間にある．
   - **内側鼡径窩** medial inguinal fossa は，内側臍ヒダと外側臍ヒダの間にある．
   - **外側鼡径窩** lateral inguinal fossa は，外側臍ヒダの外側にある．深鼡径輪の位置に相当する．
3. 前腹壁下半部の内面で腹膜をはがして，3 種類の臍ヒダに含まれる構造を剖出する．
   - **正中臍索** median umbilical ligament は，胎児期の尿膜管の遺残である．正中臍ヒダに含まれる．

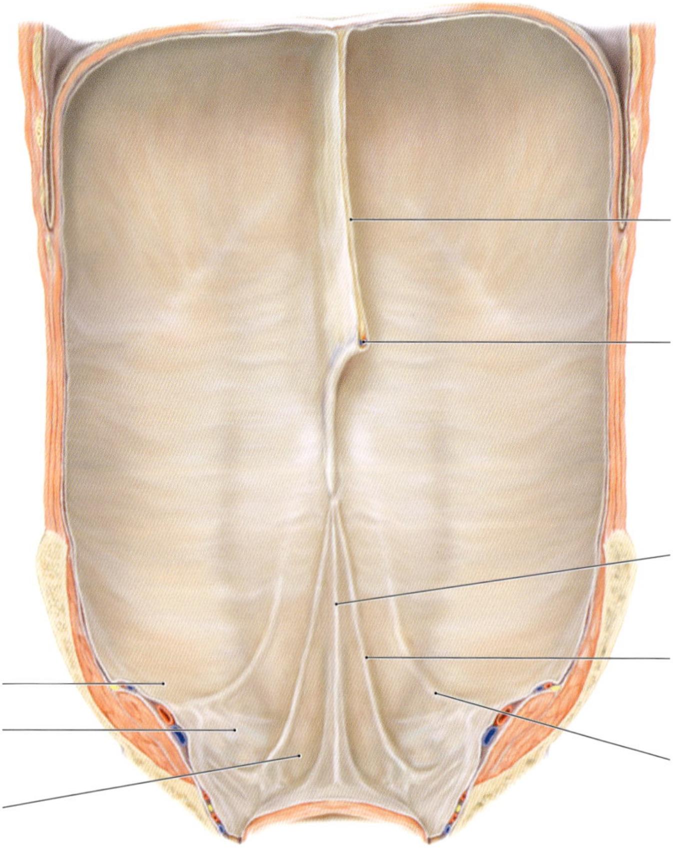

図3-23 前腹壁（内面）

- **臍動脈索** cord of umbilical artery は，胎児期に胎盤に血液を送っていた臍動脈の遺残である．内側臍ヒダに含まれる．臍動脈の遠位部は閉鎖して結合組織性構造に変化しているが，近位部は成人でも骨盤内臓に血液を供給している．
- **下腹壁動脈** inferior epigastric artery は，外腸骨動脈の枝で，腹直筋の後面を上行し，上腹壁動脈と吻合する．外側臍ヒダに含まれる．

鼡径管の解剖

鼡径管とは何かをよく理解する．

1. **鼡径管** inguinal canal は，腹壁の最下部に開いた通路で，男性では精索，女性では子宮円索が通過する．
2. 鼡径管は，外腹斜筋・内腹斜筋・腹横筋からできた壁を斜めに貫いており，内口の深鼡径輪が外側に，外口の浅鼡径輪が内側に位置している．深鼡径輪周辺の壁側腹膜をはがして，深鼡径輪に出入りする構造を観察する．
   - **深鼡径輪** deep inguinal ring（内鼡径輪ともいう）は，前腹壁の内面で外側鼡径窩の位置にあり，精管（女性では子宮円索）が鼡径管に進入する．深鼡径輪の下縁は鼡径靱帯，内側縁には下腹壁動静脈，上縁と外側縁には腹横筋の下縁がアーチ状にまたいでいる．
3. 鼡径管の下壁は鼡径靱帯，上壁は内腹斜筋・腹横筋の筋腹の下縁，前壁は外腹斜筋の腱膜，後壁の内側 1/3 は結合腱（鼡径鎌）で外側 2/3 は横筋筋膜である．
4. 鼡径管の内容は，男性では精索，女性では子宮円索である．
   - **精索** spermatic cord は，精子を運ぶ精管が血管（精巣動脈，蔓状静脈叢），神経とともに被膜と精巣挙筋に包まれたもので，精巣上体から始まり深鼡径輪にまで達する（☞ 98, 234 頁）．
   - **子宮円索** round ligament of uterus は，子宮から始まり鼡径管を通って大陰唇に放散する貧弱な結合組織索で，男性の胎児期の精巣導帯に相当する．男性では精巣導帯が短縮することにより精巣が下行して陰嚢に収まるようになるが，女性では卵巣が子宮の高さで止まって子宮円索が残存する（☞ 98, 259 頁）．

Clinical View

鼡径ヘルニア

鼡径管領域は腹壁が構造的に弱いため，精索や子宮円索以外の構造がここを通過して腹腔から脱出することがある．これが鼡径ヘルニアと呼ばれる病的状態であり，一般的には小腸が脱出することが多い．

鼡径ヘルニアには 2 種類ある．鼡径管をそのまま通路として利用する外鼡径ヘルニア（間接鼡径ヘルニア）と，内側鼡径窩から浅鼡径輪に達する内鼡径ヘルニア（直接ヘルニア）である．両者の鑑別には下腹壁動脈の位置が重要となる．

106　第13節　腹部内臓の表層を観察する

腹部内臓の観察

前腹壁を上下と左右に広げて，腹部内臓を原位置で観察する．さらに手で動かして腹腔内を探ってみる．

1. **腹腔** abdominal cavity の広がりを確認する．前方と側方の壁は腹壁の筋，上方の壁は横隔膜，下方の壁は骨盤である．
2. 腹腔の右上部に肝臓がある．**肝臓** liver について以下の観察を行う．
   ① 肝臓の前面がほとんど肋骨弓に隠されていることを確認する．
   ② 肝臓の表面を指で押して，表面が腹膜で覆われていること，内腔をもたない実質臓器であることを確認する．
   ③ 肝鎌状間膜を上の方にたどると，肝臓の右葉と左葉の間に入り込むことを確認する．
   ④ 肝臓の上面に沿って手を差し入れ，肝臓が横隔膜の下面に接していることを確認する．

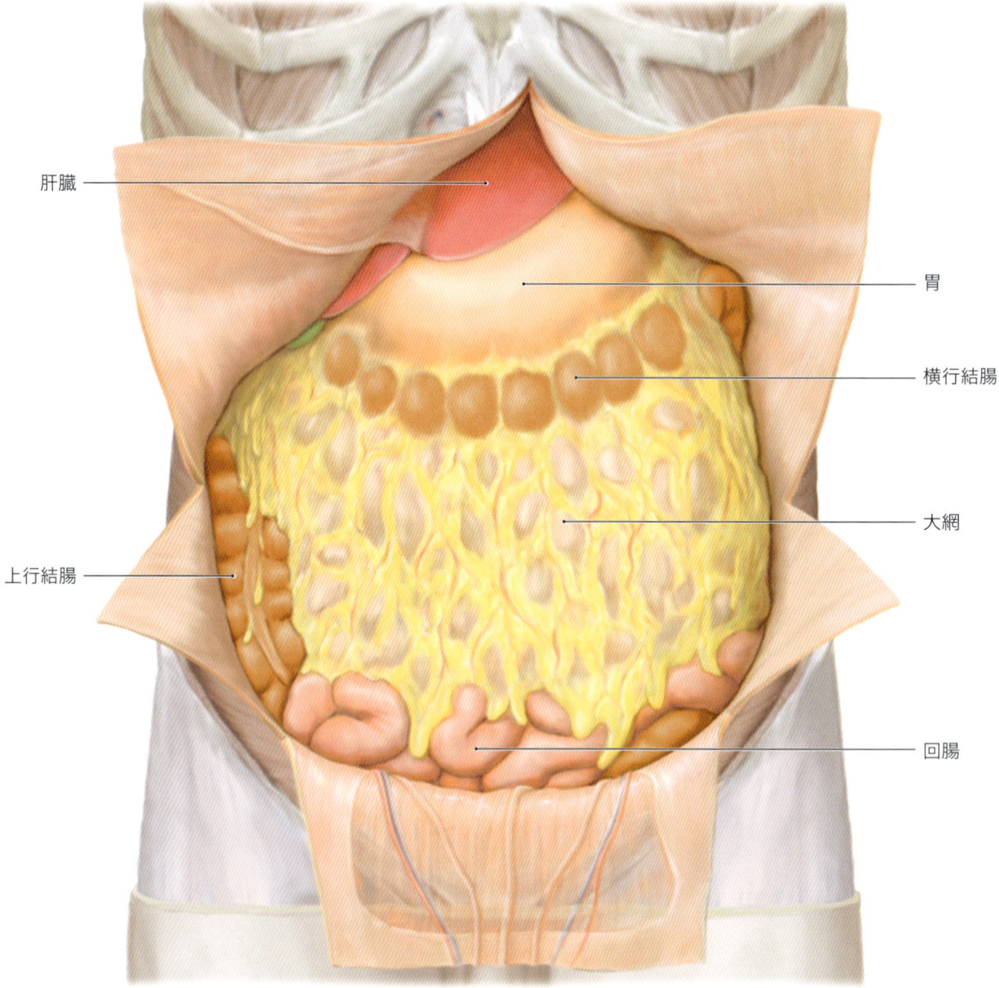

図3-24　大網に覆われた腹部内臓

3. 腹腔の左上部に胃がある．**胃** stomach について以下の観察を行う．
   ① 胃が肋骨弓に半ば隠れつつ，上腹部にも顔をのぞかせていることを確認する．
   ② 胃の表面を指で押して，表面が腹膜で覆われていること，内腔を持つ管腔臓器であることを確認する．
   ③ 胃の下縁から**大網** greater omentum という脂肪に富んだ膜が垂れ下がって，腹部の腸管全体を覆っているのを観察する．
4. 大網を持ち上げて，その後ろにある腸管を観察して，小腸と大腸の区別を試みる．

Lecture

腹膜

人体には3種類の体腔があり，**漿膜** serous coat に裏打ちされている．胸部には左右の肺をそれぞれ包む**胸膜** pleura と心臓を包む**心膜** pericardium があり，腹部には腹部内臓をひとまとめにして包む**腹膜** peritoneum がある．

腹膜は二重の袋であり，外葉の**壁側腹膜** parietal peritoneum は腹壁の内面を覆い，内葉の**臓側腹膜** visceral peritoneum は臓器の表面を覆っている．両葉の間には**腹膜腔** peritoneal cavity という空間があり少量の液体が含まれており，壁側腹膜と臓側腹膜は密接して滑らかに動くことができる．

原位置で見える腹部内臓の表面はすべてつるつるしているが，これは臓側腹膜に覆われているからである．また腹壁の内面もつるつるしているが，これは壁側腹膜に覆われているからである．

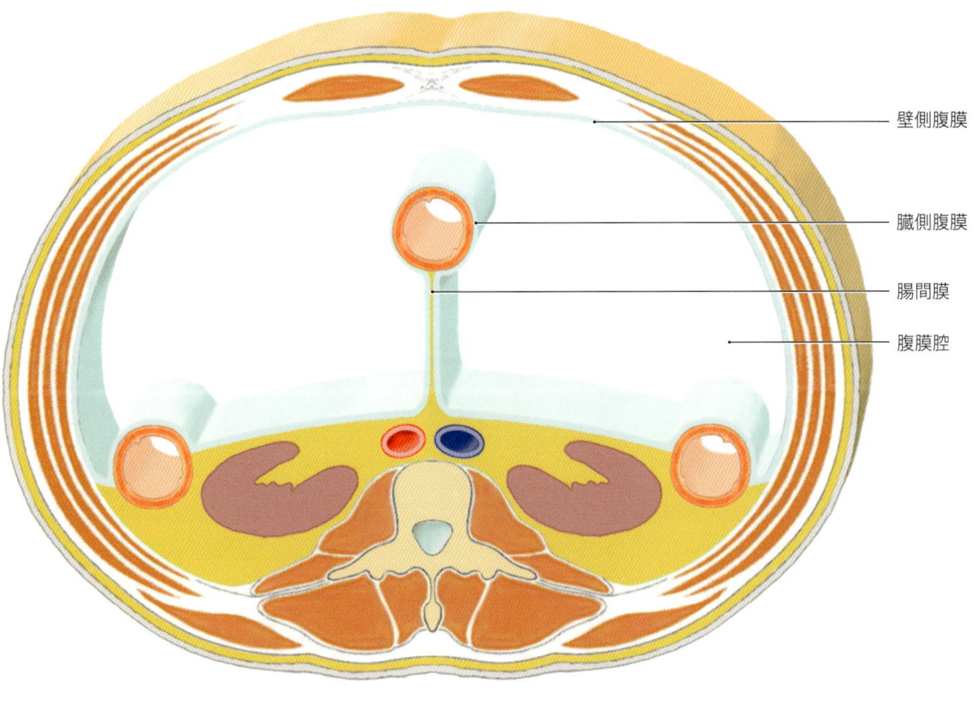

図3-25 腹膜の概念図

第4章

胸腔

胸郭切除の準備

胸郭を切除する前に，胸郭に付着する筋，血管などを切り離す．

1. 胸郭の前面に付着する前鋸筋は第2肋骨以下の起始，外腹斜筋は第10肋骨以上の起始を，胸郭から切り取っておく(☞46頁)．
2. 胸骨舌骨筋と胸骨甲状筋は胸骨の上端から起始している．両筋を起始のやや上で切断する(☞24頁)．
3. 前斜角筋は第1肋骨に停止している．この筋を停止のやや上で切断する．このときに，前斜角筋の前面を斜めに走る横隔神経を切らないでその場に残す．
4. 腕神経叢と鎖骨下動脈の後方にある中斜角筋(第1肋骨に停止)と後斜角筋(第2肋骨に停止)を確認する．この両筋は切らないで残す(☞28頁)．
5. 内胸動脈が鎖骨下動脈から分かれて胸郭の中に進入する．これに伴行する**内胸静脈** internal thoracic veins は腕頭静脈に注ぐ．内胸動静脈を第1肋骨上縁の高さで切断する．

前胸壁の取り外し

第1〜10肋骨を腋窩中線の位置で切断して，前胸壁を取り外す．

1. 胸郭の側面の最も張り出したところで，肋骨の間にある肋間筋を少しずつむしり取り，3 cmほどの窓を各肋間に開ける．肋間の奥に胸膜が半透明の薄い膜として見えるので，これを指やピンセットの柄で奥に押して，胸壁からはがすようにする．

以上の処置を第1〜10肋間について行う．

2. 肋間に開けた窓に肋骨剪刀(肋骨鋏)を差し込んで，第1〜10肋骨を切断する．第2〜10肋骨を切断する位置は，中腋窩線ないし胸郭の最も外側に張り出した部位を目標とする．第1肋骨は前斜角筋と中斜角筋の停止の間で切断する．
3. 胸骨上端の裏に手を入れて，壁側胸膜を前胸壁からはがしてその場に残しながら，前胸壁を前下方に少しずつ引き起こす．前胸壁を胸部内臓に接着する結合組織がところどころで肥厚して丈夫になっているので，必要に応じてハサミで切断する．

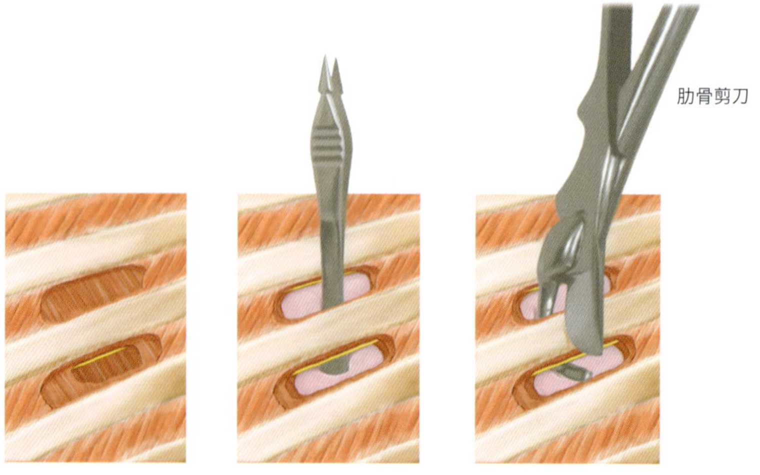

図4-1 肋骨の切断

4. 前胸壁を十分に持ち上げると，胸壁下部の内面で，胸骨の剣状突起と肋骨弓に横隔膜の筋束が付着している．この筋束を起始から1横指ほど離れたところで切断する．
5. 前胸壁をひとまず原位置に戻し，第10肋骨と第11肋骨をつなぐ肋間筋，第10〜12肋骨に停止する内腹斜筋，第7〜12肋骨から起始する腹横筋を切断すると，前胸壁を完全に取り外すことができる．

前胸壁の内面の観察

1. 前胸壁の内面に残っている結合組織を取り除いて，前胸壁の内面の構造がよく見えるようにする．
2. 胸骨下部から両側へ斜め上に向かう胸横筋を観察する．
   - **胸横筋** transversus thoracis の起始は胸骨体下部と剣状突起で，いくつかの筋束となって斜め上方に向かい，第2〜6肋軟骨の内面に停止する．
3. 胸骨の両側を下行する内胸動静脈とその枝を剖出する．内胸動静脈は胸横筋と肋軟骨の間にあり，肋軟骨の奥に隠れるので，胸横筋を切断する必要がある．
   - **内胸動脈** internal thoracic artery は，鎖骨下動脈から分かれ，前胸壁の内面で胸骨の両側を下行し，その間にいくつかの枝を出す．
   - 前肋間枝は，内胸動脈から肋間ごとに分かれ，肋間神経の前皮枝とともに前胸壁の皮下に現れる．
   - **筋横隔動脈** musculophrenic artery は，肋骨弓のやや上で内胸動脈から分かれ，横隔膜の肋骨起始部に沿って下行し，横隔膜に分布する小枝を出し，第10・11肋間に分布する．
   - **上腹壁動脈** superior epigastric artery は，内胸動脈の終枝で，腹直筋の後面で腹直筋鞘の中を下行する．下腹壁動脈と吻合する．

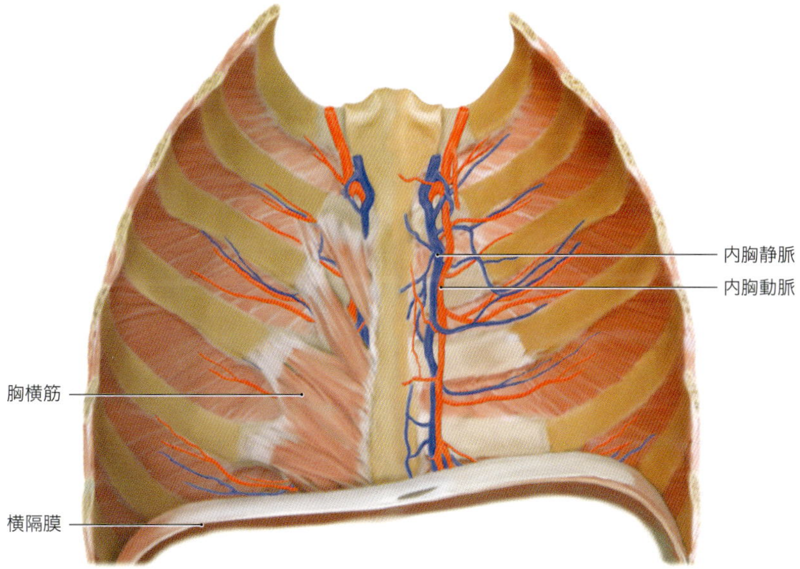

図4-2　前胸壁の内面

112 第2節 胸部内臓を原位置で観察する

胸部内臓の観察

前胸壁を取り除いた状態で，胸部内臓を原位置で観察する．

1. **胸腔** thoracic cavity の広がりを確認する．前方と側方の壁は胸郭，上方の端は胸郭上口を通して頸部につながり，下方の壁は横隔膜である．胸壁の下端を胸郭下口と呼ぶことがある．
   - **胸郭上口** superior thoracic aperture は，胸骨柄，左右の第1肋骨，第1胸椎体によって境され，比較的小さな開口部である．
   - **胸郭下口** inferior thoracic aperture は，胸骨下端，肋骨弓，第11・12肋骨，第12胸椎体によって囲まれ，横隔膜が付着する．
2. 左右の肺は胸膜によって包まれている．胸膜がどのようなものかを理解する．また壁側胸膜を切開しないまま，以下に示す①〜④の部分を観察できるか試してみる．
   - **胸膜** pleura は，左右の肺を包む二重の漿膜である．肺の表面を覆う臓側の胸膜を**肺胸膜** pulmonary pleura，胸壁の内面を覆う胸膜を**壁側胸膜** parietal pleura と呼ぶ．

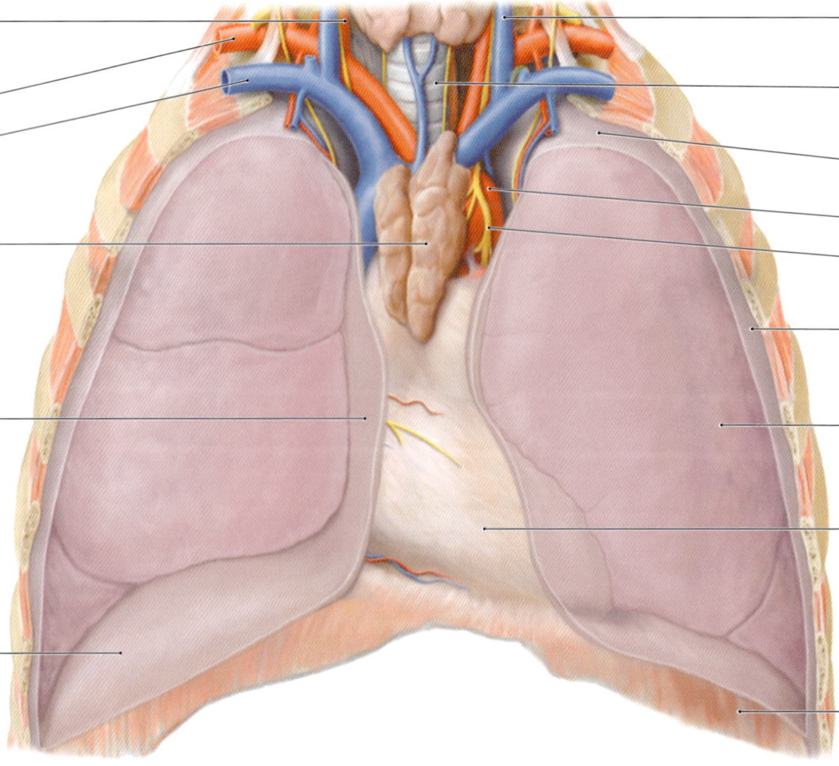

図4-3 胸部内臓

① 壁側胸膜の上端は胸郭上口からわずかに突き出している．この部分は**胸膜頂** dome of pleura と呼ばれる．

② 壁側胸膜の側面は肋骨に接しており，**肋骨胸膜** costal pleura と呼ばれる．

③ 壁側胸膜の下面は横隔膜に接しており，**横隔胸膜** diaphragmatic pleura と呼ばれる．

④ 壁側胸膜の内側面は縦隔に面しており，**縦隔胸膜** mediastinal pleura と呼ばれる．

3. 左右の壁側胸膜に挟まれた胸腔の中央部分は**縦隔** mediastinum である．縦隔を前面から観察する．

① 縦隔の上部には脂肪組織の中に胸腺が埋まっている．中年以後の成人や高齢者では脂肪化して判別が困難だが，周囲の脂肪に比べて褐色の強い部分を胸腺と見なして，おおよその位置を確認する．左右 2 葉を区別できる．

② 確認した胸腺を遊離してから縦隔上部の脂肪組織を取り除き，心臓を包む**心膜** pericardium を観察する．心膜は，漿膜の外面に結合組織層が発達しているために，胸膜よりも分厚く丈夫である．

- **胸腺** thymus は，縦隔上部にあるリンパ様器官であり，免疫機能の正常な発達に不可欠な構造である．リンパ球のうちの T 細胞の分化と成熟を担当する．胸腺が欠如したり機能異常を生じたりすると，重篤な免疫不全が引き起こされる．

Clinical View

縦隔

縦隔は胸腔の中央部分で，左右を壁側胸膜によって挟まれ，上端は胸郭上口，下端は横隔膜，前壁は胸骨と肋軟骨，後壁は胸椎体である．生体の縦隔は，管腔臓器が多くあり，疎性結合組織によってつながれているために，可動性が大きく，癌や炎症が広がりやすい．

縦隔は 4 つの部位に分けられる．まず胸骨角と第 4 胸椎下面を通る水平面より上が ① 上縦隔，それより下の下縦隔はさらに心膜を基準に ② 前縦隔（心膜より前方），③ 中縦隔（心膜と内容物・周辺），④ 後縦隔（心膜より後方）である．

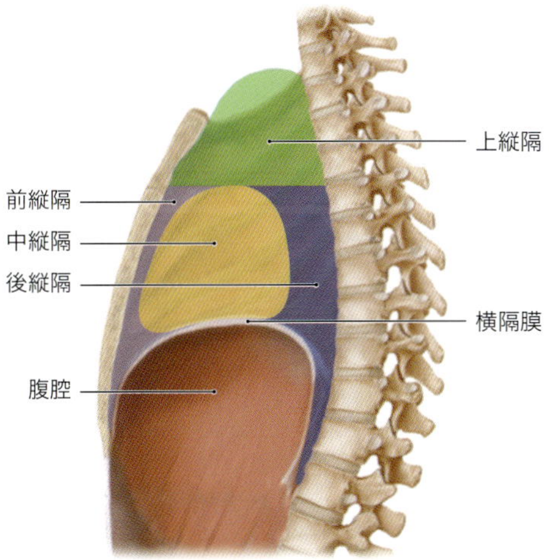

図 4-4　縦隔の区分

胸膜腔の解剖

1. 壁側胸膜を縦に切り開いて**胸膜腔** pleural cavity を開放する．胸膜腔に収まる肺の外観と胸膜腔の広がりを観察する．
2. 胸膜腔の広がりと，肺の大きさを比較する．前面から見た肺の広がりよりも，胸膜腔が周囲に伸び出しているのがわかる．このような胸膜腔の伸び出しを胸膜洞という．
   - **胸膜洞** pleural recesses は，胸膜腔の辺縁部にある陥凹部であり，この部の壁側胸膜は臓側胸膜と接触せず，壁側胸膜が互いに接触する．胸壁と横隔膜の間にあるものは**肋骨横隔洞** costodiaphragmatic recess であり，前胸壁の内面にあるものは**肋骨縦隔洞** costomediastinal recess である．吸気の際に肺の体積が増すと，広がった肺は胸膜洞の中に進入する．胸膜洞は，吸気時に膨らんだときに肺を収めるための，胸膜腔に余裕をもたせる空間である．
3. 肺の表面が肺胸膜に覆われて，つるつるとして光沢があるのを観察する．しかし少なからぬ遺体で，壁側胸膜と肺胸膜が癒着していて，はがすのが困難である．これは何らかの原因で胸膜に炎症が起こった結果である．
4. 肺の側面・後面に手を入れて，壁側胸膜と臓側胸膜の癒着をはがしながら，胸膜腔の広がりを確認する．縦隔に向かう内側面に手を差し入れると，肺に出入りする血管と気管支を含む**肺根** root of lung に触れることができる．肺根の部分で壁側胸膜は折り返して臓側胸膜につながっている．胸膜の折り返しは，肺根からさらに下方に伸び出しており，この部分は肺間膜と呼ばれる（図4-7 ☞116頁）．

> **Lecture**
>
> **呼吸運動における胸膜の役割**
>
> 呼吸を行う肺の運動は，2つの力のバランスの上に行われている．肺そのものが持つ弾性による収縮力と，胸腔の広がりを維持しようとする胸郭の支持力である．2つの力は胸膜腔を広げようとするが，胸膜腔の内部は陰圧になりながら一定の体積を保っている．その結果，外肋間筋と横隔膜の収縮により胸腔が広げられると，肺の体積が大きくなり，これらの筋が弛緩すると肺が弾力により収縮して肺の体積が小さくなる．
>
> 胸壁と肺の間に胸膜が介在することにより，両者の表面は滑らかに接触して，肺は胸腔の体積の変化に追随して容易に大きさを変えることができる．

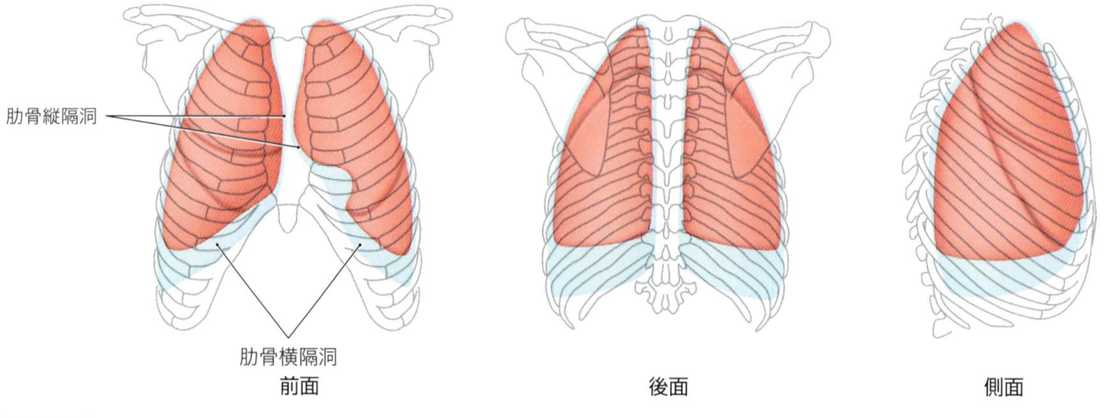

図4-5 胸膜腔の広がり

原位置での肺の観察

肺 lung を胸郭の中の原位置に置いたままで観察する（図4-7 ☞116頁）.

1. 肺は上が細く，下が太く，円錐に近い形をしている．細い上端を**肺尖** apex of lung，横隔膜に接する広い底面を**肺底** base of lung という．
2. 肺には3つの面がある．① **肋骨面** costal surface は胸郭に面し，② **横隔面** diaphragmatic surface は下方の横隔膜に面し，③ **縦隔面** mediastinal surface は内側の縦隔に面する．原位置では肋骨面のみが見える．
3. 肺の表面には，胸膜が落ち込んでできた裂があり，肺を葉に分けているのを観察する．

- 右肺は斜裂と水平裂により，上葉・中葉・下葉に分けられている．
- 左肺は斜裂によって，上葉・下葉に分けられている．

Clinical View

胸膜腔の病的状態

胸膜腔に，異常な物質が貯留すると病的な状態になる．

- **気胸** pneumothorax は，空気が胸膜腔に進入した状態である．空気は陰圧になると体積を増すので，胸膜腔が拡大し，肺が収縮して呼吸を妨げる．外傷なしに起こる自然気胸では，肺胸膜の小さな嚢胞などが破れて発生することが多い．
- **水胸** hydrothorax は，胸膜腔内に浸出液が貯留した状態である．胸膜腔の内圧が高くなると呼吸を妨げる．
- **血胸** hemothorax は，胸膜腔内に出血して血液が貯留した状態である．
- **膿胸** pyothorax は，胸膜に炎症を起こし，胸膜腔内に膿が貯留した状態である．

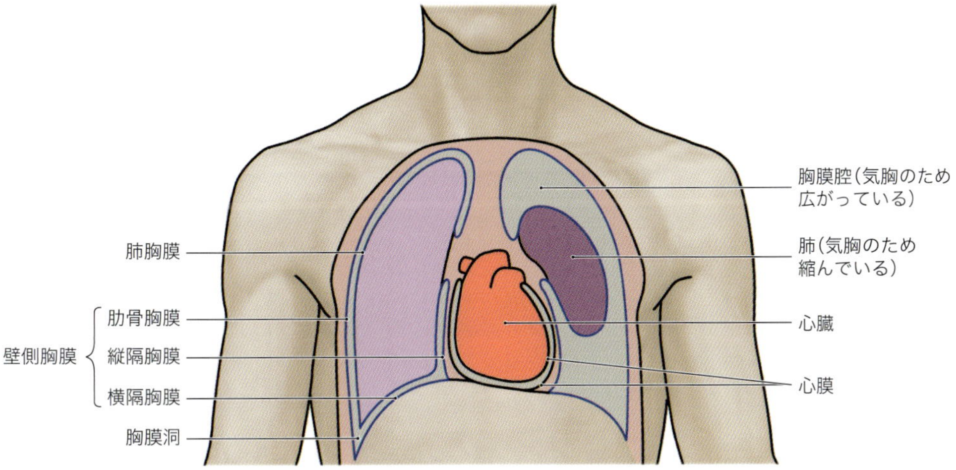

図4-6　胸膜と心膜

左肺は気胸による病的状態を示す．

肺の切り出し

1. 肺と縦隔の間で胸膜腔に手を入れ，肺を外側に引っ張って肺根を引き伸ばす．肺根の裏側に片方の手を入れて，壁側胸膜と肺胸膜の折り返しを確認する．
2. 肺を引っ張りながら，ハサミを使って肺根と肺間膜を切断する．縦隔や肺を切り取らないように，肺根を引き伸ばしながら両者の中間で切るようにする．
3. 取り出した肺の重量を測定する．日本人の肺の重量は，成人男性で右 500 g，左 420 g，成人女性で右 400 g，左 320 g である．高齢者の肺は萎縮してやや小さくなっているが，解剖体の肺は水分が浸透しているために重くなっている．

切り出した肺の観察

切り出した肺を表面から観察する．

1. 肺の 3 つの面の形状を確認する．
   ① 肋骨面は滑らかに膨らんでいるが，状態によっては肋骨による圧痕が見えることがある．
   ② 横隔面は滑らかに凹んでいる．
   ③ 縦隔面には，肺門と肺間膜の断面が見え，隣接する臓器によるさまざまな圧痕がある．
2. 肺の裂と葉の関係を観察する．**斜裂** oblique fissure（臨床で major fissure）は，後下方の下葉を区別する．右肺ではさらに**水平裂** horizontal fissure（臨床で minor fissure）が上葉と中葉を区別する．右肺で上葉・中葉・下葉，左肺で上葉・下葉を確認する．左肺では上葉の下部に**心切痕** cardiac notch を同定する．
3. **肺門** hilum of lung を観察する．**主気管支** main bronchus，**肺動脈** pulmonary artery，**肺静脈** pulmonary veins の断面が見える．適切な位置で切れた場合，1 本の肺動脈が上部に，2 本の肺静脈が下部に位置する．主気管支の位置は肺動脈の近傍で，右では肺動脈の後方，左では下方に位置する．主気管支は壁に軟骨を含むので，血管から明瞭に区別ができる．肺動脈の壁は肺静脈に比べてやや厚い（体循環の動静脈の壁ほど顕著な差ではない）．

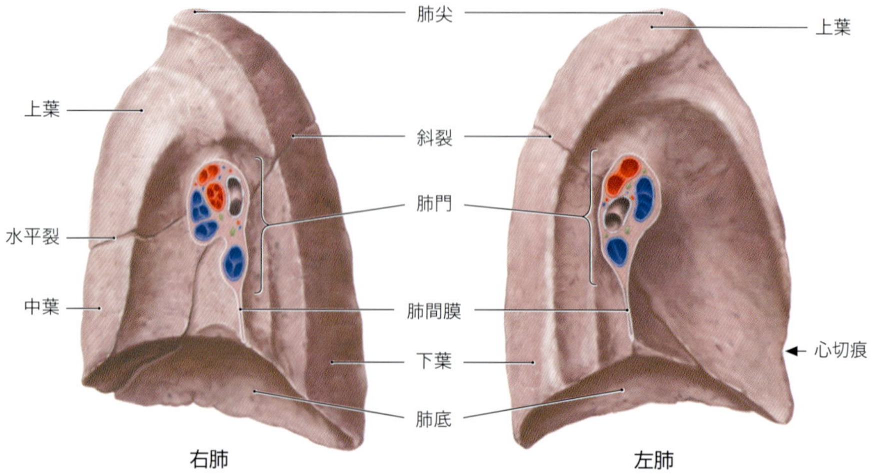

図4-7 肺の縦隔面

4. 主気管支に沿って**気管支動脈** bronchial branches が 2〜3 本走っているのを同定する.
5. 肺門の下方で**肺間膜** pulmonary ligament を観察する. 肺門の周囲の胸膜の折り返しが, 幅が狭くなりながら下方に続いている部分である.

肺の解剖

1. 主気管支の周囲の組織をピンセットでほじくりながら, 主気管支の走行を肺門から末梢に向かってたどる. 主気管支が**葉気管支** lobar bronchi に分かれるのを観察する. 葉気管支はそれぞれ 1 つの**肺葉** pulmonary lobe に広がる.
   - 右の主気管支は 3 本の葉気管支に分かれる. 右上葉気管支, 右中葉気管支, 右下葉気管支である. これらは右肺の上葉・中葉・下葉に対応する.
   - 左の主気管支は 2 本の葉気管支に分かれる. 左上葉気管支, 左下葉気管支である. これらは左肺の上葉・下葉に対応する.
2. 葉気管支をさらにたどって, **区域気管支** segmental bronchi に分かれるのを観察する. 区域気管支はそれぞれ 1 つの**肺区域** bronchopulmonary segment に広がる. 肺区域は, 肺の一部を切除する際の単位になっている.
   - 右では 10 本の区域気管支(B1〜10)に分かれる. それぞれ 10 個の肺区域(S1〜10)に対応する.
   - 左では 8〜10 本の区域気管支(B1〜10)に分かれる. それぞれ 8〜10 個の肺区域(S1〜10)に対応する(B1[S1]と B2[S2]は分離できないことがある. B7[S7]は B8[S8]に含められることがある).

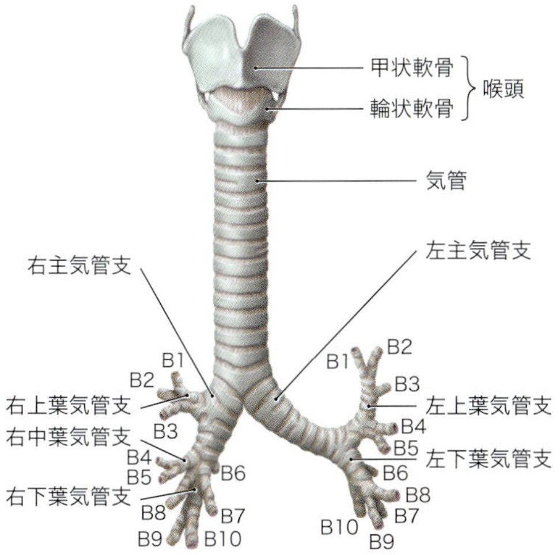

図4-8　区域気管支

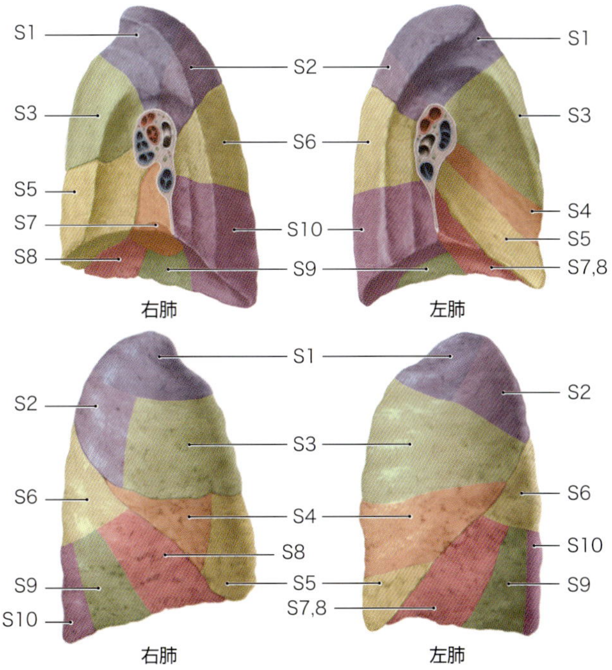

図4-9　肺区域

甲状腺と上皮小体

1. **甲状腺** thyroid gland を同定する．甲状腺は喉頭のやや下で気管の前面に張りついている．胸骨舌骨筋と胸骨甲状筋の断端を上方にめくり返して，甲状腺がよく見えるようにする．
2. 甲状腺の形状を観察する．右葉と左葉が，正中部の細い**峡部** isthmus によってつながっている．全体として蝶が羽を広げた形をしている．峡部から上方に伸びる錐体葉がしばしば見つかる(約70%)．
3. 甲状腺に豊富に進入する動脈を解剖する．
   - **上甲状腺動脈** superior thyroid artery は，外頸動脈の枝で上方からやってきて甲状腺の上端に進入する．
   - **下甲状腺動脈** inferior thyroid artery は，鎖骨下動脈第1部の枝の甲状頸動脈から分かれて最初は内方に進み，次に上行して甲状腺の下端に進入する．
4. 甲状腺の右葉と左葉の後面には，上下2対の**上皮小体(副甲状腺)** parathyroid gland が張りついている．上皮小体は頭頸部の解剖をして甲状腺を取り出したときに観察すればよい(☞293頁)．

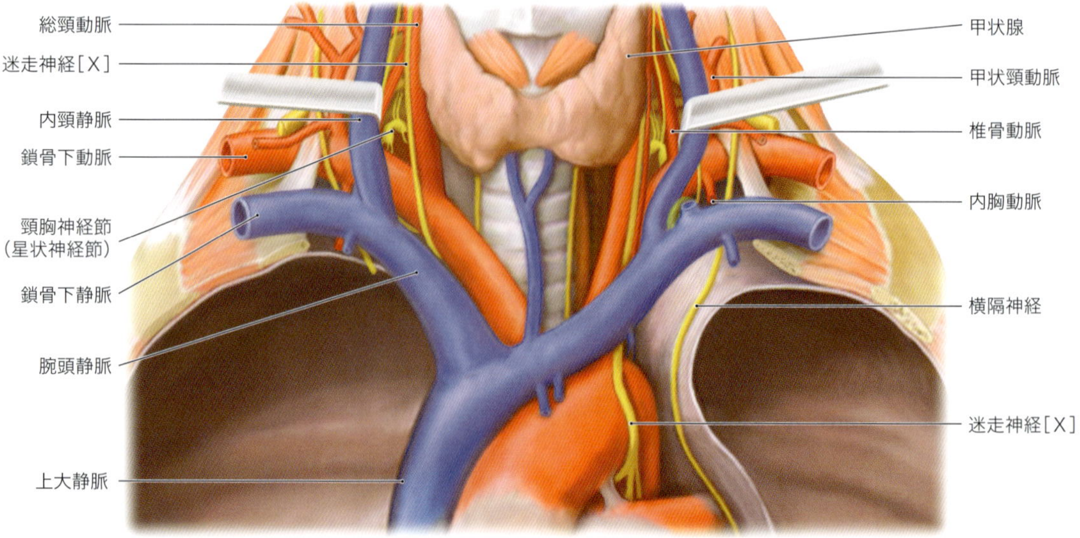

図4-10 頸根部の解剖

頸根部の血管

前斜角筋と胸郭の前面が取り除かれて，頸根部の大血管が観察できるようになった．

1. 頸根部で鎖骨下静脈と内頸静脈が合流する静脈角を確認する．ここから中枢に向かって腕頭静脈と上大静脈を同定する．
   - **腕頭静脈** brachiocephalic vein は，胸郭上口のすぐ上で鎖骨下静脈と内頸静脈が合流して生じ，左右が合流して上大静脈になる．
   - **上大静脈** superior vena cava は，縦隔上部で右の壁側胸膜の近くで左右の腕頭静脈が合流して生じ，後面から奇静脈が流入したあとに右心房に注ぐ．上大静脈については12節(☞132頁)で詳細に観察する．
2. 鎖骨下動脈は，1章17節(☞35頁)ですでに観察している．前斜角筋との位置関係により3部に分かれ，第1部は起始から前斜角筋の内側縁まで，第2部は前斜角筋の後方，第3部は前斜角筋の外側縁から第1肋骨の外側縁までである．ここでは第1部の枝(椎骨動脈，内胸動脈，甲状頸動脈)と第2部の枝(肋頸動脈)を確認する．椎骨動脈を剖出するときに，鎖骨下動脈を囲む交感神経幹の鎖骨下ワナを壊さないように注意する．
   - **椎骨動脈** vertebral artery は，前斜角筋と頸長筋の間を上行し，第6頸椎の横突孔に入って横突孔を上行し，脳に分布する．
   - **内胸動脈** internal thoracic artery は，鎖骨下動脈の前下面から起こり，下方に走行して前胸壁に分布する．すでに切断してある．
   - **甲状頸動脈** thyrocervical trunk は，鎖骨下動脈の前上面から起こり，ただちに3本の枝に分かれる．① **頸横動脈** transverse cervical artery は，頸根部を横切って背側に向かい，僧帽筋に分布する．② **肩甲上動脈** suprascapular artery は肩甲切痕を越えて棘上筋と棘下筋に分布する．③ **下甲状腺動脈** inferior thyroid artery は甲状腺に向かって内側に向かい，**上行頸動脈** ascending cervical artery という枝を出す．
   - **肋頸動脈** costocervical trunk は，鎖骨下動脈の後面から起こり，ただちに**深頸動脈** deep cervical artery と**最上肋間動脈** supreme intercostal artery(第1・2肋間に分布)に分かれる．

頸根部の神経

1. **横隔神経** phrenic nerve は，前斜角筋の前面を下行して胸腔に入り，心膜と壁側胸膜の間で，肺根の前面を通って下行し，横隔膜に達する．
2. **迷走神経[X]** vagus nerve を頸部から下の方にたどる．右の迷走神経は右鎖骨下動脈の前を通り，ここで分かれ出た右反回神経は右鎖骨下動脈を後ろへ回り，反転して上方に向かっている．左の迷走神経は大動脈弓の左前を通り，ここで分かれ出た左反回神経は大動脈弓を後ろへ回り，反転して上方に向かう．左右の反回神経は，気管と食道の間の溝に沿って上行し，輪状軟骨の下縁の高さで下喉頭神経となって喉頭に分布する．
3. **交感神経幹** sympathetic trunk を総頸動脈と内頸静脈の深層で，頸長筋の前面に見出す．頸の下部にある**中頸神経節** middle cervical ganglion と胸郭上口にある**頸胸神経節** cervicothoracic ganglion(**星状神経節** stellate ganglion)を確認する．頸の上部にある上頸神経節は，ここではまだ見えない．

心臓に出入りする大血管

心臓が心膜に包まれた状態のままで，心臓に出入りする大血管を観察する.

1. 左右の**腕頭静脈** brachiocephalic vein が上縦隔の右寄りで合流して上大静脈になること，**上大静脈** superior vena cava がそのまま下行して心臓に流入することを観察する．上半身の血液が心臓に戻るまでの静脈の流れをまとめて理解しておく.
2. 上大静脈の左後方で，心臓から**上行大動脈** ascending aorta が出ていること，上行大動脈が後左方に向かって弯曲して**大動脈弓** aortic arch になること，大動脈弓から 3 本の大きな枝が出ていることを観察する．大動脈弓から出た枝を通して上半身に血液が送られて

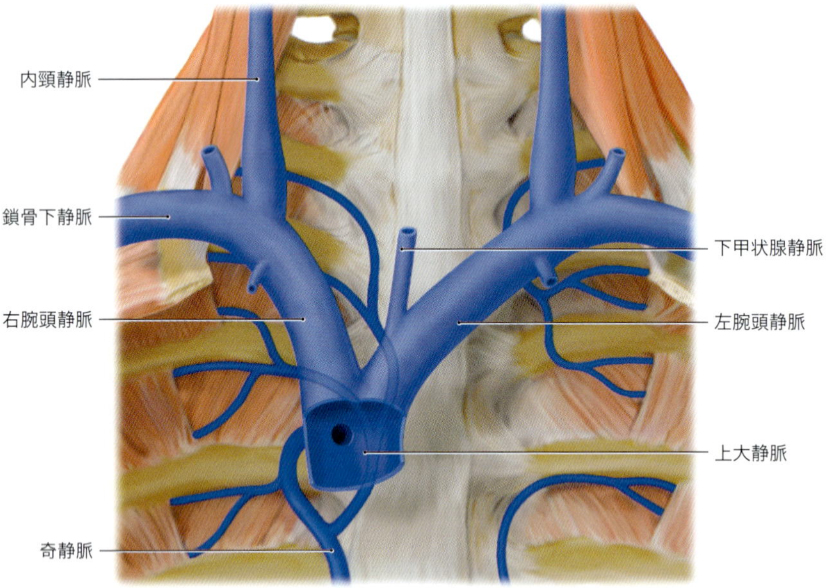

図4-11 上大静脈とその枝

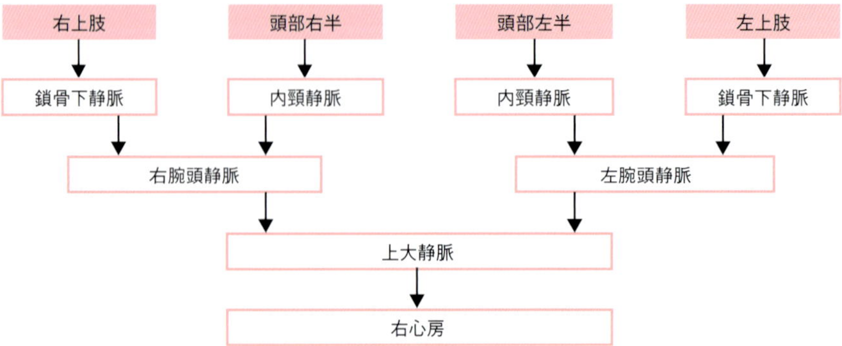

図4-12 上半身の血液が心臓に戻るまでの流れ

いく流れをまとめて理解しておく．

- **腕頭動脈** brachiocephalic trunk は，すぐに 2 分岐して，右総頸動脈と右鎖骨下動脈になる．
- **左総頸動脈** left common carotid artery は，頸部を上行して頭部の左半に向かう．
- **左鎖骨下動脈** left subclavian artery は，左上肢に向かう．

3. 大動脈弓のすぐ左側に接して，心臓から**肺動脈幹** pulmonary trunk が出てくること，これが大動脈弓の下で**左肺動脈** left pulmonary artery と**右肺動脈** right pulmonary artery に分かれているのを観察する．

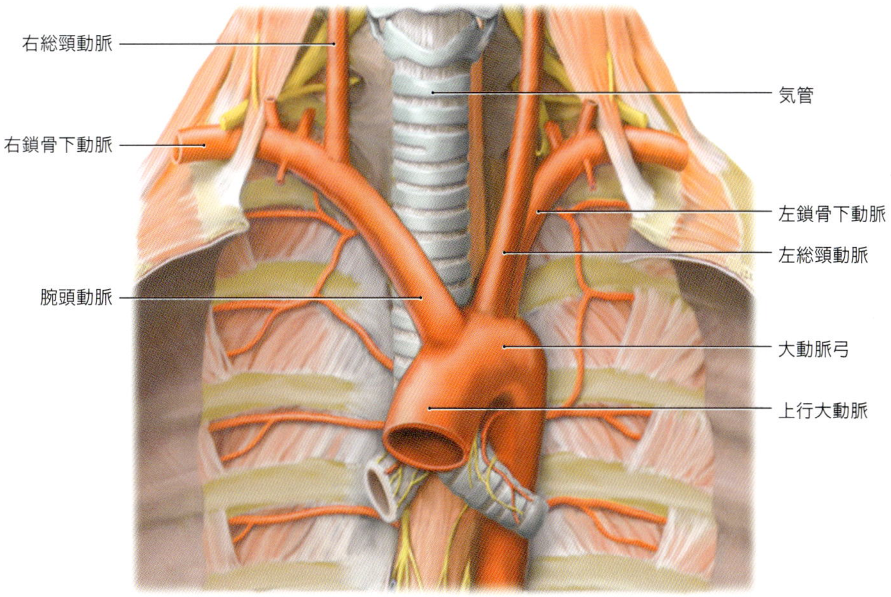

図 4-13　大動脈弓とその枝

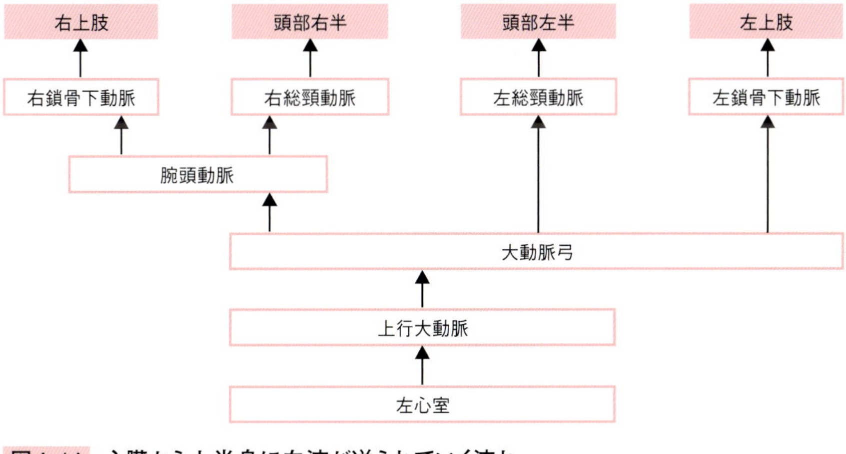

図 4-14　心臓から上半身に血液が送られていく流れ

心膜腔の開放

1. 心膜を解剖する前に，**横隔神経** phrenic nerve と**心膜横隔動脈** pericardiacophrenic artery（内胸動脈の枝）が心膜の外面で肺根の前方を下行するのを観察する．
2. **心膜** pericardium をハサミで以下のように十字形に切り開く．まず大動脈の起始部から心尖に向かって一直線に切り開く．次にこれと直交するように右と左それぞれに向かって心膜を切り開く．こうして心膜腔が開放されることになる．
3. 切断した心膜の断面を観察して，他の漿膜（胸膜，腹膜）よりも分厚く丈夫なことを確かめる．これは，内面を覆うつるつるした漿膜に加えて，外面に結合組織の層が加わっているためである．結合組織の層は，**線維性心膜** fibrous pericardium と呼ばれる．漿膜の層は**漿膜性心膜** serous pericardium と呼ばれ，これには壁側板と臓側板（心外膜）がある．
4. **心膜腔** pericardial cavity の内面がつるつるした心膜によって覆われているのを観察する．心膜の壁側板が心膜の内面を覆い，臓側板が心臓の表面を覆っている．壁側板と臓側板の間には薄い液体層があり，これにより心臓は心膜に包まれて自由に動くことができる．

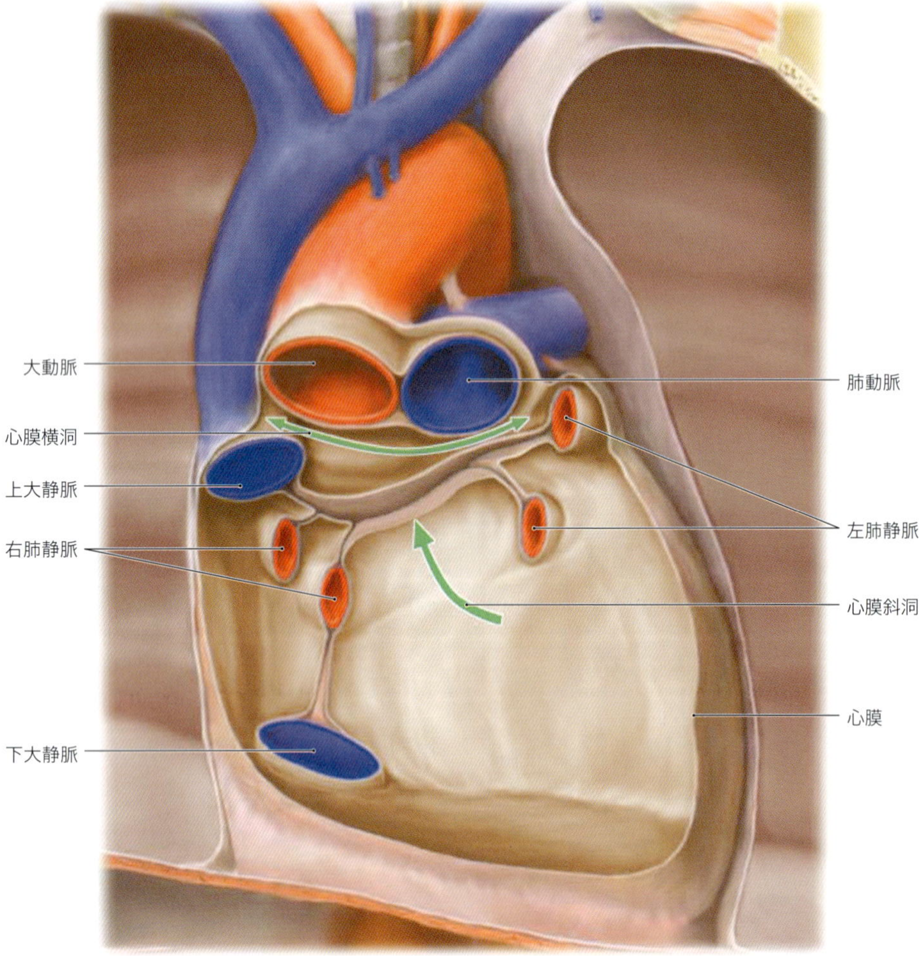

図4-15 心膜腔の広がり

5. 心膜腔の広がりを観察し，心臓の裏に指を入れて，心膜の壁側板と臓側板が折り返す場所を探索する．心膜の折り返しを指で探りながら，動脈の周囲と静脈の周囲の 2 か所に分かれているのを確認する．
① 動脈周囲の折り返しは，大動脈と肺動脈を共通に取り囲み，全体として楕円状にまとまっている．
② 静脈周囲の折り返しは，上大静脈，下大静脈，4 本の肺静脈を共通に取り囲むため，全体として大きく引き伸ばされた C 字形となる．
6. 心臓の裏にある心膜腔の特徴的な場所 2 か所を指で確認する．
- **心膜横洞** transverse pericardial sinus は，動脈周囲の心膜の折り返しと静脈周囲の心膜の折り返しを隔てる通路である．大動脈と肺動脈の後ろに指を通すことで確認できる．
- **心膜斜洞** oblique pericardial sinus は，静脈周囲の心膜の折り返しの彎入部で，左下に入口があり右上に向かう．心尖から上方に指を入れると，行き止まりになっていることで確認できる．

Lecture

心膜と心臓壁の関係

心臓の壁は，外面から① **心外膜** epicardium，② **心筋層** myocardium，③ **心内膜** endocardium の 3 層構造である．心外膜は，漿膜性心膜の臓側板と同じものである．心膜と心臓壁の関係をまとめると，図4-16 のようになる．

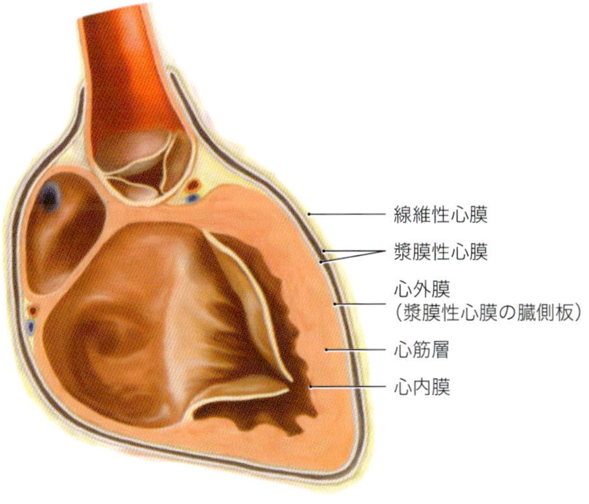

心膜			心臓壁
線維性心膜			
漿膜性心膜	壁側板		
	臓側板	=	心外膜
			心筋層
			心内膜

図4-16　心膜と心臓壁の関係

原位置での心臓の観察

心臓 heart を心膜腔内の原位置に置いたまま観察する．

1. 心臓の前面で，心臓の4つの部屋を同定する．
   - **右心室** right ventricle が心臓の前面に大きく見えている．
   - **左心室** left ventricle が心臓の左縁に沿って見えている．
   - **右心房** right atrium が心臓の右縁から上縁にかけて見えている．
   - **左心房** left atrium の一部（左心耳）が心臓の上縁で左端にわずかに見えている．
2. 心臓の前面で，冠状溝と前室間溝を確認する．
   - **冠状溝** coronary sulcus は，心房と心室を区別する溝で，心臓の周囲を取り巻くように走る．前面では高い位置に見える．
   - **前室間溝** anterior interventricular sulcus は，右心室と左心室を区別する溝で，冠状溝と垂直に交わる．前面では左寄りに見える．

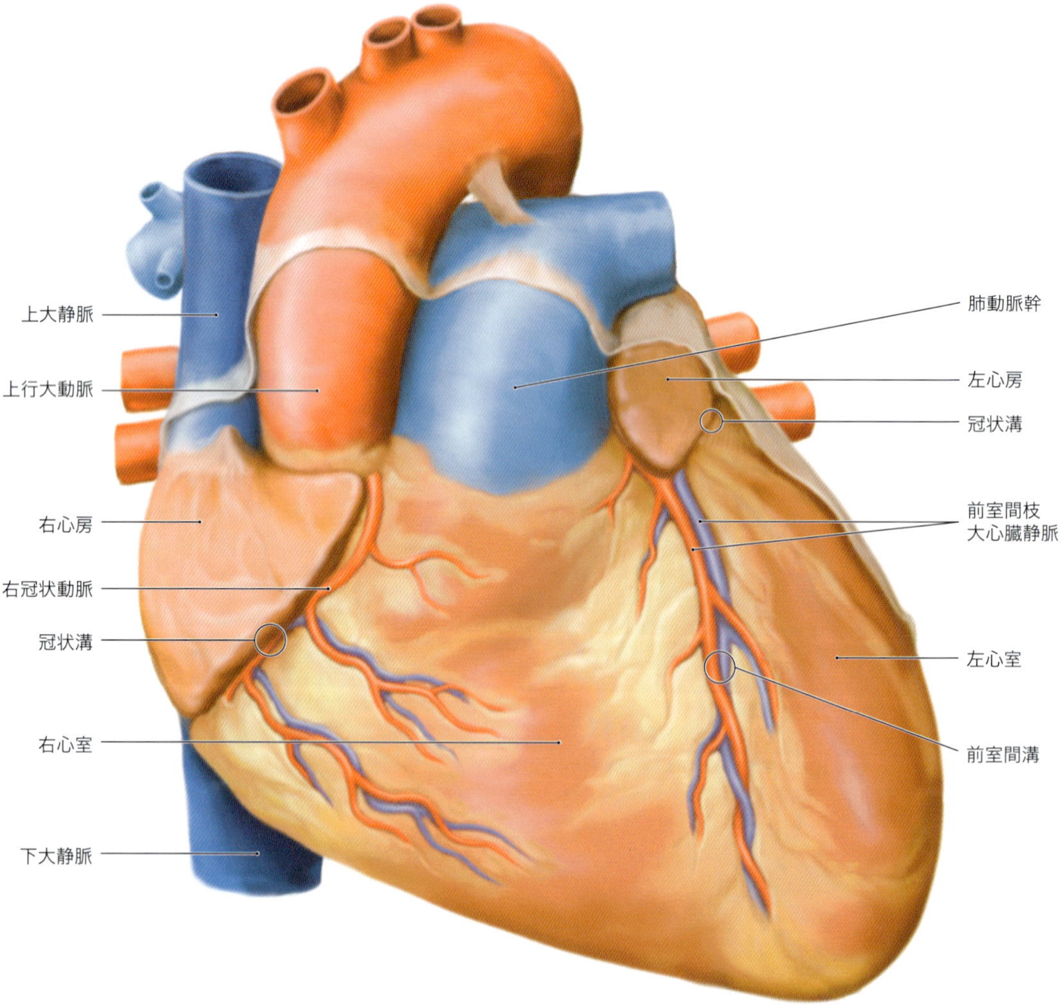

図4-17 心臓（前面）

3. 心臓の左下部で心尖を，上縁で心底を同定する．心底から心尖に向かう心軸は，右上後から左下前に向かっている．
- **心尖** apex of heart は，心臓の左下前の端である．心室の一部で，心臓が最も強く拍動する部分である．生体では乳頭線のやや内側で第 5 肋間あたりにあり，この部位で心臓の拍動を最も強く感じる(心尖拍動)．
- **心底** base of heart は，心臓の右上後の広がった部分である．ここで大血管が心臓に出入りする

心臓の切り出し

心臓に出入りする大血管を切断し，心臓を取り出す．

1. **肺動脈幹** pulmonary trunk と**上行大動脈** ascending aorta を，心膜の折り返しの直近で切断する．肺動脈幹は，左右に分岐する手前で切るようにする．
2. 左右の心房に流入する 6 本の静脈を，心膜の折り返しの直近で切断する．
- **上大静脈** superior vena cava は，心臓の右上で切断する．
- **下大静脈** inferior vena cava は，心臓の右下で切断する．
- 肺静脈は，左 2 本，右 2 本を，それぞれ心臓の背面で切断する．
3. 心臓を取り出す．取り出した心臓の後面と，残された心膜の内面を照らし合わせて観察する．心膜横洞と心膜斜洞の位置，心膜の折り返しとの関係を確認する．
4. 心臓の内腔に詰まっている血塊を十分に取り除いてから，心臓の重量を測定する．血塊を取り除くにはピンセットを用いる．血塊がよくとれたら，心臓の内腔を水道の流水のもとで洗っておく．日本人の心臓の重量は，成人男性で 310〜340 g，成人女性で 280〜310 g である．

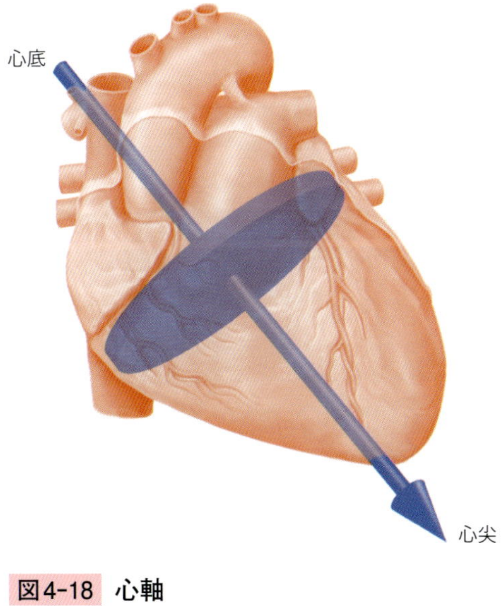

図4-18　心軸

心臓の外表面の観察

取り出した心臓を表面から観察する．

1. 冠状溝が心臓を取り巻いて一周しているのを観察する．心房と心室が冠状溝によって隔てられていることを確認する．
2. 心臓の前面で前室間溝が，後面で後室間溝が縦に走るのを観察する．右心室と左心室がこれらの溝によって隔てられているのを確認する．
3. 左右の心房から**心耳** auricle が前方に伸び出している．右心耳は大動脈の前に，左心耳は肺動脈幹の前にかぶさっているのを観察する（図4-22 ☞ 130 頁）．

心臓静脈の解剖

心外膜をむきながら，漿膜下の脂肪をピンセットで丁寧に取り除いて，心臓壁に分布する静脈と動脈を剖出する．静脈のほうが動脈よりも浅層に位置するので，まず静脈から剖出する．

1. **冠状静脈洞** coronary sinus を心臓の後面で冠状溝の中に剖出する．冠状静脈洞の長さは2〜3 cm で，右心房に開口する．開口部は心臓の内面を解剖するときに観察する．
2. **大心臓静脈** great cardiac vein は，前室間溝の中を上行し，左心耳の下あたりで左に向きを変え，冠状溝の中を進んで心臓の後面に回り，冠状静脈洞に移行する．
3. **中心臓静脈** middle cardiac vein は，後室間溝の中を上行して，冠状静脈洞の基部に注ぐ．
4. **小心臓静脈** small cardiac vein は，右心房と右心室の間を走り，冠状静脈洞の基部に流入する．
5. 大心臓静脈が冠状静脈洞に注ぎ込むあたりから，上前方へ，左肺静脈の根元に向かう細い静脈が見られる．これは**左心房斜静脈** oblique vein of left atrium（**マーシャル静脈** Marshall's vein）と呼ばれ，胎児期の左側の上大静脈が退化したものである．
6. **前心臓静脈** anterior cardiac veins という複数の小さな静脈が，右心室の前面から起こり，冠状溝を乗り越えて右心房に直接流入している．
7. これら以外に，肉眼的に観察の難しい短く小さな静脈が，心筋層の毛細血管網から直接に心臓の内腔に注ぐ．これらは**細小心臓静脈** smallest cardiac veins と呼ばれる．

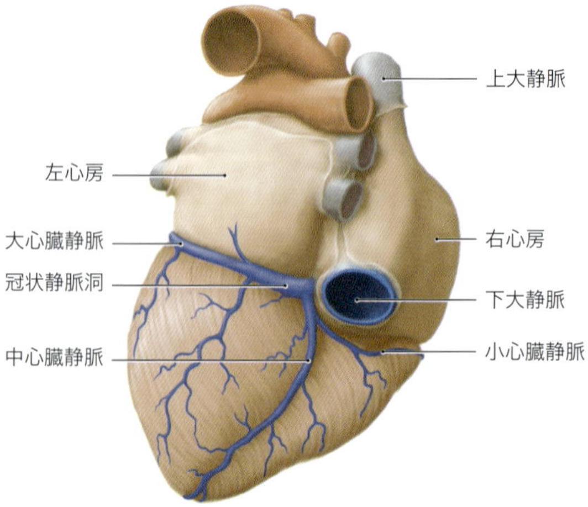

図4-19 心臓の静脈（後面）

冠状動脈の解剖

心臓の動脈は，冠状動脈と呼ばれる．右・左冠状動脈の 2 本があり，走行は非対称的である．

1. 右・左冠状動脈が大動脈の起始部から始まるところを，大動脈の内腔から観察する．心臓の上面で大動脈の内部を調べて，大動脈弁の 3 つの弁尖(右・左・後半月弁)を同定する．各半月弁の背後の壁が軽く膨らんで，大動脈洞(右・左・後大動脈洞)になっている．ここに冠状動脈の開口部がある．
   - **右冠状動脈** right coronary artery の開口部が，右大動脈洞にある．
   - **左冠状動脈** left coronary artery の開口部が，左大動脈洞にある．
2. 右冠状動脈を右心房と右心室の間で探し，これを中枢にたどって大動脈から起こるところを確かめる．また末梢にたどって心臓の後面に達し，**後室間枝** posterior interventricular branch となって後室間溝を下行するのを観察する．冠状溝の右冠状動脈から**右縁枝** right marginal branch が分かれて右心室に分布する．
3. 左冠状動脈は肺動脈と左心耳の間から前面に現れ，肺動脈基部の左後方で 2 本の枝に分かれる．
   - **前室間枝** anterior interventricular branch は，前室間溝を下行する．大心臓静脈の主枝と一緒に走る．
   - **回旋枝** circumflex branch は，冠状溝に沿って心臓の後面に向かい，右冠状動脈の枝と吻合することがある．回旋枝から**左縁枝** left marginal artery が分かれて，左心室に分布する．

Clinical View

虚血性心疾患

冠状動脈が動脈硬化などにより細くなり，血流量が不足して生じる病態を**虚血性心疾患** ischemic heart disease という．さまざまな病態が含まれるが，**狭心症** angina pectoris では，運動時などに十分な血流が確保されないために胸痛発作が起こる．**心筋梗塞** myocardial infarction は，心筋虚血が持続して心筋の壊死を起こした状態である．

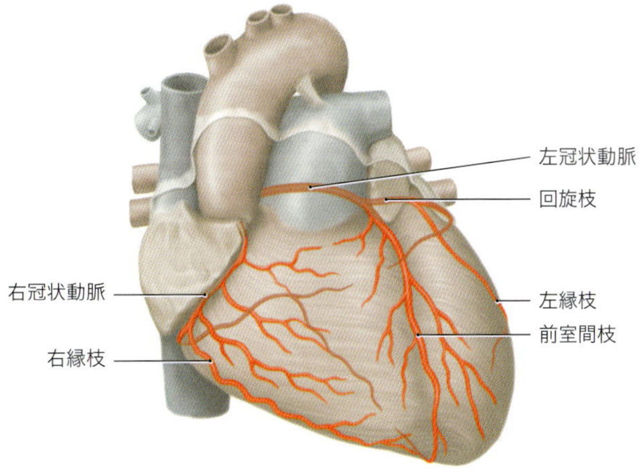

図 4-20　心臓の動脈(前面)

第10節　心臓の解剖①　心房と心室を分離する

心臓の解剖方法は，分離法と切開法の２つに分かれる．分離法では，心房と心室の間を切り離す．切開法では，心臓の４つの部屋を切り開く．実習室の解剖体の半数では分離法を行い，もう半数では切開法を行い，互いに所見を見せ合って理解を深めるのがよい．

分離法による心臓の解剖

1. 左右の冠状動脈を冠状溝から引きはがして，心房と心室の間がよく見えるようにする．冠状静脈洞とそれにつながる静脈枝は筋層から引きはがして，心室壁からすっかり遊離する．
2. 心房と心室の間を分け入って，冠状溝を埋める疎性結合組織をピンセットでほじっていく．さらに，① 房室口の直上で心内膜を切断し，② 大動脈の根元の後面と心房の筋層との間をピンセットで分離し，③ 左右の房室口の間で，心室上面の硬い結合組織の板から心房の筋束をはがし取る．
3. 以上の処置により，心房と心室は完全に分離される．心臓静脈の枝は心房からぶら下がり，冠状動脈の枝は心室に残っている．心房と心室をつなぐ余分な動脈・静脈枝があれば適当に切っておく．
4. 右心房の内面を右の房室口から見て，以下の構造を観察する．

- **卵円窩** oval fossa は，**心房中隔** interatrial septum にある長円形の凹みである．これは胎児期の卵円孔の痕跡である．
- **冠状静脈口** opening of coronary sinus は冠状静脈洞の開口部で，右房室口と下大静脈口の間にある．
- **下大静脈弁** valve of inferior vena cava は，下大静脈口の内側縁から卵円窩の前下端に向かうヒダである．
- 右心耳（および左心耳）の内面には，**櫛状筋** pectinate muscles という細かな筋肉が隆起している．これに対して心耳以外の心房の内面は平滑である．

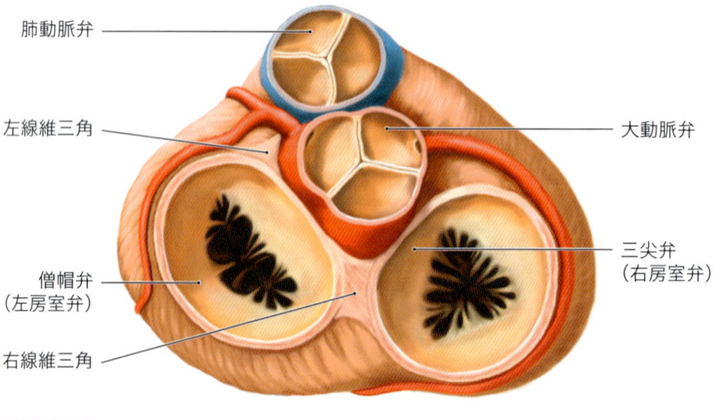

図4-21　心室の基底面

5. 心室の基底面(上面)で，4つの弁口の位置関係を観察する．観察を容易にするために，大動脈と肺動脈を弁の上方1cmのところでハサミで切り取っておく．
- **肺動脈弁** pulmonary valve は，心室基底面で最も前方に位置する．
- **大動脈弁** aortic valve は，肺動脈弁の後方に接し，心室基底面の中央に位置する．
- **三尖弁** tricuspid valve(**右房室弁** right atrioventricular valve)は，大動脈弁の右後方に接する．
- **僧帽弁** mitral valve(**左房室弁** left atrioventricular valve)は，大動脈弁の左後方に接する．

6. 心室の基底面で心臓の**線維性骨格** fibrous skeleton of heart の2つの要素を観察する．
- **線維輪** fibrous ring は，弁口の周囲を取り囲む硬い結合組織で，弁の付着縁になっている．
- **線維三角** fibrous trigone は，弁口の間にある硬い結合組織板で，右線維三角は大動脈口・左房室口・右房室口の間にあり，左線維三角は大動脈口と左房室口の間で左前寄りにある．

7. 大動脈弁と肺動脈弁は，3つの半月状の弁尖を備えている．大動脈では弁尖の直上の壁が外に膨れ出しており，**大動脈洞** aortic sinus と呼ばれる．ここから冠状動脈が分かれ出る．画像診断で見たときに，この部が丸く膨れて見えるので**大動脈球** aortic bulb とも呼ばれる．大動脈弁の3つの弁尖を冠状動脈の開口部と関連づけて，臨床では右冠尖，左冠尖，無冠尖と呼ぶ．
8. 三尖弁(右房室弁)は3枚の弁尖を，僧帽弁(左房室弁)は2枚の弁尖を有している．房室弁の形状は帆状弁で，弁尖の先端に心室内から伸びてきた腱索が付着している．
9. 左右の房室弁を線維輪とともに切り取り，**腱索** tendinous cords も切り取る．心室腔内の血液をピンセットで適宜取り除いて，左右の心室の内腔を観察する．心室の内腔面には，**肉柱** trabeculae carneae が柱状に盛り上がってでこぼこしている．それがとくに発達して乳頭状に盛り上がったものが**乳頭筋** papillary muscles で，その頂点に付着する腱索が房室弁が反転しないように牽引している．
10. 心室の基底面と平行に，心室の中央あたりの高さで心室をメスで横断する．断面で左右の心室の筋層の厚さの違い，内腔の形状を観察する．

Lecture

心臓の線維性骨格

心臓の線維性骨格は，心房と心室のすべての心筋の起始・停止になっている．また心房の心筋と心室の心筋は線維性骨格を境にして上下で完全に遮断されており，刺激伝導系以外の連絡がない．

Clinical View

卵円孔

胎児期の卵円孔は，肺を通さずに右心系から左心系に血液を流す2つのバイパスのうちの1つである．胎児の右心房に戻ってきた血液(とくに胎盤から下大静脈経由で戻ってきた血液)が，卵円孔を通って左心房に通り抜け，左心室から大動脈に拍出される．もう1つのバイパスは肺動脈と大動脈弓をつなぐ動脈管である．

卵円孔は出生後に閉鎖するが，出生後も閉鎖しない状態を卵円孔開存症といい，開口部が大きな場合には外科的な治療を要する．

130 第11節 心臓の解剖② 心臓の部屋を切り開く

切開法による心臓の解剖

1. 右心と左心のそれぞれで，血液の流れに沿って心臓の壁をハサミで切り開く（図4-22）.
   ① 右心房で下大静脈の開口から，右心耳の先端近くまで一直線に切る．次に右心房から下方に，右心室の先端近くまで切り，上に向きを変えて動脈円錐を経て肺動脈幹を切り開く．
   ② 左右の肺静脈をつなぐように左心房後壁を横断する．切断線の途中から下方に，左心室の先端近くまで切り，上に向きを変えて大動脈まで切り開く．
2. 右心房の内面で，以下の構造を観察する．
   - **卵円窩** oval fossa は，**心房中隔** interatrial septum にある長円形の凹みである．これは胎児期の卵円孔の痕跡である．
   - **冠状静脈口** opening of coronary sinus は，冠状静脈洞の開口部で，右房室口と下大静脈口の間にある．
   - **下大静脈弁** valve of inferior vena cava は，下大静脈口の内側縁から卵円窩の前下端に向かうヒダである．
   - 右心耳（および左心耳）の内面には，**櫛状筋** pectinate muscles という細かな筋肉が隆起している．これに対して心耳以外の心房の内面は平滑である．

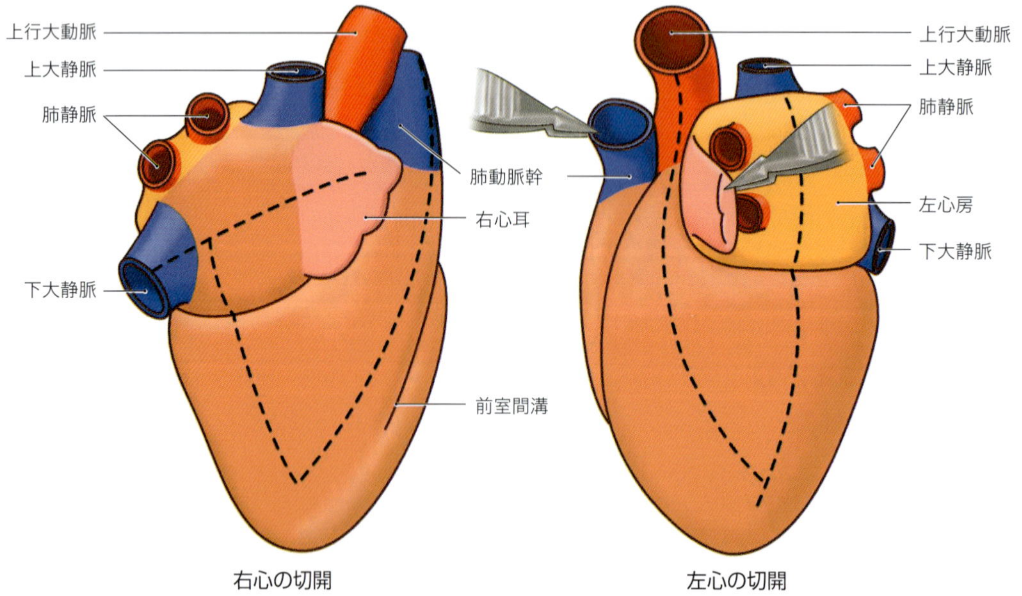

図4-22 心臓壁の切開法
点線に沿って切り開く．

3. **三尖弁** tricuspid valve(**右房室弁** right atrioventricular valve)と右心室の内腔面を観察する．右心室の内腔面には，**肉柱** trabeculae carneae が柱状に盛り上がってでこぼこしている．それがとくに発達して乳頭状に盛り上がったものが**乳頭筋** papillary muscles で，その頂点に**腱索** tendinous cords が付着している．腱索のもう一方の端は房室弁に付着して，弁が反転しないように牽引している．
4. 右心室から肺動脈口に向かう部分は**動脈円錐** conus arteriosus と呼ばれ，円錐状になっている．**肺動脈弁** pulmonary valve は，3 つの半月状の弁尖を備えている．
5. 左の心房，心室，弁も同様に観察する．右とほぼ同様であるが，以下の点に注意する．
   - **僧帽弁** mitral valve(**左房室弁** left atrioventricular valve)は，弁尖が 2 枚である．右と同様に腱索によって乳頭筋につながれている．
   - 左心室の壁の厚さは，右の 3 倍ほど厚い．肉柱や乳頭筋も同様に発達している．
   - **大動脈弁** aortic valve では弁尖の直上の壁が外に膨れ出しており，**大動脈洞** aortic sinus と呼ばれる．ここから冠状動脈が分かれ出る．画像診断で見たときに，この部が丸く膨れて見えるので**大動脈球** aortic bulb とも呼ばれる．
6. 左心室の内腔から**心室中隔** interventricular septum を観察する．心室中隔の最上部の小さな領域は筋層がなく，透かしてみると光が透過する．この光を透過する窓の中ほどに三尖弁(右房室弁)が付着しており，上半分は房室中隔であり，下半分は心室中隔の膜性部である．これに対し心室中隔の大部分は心筋からできており筋性部と呼ばれる．

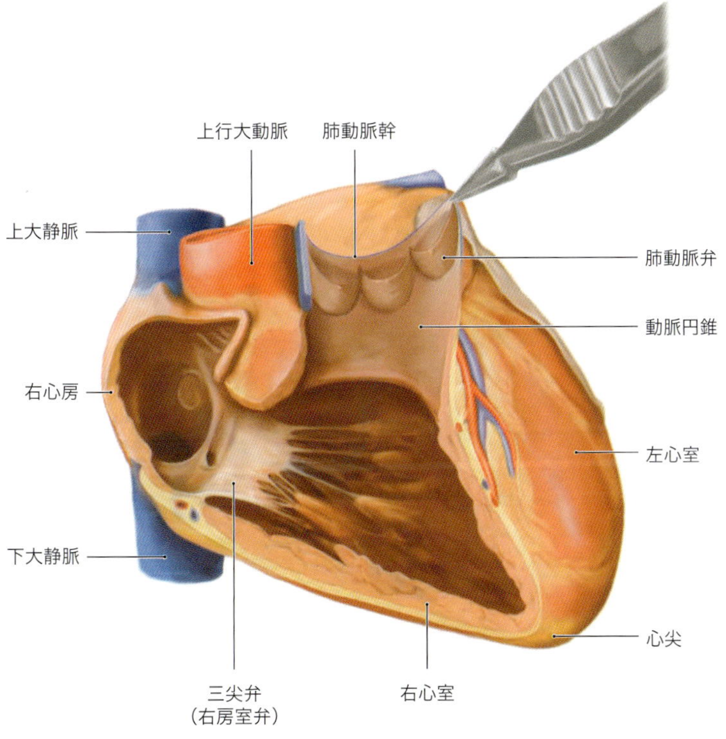

図4-23　右心房と右心室の内面

第12節 上縦隔を解剖する

上縦隔の大血管の解剖

1. 上縦隔の境界について復習する(☞ 113 頁 Lecture). 上縦隔の浅層にある胸腺と周囲の脂肪組織は，すでに除去してある.
   - 上方：胸郭上口
   - 後方：第 1〜4 胸椎体
   - 前方：胸骨柄
   - 外側：縦隔胸膜(左右)
   - 下方：胸骨角と第 4 胸椎体下縁を通る水平面
2. 右心房に流入する**上大静脈** superior vena cava とその支流(腕頭静脈，内頸静脈，鎖骨下静脈)を末梢までたどって確認する. 上大静脈が右の肺根の前面を通過することを確認する. 上縦隔の右側で，**奇静脈** azygos vein が右の肺根の上方を通過して上大静脈の後面に流入するのを観察する(図4-11 ☞ 120 頁).
3. 左右の横隔神経が，鎖骨下静脈の後方で左右の肺根の前方を通過するのを観察する.
4. 大動脈弓とそこから分かれる 3 本の大きな枝(腕頭動脈，左総頸動脈，左鎖骨下動脈)を末梢までたどって確認する.
5. 大動脈弓の下面と左肺動脈の上面の間を，**動脈管索** ligamentum arteriosum という線維性の索がつないでいるのを見出す. 動脈管索は，胎生期の動脈管の痕跡である. 動脈管索のすぐ外側で，左迷走神経から後方に分かれた左反回神経が，大動脈弓の下を後ろへ回り上行するのを確認する.

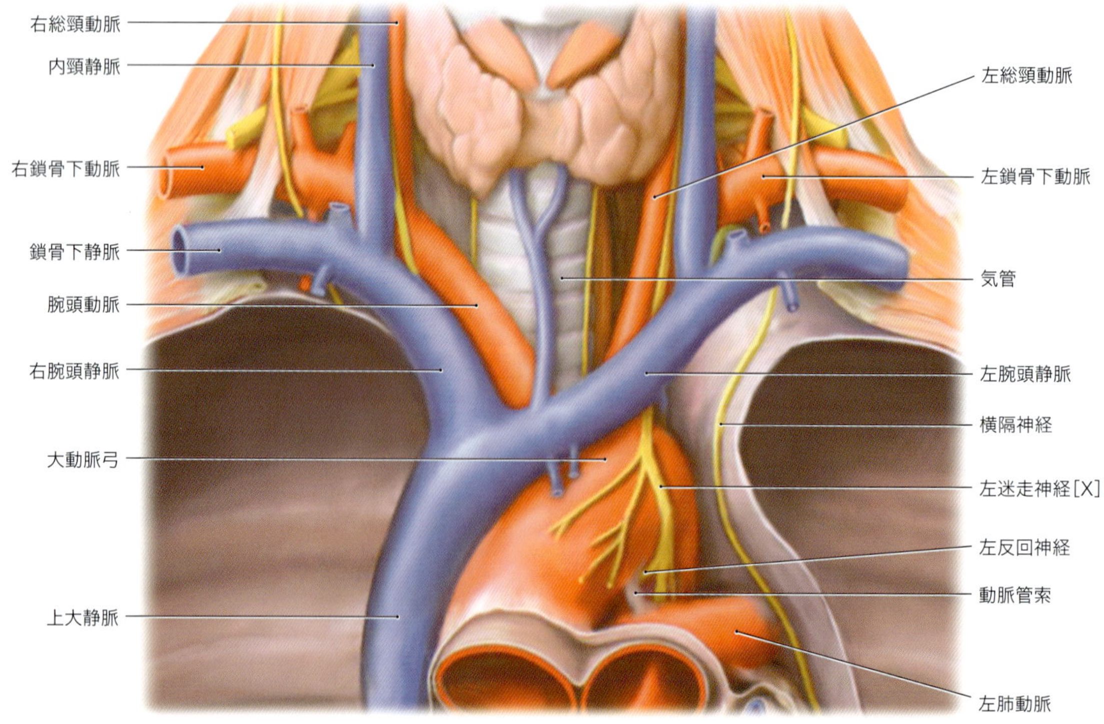

図4-24 上縦隔の解剖

上縦隔の内臓の解剖

上縦隔で大血管と心膜の深層にある気管と食道を解剖する.

1. 上大静脈の断端を心膜から切り離す. 大動脈と肺動脈を心膜の折り返しから切り離して持ち上げる. 左右の肺静脈と心膜を気管支の前面からはがし取り, 深層の気管・気管支が観察できるようにする.
2. **気管** trachea は胸骨角の高さで2分岐して, 左右の**主気管支** main bronchus に分かれる. この分岐点は**気管分岐部** tracheal bifurcation と呼ばれる.
3. 主気管支の左右差を観察する. 右のほうが左よりも太い(右肺が左肺よりも大きいため). また右のほうが垂直に近くて短く, 左が水平に近くて長い(左気管支が心臓と大動脈弓の間を通り抜けるため). そのため気管に入った異物は, 右気管支から右肺に入りやすい.
4. 気管分岐部の周辺に**気管気管支リンパ節** tracheobronchial nodes の一群が分布しているのを観察する. 気管のすぐ後方に食道が接しているのを確認する.

> **Lecture**
>
> **動脈管索**
>
> 胎児期には**動脈管** ductus arteriosus(**ボタロー管** Botallo's duct)が肺動脈と大動脈弓をつないで, 右心室から送り出された血液(上大静脈から心臓に戻った血液が主となる)を肺に流さずに, 大動脈に送り出していた. 動脈管は出生後に閉鎖して, 成人では動脈管索という痕跡として残っている.

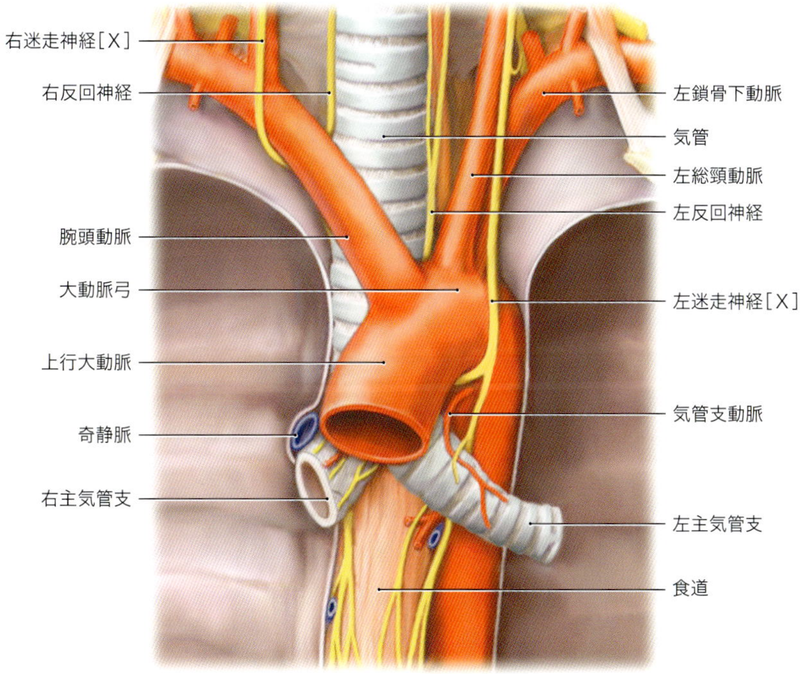

図4-25　気管と食道

後縦隔の解剖

1. 後縦隔の境界について復習する(☞ 113 頁 Lecture).
   - 上方：胸骨角と第 4 胸椎体下縁を通る水平面
   - 後方：第 5～12 胸椎体
   - 前方：心膜
   - 外側：縦隔胸膜(左右)
   - 下方：横隔膜
2. 心膜を引き下げながら後壁からはがし取る．心膜が横隔膜に付着するところで切断して，遊離した心膜を処分する．
3. **食道** oesophagus を全長にわたって剖出し観察する．
   ① 頸部で咽頭から食道に移行するところは，喉頭の後ろに隠れてここではまだ見えない．
   ② 頸根部と上縦隔では，食道は気管の左後方に接して走っている．気管の下部を右側から持ち上げて食道の前面を剖出する．気管分岐部の高さで食道前面を左気管支が横切るため，この部は食道が拡張しにくい部分となる(生理的狭窄部☞ 136 頁 Lecture).
   ③ 後縦隔の上部では，食道は大動脈の右に位置するが，下部では大動脈の前に位置を変えて横隔膜を貫く．

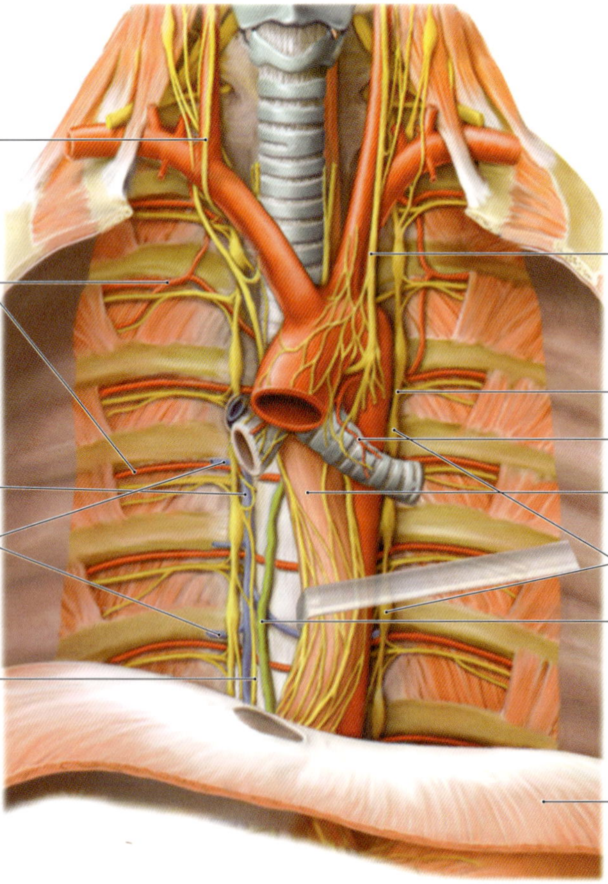

図4-26 後縦隔の解剖

4. **迷走神経[X]** vagus nerve の走行を頸部から横隔膜に至るまで復習・観察する．
① 頸の上部では，迷走神経は総頸動脈・内頸静脈とともに頸動脈鞘に包まれていた．
② 頸根部と上縦隔で，右の迷走神経は鎖骨下動脈の前面を横切り，気管と食道の右側面に近接し，右腕頭静脈と上大静脈の後ろを通り，右の肺根の後方を横切る．左の迷走神経は左の総頸動脈と鎖骨下動脈の間を下行し，大動脈弓の前面を横切り，左の気管支の後方を横切る．
③ 後縦隔では，右の迷走神経は食道の後面で，左の迷走神経は食道の前面で，それぞれいくつかの枝に分かれて神経叢を作りながら下行し，横隔膜のすぐ上で前迷走神経幹と後迷走神経幹に集まる．

5. 胸大動脈を剖出し，その走行と主な枝を観察する．大動脈弓を左の方にたどると，第4胸椎体下縁の高さで胸大動脈に移行する．胸大動脈は，後縦隔の上部では胸椎体の左に位置するが，下部では胸椎体の前面に位置を変える．胸大動脈から分岐する食道動脈，気管支動脈，肋間動脈を観察する．
- **食道動脈** oesophageal branches は食道に分布し，**気管支動脈** bronchial branches は気管支に分布する．ともに胸大動脈の前面から分かれ出るため共同幹を形成することも多い．分布領域によって同定する．右の気管支動脈は右の第3肋間動脈から分かれることが多い．
- **肋間動脈** posterior intercostal arteries のうち9対は，胸大動脈の後面から分かれ出て，第3〜11肋間に分布する．

6. 脊柱の前面を走る**奇静脈** azygos vein を見つけ，ここに右側の**肋間静脈** posterior intercostal veins が注いでいるのを観察する．奇静脈が上大静脈に注ぐところは，上縦隔ですでに観察した(☞132頁)．

7. 食道を左に寄せて脊柱の前面を探り，奇静脈と胸大動脈の間に**胸管** thoracic duct を見つける．胸管を下方にたどり，横隔膜のところまで見届ける．胸管を上方にたどると，胸大動脈の裏を通り，左鎖骨下動脈の内側を上行する．頸根部で静脈角に注ぐところはすでに観察した(☞34頁)．

8. 胸郭の後面で脊柱と肋骨の境界あたりの位置の胸膜をはがして，上下に走る交感神経幹を見つける．交感神経幹と付属する神経節，および主要な枝を観察する．
- **交感神経幹** sympathetic trunk は，頸部から骨盤部まで脊柱に沿って縦走する神経線維束からなる．途中にいくつもの幹神経節が挟まっていて，そのうち各肋骨に対応するのは**胸神経節** thoracic ganglia で，2本の交通枝によって肋間神経と連絡している．第1胸神経節は，頸部の神経節と癒合して**頸胸神経節** cervicothoracic ganglion(**星状神経節** stellate ganglion)を作っていることが多い．頸部の幹神経節についてはすでに観察した(☞119頁)．
- **大内臓神経** greater splanchnic nerve は，第5〜10胸神経節から内側下方に出た枝が合流したもので，下行して横隔膜を貫き腹腔神経叢に入る．
- **小内臓神経** lesser splanchnic nerve は，第9〜11胸神経から内側下方に出た枝が合流したもので，大内臓神経の下方を下行して腹腔神経叢に入る．小内臓神経は横隔膜に覆われて簡単に見つからないことが多いので同定には注意を要する．

横隔膜の上面の解剖

横隔膜の上面に残っている心膜をはがし取って，横隔膜の上面を観察する．

1. **横隔膜** diaphragm は，上方に凸の形をしたドーム状の骨格筋である．横隔膜の中心部には**腱中心** central tendon があり，その一部に心膜が癒着していた．横隔膜の筋束は周縁の胸郭から起始して，腱中心に停止する．横隔膜の収縮により腱中心が引き下げられ，胸腔が拡大する．
2. 横隔膜の上面に分布する神経と血管を観察する．
   - 左右の**横隔神経** phrenic nerve が頸神経叢から分かれ，縦隔では心膜の側面に沿って下行し，横隔膜に達するまではすでに観察した(☞ 28, 119 頁)．横隔神経から横隔膜に分布する枝をたどって分布を調べよう．
   - 横隔膜の上面に分布する動脈はいずれも細い．心膜横隔動脈(内胸動脈の枝で横隔神経に伴行)が横隔膜の中央に，筋横隔動脈(内胸動脈の下部からの枝)が横隔膜の前半の辺縁部に，上横隔動脈(横隔膜のすぐ上で大動脈からの枝)が大動脈裂孔の周囲に分布する．

Lecture

食道の生理的狭窄部

食道には，3 か所の生理的狭窄部がある．

① 咽頭から食道への移行部で，第 6 頸椎の高さにある．
② 大動脈弓と左気管支により圧迫される部で，第 4〜5 胸椎の高さにある．
③ 横隔膜の食道裂孔を貫く部で，第 11 胸椎の高さにある．①と③がとくに狭く，強く固定されていて動きにくい．

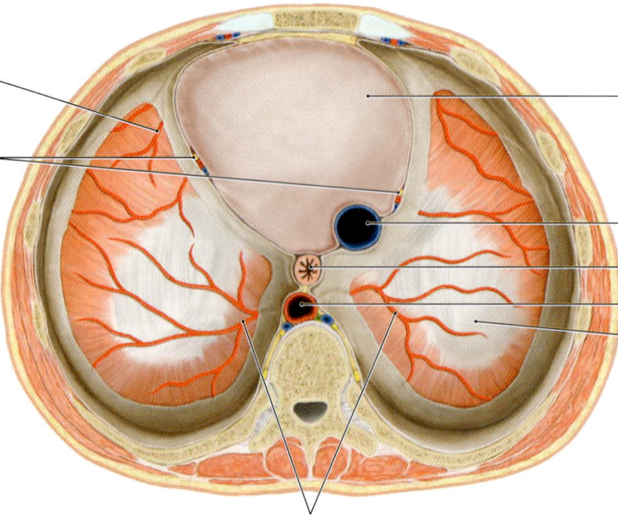

図4-27 横隔膜（上面）

第 5 章

腹腔

138 第1節 腹部内臓を原位置で観察する

浅在内臓の原位置での観察

腹部に戻って，腹部内臓の体表から見た位置と，腹部内臓の互いの位置関係を確認する．

1. **肝臓** liver について以下の観察・確認を行う（図5-4 ☞142頁）．
 ① 肝臓の上面に沿って手を差し入れ，膨らんだ肝臓の上面が凹んだ横隔膜の下面に接していることを確認する．
 ② 肝鎌状間膜を上の方にたどると，肝臓の右葉と左葉の間に入り込むことを確認する．
 ③ さらに肝臓と横隔膜の間に指を進めていくと，肝鎌状間膜が左右に広がって腹膜の反転部位（肝冠状間膜）となり，横隔膜と肝臓をつないでいる．
 ④ **胆嚢** gallbladder が肝臓の下縁に顔を出しているのを見つける．胆汁のビリルビンがホルマリンのために化学変化を起こして，胆嚢は緑色になっている．
2. 肝臓を持ち上げて**胃** stomach がよく見えるようにして，以下の観察・確認を行う（図5-16 ☞158頁）．
 ① 胃の左から下にかけて大きく張り出した縁が**大弯** greater curvature で，大網の上縁が付着している．
 ② 胃の右ないし上の窪んだ縁が**小弯** lesser curvature で，小網という薄い膜が付着している．
 ③ 胃と横隔膜の間に手を入れて，胃の左上部（**胃底** fundus of stomach）が横隔膜の下に接していること，胃の入り口である**噴門** cardia が食道とつながることを確認する．
 ④胃の右端では出口である**幽門** pylorus が十二指腸につながるのを確認する．
3. 胃の左側面と横隔膜の間に手を深く入れて，**脾臓** spleen を確認する（図5-4 ☞142頁）．
4. **大網** greater omentum を持ち上げて，その構造を観察・確認する（図5-4 ☞142頁）．
 ① 大網は2枚の腹膜とその間を満たす脂肪や血管などからできている．
 ② 大網を持ち上げて後面を上方にたどると，上端が横行結腸に付着している．
5. ここで取り外した胸郭を一時的にもとの位置に置いて，胸郭と腹部内臓の関係を観察する．

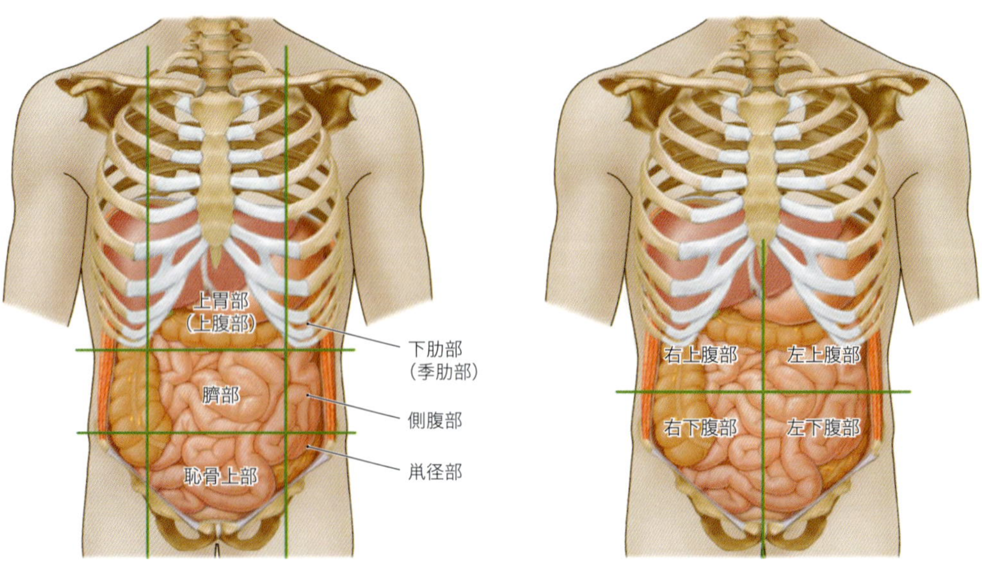

図5-1 腹部の領域と4区画

① 横隔膜の最上部の高さは第 5 肋間あたりに位置する．
② 肝臓は大部分が胸郭に隠れていて，下縁がわずかに肋骨弓からはみ出している．
③ 胃の大部分は胸郭に隠れているが，一部が上胃部で触れることができる．
④ 腹部の領域と 4 区画の名称を学習しよう．

深在内臓の原位置での観察（図5-8 ☞ 148 頁，図5-10 ☞ 150 頁）

腸管を適当にかき分けながら，小腸と大腸の走行を確認する．

1. **小腸** small intestine は，空腸，回腸，十二指腸の 3 つの部分に分かれる．
   - **空腸** jejunum と**回腸** ileum は，腸間膜により後腹壁からぶら下げられる腹膜内器官で，生体では 6 m ほどの長さがあり腹腔内で自由に動くことができる．左上腹部の空腸から右下腹部の回腸まで，腸管をたどる．十二指腸は後腹壁に固定されていて，ここではまだ観察することができない．
2. **大腸** large intestine は，盲腸，結腸，直腸の 3 つの部分に分かれる．結腸は走行と後腹壁との関係からさらに 4 部に分かれる．
   - **盲腸** caecum は，右下腹部にある．回腸が流入する部分である．盲腸の下端に**虫垂** appendix がぶら下がっている．
   - **上行結腸** ascending colon は，右下腹部から右上腹部まで上行し，右結腸曲で終わる．後腹壁に癒着する腹膜外器官である．
   - **横行結腸** transverse colon は，右上腹部から左上腹部まで横行し，左結腸曲で終わる．ほぼ全周が腹膜に包まれる腹膜内器官である．表面に大網が癒着している．
   - **下行結腸** descending colon は，左上腹部から左下腹部まで下行する．後腹壁に癒着する腹膜外器官である．
   - **S 状結腸** sigmoid colon は左下腹部にあり，ほぼ全周が腹膜に包まれる腹膜内器官である．
   - **直腸** rectum は骨盤内にある．直腸の解剖はここでは行わず，骨盤内を解剖するときに行う．
3. 下腹部で**膀胱** urinary bladder を見出す．女性の遺体では膀胱の後ろに子宮がある．

Clinical View

虫垂炎の触診

マクバーニー点 McBurney's point は，臍と上前腸骨棘を結ぶ直線上で外側より 1/3 に位置する．虫垂炎のときにここに圧痛を生じる．

Lecture

腹膜と間膜

腹膜 peritoneum は，腹部の臓器を包む漿膜である．腹部の多くの臓器は，腹膜によって表面の大部分が覆われ，間膜によって腹壁とつながっている．**腸間膜** mesentery（空腸と回腸），**横行結腸間膜** transverse mesocolon，**S 状結腸間膜** sigmoid mesocolon などがある．大網と小網は胃の間膜である．また肝臓，脾臓などそれぞれの臓器に固有の間膜がある．

胃の周辺の間膜の観察（図5-4 ☞ 142頁）

1. 肝臓の下縁を持ち上げて胃の周辺がよく見えるようにして小網を観察する．

小網 lesser omentum は，肝臓の下面と胃・十二指腸との間をつないでおり，2つの部分が区別される．

- **肝胃間膜** hepatogastric ligament は，肝臓から胃の小弯につながる薄い部分．
- **肝十二指腸間膜** hepatoduodenal ligament は，肝臓から十二指腸第1部につながる分厚い部分で，小網の右縁にあたる．

2. 肝臓をもとの位置に戻し，肝臓周辺の間膜を観察する．

- **肝鎌状間膜** falciform ligament は，前腹壁の内面と肝臓の前面をつなぎ，肝臓を右葉と左葉に分ける．この間膜の下縁には肝円索がある．
- **肝冠状間膜** coronary ligament は，肝臓の上面と横隔膜の間に手を入れて突き当たったところにある腹膜の折り返しである．この間膜の左右の端は**右・左三角間膜** right/left triangular ligament になっている．これらは横隔膜下面の壁側腹膜と肝臓表面の臓側腹膜の移行部にあたる．

3. 胃の大弯に大網が付着していることを確認する．胃の上面に手を入れて，胃の大弯に付着する他の間膜を観察する．

- **胃横隔間膜** gastrophrenic ligament は，胃大弯の上部と横隔膜の間をつなぐ．胃底の上部で噴門の左側に触れる．
- **胃脾間膜** gastrosplenic ligament は，胃大弯と脾臓をつなぐ．胃横隔間膜の左側につながる．

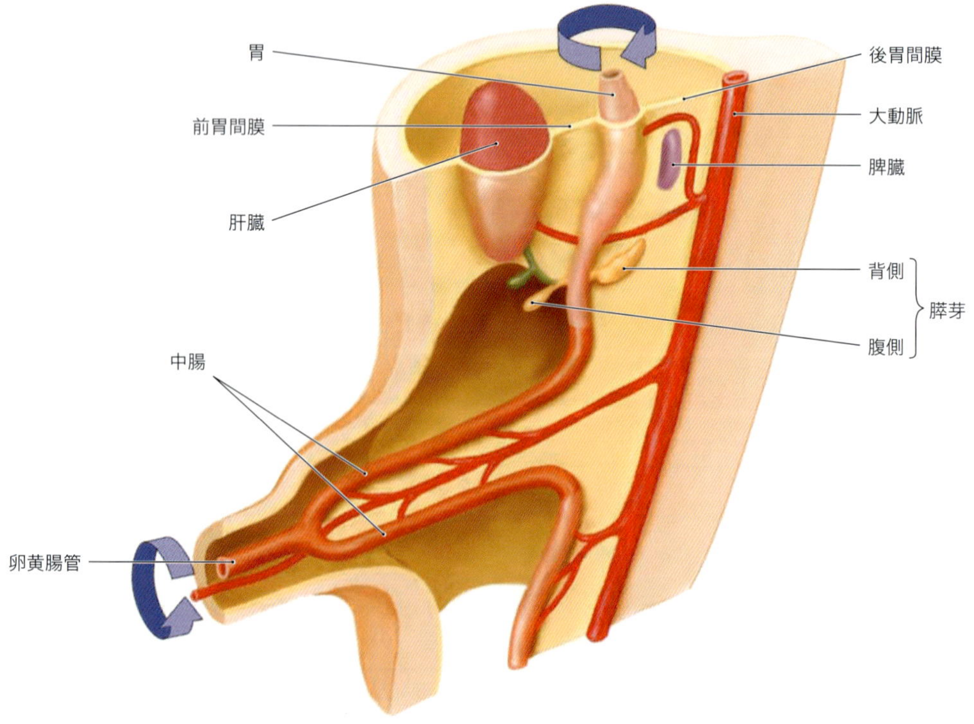

図5-2 胃と腸管の発生過程（早期）

Lecture

胃の発生過程

胃は発生の初期に前・後の胃間膜によって前腹壁と後腹壁につながれている．発生の過程で，胃は弯曲して後方に膨れるとともに，上から見て時計方向に 90° 回転する．そのためもともとの胃の前縁は小弯になり，前胃間膜に由来する小網につながる．また胃の後縁は大弯になり，後胃間膜に由来する大網につながる．

前胃間膜は，前腹壁と胃の前縁との間をつなぐが，そこに巨大な肝臓ができあがるので，以下の 2 部に分かれる．

- 肝臓より前方で前腹壁との間の部分は肝鎌状間膜になる．
- 肝臓より後方で胃との間の部分は小網になる．

後胃間膜は，後腹壁と胃の後縁との間をつなぐが，その大部分は大網となってエプロンのように垂れ下がり，横行結腸に付着する．後胃間膜の上端部には脾臓ができあがり，以下の 3 部に分かれる．

- 脾臓より前方で胃との間の部分は胃脾間膜になる．
- 脾臓より後方で後腹壁との間の部分は横隔脾ヒダになる．
- 後胃間膜の最上部は胃横隔間膜になる．

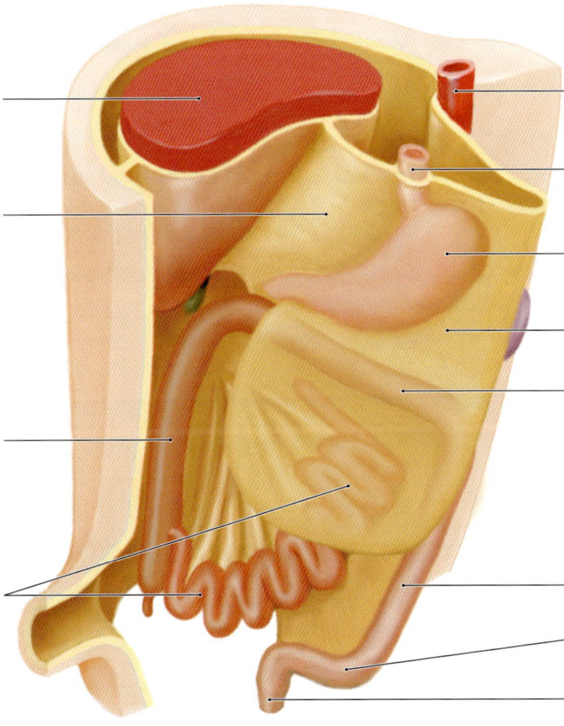

図 5-3　胃と腸管の発生過程（後期）

網嚢の観察

網嚢 omental bursa(**小嚢** lesser sac)は，胃と小網の後方にある腹膜腔の小さな空間である．網嚢の広がりと壁を観察する(図5-6 ☞144頁)．

1. **網嚢孔** omental foramen(epiploic foramen，**ウィンスロー孔** Winslow's foramen)は網嚢の入口で，網嚢を腹膜腔の他の部分(**大嚢** greater sac)とつなぐ．小網の右端の肝十二指腸間膜の後方に指を入れて網嚢孔の位置を確認する．
2. 網嚢孔に指を入れて，網嚢孔の境界を確認する．
   - 前方：肝十二指腸間膜に含まれる門脈，固有肝動脈，総胆管がある．
   - 後方：下大静脈と横隔膜右脚があり，壁側腹膜に覆われている．
   - 上方：肝臓の尾状葉があり，臓側腹膜に覆われている．
3. 小網の薄くなった部分である肝胃間膜に窓を開けて，網嚢の広がりを観察する．網嚢は胃と小網の後方全体に広がっている．網嚢の最下部(下陥凹)は大網の2層の間に入り込む．網嚢の最上部(上陥凹)は肝臓の尾状葉の後方に伸びている．網嚢の後壁には膵臓がある．

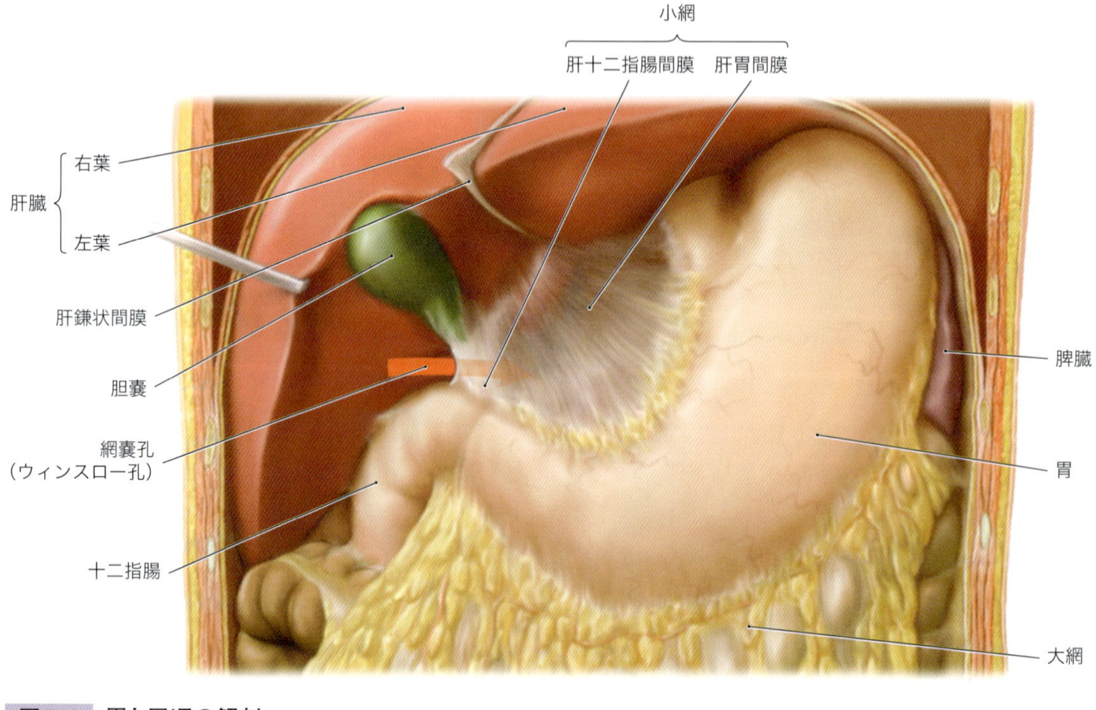

図5-4 胃と周辺の解剖

Clinical View

網嚢孔

腹部内臓の外科手術の際に，網嚢孔から排液管(ドレナージチューブ)を差し込んでおくことがある．網嚢は網嚢孔以外に出口がなく，手術後の浸出液などが貯留しやすいので，排液の経路を確保する必要がある．

Lecture

胃の回転

発生初期には胃の周辺の腹膜腔は，前胃間膜と後胃間膜によって右と左の腹膜腔に分けられている．その後の発生の過程で，胃は弯曲して後方に膨れるとともに，上から見て時計方向に90°回転する．

胃の回転によって，右の腹膜腔は胃と前胃間膜の後面に移動して網嚢(小嚢)になり，左の腹膜腔は胃と前胃間膜の前面に移動して腹膜腔の他の部分(大嚢)に取り込まれる．

もともとの胃の前縁は小弯になり，前胃間膜の一部の小網が付着する．また胃の後縁は大弯になり，後胃間膜の一部の大網が付着する．

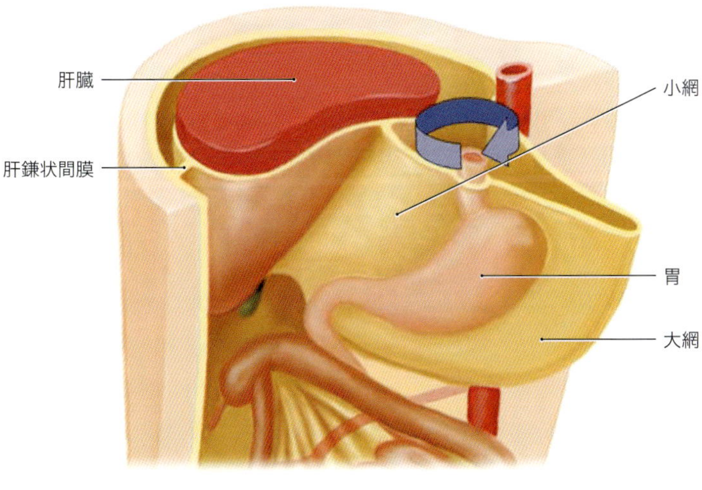

図5-5　胃と網嚢の発生過程

腸管の間膜の観察

1. 空腸と回腸を後腹壁に固定する**腸間膜** mesentery を観察する．**腸間膜根** root of mesentery は腸間膜と壁側腹膜の移行部であり，後腹壁の左上腹部から右下腹部まで長さ 15 cm ほどである．
2. 腸間膜根の左上の端で，十二指腸と空腸の移行部が屈曲しているのを確認する（**十二指腸空腸曲** duodenojejunal flexure）．移行部は**トライツ靱帯** Treitz ligament によって固定されている．
3. 腸間膜根の右下の端には回盲部があり，回腸が盲腸の内側壁につながる．虫垂は**虫垂間膜** meso-appendix により後腹壁につながれており，虫垂動脈はこの間膜の中に見出される．
4. 横行結腸を持ち上げると，**横行結腸間膜** transverse mesocolon の下面を観察することができる．上面は大網に隠されて見えない．
5. S 状結腸を後腹壁からつり下げる **S 状結腸間膜** sigmoid mesocolon を左下腹部で同定する．
6. 上行結腸と下行結腸には間膜がなく，後腹壁に癒着していることを確認する．

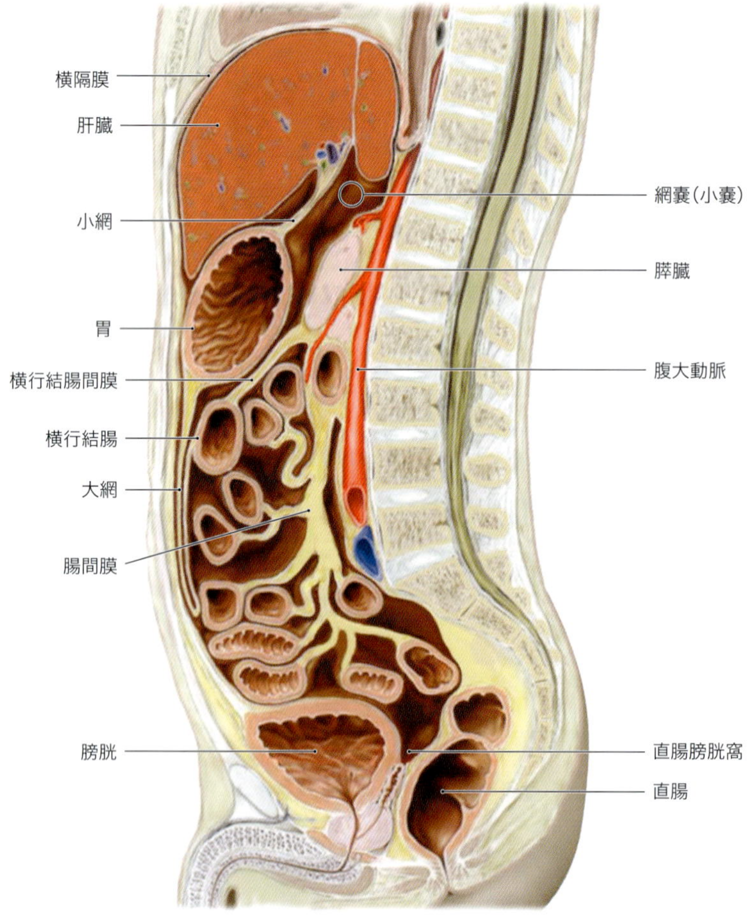

図5-6 腹部（正中断）

腹膜腔の観察

腹膜腔 peritoneal cavity の広がりを観察しよう．

1. 腹膜腔は，ひと続きの腹膜(壁側腹膜，間膜，臓側腹膜)によって包まれた閉じた空間で，少量の液体を含んでいる．多くの腹部内臓が，臓側腹膜に包まれて腹膜腔に面している．
2. 腹膜腔が，小嚢(網嚢)と大嚢(網嚢以外の部分)に分かれることを復習しよう．網嚢内に出た液は排出されずに貯留しやすい．網嚢は出口が狭いうえに，背臥位(あおむけ)の姿勢では腹膜腔の最下部になる．
3. 男性では，腹膜腔が膀胱と直腸の間で下方に深く陥入しており，この凹みは**直腸膀胱窩** recto-vesical pouch と呼ばれる．女性では腹膜腔の下部に**膀胱子宮窩** vesico-uterine pouch と**直腸子宮窩** recto-uterine pouch という2つの陥凹部がある．女性の直腸子宮窩は**ダグラス窩** Douglas pouch とも呼ばれ，立位・坐位・背臥位のときに腹膜腔の最下部となるため，腹膜腔に出た液が貯まりやすい．男性の直腸膀胱窩も同様に腹膜腔の最下部に位置する．

Lecture

腹部内臓と腹膜の位置関係

腹部内臓は腹膜との位置関係によって区分される．

- **腹膜内器官** intraperitoneal organ は，器官の表面がほとんどすべて腹膜によって覆われ，間膜によって腹壁につながれている．
- **腹膜外器官** extraperitoneal organ は，腹膜外の結合組織に包まれていて，器官の一部のみが腹膜に覆われている(もしくはまったく覆われていない)．器官の存在する位置によって**腹膜後器官** retroperitoneal organ ないし**腹膜下器官** subperitoneal organ とも呼ばれる．

胃の周辺の動脈の解剖

腹大動脈から分枝する腹腔動脈を求め，そこから分かれて胃に分布する動脈を解剖する．

1. **左・右胃大網動脈** left/right gastro-epiploic artery が，胃の大弯のごく近くで大網の中を走っているのを見つけて剖出する．これらの動脈は互いに吻合して動脈弓を作っている．右胃大網動脈を右のほうにたどり，幽門部の近くまでたどっておく．左胃大網動脈も大弯に沿ってなるべく左上にたどっておく．
2. **左・右胃動脈** left/right gastric artery が，胃の小弯のごく近くで小網の中を走っているのを見つけて剖出する．これらの動脈は互いに吻合して動脈弓を作っている．

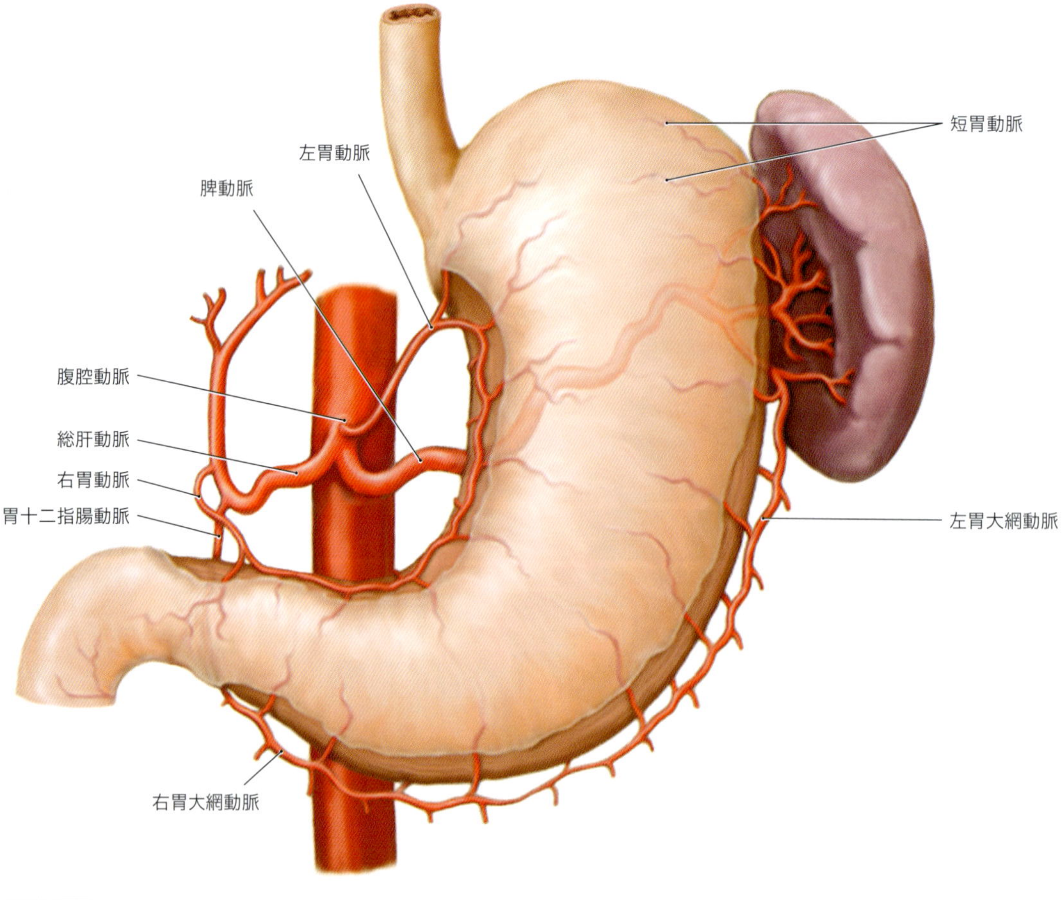

図5-7 胃の動脈

3. 左胃動脈をもとのほうにたどっていくと，深いところで**腹腔動脈** coeliac trunk に達する．右胃動脈を同様にもとのほうにたどっていくと固有肝動脈から分岐し，さらにたどると胃十二指腸動脈とともに総肝動脈から分岐することがわかる．ここからさらに遡ると総肝動脈と左胃動脈と脾動脈が腹腔動脈から分岐することが確認できる．
4. 腹腔動脈をよく剖出して，腹大動脈から前に出て直ちに3本に分かれるのを観察する．
   - 左胃動脈：胃の小弯の左側に分布する動脈ですでに剖出してある．
   - 総肝動脈：右方に向かう動脈で，胃十二指腸動脈を分枝するところまではすでに剖出してある．
   - 脾動脈：3本のうち最も太く，左方に向かう．
5. **総肝動脈** common hepatic artery は，胃十二指腸動脈を下方に送り出して固有肝動脈になり，さらに右胃動脈を送り出す．
   - **胃十二指腸動脈** gastroduodenal artery は，幽門の後ろを下行して，右胃大網動脈と上膵十二指腸動脈に分かれる．上膵十二指腸動脈は十二指腸に沿って下行し，膵臓の頭の近くで下膵十二指腸動脈(上腸間膜動脈の枝)と吻合する．右胃大網動脈をたどると，胃の大弯の近くで剖出済みの部分につながる．
   - 右胃動脈は胃の小弯ですでに剖出している．
   - 固有肝動脈は，肝十二指腸間膜中に入って肝臓に向かう．その解剖はあとで行う(☞152頁)．
6. **脾動脈** splenic artery は，後腹壁を横切って脾臓に向かう．脾動脈から分かれる以下の動脈を確認する．また脾動脈に伴行する太い脾静脈を確認しておく．
   - **膵枝** pancreatic branches は膵臓に分布する枝で，数本出ている．
   - 左胃大網動脈は脾臓の近くで分枝し，胃の大弯に沿って胃と大網に分布する．すでに胃の大弯で剖出してあるのをもとにたどって，脾動脈から分かれるのを確認する．
   - **短胃動脈** short gastric arteries は，脾臓近くで分枝し胃底に分布する小さな数本の枝である．
7. **腹腔神経叢** coeliac plexus の神経線維が，腹大動脈から分かれた腹腔動脈の周りをぎっしりと取り囲んでいるのを観察する(図5-27 ☞174頁)．腹腔動脈の左右には，**腹腔神経節** coeliac ganglia という神経細胞の集団が灰白色ないし灰赤色の1cmを越える塊として見える．この内側には後迷走神経幹の枝が，外側には大内臓神経の枝が入る．
   - **大内臓神経** greater splanchnic nerve は，交感神経幹の第5～10胸神経節から出た枝が合流して下行し，横隔膜を貫いてきたものである．

第6節　小腸と大腸前半の動脈を解剖する

● 小腸と大腸前半の動脈の解剖

　小腸と大腸前半に分布する**上腸間膜動脈** superior mesenteric artery は，腹腔動脈の約 1 cm 下で腹大動脈の前面から分かれ出て下行する．膵体の後面を通り抜けたあと，膵臓の鈎状突起，十二指腸の水平部，左腎静脈の前面を通過する．

　ここでは，膵体の下方に出てきたところから先の上腸間膜動脈を剖出する．

1. 横行結腸と大網を上にめくり返し，横行結腸間膜の後面がよく見えるようにする．
2. 空腸と回腸を左側に寄せて，腸間膜の右側面が正面からよく見えるようにする．
3. 腸間膜の右側面の腹膜を取り除いて，腸間膜の中を走る血管を剖出する．これらの動脈をもとにたどり，後腹壁の壁側腹膜を取り除いて，上腸間膜動脈を同定する．上腸間膜動脈をさらに近位方向に剖出し，十二指腸水平部の前面を通るのを確かめる．

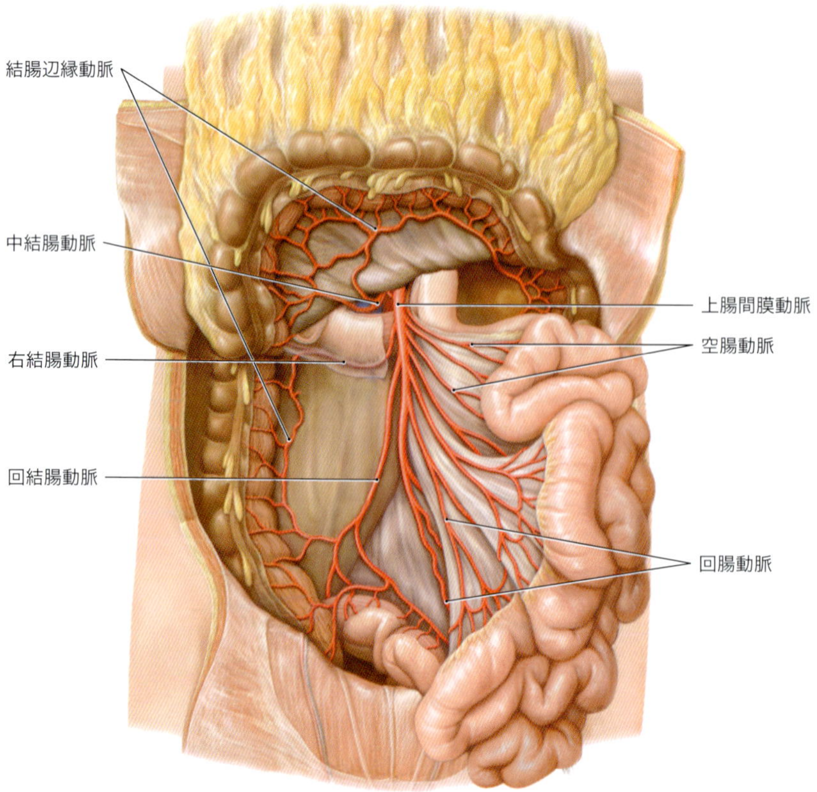

図5-8　上腸間膜動脈

4. 上腸間膜動脈の枝を剖出して同定する．必要に応じて横行結腸間膜の下面の腹膜を取り除く．
- **下膵十二指腸動脈** inferior pancreaticoduodenal artery は，上腸間膜動脈の最初の枝だが，ここではまだ観察できない．
- **空腸動脈** jejunal arteries と**回腸動脈** ileal arteries は，空腸と回腸に分布する 15〜18 本の動脈である．空腸動脈と回腸動脈の枝がつながって何層かの動脈アーケードを作ること，そこから分かれた直血管が小腸壁に進入するのを観察する．
- **回結腸動脈** ileocolic artery は，盲腸に分布し，虫垂動脈を出す．
- **右結腸動脈** right colic artery は，上行結腸に分布する．
- **中結腸動脈** middle colic artery は，上腸間膜動脈の前面から分かれ出て，横行結腸に分布する．
- **結腸辺縁動脈** marginal artery は，結腸に沿って走行し，上記 3 動脈の間を吻合している．

5. 上腸間膜動脈に伴行する上腸間膜静脈を確認しておく．上腸間膜動脈の近位部では，上腸間膜動脈神経叢が動脈を取り巻いている．

Lecture

空腸と回腸の違い

空腸と回腸には，はっきりした境界がない．しかし空腸の最初の部分と回腸の最後の部分では，血管の分布や腸壁の構造に明瞭な違いがある．腸間膜の中を走る動脈アーケードと直血管の形状は，空腸と回腸の間で大きく違っている．粘膜の違いについては第 10 節(☞ 156 頁)も参照のこと．
- 空腸：動脈アーケードの階層が少なく，直血管が長い．
- 回腸：動脈アーケードの階層が多く，直血管が短い．

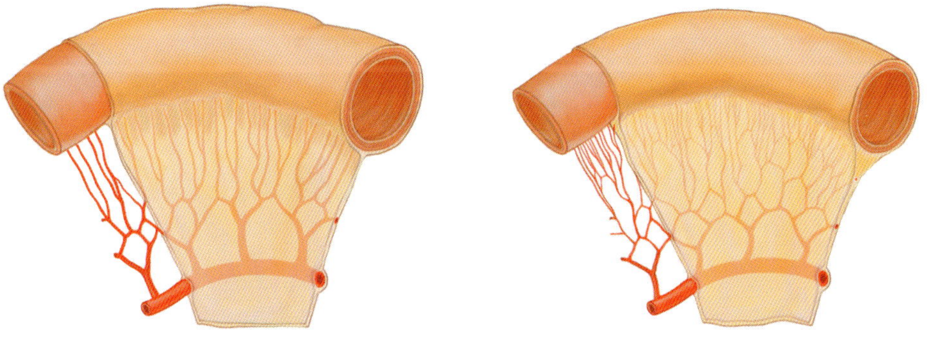

図 5-9 空腸と回腸の違い

大腸後半の動脈の解剖

大腸後半に分布する**下腸間膜動脈** inferior mesenteric artery とその枝を剖出する.

1. 横行結腸と大網は上にめくり返し，横行結腸間膜の後面がよく見えるようにする.
2. 空腸と回腸を右側に寄せて，下行結腸全体がよく見えるようにする.
3. 下行結腸の内側の壁側腹膜とS状結腸間膜の上面を取り除いて，下行結腸とS状結腸に分布する動脈を剖出する．これらをもとにたどり，下腸間膜動脈を同定する．下腸間膜動脈を近位方向に剖出する．十二指腸水平部の裏で腹大動脈から分枝するのを確認する.
4. 下腸間膜動脈の枝を剖出して同定する.
   - **左結腸動脈** left colic artery は，下行結腸と横行結腸左 1/3 に分布する.
   - **S状結腸動脈** sigmoid arteries は，S状結腸に分布する 3〜4 本の動脈である.
   - **上直腸動脈** superior rectal artery は，直腸の上部に分布する.
5. 結腸の領域では，動脈の枝の間の動脈アーケードがつながって，腸管から少し離れた位置に連続した**結腸辺縁動脈** marginal artery を形成する．これにより，上腸間膜動脈と下腸間膜動脈の間に吻合路が形成されているのを確認する.
6. 下腸間膜動脈に伴行する下腸間膜静脈を確認しておく．下腸間膜動脈の近位部では，下腸間膜動脈神経叢が動脈を取り巻いている.

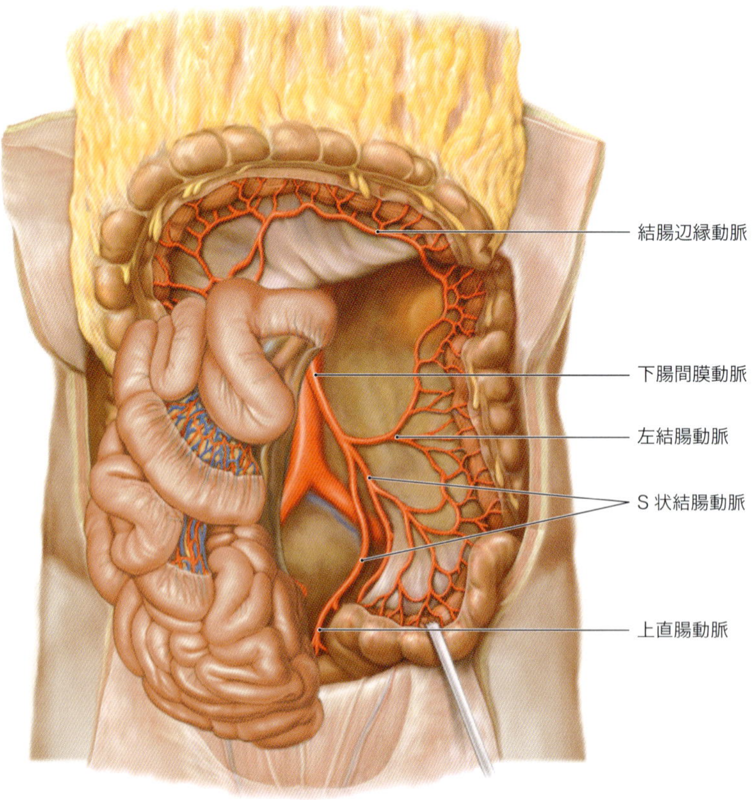

図5-10 下腸間膜動脈

門脈の枝の観察

門脈 hepatic portal vein は，腹部の消化器と脾臓からの血液を集めて肝臓に運ぶ静脈である．門脈の主要な 3 つの分枝が，同名の動脈に伴行しているのを確認して走行を調べる．

1. **上腸間膜静脈** superior mesenteric vein は，腸間膜の中で上腸間膜動脈に伴行しているのが見出される．これを上方にたどり，十二指腸の水平部の前面を越えて膵体の裏側に入るのを確認する．
2. **脾静脈** splenic vein は，膵臓の裏側で脾動脈に伴行しているのが見出される．脾静脈の右端と右下方からきた上腸間膜静脈が合流して門脈になるところは，膵臓を取り出してから観察する．
3. **下腸間膜静脈** inferior mesenteric vein は，下行結腸の内側で下腸間膜動脈に伴行しているのが見出される．これを上方にたどり動脈から離れて膵臓の裏側に入るのを確認する．この静脈は脾静脈に注ぐことが多い(約 2/3)が，上腸間膜静脈に注ぐことも少なくない(約 1/3)．

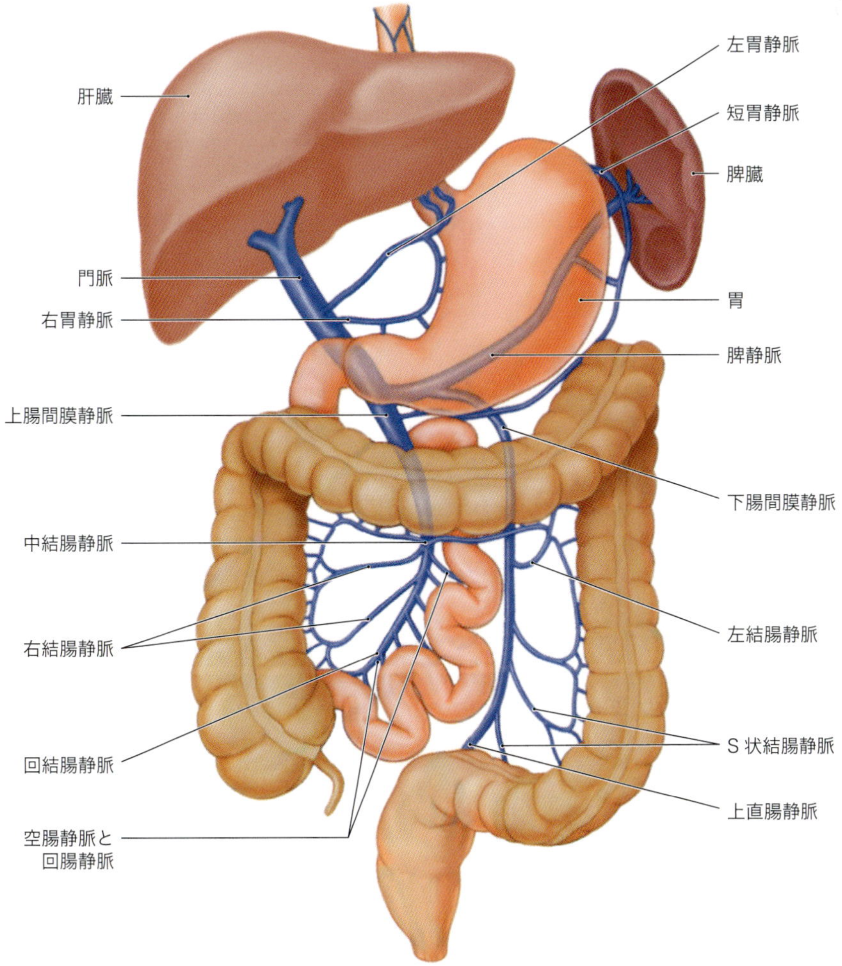

図5-11 門脈とその枝

門脈と固有肝動脈の解剖

門脈と固有肝動脈が，肝十二指腸間膜の中を上行して肝臓の下面に進入するまでを解剖する．

1. 肝十二指腸間膜の腹膜を切り開くと，2本の管状構造が並んでいるのが見える．右寄りにあるのが総胆管で比較的太いが，管壁は薄く緑褐色を呈する．左寄りにある細い管は固有肝動脈で動脈壁に特有の管壁の厚さと弾力性で容易に判断できる．2本の深部に隠れている太い門脈は管壁が薄い．結合組織を取り除いて，総胆管・固有肝動脈・門脈を剖出する．
2. **固有肝動脈** hepatic artery proper を左下にたどり，総肝動脈につながるのを確認する．固有肝動脈を肝臓に向かってたどると，**胆嚢動脈** cystic artery という細い枝が出て胆嚢に向かう．胆嚢動脈については13節(☞163頁)で詳しく観察するので，ここで無理にたどる必要はない．
3. 上腸間膜静脈と脾静脈が合流して門脈となり，上行して肝臓に向かう走行を観察する．この走行の途中で，左胃静脈と右胃静脈が門脈に流入する．

Clinical View

肝硬変

肝硬変 cirrhosis は，炎症などにより肝細胞が壊死して，結合組織の増殖と生き残った肝細胞の再生が起こり，肝臓が線維化した状態である．肝硬変の肝臓では，再生した肝細胞が再生結節を作り，肝臓全体が線維化して硬くなっている．それによって肝機能が低下し，黄疸，浮腫，凝固障害，種々の代謝障害を生じる．また，肝臓内の血管系がゆがんで，門脈圧亢進症を起こす．

肝硬変の原因で最も多いのはウイルス性のC型肝炎であり，それにB型肝炎とアルコール性肝硬変が続く．肝硬変では肝癌を発生することが多い．とくにC型肝炎による肝硬変は，肝癌の発生頻度が高いこと，感染者が多いことから，社会的な問題になっている．

門脈・体循環吻合

門脈の枝はいくつかの場所で体循環の静脈の枝とつながっている．これらの吻合路は正常では目立たないが，肝硬変などが原因で門脈圧が高くなると，門脈系から体循環系への側副路となり血管が拡張する．

❶ 食道静脈を通る側副路：門脈－左胃静脈－食道静脈－奇静脈／半奇静脈－上大静脈．
- 食道の粘膜下の静脈が拡張して食道静脈瘤を生じ，そこから大出血をすると生命の危険がある．

❷ 臍傍静脈を通る側副路：門脈－臍傍静脈－胸腹壁静脈・外側胸静脈－腋窩静脈－鎖骨下静脈－上大静脈．
もしくは，門脈－臍傍静脈－浅腹壁静脈－外腸骨静脈－下大静脈．
- 臍傍静脈は肝鎌状間膜の中を走る細い数本の静脈で，ここから前腹壁の浅層の静脈に流入する枝が拡張すると，膨れた皮静脈が臍から放射状に広がり異様な外観を呈する．この状態はギリシャ神話にちなんで**メズサの頭** caput medusae と呼ばれる．

❸ 後腹壁の静脈を通る側副路：門脈－上・下腸間膜静脈－結腸静脈－上行腰静脈－奇静脈／半奇静脈－上大静脈．

❹ 直腸静脈叢を通る側副路：門脈－下腸間膜静脈－上直腸静脈－中直腸静脈・下直腸静脈－内腸骨静脈－下大静脈．
- 直腸の粘膜下の静脈が拡張すると痔核を生じ，排便時などにここが破れて出血することがある．

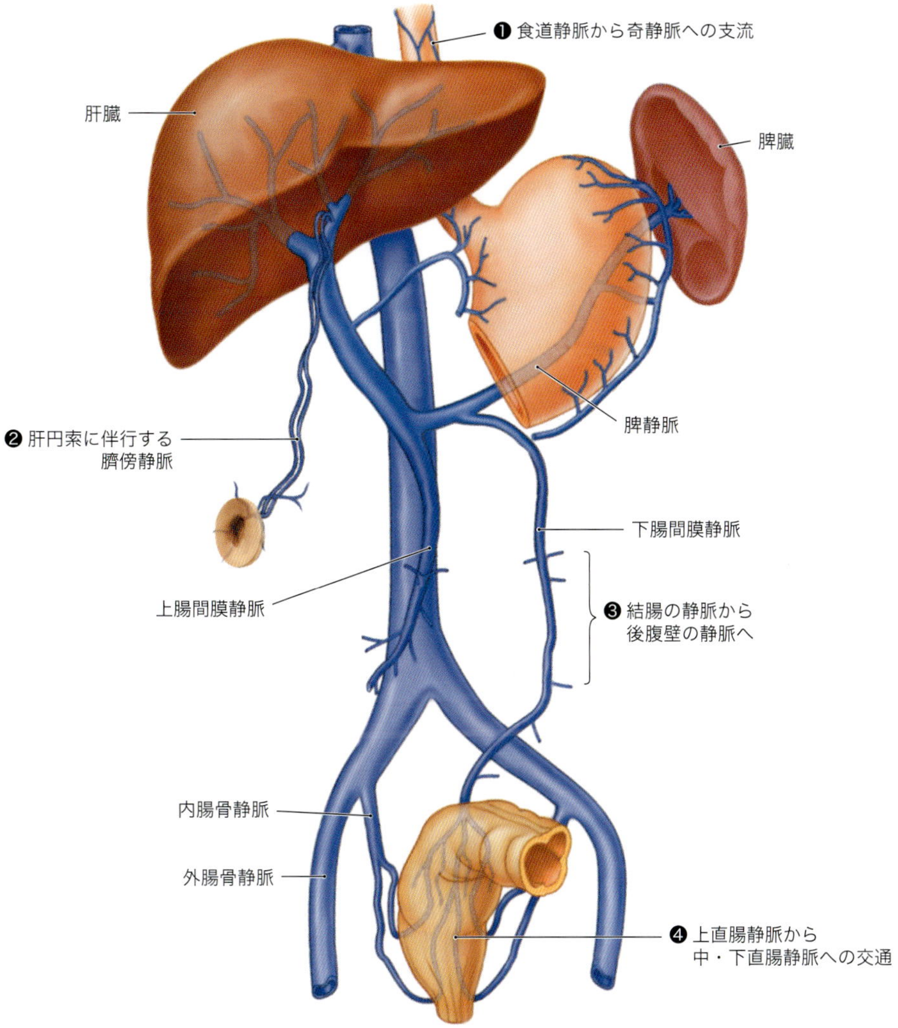

図5-12　門脈・体循環吻合

腸管の切り出し

空腸・回腸からS状結腸までの腸管をひとまとめにして切り出す.

1. 十二指腸空腸曲のところでトライツ靱帯を剖出し，それより肛門側の腸管を2か所，3 cm ほどの間隔で丈夫なタコ糸を使ってしっかりと縛る. ハサミを使ってヒモとヒモの間で腸管を切断する.
2. S状結腸の下端でも同様に2か所でしっかりと縛り，その間で腸管を切断する.
3. 空腸と回腸では，付着している腸間膜とそこに含まれる血管・神経を，腸壁に近いところでハサミを使って切断する. 盲腸・上行結腸と下行結腸では，後腹壁の壁側腹膜を切って腸を持ち上げ，血管を切り離しながら，腸を前方に引きはがす. 横行結腸とS状結腸では腸間膜の付着部を切断する.

   これにより空腸・回腸からS状結腸までの腸管が切り離され，取り出すことができる.

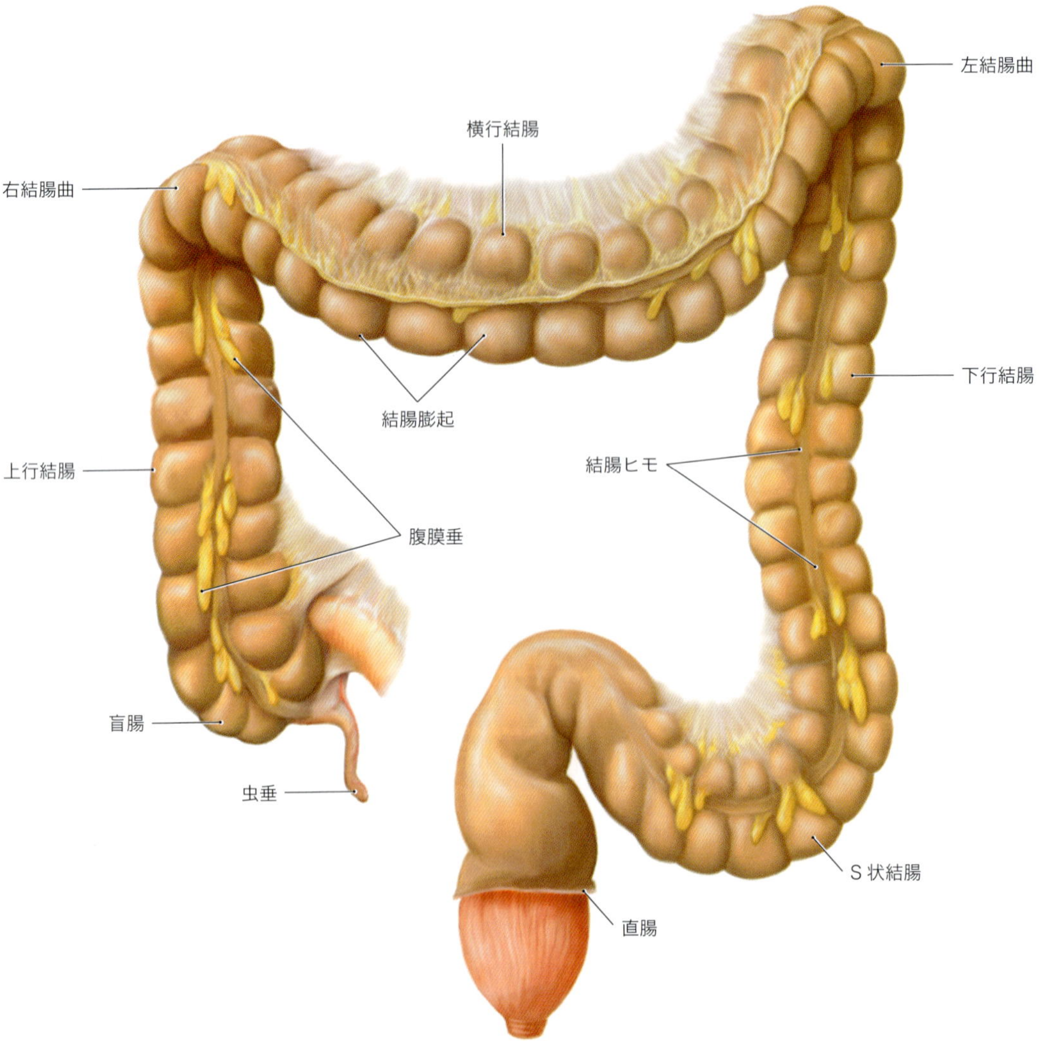

図5-13 大腸の概観

取り出した腸管の外観

取り出した腸管は，場所によって収縮の状態が異なっており，太さだけでは空腸・回腸と結腸を区別できない．外観の特徴を観察して，腸管の部位を区別する．

1. 結腸には，以下の外観上の特徴がある．
 - **結腸ヒモ** taeniae coli は，結腸壁を縦に走る 3 本のヒモ状の構造で，腸壁の縦走筋層が集中して発達したものである．横行結腸のところで 3 本の結腸ヒモを区別する．盲腸壁にも連続して存在し，虫垂の基部には 3 本が集まるので虫垂を見つける手がかりとなる．

 ① 間膜ヒモは，横行結腸の後面で横行結腸間膜の付着部にある．

 ② 大網ヒモは，横行結腸の上前面で大網の付着部にある．

 ③ 自由ヒモは，横行結腸の下面にある．
 - **結腸膨起** haustra of colon は，結腸ヒモの間に生じた膨らみで，壁が分節的にくびれて膨らみが区切られている．結腸ヒモが結腸壁よりもやや短いために生じたものである．
 - **腹膜垂** omental appendices は，結腸壁から突き出た房状の構造で，臟側腹膜に包まれて脂肪が存在する．
2. 空腸と回腸には，はっきりした境界がない．しかし空腸の最初の部分と回腸の最後の部分では，血管の分布や腸壁の構造に明瞭な違いがある(☞ 149 頁)．
 - 太さ：空腸のほうが回腸よりやや太い．
 - 色：空腸のほうが回腸より赤みが強い．これは空腸の腸壁に血管が豊富に分布しているためである．
 - 腸壁：空腸のほうが回腸より，壁が厚くて重い．
3. 取り出した腸管で，空腸と回腸の長さと結腸の長さを計測して記録しておく．日本人の平均値で，空腸と回腸を合わせた長さは 4〜7 m ほど，結腸の長さは 1〜2 m ほどである．

腸管の内面の観察

切り出した腸管を切り開き，腸管の内面と壁の構造を観察する．

1. 腸間膜が腸管に付着する近くで，腸管の壁をハサミで縦に切る．腸管の全長にわたって壁を切り開き，水道の流水の下で内容物を洗い流す．
2. 空腸・回腸の粘膜面を観察する．死後変化が少なく，壁が適度に伸展している条件のよいところで観察を行う．
   - **輪状ヒダ** circular folds（**ケルクリングヒダ** Kerckring's folds）は，粘膜面に見られる横方向のヒダである．空腸ではよく発達しており，数も多く丈も高い．回腸では輪状ヒダの発達が悪く，数が少なくなり丈も低い．
   - **パイエル板** Peyer's patches は，小腸の粘膜にみられる集合リンパ小節である．主に回腸で腸間膜付着の対向面に，長さ 1〜4 cm の長円形の領域として見られる．表面に絨毛がなくでこぼこしていること，輪状ヒダがないことから，通常の粘膜と区別できる．
3. 盲腸で内面の構造を観察する．
   - **回盲口** ileocecal orifice は，回腸の盲腸への開口部で，盲腸の後内側壁にある．回盲口の上下の縁が突き出して，**回盲弁** ileocecal valve（**バウヒン弁** Bauhin's valve）の上唇と下唇を作っている．
   - **虫垂口** orifice of vermiform appendix は，虫垂の盲腸への開口部で，盲腸の下端部近くに見られる．
4. 結腸の内面には，**結腸半月ヒダ** semilunar folds of colon が見られる．これは外面で結腸膨起を区切るくびれに対応するものである．

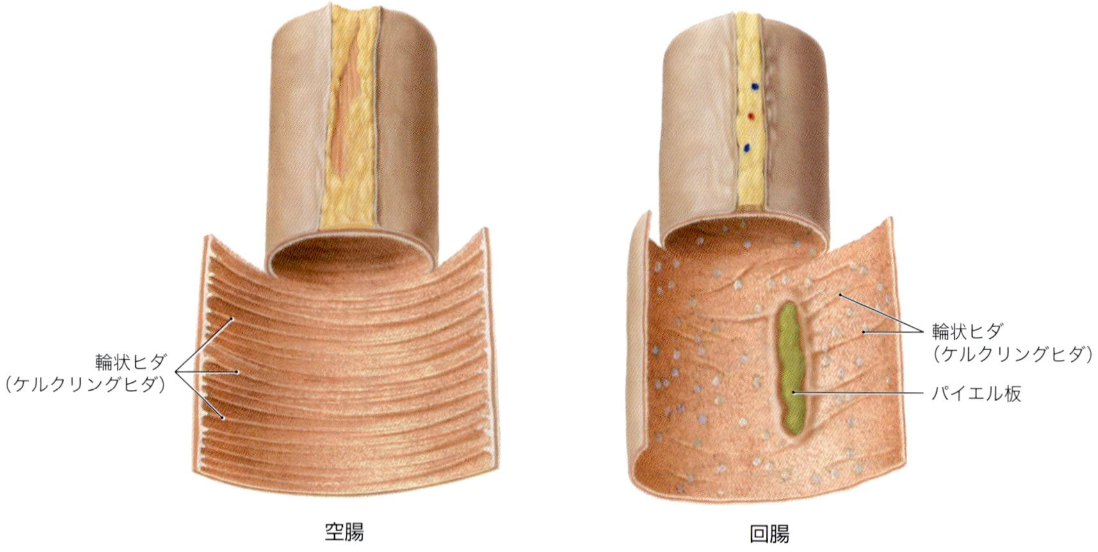

図5-14 空腸と回腸の構造

Lecture

腸管壁の構造

腸管壁の構造は，粘膜，粘膜下組織，筋層，漿膜の4層に分けられる．

1) **粘膜** mucosa は，1層の上皮細胞とその直下の粘膜固有層というしっかりした結合組織からなる．粘膜固有層の下面にはしばしば粘膜筋板という薄い平滑筋の層がある．粘膜の構造は，腸管の部位によって多様である．
   - 胃では，表面が落ち込んで胃腺を作っている．内腔に接する表面積が小さく，胃液の分泌と粘膜の保護に適している．
   - 小腸では，腸絨毛となって突き出し，また腸陰窩という落ち込みを作っている．内腔に接する表面積が大きく，栄養の消化と吸収に適している．
   - 大腸では，腸陰窩が見られる．内腔に接する表面積が小さく，粘膜の保護に適している．
2) **粘膜下組織** submucosa は，粘膜と筋層の間をつなぐゆるい結合組織層である．小腸の輪状ヒダは，粘膜下組織が広がって粘膜が持ち上がったものである．
3) 筋層は，内がわの**輪筋層** circular layer と外がわの**縦筋層** longitudinal layer からなる．結腸ヒモは，縦筋層が3か所に集中して分厚くなったものである．
4) **漿膜** serosa は，1層の扁平な上皮細胞とその直下の薄い結合組織からなる．

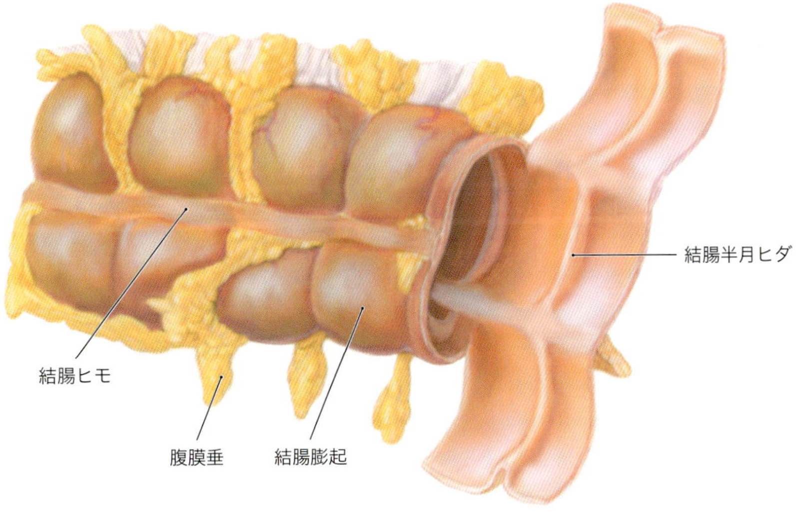

図5-15　結腸の構造

胃の切り出し

1. **胃** stomach の上部の噴門のすぐ上で，横隔膜のすぐ下のあたりで，食道を二重に結紮する．丈夫なタコ糸を用いて，2 cm ほどの間隔でしばる．2 つの結紮の間で食道を切断する．
2. 胃の右端の幽門の右側あたりで，十二指腸の始まりを同様に二重に結紮する．2 つの結紮の間で十二指腸の初部を切断する．
3. 胃の小弯と大弯で，胃に分布する血管や付着する間膜を切断して胃を取り出す．

胃の外景

1. 切り出した胃で，胃の部分を確認する．
   - **噴門** cardia は，食道につながる胃の入り口．
   - **幽門** pylorus は，十二指腸につながる胃の出口．**大弯** greater curvature は，胃の左下に膨らんだ縁．
   - **小弯** lesser curvature は，胃の右上の凹んだ縁．
   - **胃底** fundus of stomach は，噴門の左側で上に丸く膨れだした部分．
   - **胃体** body of stomach は，胃底から下に続き胃の本体をなす．
   - **幽門部** pyloric part は，幽門に近い細まった部分．
2. 生体(とくに X 線像)では小弯の胃体と幽門部の境に浅いくびれが見られ，**角切痕**(かく) angular incisure と呼ばれる．

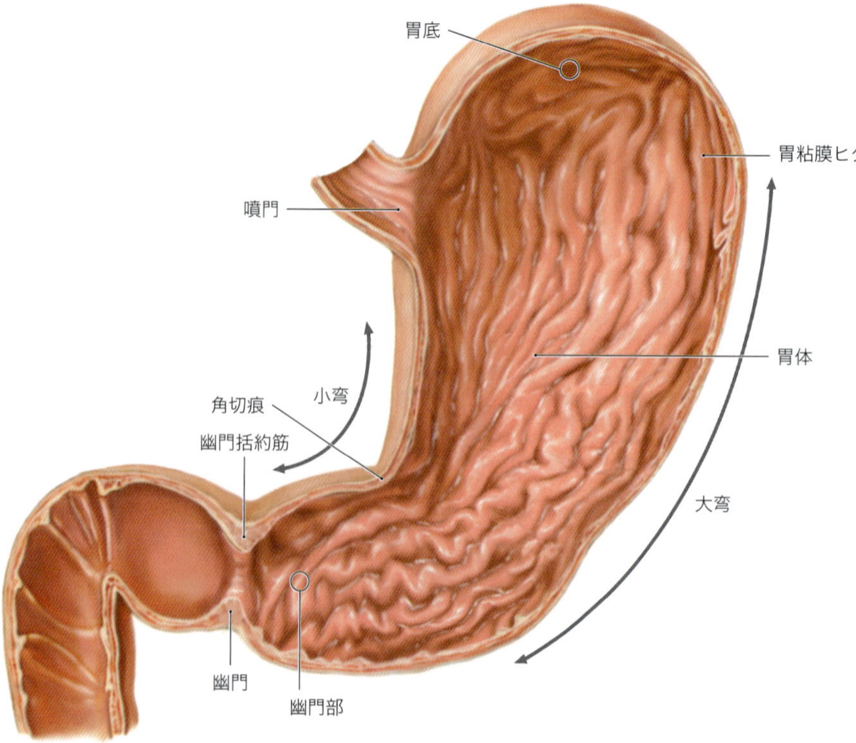

図5-16 胃の内景

胃の内景

胃を切り開いて，胃の粘膜面と壁の構造を観察する．

1. 結紮した糸を切り取り，胃の大弯に沿ってハサミを入れ，胃を切り開く．胃の内容物を水道の流水の下で洗い流して粘膜の表面をきれいにする．
2. 胃の噴門のところで，食道の粘膜と胃の粘膜の移行部を観察する．食道の粘膜(重層扁平上皮)と胃の粘膜(単層円柱上皮)の境界が，鋸歯状の線としてくっきりとよく見えることが多い．
3. 胃の粘膜面には，**胃粘膜ヒダ** gastric folds(gastric rugae)と呼ばれる縦方向のヒダがよく見られ，とくに小弯に沿ってよく発達している．胃粘膜は，**胃小区** gastric areas と呼ばれる数 mm の不定形の盛り上がりを作っている．その表面には**胃小窩** gastric pits と呼ばれる細かな溝･窪みがあるが，これは胃腺の開口にあたるもので虫眼鏡などで観察できる．
4. 幽門のところで**幽門括約筋** pyloric sphincter が発達して壁の筋層が分厚くなっているのを確認する．

胃の筋層

胃の筋層を剖出して筋線維の走行を観察する．

1. 胃の外面から漿膜を一部はぎ取ると，縦筋層の筋線維が露出する．
2. 縦筋層の筋線維を外面からむしると，その下に輪筋層の筋線維が見えてくる．
3. 胃体の前面ないし後面で，胃の内面から粘膜を一部はぎ取ると，小弯あたりで斜線維を観察することができる．

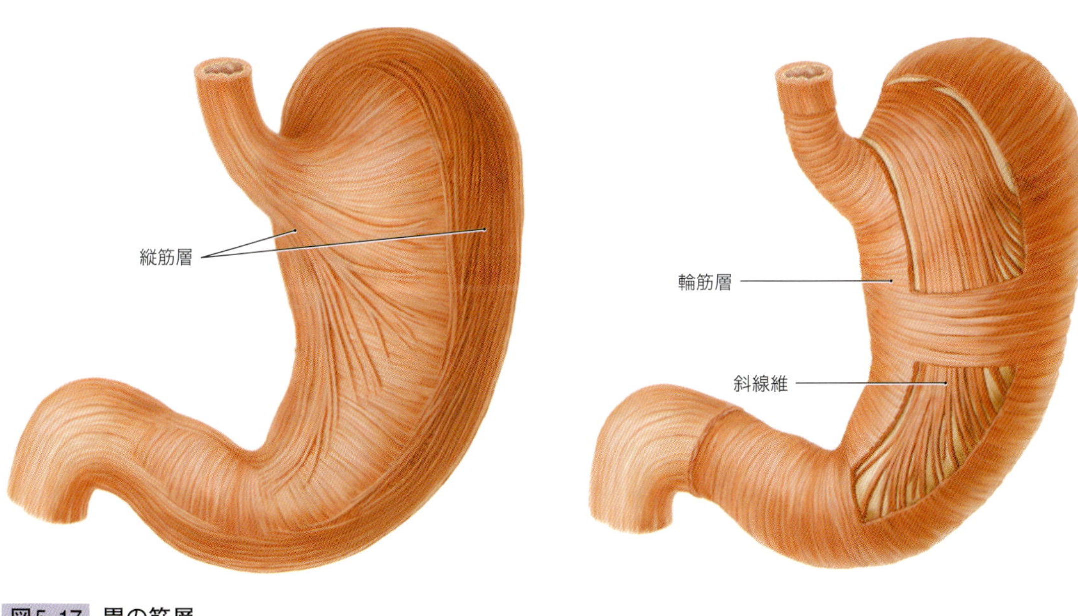

図5-17 胃の筋層

肝臓の取り出し

肝臓に付着する間膜や出入りする血管を切り取って，**肝臓** liver を取り出す．

1. 肝鎌状間膜を前腹壁から折れ返るところで切る．肝円索とそれにつながる臍も肝臓のほうに残す．
2. 肝臓の上面で肝冠状間膜と左右の三角間膜を，横隔膜の下面に折れ返るところで切る．肝臓と横隔膜が無漿膜野の結合組織でつながっているので，指ではがしていく．

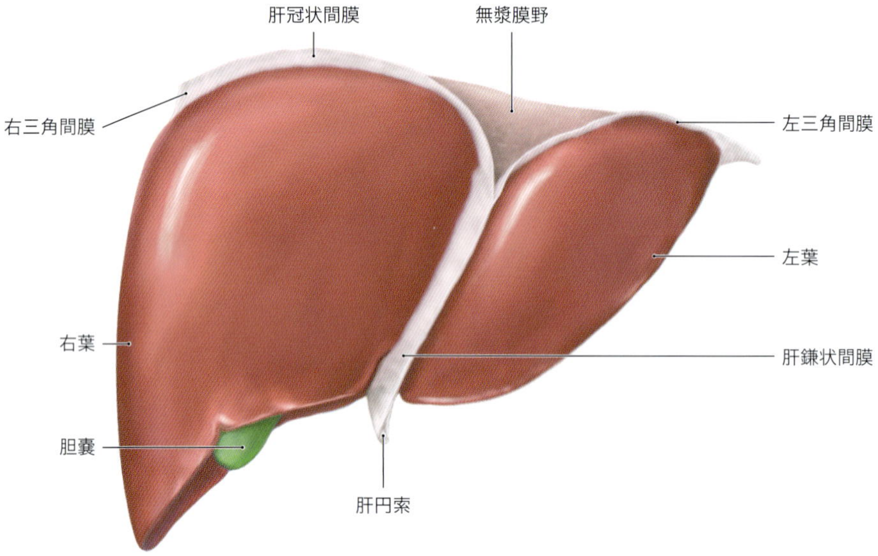

前面

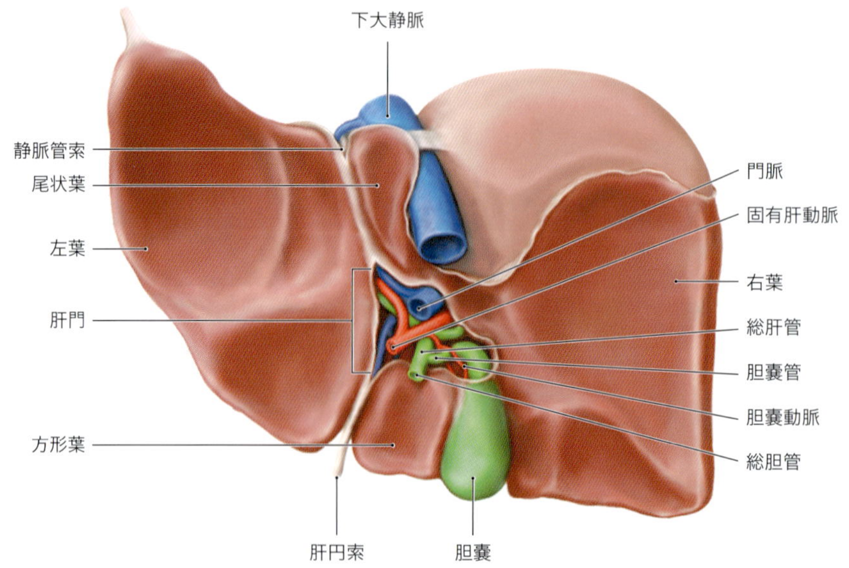

臓側面（下面）

図5-18 肝臓

3. 肝十二指腸間膜の上部で，胆囊管と総肝管が合流して総胆管になることを確かめる．この合流部よりもやや下方で総胆管，固有肝動脈，門脈を切断する．
4. 後腹壁の腹膜をはがして下大静脈を見出す．下大静脈を肝臓のすぐ下で切断する．
5. 肝臓の上面を横隔膜から引きはがしながら奥に手を進めて下大静脈を見出す．下大静脈を横隔膜と肝臓の間で切断する．
6. 網囊の上方への広がりを意識しながら肝冠状間膜の後部と小網の付着部を切断し，肝臓の後面に残っている結合組織をはがし取ると，下大静脈の一部が肝臓の後面に抱き込まれたまま，肝臓を取り出すことができる．
7. 取り出した肝臓の重量を計測する．日本人の肝臓の重量は，成人男性で 1,300〜1,500 g，成人女性では 1,100〜1,300 g であるが，高齢者では 1,000 g 以下になる．

肝臓の外形

肝臓の外形を観察する．

1. 肝臓には，上に向かって丸く凸の横隔面と，下に向かって凹んだ臓側面が区別できる．
2. 肝臓の横隔面は大部分が臓側腹膜に覆われているが，後方の**無漿膜野** bare area には腹膜がなく，横隔膜に接している．後面には下大静脈がはまり込んでいる．横隔面にいくつかの間膜が見られる．
   - **肝鎌状間膜** falciform ligament は，前腹壁と肝臓の前面をつなぐヒダで，肝臓を右葉と左葉に分ける．
   - **肝冠状間膜** coronary ligament は，無漿膜野を取り巻いて，臓側腹膜と壁側腹膜が折れ返している．
   - **左・右三角間膜** left/right triangular ligament は，臓側腹膜と壁側腹膜の折れ返しが肝冠状間膜から左右に伸び出したものである．
3. 肝臓の臓側面の H 字状の溝とその内容を観察する．H 字状の溝は，縦棒にあたる 2 本の矢状線と，横棒にあたる肝門からなる．
   - **肝門** porta hepatis は，臓側面の中央に位置する窪みで，門脈，固有肝動脈，総肝管が通る肝臓の出入り口になっている．
   - **肝円索** round ligament of liver は，左の矢状線の前方の部分（方形葉と左葉の間）を通る．胎児期の臍静脈の痕跡である．
   - **静脈管索** ligamentum venosum は，左の矢状線の後方の部分（尾状葉と左葉の間）を通る．胎児期の**静脈管** ductus venosus（**アランチウス管** Arantius' duct）の痕跡である．
   - **胆囊窩** fossa for gallbladder は，右の矢状線の前方部分（方形葉と右葉の間）で，胆囊が収まる．
   - **大静脈溝** groove for vena cava は，右の矢状線の後方部分（尾状葉と右葉の間）で，下大静脈がはまり込んでいる．
4. 臓側面の前方には胆囊が張りついており，後方には下大静脈がはまり込んでいる．臓側面は H 字状の溝によって 4 つの**肝葉** hepatic lobe に分かれている．
   - **右葉** right lobe of liver は，横隔面から見た右葉に対応し，肝臓の右側 1/4 を占める．
   - **左葉** left lobe of liver は，横隔面から見た左葉よりも狭く，肝臓の左側 1/2 を占める．
   - **方形葉** quadrate lobe は，右葉と左葉の間で前方部を占める．横隔面から見た右葉の一部．
   - **尾状葉** caudate lobe は，右葉と左葉の間で後方部を占める．横隔面から見た右葉の一部．

肝臓に出入りする脈管と導管

肝臓の脈管と導管は，臓側面の中央の肝門と，後面にはまり込んだ下大静脈の 2 か所に分かれて出入りする(図5-18 ☞ 160 頁).

1. **肝門** porta hepatis のところで，結合組織を取り除いて，出入りする脈管・導管を剖出する.

- **総肝管** common hepatic duct は，肝門から出た**左・右肝管** left/right hepatic duct が直後に合流してできる.
- **固有肝動脈** hepatic artery proper は，肝門に入る直前で左枝と右枝に分かれる．右枝から胆嚢動脈が分かれる.
- **門脈** hepatic portal vein は，肝門に入って左枝と右枝に分かれる．左枝は左葉に向かって左の矢状線を横切り，ここで肝円索と静脈管索が左枝に付着している.

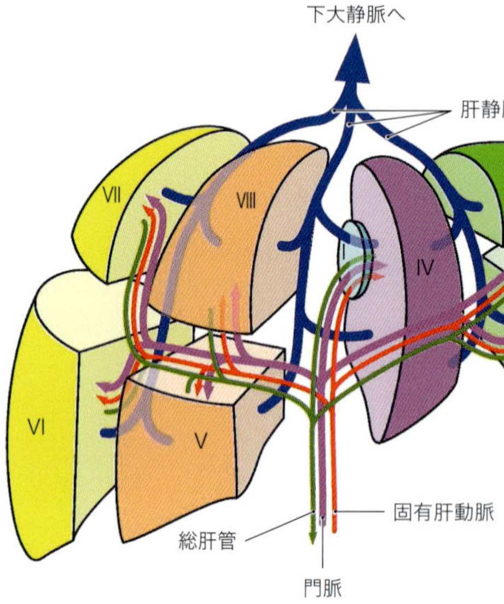

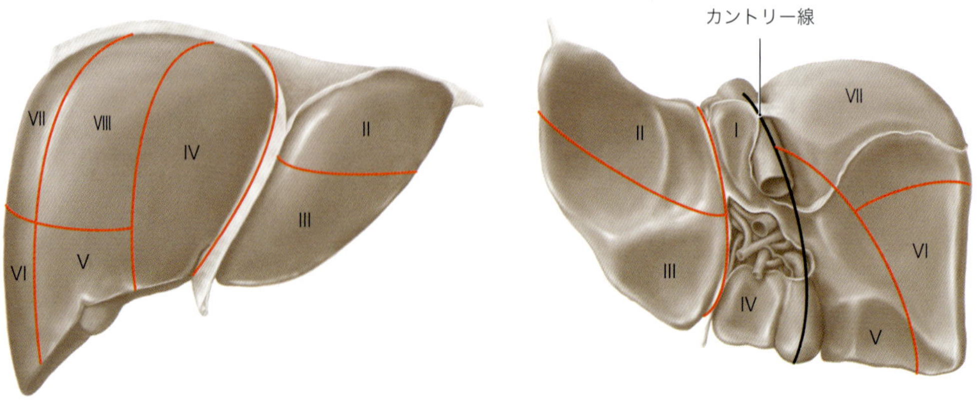

図5-19 肝区域

2. 肝臓の後面にはまり込んでいる下大静脈の内腔で，3本の肝静脈が下大静脈に開口するのを観察する．
 - **左・中・右肝静脈** left/middle/right hepatic vein のうち，右肝静脈はやや離れて開口することが多い．左肝静脈が左葉に向かう基部には静脈管索が付着している．

胆嚢と胆管

1. **胆嚢** gallbladder は，肝臓の臓側面で右矢状線前方の胆嚢窩に収まっている(図5-18 ☞160頁)．固有肝動脈の右枝から**胆嚢動脈** cystic artery が分かれて胆嚢に分布するのを確認する．胆嚢管・総肝管・肝臓に囲まれた区域を**カロー三角** Calot's triangle といい，臨床ではここを目印に胆嚢動脈を求める．
2. 胆嚢の表面の腹膜をはいで，胆嚢の外形を観察する．胆嚢は扁平な円錐状で，幅広い前方部が底，中央部が体，細くなった後方部の頸が**胆嚢管** cystic duct につながっている．
3. 胆嚢を切り開いて内容物を観察する．胆汁は生体では黄色だが，解剖体ではホルマリンと化学反応して緑色になっている．胆石が含まれていることがある．粘膜では多数の不規則な窪みが細かいヒダによって仕切られているのが見える．胆嚢の頸の内腔にはラセンヒダが見られる．胆嚢管も切り開いて，ラセンヒダが続いているのを観察する．
4. 肝臓および胆嚢につながって胆汁を運ぶ管を総称して**胆管** bile duct と呼ぶ．左・右肝管，総肝管，胆嚢管，総胆管が含まれる．これらの位置と関係を復習しよう(☞161頁)．

Lecture

肝臓の機能的区分

肝門から出入りする肝管・固有肝動脈・門脈は，**門脈三つ組** portal triad と総称される．門脈三つ組は肝門で右と左に分かれるので，肝臓の内部も機能的に**右肝部** right liver と**左肝部** left liver に分かれる．右肝部と左肝部の境界は，臓側面では胆嚢窩と大静脈溝を結ぶ右矢状線であり，横隔面では胆嚢窩の前端と下大静脈を結ぶ想定線で**カントリー線** Cantlie line と呼ばれる．

肝臓の内部は，門脈三つ組の枝分かれによって8つの**肝区域** hepatic segment に分けられ，それぞれの肝区域の境界に肝静脈の枝が入り込んでいる．8つの区域にはⅠ～Ⅷの番号がつけられ，3つの矢状面と1つの水平面によって分けられている．

- 中央の矢状面は，臓側面の右矢状線，横隔面のカントリー線に対応し，右肝部と左肝部を分け，中肝静脈の通路になる．
- 左の矢状面は，臓側面の左矢状線に対応し，左肝静脈の通路になる．
- 右の矢状面は，右葉の内部を通り，右肝静脈の通路になる．
- 水平面は，左葉と右葉の内部を通り(尾状葉と方形葉は除く)，門脈三つ組の通路になる．

肝臓の一部を外科的に切除する際の単位は，長らく肝葉が基本となっていたが，最近の精密な手術技術の進歩により，肝区域を単位とした切除が行われるようになっている．

164 第14節 十二指腸，膵臓，脾臓を取り出して解剖する

十二指腸，膵臓，脾臓の取り出し

十二指腸と膵臓と脾臓を，付属する血管とともに一括して取り出す．

1. 脾動静脈を脾臓に達するまできれいに剖出する．脾動静脈から膵臓に向かう膵枝が数本分かれるのを確認する．
2. 膵臓と十二指腸に分布する以下の動脈を確認する．
   - 総肝動脈から分かれた胃十二指腸動脈が，膵臓と十二指腸に向かう枝(上膵十二指腸動脈)を出す．
   - 上腸間膜動脈から膵臓と十二指腸に向かう枝(下膵十二指腸動脈)が分かれる．
3. 総胆管，固有肝動脈，門脈の断端を再確認する．
4. 十二指腸・膵臓・脾臓を取り外す準備として，大きな血管を切断する．
   - 腹腔動脈を基部で切断する．
   - 上腸間膜動静脈を基部で切断する．
   - 下腸間膜静脈を適当な位置で切断する．
5. 脾臓を後腹壁につないでいる間膜を切断する．膵臓と十二指腸を後腹壁から持ち上げてはがす．

   こうして十二指腸・膵臓・脾臓が，ひとまとめにして取り出される．

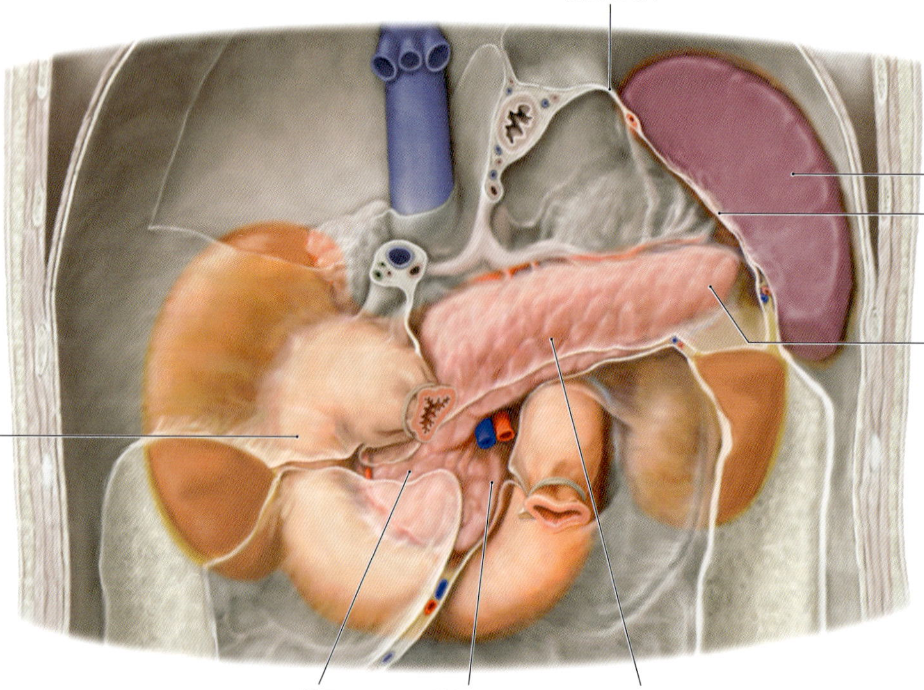

図5-20 十二指腸，膵臓，脾臓

十二指腸の解剖

1. **十二指腸** duodenum の外形を観察する．十二指腸は以下の 4 部に分かれる．
　① 上部（臨床では球部）は，胃の幽門に続いて右に向かい，下方に屈曲するまで．肝十二指腸間膜が付着する．
　② 下行部は，膵頭の右に接して下行する．総胆管と膵管が開口する．
　③ 水平部は，左に向かい上方に屈曲するまで．水平部の前面を横切って上腸間膜動静脈が下行する．
　④ 上行部は上前方に向かい，十二指腸空腸曲まで．
2. 両端を結紮する糸を切り，外縁に沿って十二指腸の壁を縦に切り開く．内容物を水道の流水の下で洗い流し，内面を観察して小腸の他の部分と比較する．下行部の内側壁で以下の構造を観察する．
   - **大十二指腸乳頭** major duodenal papilla（**ファーター乳頭** Vater's papilla）の周辺では，他の部位と異なり粘膜ヒダが縦走しており，大きな縦ヒダの一端に大十二指腸乳頭がある．ここに総胆管と膵管が開口する．
   - **小十二指腸乳頭** minor duodenal papilla は，大十二指腸乳頭より約 2 cm 上でやや前寄りのところにあり，副膵管が開口する．

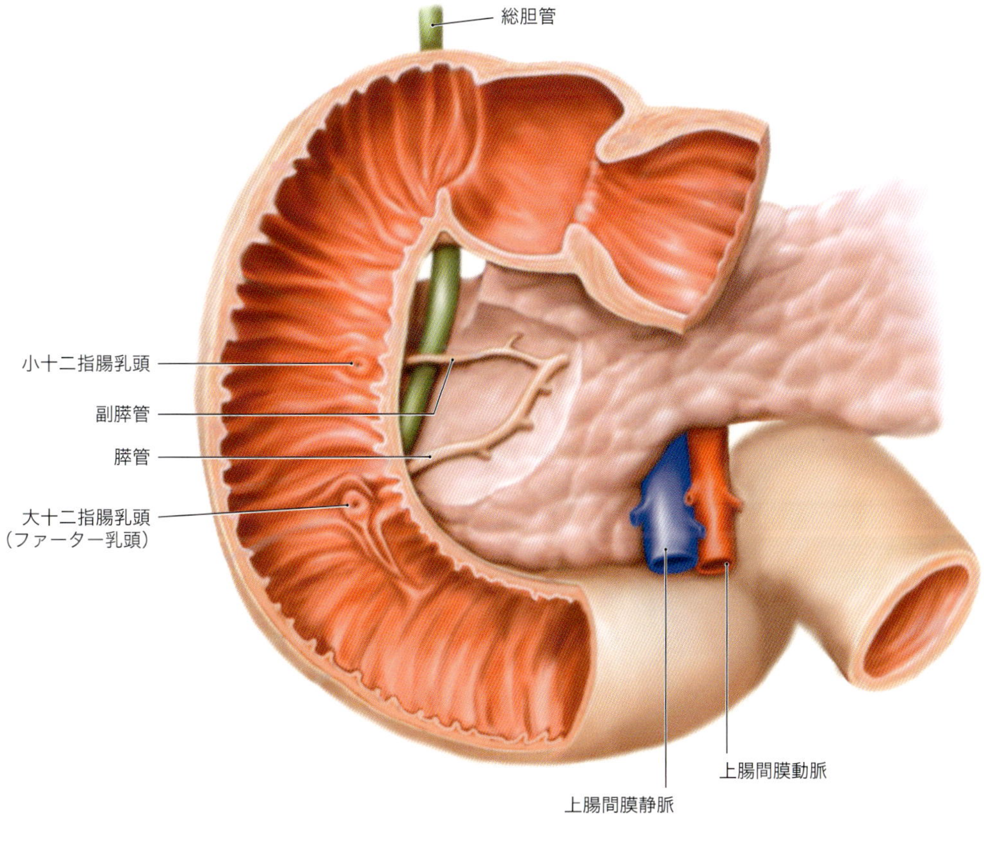

図 5-21　十二指腸と膵頭

膵臓の解剖

1. **膵臓** pancreas の外形を観察する．以下の 3 部を区別する．
   - **膵頭** head of pancreas は，十二指腸下行部に接する右端の部分である．十二指腸水平部に向かって下方に**鈎状突起** uncinate process が突き出している．上腸間膜動静脈は，鈎状突起の前面を下行する．
   - **膵体** body of pancreas は，後腹壁を横切りながら左上方に向かう．
   - **膵尾** tail of pancreas は，膵臓の左端の細くなった部分で，脾門に接する．
2. **膵管** pancreatic duct の剖出を以下の手順で行う．
   ① 十二指腸下行部の内面で大十二指腸乳頭を再確認する．総胆管の断端からゾンデを入れて，その先端が乳頭に出てくるかどうか試してみる．
   ② ゾンデをその位置に残し，膵頭の背側面から膵管を剖出する．ピンセットで膵頭の組織をほじっていくと，平たい白い管が大十二指腸乳頭の近くに見出される．膵管と総胆管が合流して大十二指腸乳頭に開くことを確認する．
   ③ 膵管の剖出を膵尾に向かって進めていく．膵管から多数の枝が出ているのを観察する．
   ④ 膵管のやや上方で，膵頭の背面から膵臓の組織をほじって，副膵管を剖出する．
   - **副膵管** accessory pancreatic duct は膵管よりも細く，小十二指腸乳頭に開口する．
3. 大十二指腸乳頭で**オディ括約筋** Oddi's sphincter を剖出する．大十二指腸乳頭の周囲で十二指腸の粘膜をはぐと，総胆管と膵管の開口の周りを輪状に取り巻く平滑筋が見つかる．これがオディ括約筋で，食物が十二指腸に到達したときに緩んで，胆汁と膵液を十二指腸に放出する．

脾臓の解剖

1. **脾臓** spleen の外形を観察する．脾臓の横隔面は後上方に丸く凸になり，第 9〜11 肋骨に近接する．臓側面は凹んで前下方に向いて，胃・左腎臓，左結腸曲などに接している．前上方の縁は鋭く突き出ていて，2〜3 個の切れ込みがあるのが特徴的である．脾臓の表面は，脾門を除いて丈夫な結合組織性の被膜によって覆われている．被膜の表面は腹膜が覆っている．
2. 脾臓の臓側面には，スリット状の**脾門** splenic hilum があり，血管が出入りする．脾門を挟んで前面と後面に間膜への移行部がある．
   - **胃脾間膜** gastrosplenic ligament は，脾門の前面にあり，胃の大弯につながる．
   - **横隔脾間膜** phrenicosplenic ligament / **脾腎ヒダ** splenorenal ligament は，脾門の後面にあり，横隔膜および腎臓前方の壁側腹膜につながる．
3. 脾門に出入りする血管を切って脾臓を取り出し，重さを量る．脾臓の大きさは個人差が大きい．日本人の平均値は，成人男女とも 80〜100 g である．

腎臓周囲の腹膜後隙の解剖

1. 脊柱の両側で後腹壁の腹膜の表面を手で軽く押して，左右の腎臓のおおよその位置を確認する．腎臓は第 12 胸椎～第 3 腰椎の高さにある．
2. 腎臓と副腎は，**腹膜後隙** retroperitoneal space という後腹壁の腹膜下の領域に埋もれている．以下の手順で剖出する．
   ① 腎臓の前方の腹膜とその直下の脂肪を丁寧にはぐと，**腎筋膜** renal fascia（**ジェロタ筋膜** Gerota's fascia）という膜状の結合組織層が現れる．腎筋膜は前葉と後葉に分かれて，腎臓と副腎とその周囲の脂肪を包み込んでいる．
   ② 腎筋膜を破ると，**脂肪被膜** perirenal fat という多量の脂肪組織層が腎臓と副腎を取り巻いている．
   ③ 脂肪被膜の脂肪を取り去って腎臓と副腎の表面を露出させる．副腎は腎臓のすぐ上方に位置すること，前面中央を副腎静脈が走ること，脂肪より褐色が強いことから区別できる．副腎を温存するとともに，腹腔神経叢から入ってくる交感神経の枝を残すように努める．
3. 腎臓と副腎の位置と形状を原位置で確認する．
   - 左の**腎臓** kidney は第 12 胸椎～第 2・3 腰椎の高さにあり，右腎は左腎よりも 1 cm くらい低い位置にあることが多い．
   - **副腎** adrenal gland は左右の腎臓の上内側端に帽子のようにかぶさっている．副腎と腎臓の間は少量の脂肪により隔てられている．
4. **尿管** ureter が，左右の腎臓の内側縁の腎門から出て下方に伸びている．腹膜・腎筋膜・脂肪被膜を取り除きながら，尿管を少し下の方までたどっておく．腎動静脈との位置関係を確認すること．

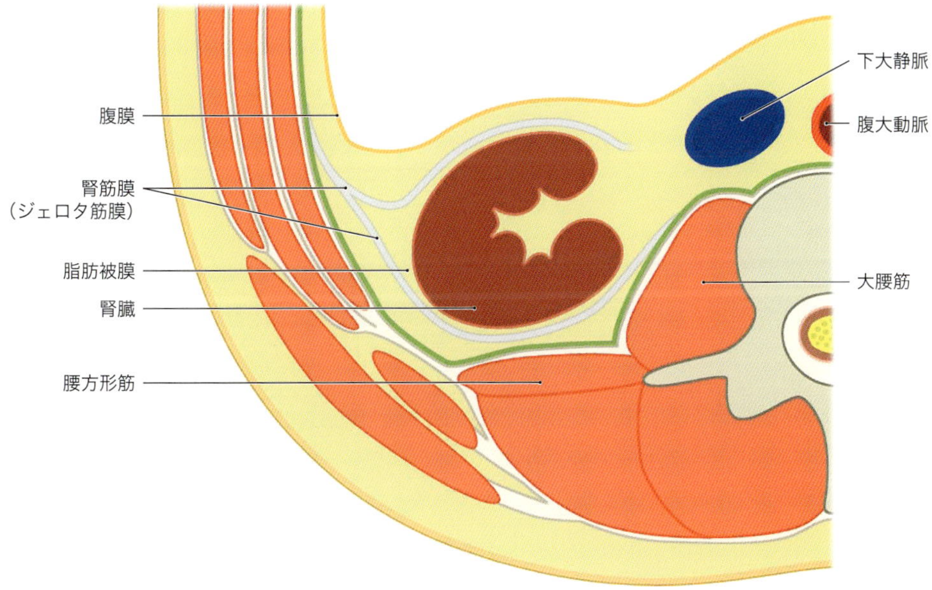

図5-22 腎臓とその周辺（水平断）

5. 腎臓に分布する血管を剖出する.
- **腎門** hilum of kidney から腎臓外に出た**腎静脈** renal veins は,下大静脈に注ぎ込む.左腎静脈は右よりも長く,腹大動脈の前面を上腸間膜動脈の起始のすぐ下で横切る.また左腎静脈には左精巣静脈(女性では左卵巣静脈)が下方から流入する.
- **腎動脈** renal artery は腹大動脈から横に出て,腎静脈の後ろを腎門に向かう.腎門以外の場所で腎臓に入る過剰な腎動脈は20%ほどの割合で見つかる.

6. 副腎に分布する動脈は,その起源によって3つに分類される.副腎静脈は右で下大静脈に注ぎ,左で腎静脈に注ぐ.
- **上副腎動脈** superior suprarenal arteries は,下横隔動脈から起こる.
- **中副腎動脈** middle suprarenal artery は,腹大動脈から起こる.
- **下副腎動脈** inferior suprarenal artery は,腎動脈から起こる.

腎臓と副腎の取り出し

腎臓と副腎を以下の手順で一緒に取り出して観察する.

1. 腎臓に向かう腎動静脈と副腎に向かう動静脈(下副腎動脈を除く)を,器官からやや離れたところで切る.
2. 尿管を腎臓より数 cm 下で切る.
3. 腎臓と副腎を一緒に取り出し,脂肪被膜の脂肪をよく取り除く.
4. 左右の副腎を腎臓から取り外して重さを量る.日本人の平均値は,成人男女でほぼ同じで左右とも5〜6gである.
5. 左右の腎臓の重さを量る.日本人の平均値は,成人男性で140〜160g,成人女性で120〜140gである.高齢者では腎臓は萎縮する傾向があり,重さは100gほどになる.

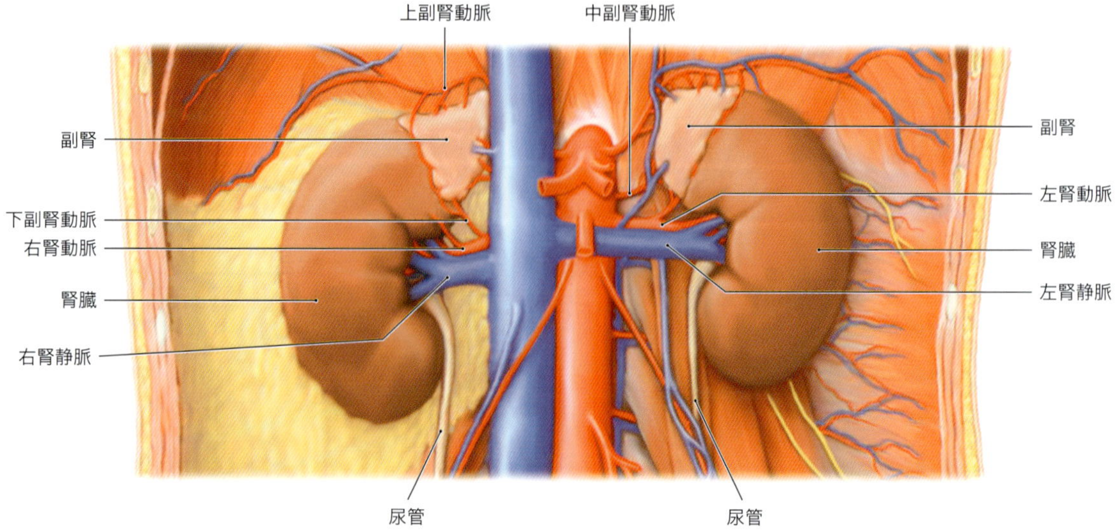

図5-23 腎臓とその周辺

6. 腎臓の表面を観察する．腎動静脈と尿管が出入りする腎門を除いて，腎臓の表面は丈夫な線維被膜によって包まれている．高齢者の腎臓では腎臓の表面に，腎嚢胞というさまざまな大きさの水胞が突き出している．

腎臓の解剖

腎臓の外側縁に沿って縦方向にメスを入れ，腎臓を前半部と後半部に分割する．腎臓の断面で内部の構造を観察する．

1. 腎臓の内部に**腎洞** renal sinus という空洞がある．腎洞の中の脂肪を取り除いて排尿路を剖出する．
   - 尿管は腎洞の中で広がって**腎盤**(**腎盂**ともいう)renal pelvis になる．
   - 腎盤は枝分かれして十数個の**腎杯** renal calyces になって終わる．
2. 腎臓の本体の断面で，皮質と髄質を区別する．
   - **腎皮質** renal cortex は腎臓表面の被膜に向かう領域である．
   - **腎髄質** renal medulla は腎洞に向かった側にあり，十数個の円錐形に分かれている(断面では数個見える)．円錐形の領域のそれぞれは**腎錐体** renal pyramids といい，その先端は腎洞の中に突き出ていて**腎乳頭** renal papilla と呼ばれる．腎杯はそれぞれ腎乳頭の先端にかぶさっている．腎臓の皮質と髄質で作られた尿は，腎乳頭の先端から流れ出て，腎杯に受け取られる．
   - 腎錐体とその周囲の皮質を合わせた領域を**腎葉** kidney lobes といい，腎臓の肉眼的な単位である．人間の左右の腎臓はそれぞれ十数個の腎葉を含む．小児の腎臓では，腎葉の境界が溝として腎臓の表面から見える．成人でも腎葉の境界の溝が見えることがある．腎髄質の間に挟まれた皮質領域は，**腎柱** renal columns と呼ばれる．

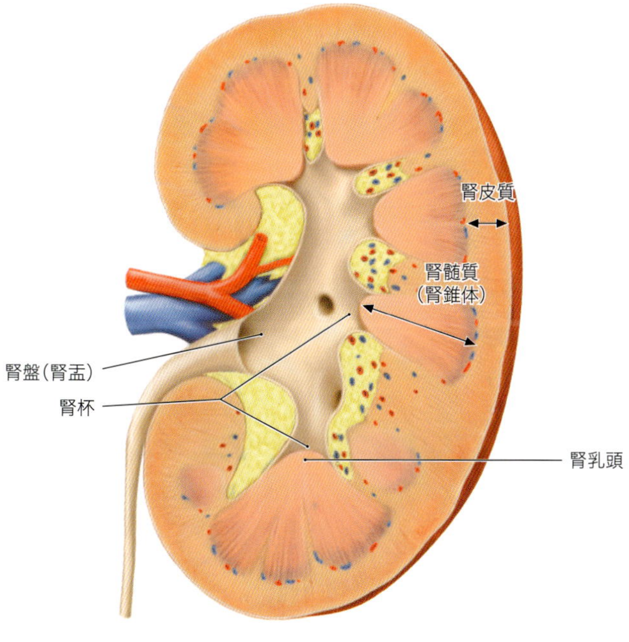

図5-24　腎臓(冠状断)

胸大動脈から分かれる動脈の観察

胸大動脈 thoracic aorta をすっかり剖出して，胸大動脈から分かれる動脈枝を確認する．

1. 大動脈弓の下面につながる動脈管索を切断して，肺動脈と残存する心膜を取り除いて，上行大動脈～大動脈弓～胸大動脈の全貌を明らかにする．胸大動脈は第4胸椎体の下縁の高さで始まり，初めは食道の左側を走り，次第にその後ろに回り，横隔膜を貫いて腹大動脈に移行する．
2. 胸大動脈からの内臓枝として，気管支動脈と食道動脈がある(☞ 135頁)．
   - **気管支動脈** bronchial branches は，左右の気管支とともに肺に進入する．右のものは第3肋間動脈から分かれることが多い．左のものは1～2本が胸大動脈の前面から分かれることが多い．

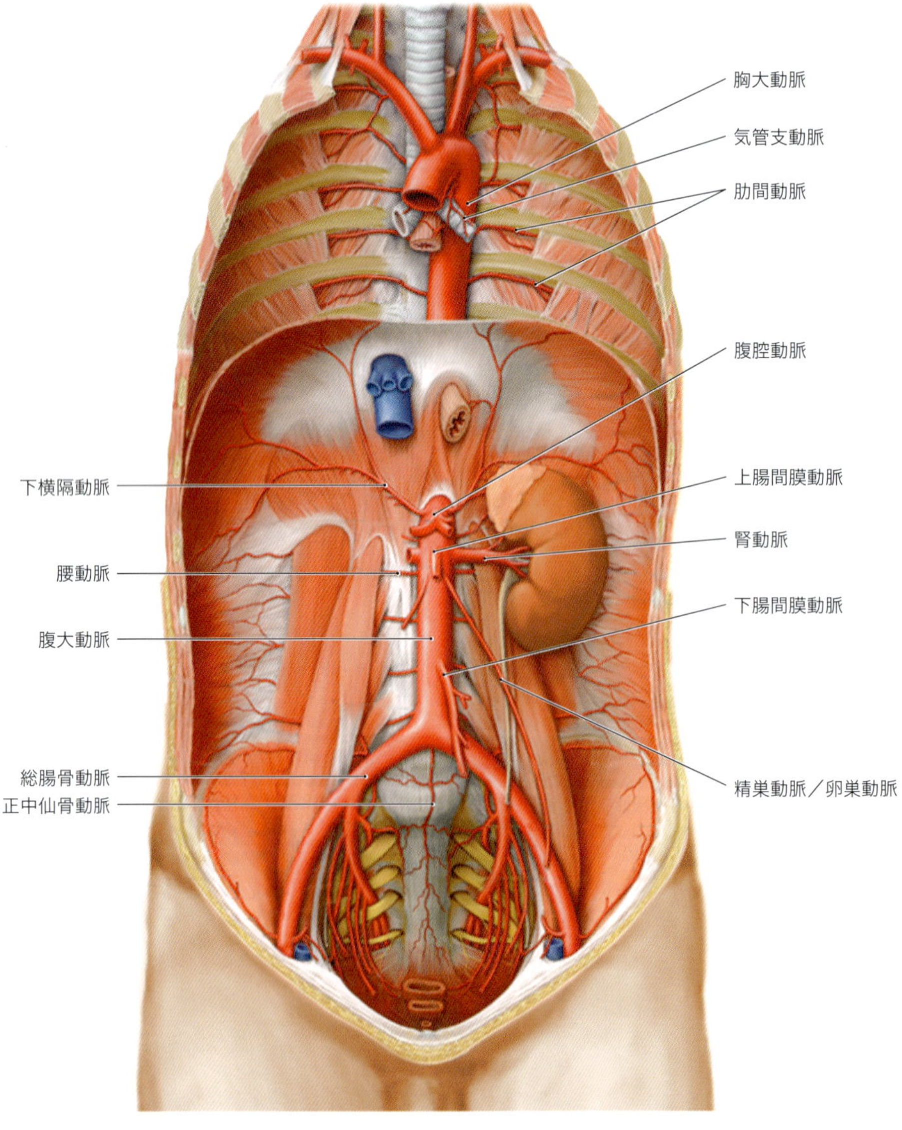

図5-25 胸大動脈と腹大動脈

- **食道動脈** oesophageal branches は 2〜5 本あり，胸大動脈の前面から分かれて食道に分布する．

3. 胸大動脈からの壁側枝として，肋間動脈と上横隔動脈がある．
   - **肋間動脈** posterior intercostal arteries のうち第 3〜11 肋間に分布するもの，および第 12 肋骨の下に分布する**肋下動脈** subcostal artery は，胸大動脈の後面から両側性に起こる．第 1・2 肋間動脈は，最上肋間動脈(鎖骨下動脈の分枝である肋頸動脈から分かれる)に由来する(☞ 119 頁)．
   - **上横隔動脈** superior phrenic arteries は，胸大動脈下部の前面から起こる細い動脈で，横隔膜の上面に分布する．数は不定である．

腹大動脈から分かれる動脈の観察

腹大動脈 abdominal aorta をすっかり剖出して，腹大動脈から分かれる動脈枝を確認する．

1. 後腹壁に残存する壁側腹膜を取り除いて，腹大動脈が左右の総腸骨動脈に分かれるまでの全貌を明らかにする．腹大動脈は腹腔の上部では下大静脈の左側で後面に位置しており，左腎静脈は腹大動脈の前面を通過する．腹大動脈は下行するにしたがって下大静脈の前面に位置を変え，腹大動脈から分かれた右の総腸骨動脈は，左の総腸骨静脈の前面を乗り越える．
2. 腹大動脈から分かれる無対性の臓側枝として，腹部消化器に分布する 3 本の動脈がある．
   - **腹腔動脈** coeliac trunk は，腹大動脈が横隔膜を貫いた直下で分枝する(☞ 146, 147 頁)．
   - **上腸間膜動脈** superior mesenteric artery は腹腔動脈の下方 1〜2 cm のところで分枝する(☞ 148, 149 頁)．
   - **下腸間膜動脈** inferior mesenteric artery は，大動脈分岐部の 3〜4 cm 上方で，十二指腸水平部の高さで分枝する(☞ 150 頁)．
3. 腹大動脈から分かれる有対性の臓側枝として，泌尿生殖器に分布する 2 対の動脈がある．
   - **腎動脈** renal artery は，腎臓に向かう太い動脈で，第 1 腰椎の高さで腹大動脈の外側面から起こる(☞ 168 頁)．
   - **精巣動脈** testicular artery(女性では**卵巣動脈** ovarian artery)は，第 2 腰椎の高さで腹大動脈の前面から起こる有対性の細い動脈で，下行して骨盤領域に向かう．
4. 腹大動脈から分かれる壁側枝としては，横隔膜に分布する下横隔動脈と，後腹壁に分布する腰動脈がある．
   - **下横隔動脈** inferior phrenic artery は，横隔膜の下面に分布する 1 対の動脈で，多くは横隔膜直下の腹大動脈から分かれるが，30%ほどの例では腹腔動脈から，10%ほどの例では腎動脈から起こる．
   - **腰動脈** lumbar arteries(通常 4 対)は，第 1〜4 腰椎の高さで腹大動脈の後外側から分かれ，水平に走って後腹壁に分布する．
5. 腹大動脈は第 4 腰椎体の高さで左右の**総腸骨動脈** common iliac artery に分かれる．総腸骨動脈は尿管と交差したのち，2 本に分かれて内腸骨動脈(骨盤壁と骨盤内臓に分布)と外腸骨動脈(下肢に分布)になる．腹大動脈の分岐部から**正中仙骨動脈** median sacral artery という無対性の細い枝が出て，骨盤の後壁に沿って下行する．

下大静脈の枝と奇静脈系の観察

下大静脈 inferior vena cava の走行とそこに合流する枝を確認する.

1. 下大静脈は，第 4 腰椎体の高さで左右の**総腸骨静脈** common iliac vein が合流して始まり，脊柱の前面で右寄りを上行し，横隔膜の大静脈孔を通り抜けて右心房に注ぎ込む．横隔膜の直下で肝臓の後面にはまり込んでいる部分は，すでに切り取られている(☞ 161 頁).

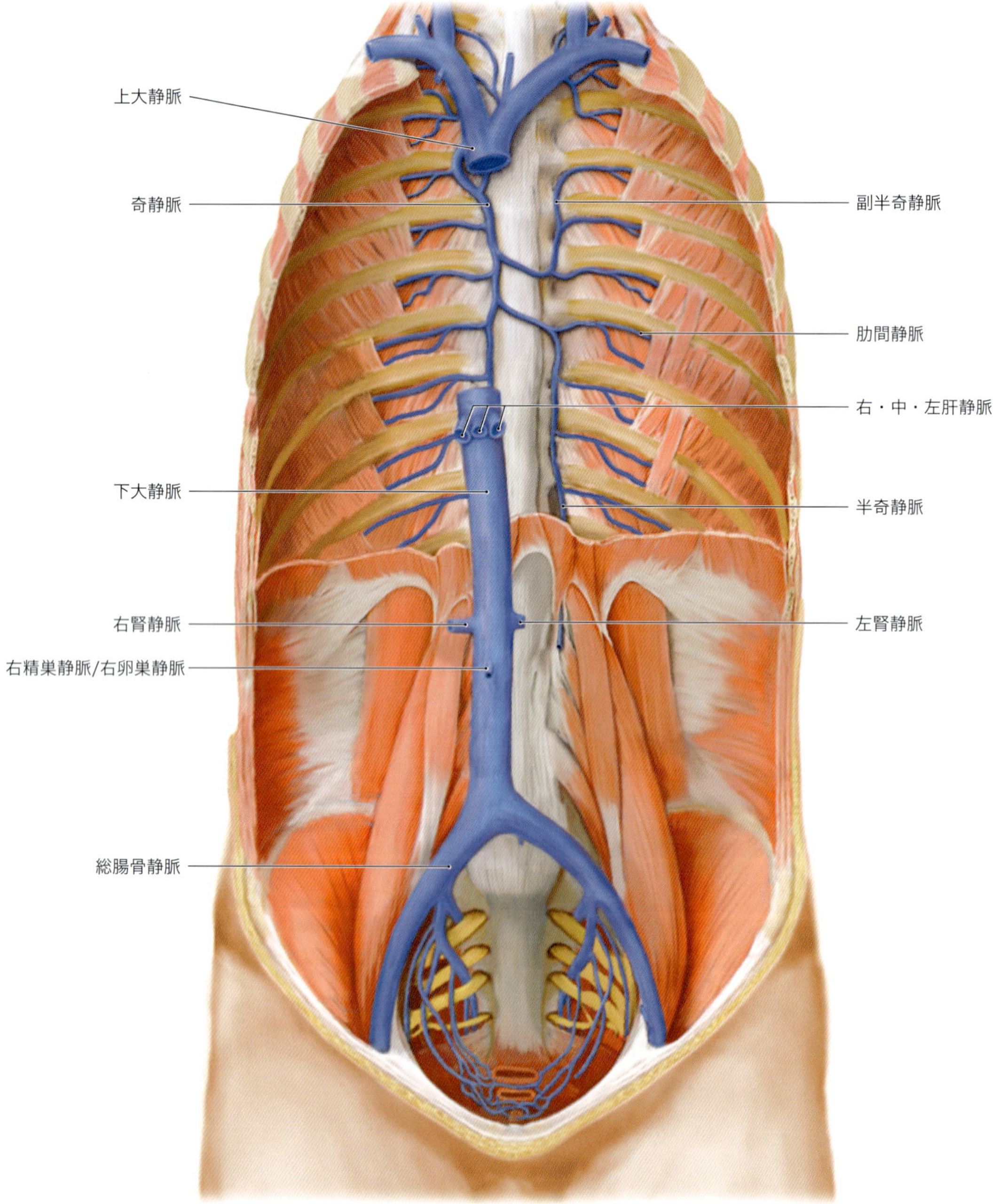

図5-26　上大静脈と下大静脈

2. 下大静脈の内臓枝を確認する．

- **腎静脈** renal vein は，第1腰椎の高さで下大静脈に注ぐ．左腎静脈は右腎静脈よりも長く，腹大動脈の前面で上腸間膜動脈の基部の後方を通過し，左副腎静脈と左精巣静脈(女性では左卵巣静脈)が流入する．この関係から左腎静脈は，腹大動脈と上腸間膜動脈に挟まれて圧迫されることがある．
- **右精巣静脈** right testicular vein(女性では**右卵巣静脈** right ovarian vein)は，骨盤内から上行し，腎静脈のやや下方で下大静脈の前面に流入する．左精巣静脈(左卵巣静脈)は左腎静脈に流入する．肝臓摘出のときに切り取られている可能性が高い(☞160頁)．
- **右副腎静脈** right suprarenal vein は，腎静脈のやや上で下大静脈の右側面に流入する．左副腎静脈は左腎静脈に流入する．
- **右・中・左肝静脈** right/intermediate/left hepatic vein は，下大静脈の肝臓内の部分に流入するので，すでに取り去られている(☞163頁)．腹腔動脈・上腸間膜動脈・下腸間膜動脈の流域(腹部消化器と脾臓)の静脈血が門脈経由で肝臓に流れ込み，肝静脈から下大静脈に注ぐ．

3. 下大静脈の壁側枝を観察する．

- **腰静脈** lumbar veins のうち，左右の第3・4腰静脈は下大静脈の後面に流入する．第1・2腰静脈は上行腰静脈に流入することが多いが，個体差が著しい．
- **上行腰静脈** ascending lumbar vein は，総腸骨静脈と腰静脈をつないで上行し，肋下静脈と合流して右では奇静脈に，左では半奇静脈につながる．

4. 胸壁で奇静脈系を観察する．奇静脈系は右側の奇静脈と，左側下部の半奇静脈，左側上部の副半奇静脈からなり，肋間静脈の血液を集めて上大静脈に流入する．

- **奇静脈** azygos vein が上大静脈に注ぐところはすでに上縦隔で観察した(☞132頁)．奇静脈は，下方では右の上行腰静脈と肋下静脈につながり，胸椎体の右前に接して，右の肋間静脈の血液を集めながら上行する．第4胸椎の高さで急に前に曲がって上大静脈に流入する．
- **半奇静脈** hemi-azygos vein は，下方では左の上行腰静脈と肋下静脈につながり，横隔膜と胸壁の隙間を通って胸腔に入り，胸椎体の左側面で胸大動脈の後部に接して，左の下位の肋間静脈の血液を集めながら上行する．第8〜9胸椎の高さで右上に向きを変えて脊柱の前を横切り，胸大動脈と食道の後方を通って奇静脈に合流する．
- **副半奇静脈** accessory hemi-azygos vein は，左の中位の肋間静脈の血液を集めて胸椎体の左側面に接して下行し，第7〜8胸椎の高さで右に向きを変えて脊柱の前を横切り，奇静脈に合流する．副半奇静脈は，下方では半奇静脈とつながり，上方では上肋間静脈(上位の肋間静脈の血液を集めて腕頭静脈に注ぐ)としばしば連絡する．

交感神経幹の観察

交感神経幹 sympathetic trunk の頸部は頸根部のところで(☞119頁)，胸部は後縦隔のところで(☞135頁)すでに観察した．ここでは交感神経幹の頸部から腰部までの全貌と，肋間神経との交通枝を観察する．

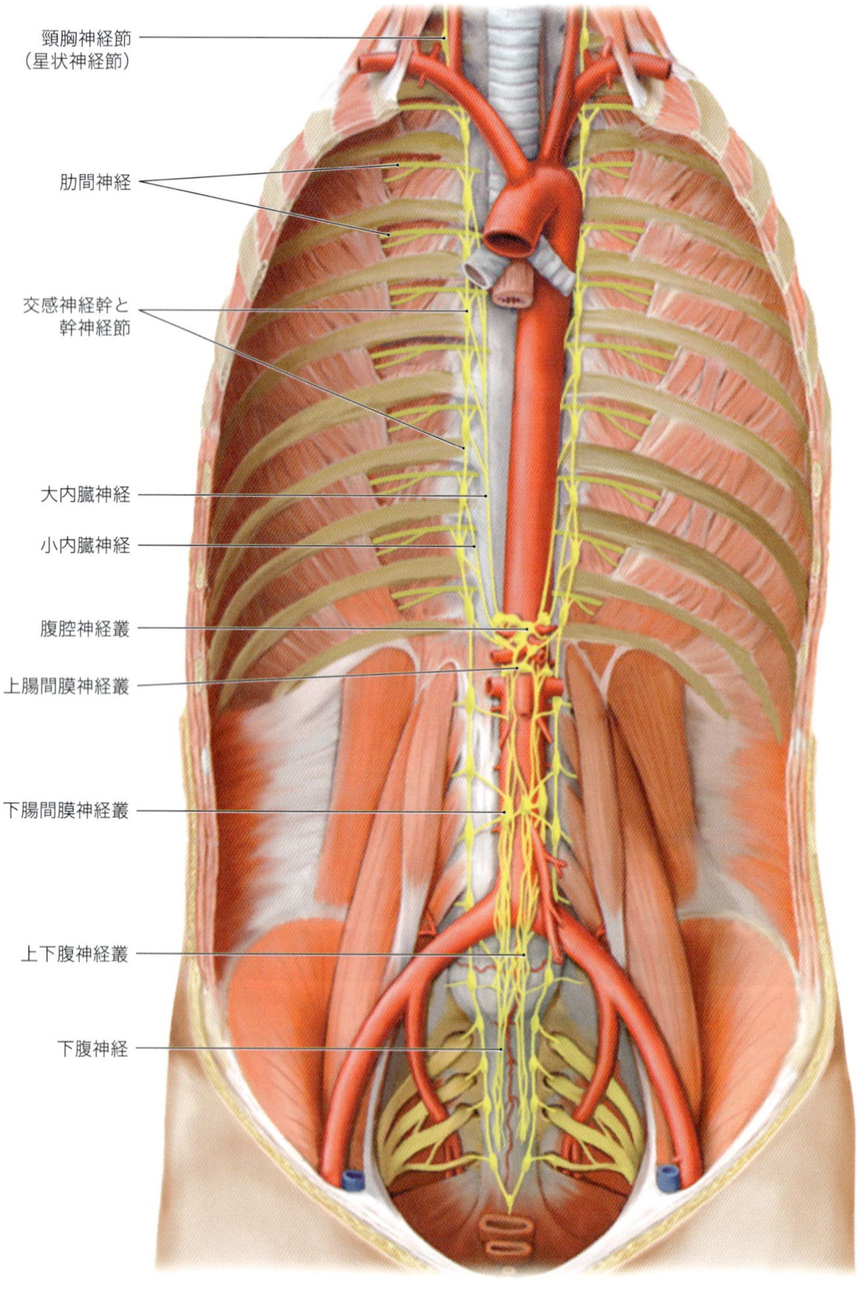

図5-27 交感神経幹

1. 交感神経幹の頸部は，頸椎の前外側を縦に走り，3つの頸神経節をもつ．頸神経節からは，脊髄神経に混ざる灰白交通枝と，心臓に向かう上・中・下心臓神経が出る．
   - 上頸神経節は第1・2頸椎の高さにある．ここから上方に伸びた神経は，内頸動脈の周囲に神経叢を作って頭蓋腔に入る．
   - 中頸神経節は小さく目立たないが，定型的に椎骨動脈の前面に存在し，さらにその上方にも分節が出現することがある．
   - 下頸神経節はしばしば第1胸神経節と癒合して頸胸神経節(星状神経節)を作り，椎骨動脈〜鎖骨下動脈の後方に位置する．
2. 交感神経幹の胸部は，肋間神経の高さに対応して胸神経節をもつ．胸神経節と肋間神経の間には2本の交通枝がある．適当な胸神経節を選んで，交通枝を剖出しよう．
   - **白交通枝** white ramus communicans は，脊髄からの節前線維を交感神経幹に運び，幹神経節で節後ニューロンに接続する．
   - **灰白交通枝** grey ramus communicans は，幹神経節からの節後線維を肋間神経を通して体壁に送る．
3. 交感神経幹の腹部は，4個の腰神経節を含む．腰神経節から出た灰白交通枝は腰神経に混ざる．腰神経節からは内方に向かう腰内臓神経が出る．これは腹大動脈を囲む上下腹神経叢に混じって骨盤内臓に向かう．
4. 胸神経節からは，腹部の内臓に向かう内臓神経が分かれ出る．脊髄からの節前線維を含み，大動脈周辺の神経節(腹腔神経節，上腸間膜動脈神経節，大動脈腎動脈神経節)で節後ニューロンに接続する．
   - **大内臓神経** greater splanchnic nerve は，第5〜9・10胸神経節から出る．
   - **小内臓神経** lesser splanchnic nerve は，第10・11胸神経節から出る．
   - **最下内臓神経** lowest splanchnic nerve は，第12胸神経節から出る．
5. 上下腹神経叢は，腹大動脈の周囲を囲む自律神経線維であり，上位の神経叢(腹腔・上腸間膜など)から続く一連の構造の下端部である．この神経叢は腹大動脈分岐部で左右の下腹神経に分かれ，骨盤腔の下下腹神経叢に続く(図7-21 ☞255頁)．

横隔膜の下面の解剖

横隔膜 diaphragm の下面から壁側腹膜と結合組織をはがし取り，横隔膜の下面を剖出する．

1. 横隔膜の以下の部分を同定する．
- **腱中心** central tendon は，ドーム状の横隔膜の頂部を占め，3 つ葉のクローバーの形をしている．横隔膜の筋束の停止部である．腱中心の右後部に大静脈孔が開いている．
- 胸骨部は，剣状突起の後面から起こる 2 個の小さな筋束である．
- 肋骨部は，下位の 6 本の肋骨から起こる筋束である．
- 腰椎部は，腰椎体から起こる 2 個の脚(右脚・左脚)からなる．

2. 横隔膜の腰椎部を観察する．
- 右脚は第 1〜3 腰椎体の右側面から起こる．右脚に食道裂孔が開いている．
- 左脚は第 1・2 腰椎体の左側面から起こる．右脚・左脚・腰椎体の間に大動脈裂孔が開いている．

3. 横隔膜の肋骨部の後面で弓状靱帯を観察する．弓状靱帯は，後腹壁の筋膜の肥厚部で，横隔膜の筋束の起始になっている．
- **外側弓状靱帯** lateral arcuate ligament は，腰方形筋の前面をまたいでいる．
- **内側弓状靱帯** medial arcuate ligament は，大腰筋と小腰筋の前面をまたいでいる．

4. 横隔膜にある 3 つの大きな開口部を確認する．
- **大静脈孔** caval opening は，腱中心の右後部に開いた孔で，下大静脈が通る．
- **食道裂孔** oesophageal hiatus は，右脚に開いた孔で，食道などが通る．
- **大動脈裂孔** aortic hiatus は，右脚と左脚の間に開いた孔で，大動脈などが通る．

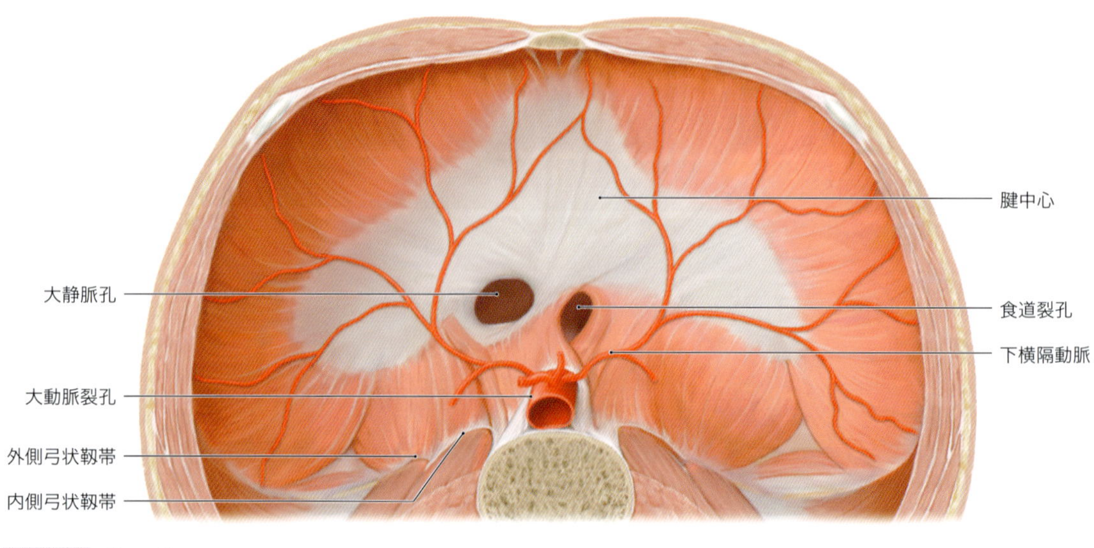

図5-28 横隔膜の下面

横隔膜を貫く臓器・脈管・神経

横隔膜を通り抜ける構造とその貫通部位を観察する.

1. 大動脈裂孔では，大動脈と胸管が通る.
2. 食道裂孔では，食道のほかに，左右の迷走神経が通る.
3. 大静脈孔では，下大静脈が通る.
4. 内側弓状靱帯の後方で大腰筋・小腰筋の前面を，右では奇静脈，左では半奇静脈が通る.交感神経幹もここを通ることが多い.
5. 大・小内臓神経は，右脚と左脚を貫くことが多い.

横隔膜に分布する動脈と神経

横隔膜に分布する動脈と神経を確認する.

1. 横隔膜に分布する主な動脈は下横隔動脈であり，それ以外の動脈はかなり細い.
   - **下横隔動脈** inferior phrenic artery は，腹大動脈(ないし腹腔動脈，腎動脈)から分かれ，横隔膜の下面に分布する.
   - **上横隔動脈** superior phrenic arteries は，胸大動脈から分かれる細い枝である.
   - **筋横隔動脈** musculophrenic artery は，内胸動脈から分かれる細い枝である.
   - **心膜横隔動脈** pericardiacophrenic artery は，内胸動脈から分かれて横隔神経に伴行する細い枝である.
2. 横隔膜は**横隔神経** phrenic nerve によって支配される．横隔神経が頸神経叢から分かれて前斜角筋の前面を下行し胸郭に入るところは，頸根部の浅層で観察した(☞ 28 頁)．横隔神経が胸部を下行し横隔膜の上面に分布するまでは頸根部と縦隔で観察した(☞ 119, 136 頁).

178 第20節 後腹壁で筋と腰神経叢を解剖する

後腹壁の筋の解剖

後腹壁の脂肪を取り除いて，後腹壁の筋を剖出し同定する．

1. **大腰筋** psoas major は，腰椎の椎体・椎間円板・横突起から起こり，寛骨の前面を下行して大腿骨の小転子に停止する．股関節を強力に屈曲する．
2. **小腰筋** psoas minor は，第 12 胸椎と第 1 腰椎の椎体前面から起こる細い筋束で，大腰筋の前を下行して腸恥隆起と付近の筋膜に停止する．約 60%の人で欠如する．
3. **腰方形筋** quadratus lumborum は，第 12 肋骨と腰椎の肋骨突起から起こる幅のある四角形の筋で，腸腰靱帯と腸骨稜に停止する．脊柱を側屈し，後腹壁を緊張させる．

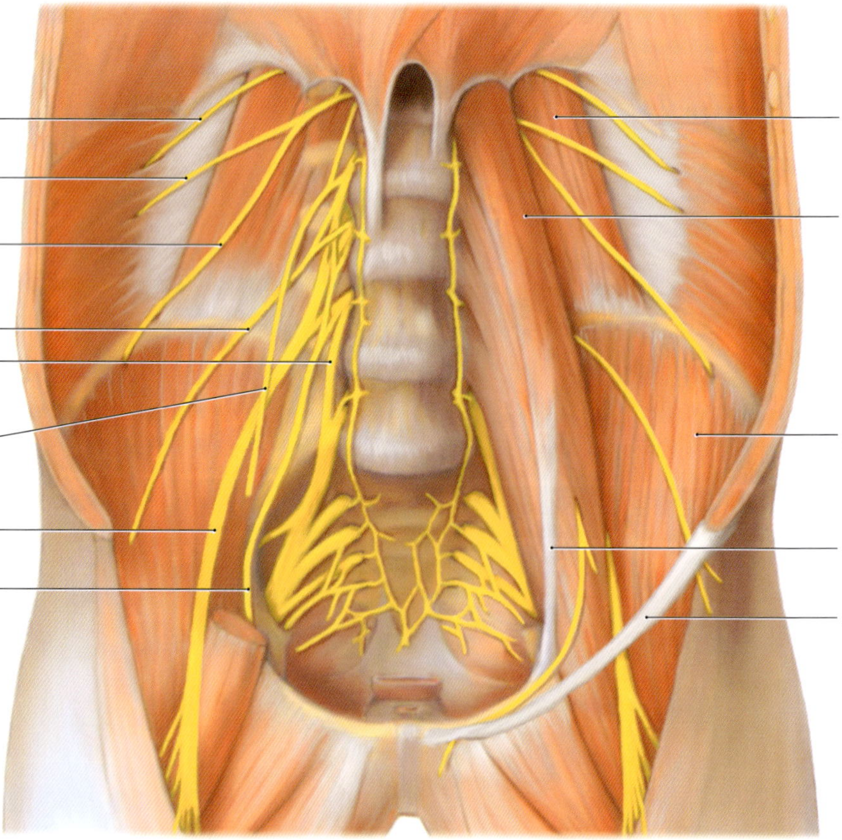

図5-29 後腹壁の筋と腰神経叢

腰神経叢の解剖

腰神経叢 lumbar plexus は，第1〜4腰神経の前枝から構成され，大腰筋の中で形成される．大腰筋の外側縁から姿を現す腰神経叢の枝を剖出し，観察する．

1. **陰部大腿神経** genitofemoral nerve（第1・2腰神経から）は，大腰筋の前面を貫いて現れて下行する．2本に分かれる．
   - 陰部枝は鼡径管に入り，男性では精巣挙筋と陰嚢の皮膚を，女性では大陰唇の皮膚を支配する．
   - 大腿枝は大腿上部で内側面の皮膚に分布する．
2. **肋下神経** subcostal nerve（第12胸神経から）は，第12肋骨の1cm下で腰方形筋の前面を斜めに走り，腹横筋を貫いてその浅層に出る．肋下神経は腰神経叢には含まれない．
3. **腸骨下腹神経** iliohypogastric nerve と**腸骨鼡径神経** ilio-inguinal nerve（第1腰神経から）は，腰方形筋の前面を斜めに下行し，しばしば共通幹を作る．腹横筋を貫いて腹横筋と内腹斜筋の間を走行する．末梢までたどると，腸骨下腹神経は外腹斜筋の腱膜を貫いて下腹部の前面に達する．腸骨鼡径神経は浅鼡径輪を通って大腿内側の皮膚と，男性では陰嚢，女性では大陰唇の皮膚に分布する．
4. **外側大腿皮神経** lateral cutaneous nerve of thigh（第2・3腰神経から）は，上前腸骨棘の近くで鼡径靱帯の深部を通る．大腿外側面の皮膚に分布する．
5. **大腿神経** femoral nerve（第1〜4腰神経から）は，腰神経叢の中で最も太い神経で，大腰筋と腸骨筋の間の溝の中に見出される．大腿神経からは，大腰筋と腸骨筋を支配する枝が分かれる．下行して鼡径靱帯の深層を通って大腿前面の筋と皮膚に分布する．
6. **閉鎖神経** obturator nerve（第2〜4腰神経から）は，大腰筋の内側縁の深部に見出される．閉鎖管を通って大腿内側部に達し，その部の筋と皮膚に分布する．
7. 大腰筋を少しずつむしり取りながら腰神経叢の枝をたどり，脊柱から出てくる根まで追求する．閉鎖神経の内側奥に，腰仙骨神経幹（第4腰神経から）が見える．腰仙骨神経幹は骨盤に入り，仙骨神経叢に加わる（☞255頁）．

腰椎の切断

これ以後の下肢の解剖を容易にするために，下半身と上半身を分断する．適当な腰椎間で脊柱を離断し，その他の体幹の構造を切断する．切断を第1・2腰椎間で行うと，腰神経叢を比較的よい状態で温存することができる．

1. 第2腰椎の高さで腹大動脈と下大静脈を切断する．横隔膜の脚を適当に切断する．
2. 第1・2腰椎間の椎間円板を確認し(椎体より径が太い)，メスを入れて切断する．腰方形筋を同じ高さで横に切断する．
3. 第1・2腰椎の関節突起間の連結を離断し，背部の軟組織を切断すると，上半身と下半身を分断することができる．
4. **椎間円板** intervertebral disc の断面で内部構造を観察する．
   - **線維輪** anulus fibrosus は，外周部にある硬い部分で，同心円状に配列する線維軟骨性の層板からなり，外周部に近づくにつれて線維成分が増えて硬くなる．
   - **髄核** nucleus pulposus は，椎間円板の中心部にあるぶよぶよした部分で，膠様組織からできている．

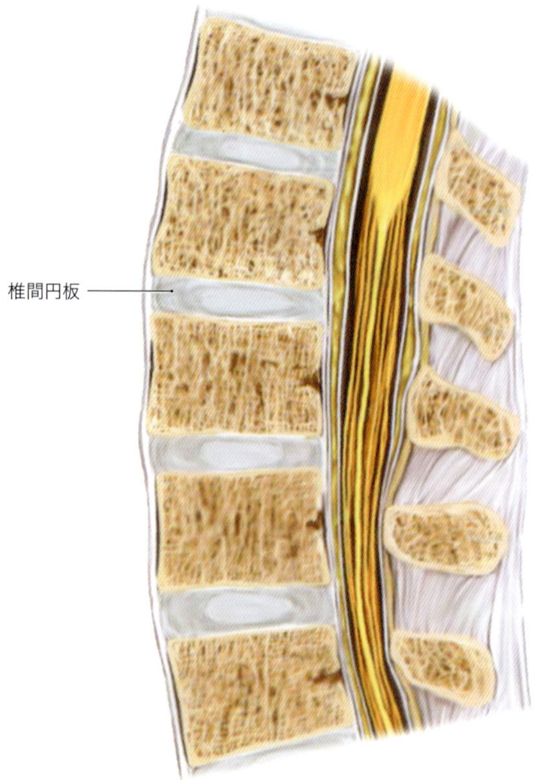

図5-30 脊柱下部(正中断)

Clinical View

椎間板ヘルニア

椎間円板の髄核が，線維輪の裂け目を通って外にはみ出たり，線維輪とともに外に膨れ出したりした病態である．椎間板ヘルニアが後方や後外側に向かって生じると，脊髄や脊髄神経を圧迫して疼痛・麻痺などの症状を発生する．下位腰椎に最も好発し，頸椎にも発生する．症状としては，項背痛・腰痛，上肢・肋間・下肢の疼痛と麻痺などがある．画像診断で椎間板ヘルニアが見つかっても，症状がないことも多い．

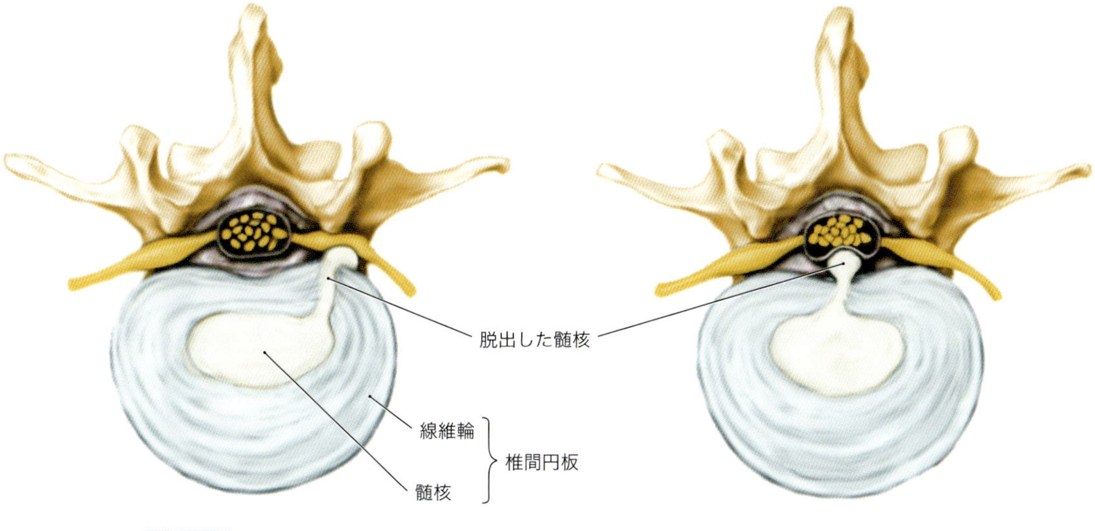

図 5-31　椎間板ヘルニア

第6章

下肢

下肢の体表観察

体表から下肢の骨格を触知し確認する．

1. 骨盤の**上前腸骨棘** anterior superior iliac spine，**恥骨結節** pubic tubercle を確認する．両方を結ぶ**鼡径靱帯** inguinal ligament が腹部と大腿の境界になっている．大腿上部の外側面では大腿骨の**大転子** greater trochanter に触れて位置を確かめる．
2. 膝の前面で**膝蓋骨** patella に触れて位置と形を確かめる．その下方に**脛骨粗面** tibial tuberosity の高まりに触れる．膝の両側面で大腿骨と脛骨の**内側顆** medial condyle と**外側顆** lateral condyle を確認する．遺体では大腿骨と脛骨の境界がわかりにくいので，自分の脚に触れて確かめるとよい．脛骨の外側顆の後外側には**腓骨頭** head of fibula がある．
3. 下腿の前面で，脛骨前縁が皮下の浅いところに伸びるのを触れる．足首の両側面では，脛骨の**内果** medial malleolus，腓骨の**外果** lateral malleolus が膨れ出ているのに触れる．
4. 下半身を裏返して，殿部で**坐骨結節** ischial tuberosity に触れる．殿部の膨らみの下に**殿溝** gluteal fold という皮膚の溝が横に走っている．
5. 膝の後面には**膝窩** popliteal fossa の窪みがある．足首の後面では**踵骨腱** calcaneal tendon（アキレス腱）を皮膚の上からつまむことができる．足の後ろに突き出た**踵** heel は**踵骨** calcaneus の一部である．

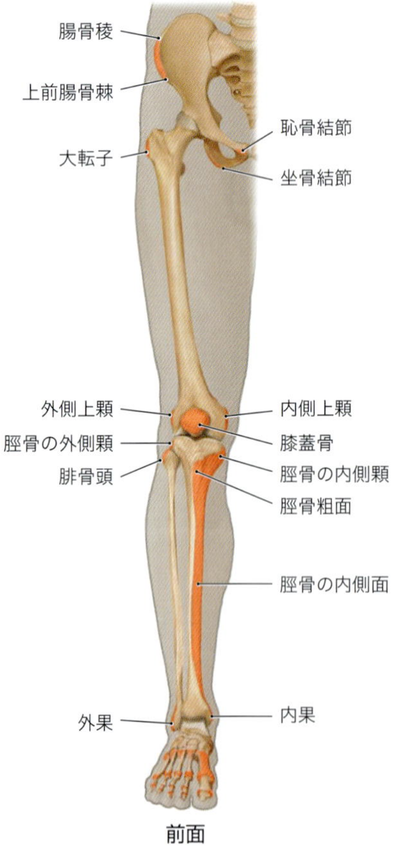

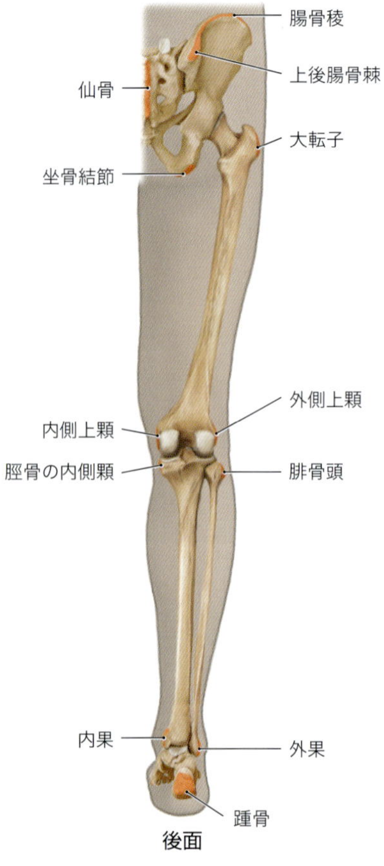

図6-1 触知できる下肢の骨格部位（オレンジ色の部分）

下肢の皮膚を切り取る

下肢の皮膚を切り取る．皮下組織，皮静脈，皮神経をなるべく損なわないよう残しておく．

1. 下半身を背臥位(あおむけ)にして，下肢前面の皮膚を以下の要領で切り取る．
   ①下肢の前面で縦に(大腿上部から足先まで)，中央に切り込みを入れる．
   ②水平方向の切り込みを，膝蓋骨のやや上，脛骨粗面のやや下，内果のやや上，足の中央，足指のつけ根あたりの5か所に入れる．
   ③切り込みの交点から皮膚を持ち上げて皮膚を切り取っていく．
   ④切り取った皮膚は下肢から切り離して，遺体片の収納容器に移す．
2. 下半身を腹臥位(うつぶせ)にして，下肢後面の皮膚を同様の要領で切り取る．
   ①下肢の後面で縦に(殿部下縁から踵まで)，中央に切り込みを入れる．
   ②水平方向の切り込みを，膝窩，内果のやや上あたりの2か所に入れる．
   ③切り込みの交点から皮膚を持ち上げて皮膚を切り取っていく．
   ④切り取った皮膚は下肢から切り離して，遺体片の収納容器に移す．

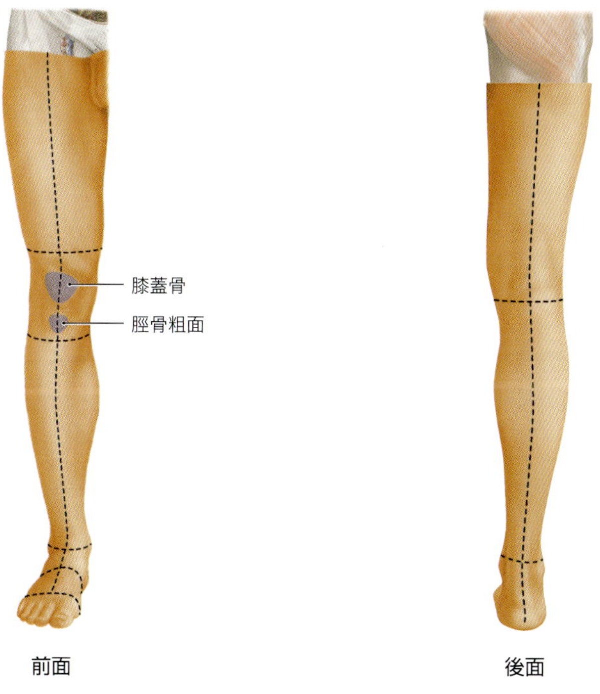

図6-2　下肢の皮切り

下肢後面で皮下の解剖

下肢後面の皮下組織を解剖して，皮静脈と皮神経を剖出する．

1. 踵のやや上で外果のすぐ後方を通る小伏在静脈を見つけて，その走行を剖出する．
   - **小伏在静脈** small saphenous vein は，足背を横切る足背静脈弓の外側端から始まり，外果の後方を通って下腿の後面を上行し，膝窩で筋膜を貫いて深部にもぐり，膝窩静脈に流入する．
2. 大腿上部の後面で後大腿皮神経とその枝を剖出する．
   - **後大腿皮神経** posterior cutaneus nerve of thigh は，大殿筋の下縁の中央から現れて，大腿後面の中央で大腿筋膜の深層を下行して膝窩のやや下まで達する．その途中で分かれた多数の枝が，筋膜を貫いて皮下組織の中に現れる．筋膜を縦に切り開いて後大腿皮神経とその枝の走行をたどる．
   - **下殿皮神経** inferior clunial nerves は，大殿筋の深層で後大腿皮神経から分かれた2〜3本のかなり太い枝で，大殿筋の下縁を回って殿部の皮膚に分布する．
3. 下腿後面で腓腹神経を同定し剖出する．
   - **腓腹神経** sural nerve は，下腿後面の中ほどで筋膜を貫いて皮下組織の中に現れ，外果の後方から下を通って足背に向かう．
4. 殿部，大腿，下腿の後面から，皮下組織をすべて取り除く．筋膜，皮神経，皮静脈は残しておく．

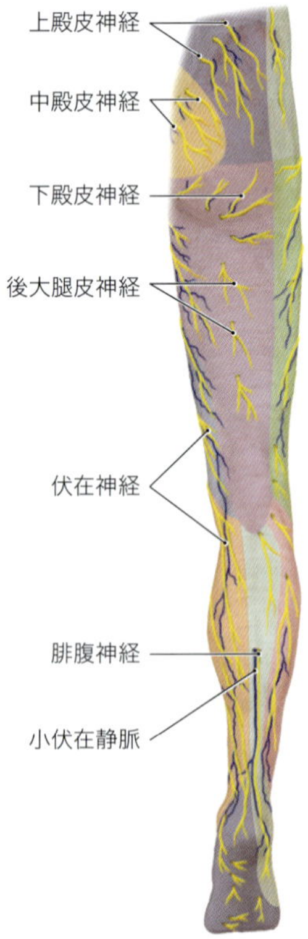

図6-3 下肢後面の皮静脈と皮神経

下肢前面で皮下の解剖

下半身を背臥位(あおむけ)にする．下肢前面の皮下組織を解剖して，皮静脈と皮神経を剖出する．

1. 内果の前方を通る大伏在静脈を見つけて，その走行を剖出する．
   - **大伏在静脈** great saphenous vein は，足背静脈弓の内側端から始まり，足首では内果の前方を通り，膝では大腿骨内側上顆の後縁を乗り越え，大腿の内側面を前上方に向かい，大腿前面の上部に達する．ここで大伏在静脈は，鼡径靱帯の下約2横指のところで大腿筋膜にある孔(伏在裂孔)を通って深部の大腿静脈に流入する．大伏在静脈は心臓の冠状動脈バイパス手術の際に移植片として使われることがある．
2. 伏在裂孔の周辺の構造を解剖する．
   - 伏在裂孔の付近に浅鼡径リンパ節の大小さまざまなリンパ節が分布しているのを確認する．
   - 3本の小さな皮静脈(浅腹壁静脈，浅腸骨回旋静脈，外陰部静脈)が，伏在裂孔直前の大伏在静脈に流入するのを剖出する．

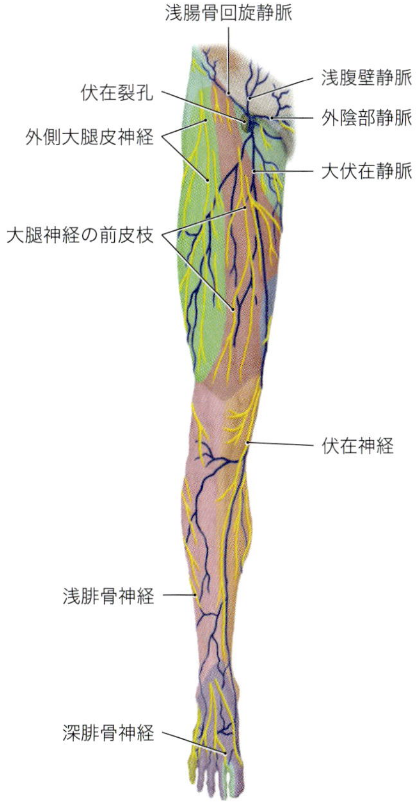

図6-4　下肢前面の皮静脈と皮神経

3. 大腿の前面で以下の皮神経を剖出する.
 - **陰部大腿神経** genitofemoral nerve の大腿枝は，大腰筋の前面ですでに剖出している(☞ 179頁). これを下方にたどると，伏在裂孔を通ったり，もしくはそのすぐ上の大腿筋膜を貫いたりして皮下組織の中に出てくる.
 - **外側大腿皮神経** lateral cutaneous nerve of thigh は，すでに腰神経叢の枝として腹腔内で剖出している(☞ 179頁). 鼡径靱帯の外側端の深層を通って大腿に入り，筋膜の深層を下行する. 筋膜を切り開きながら外側大腿皮神経を下のほうに向かって剖出する.
 - **大腿神経** femoral nerve の前皮枝が，大腿の前面で何本も筋膜を貫いて皮下に現れる.
 - **閉鎖神経** obturator nerve の皮枝が，大腿の内側面で筋膜を貫いて皮下に現れる.
4. 下腿の前面と足背で以下の皮神経を剖出する.
 - **伏在神経** saphenous nerve は，膝の内側面で筋膜を貫いて皮下に現れ，大伏在静脈に沿って下行する. 足首のところで内果の前を通り，足の内側部に分布する.
 - **浅腓骨神経** superficial fibular nerve は，外果の上方で筋膜を貫いて皮下に現れ，足首のところで2枝に分かれて足背と指に分布する.
 - **腓腹神経** sural nerve は，下腿の後面ですでに剖出した(☞ 186頁). 小伏在静脈に沿って下行し，外果の後ろと下を回って足背に現れ，足背の外側半から小指の外側縁にかけて分布する.
 - **深腓骨神経** deep fibular nerve は，足背の第1・2指のつけ根のやや上で筋膜を貫いて皮下に現れ，第1・2指の対向縁に分布する.
5. 大腿，下腿の前面と足背から，皮下組織をすべて取り除く. 筋膜，皮神経，皮静脈は温存する.

大腿筋膜の切除

伏在裂孔を解剖してその構造を理解してから，**大腿筋膜** fascia lata を切除する．

1. **伏在裂孔** saphenous opening の剖出を行う．大伏在静脈が深層に入るところで，ピンセットを使って静脈周囲の結合組織を取り除いて，深部の大腿静脈に注ぐところまで剖出する．大伏在静脈の傍らに指を入れて静脈の周囲に指を動かして，伏在裂孔の辺縁を明瞭にする．伏在裂孔が大腿筋膜の開口部であること，軟らかい結合組織によって満たされていることを理解する．
2. 伏在裂孔から指を入れて大腿筋膜の深層に進め，伏在裂孔の周囲で大腿筋膜を深層から浮き上がらせる．ハサミを使って浮き上がった大腿筋膜を3つの方向に切り開く．
 ① 下方に向かって縫工筋に達するまで切開する．
 ② 外側に向かって鼡径靱帯に平行に，上前腸骨棘の直下まで切開する．
 ③ 内側に向かって鼡径靱帯に平行に，恥骨結節の直下まで切開する．
3. 切り開かれた大腿筋膜を内側と外側にひるがえして**大腿三角** femoral triangle（**スカルパ三角** Scarpa's triangle）を開放し，大腿三角の広がりを確認する（図6-6 ☞190頁）．
 - 上縁（底）は，鼡径靱帯．
 - 外側縁は，縫工筋．
 - 内側縁は，長内転筋．長内転筋の外側縁を境界とすることもあるが，大腿三角を長内転筋の内側縁まで広くとることが多い．
4. 大腿三角の床を構成する筋を同定する．
 - 腸腰筋（大腰筋と腸骨筋を合わせたもの）．
 - 恥骨筋．
 - 長内転筋（床に含めないこともある）．

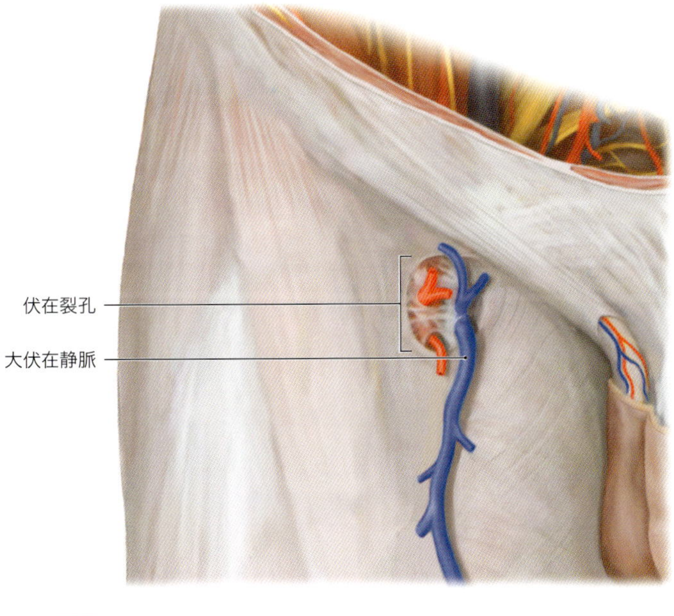

図6-5　伏在裂孔

5. 大腿三角に含まれる以下の構造を同定する.
 - 大腿神経は，腸腰筋の表面で筋膜に覆われている.
 - 大腿動脈は，腸腰筋の内側に接している.
 - 大腿静脈は，大腿動脈の内側に接している.
 - 深鼡径リンパ節は，大腿静脈の内側に集まっている.
6. 大腿三角の上部で，大腿鞘という結合組織の鞘が，大腿動脈，大腿静脈，深鼡径リンパ節とリンパ管を包み込んでいるのを観察する.

大腿鞘の解剖

大腿鞘 femoral sheath は，腹部の横筋筋膜が大腿三角上部まで伸び出してきたもので，大腿動静脈，深鼡径リンパ節と周囲のリンパ管を包み込む結合組織の鞘を作っている.大腿鞘とその周囲の構造を解剖して理解する.

1. 大腿鞘は以下の3つの区画に分けられる.
 - 外側区画：大腿動脈を含む.
 - 中間区画：大腿静脈を含む.
 - 内側区画：リンパ管と深鼡径リンパ節を含む.
2. 大腿鞘の内側区画は，**大腿管** femoral canal と呼ばれる通路の一部を形成している.大腿管は以下のように構成されている.
 - 大腿管の入口(上端)は**大腿輪** femoral ring と呼ばれ，鼡径管の高さにあり，腹腔に通じている.大腿輪は脂肪に富んだ軟らかい結合組織で塞がれていて，リンパ管が通過する.
 - 大腿管の上部は大腿鞘の内側区画にあり，下部は大腿三角の筋膜深層にある.
 - 大腿管の出口(下端)は伏在裂孔で，皮下に開口する.大伏在静脈がここを通過する.

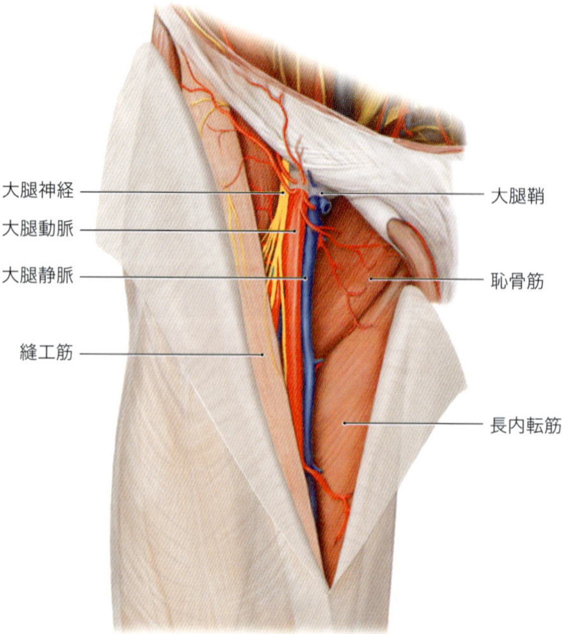

図6-6 大腿三角(スカルパ三角)の解剖

鼡径靱帯の深層

鼡径靱帯の深層は，腹腔から大腿への通路になっており，大腿鞘はその一部を占めている．大腿鞘に連続する内側部と腸腰筋が位置する外側部は腸恥筋膜弓によって仕切られる．

- **腸恥筋膜弓** iliopectineal arch は，腸腰筋の筋膜の一部が鼡径靱帯と腸恥隆起との間を結ぶ筋膜弓を作ったものである．
- **筋裂孔** muscular space は，腸恥筋膜弓の外側の区画で，腸腰筋と大腿神経を含む．
- **血管裂孔** vascular space は，腸恥筋膜弓の内側の区画で，大腿鞘とその内容物を含む．

Clinical View

鼡径ヘルニアと大腿ヘルニア

腸管などの腹腔内の臓器が壁側腹膜に包まれたまま，体壁の間隙を通って外に押し出され，鼡径部の皮下に膨隆を生じることがある．臓器が通る間隙によって，鼡径ヘルニアと大腿ヘルニアの2種類がある．脱出した腸が間隙で締めつけられて血行が途絶する危険があり，外科手術により治療する．

- **鼡径ヘルニア** inguinal hernia：鼡径管を通り抜けるもので，鼡径部のヘルニアの大多数を占める．男児と高齢の男性に好発する．
- **大腿ヘルニア** femoral hernia：大腿管を通り抜けるもので，鼡径部のヘルニアの10%程度を占める．高齢の女性に好発する．

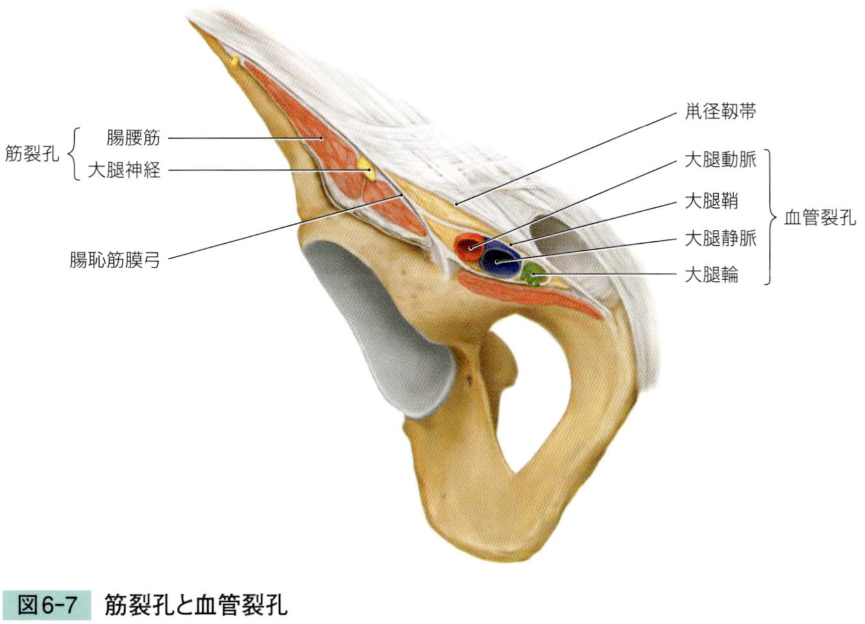

図6-7　筋裂孔と血管裂孔

大腿三角の動静脈と神経の解剖

大腿三角の中で**大腿動静脈** femoral artery/vein およびその枝を剖出する．

1. 鼡径靱帯のすぐ下方で，大腿動脈から分かれる3つの小さな動脈を同定する．走行は追求しないでよい．
   - **外陰部動脈** external pudendal arteries は内側方に向かい，会陰の皮膚に分布する．
   - **浅腹壁動脈** superficial epigastric artery は上方に向かい，腹壁の皮膚に分布する．
   - **浅腸骨回旋動脈** superficial circumflex iliac artery は外側方に向かい，大腿上部の皮膚に分布する．

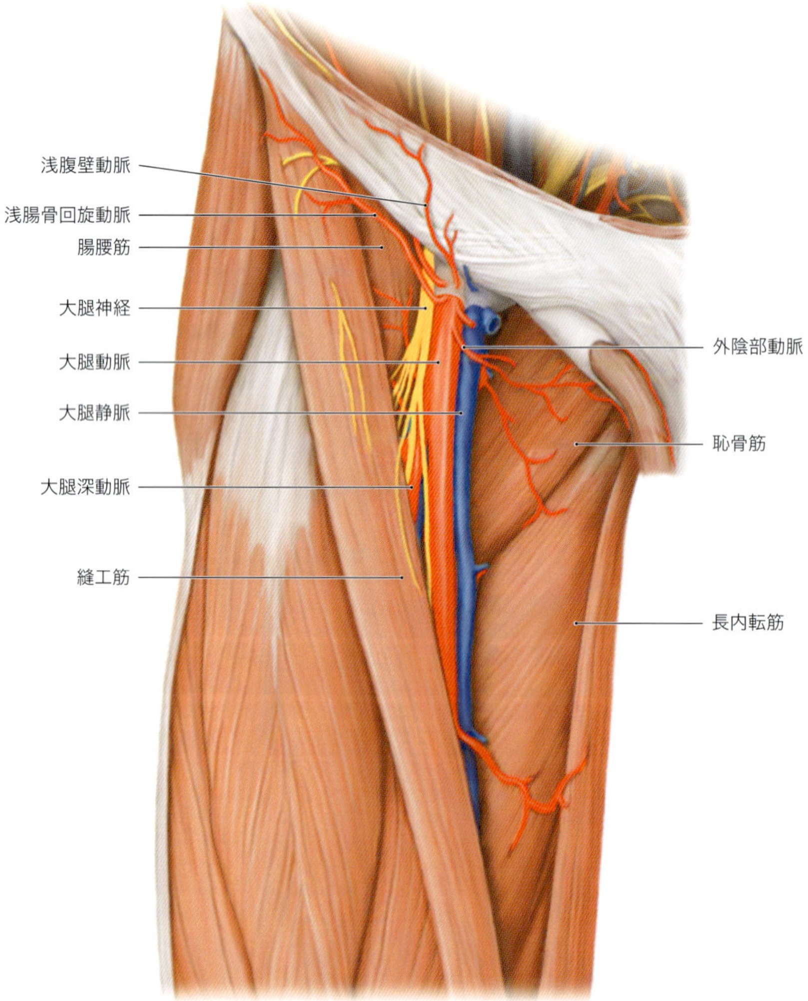

図6-8 大腿三角と周辺の解剖

2. 鼡径靱帯の 3 横指ほど下で大腿動脈から大腿深動脈が分かれ，そこからさらに 2 本の動脈(外側・内側大腿回旋動脈)が分かれる．外側・内側大腿回旋動脈は，大腿動脈から直接分かれることもある．
   - **大腿深動脈** deep femoral artery は，大腿動脈から分かれて内側と外側に 2 本の回旋動脈を出したあと，長内転筋の後方を下行する．
   - **外側大腿回旋動脈** lateral circumflex femoral artery は，大腿の外側部に向かう．
   - **内側大腿回旋動脈** medial circumflex femoral artery は，腸腰筋と恥骨筋との間を後方に向かう．
3. 腸腰筋の筋膜を開いて**大腿神経** femoral nerve を剖出する(図6-4 ☞ 187 頁)．大腿神経を下方にたどり，多数の枝に分かれることを観察する．そのうちの前皮枝の走行を観察する．
   - 大腿神経の前皮枝は，大腿神経から分かれた数本の枝で，縫工筋の前面に沿って大腿筋膜を貫き，皮下に出てくる．

腸腰筋と恥骨筋の解剖

大腿三角の床は，腸腰筋，恥骨筋，長内転筋によって作られる．ここでは腸腰筋と恥骨筋を解剖する．

1. 大腰筋と腸骨筋は起始が分かれているが，停止腱が合体しているために，合わせて**腸腰筋** iliopsoas と呼ばれる．
   - **大腰筋** psoas major の起始は，第 12 胸椎〜第 5 腰椎の肋骨突起と椎体である(☞ 178 頁)．
   - **腸骨筋** iliacus の起始は，腸骨窩である．
   - 大腰筋と腸骨筋の停止腱は合体して，大腿骨の小転子に停止する．股関節で大腿を強力に屈曲する．
2. **恥骨筋** pectineus の起始は，恥骨櫛と恥骨上枝で，停止は大腿骨の恥骨筋線である．股関節で大腿を内転し屈曲する作用がある．

縫工筋の解剖と切断

大腿の前面で縫工筋を剖出してよく観察したのち，次の解剖の準備として縫工筋を切断する．

1. **縫工筋** sartorius を包んでいる筋膜の鞘を縦に切り開いて，縫工筋を全長にわたって剖出する．
   - 縫工筋の起始は上前腸骨棘で，大腿の前面を斜めに下行し，大腿骨の内側顆の後ろを越えて，脛骨上端の内側面に停止する．縫工筋の停止腱は，薄筋，半腱様筋の停止腱とともに扇形に広がって停止している．縫工筋は大腿を屈曲・外転・外旋し，下腿を屈曲する．
2. 縫工筋を起始の近くで切断し，断端を側方に動かせるようにする(大腿神経で制限されるので無理に反転する必要はない)．大腿動静脈の大腿三角より下方の走行が観察できる．

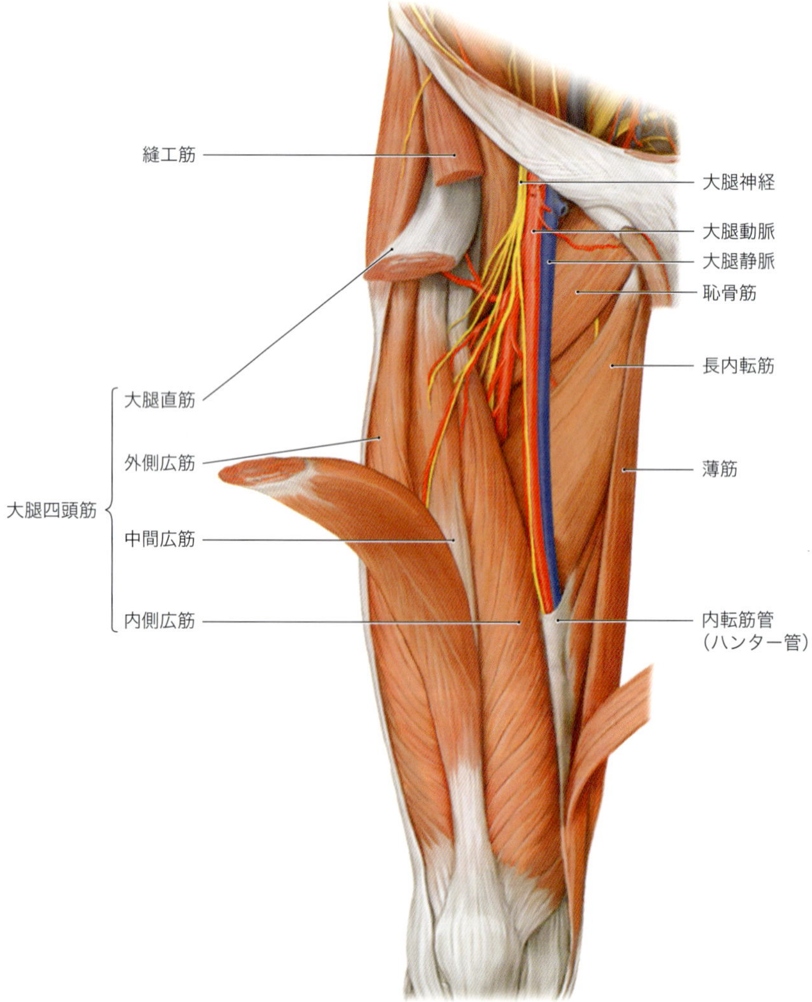

図6-9 大腿四頭筋と内転筋管

内転筋管の解剖

内転筋管 adductor canal（**ハンター管** Hunter's canal）は，大腿の前面にある大腿三角から，後面にある膝窩へ，大腿動静脈が通り抜ける通路である．縫工筋の深層で内転筋管を解剖する．

1. 縫工筋の断端を側方に動かすと，その奥に大腿動静脈を包む結合組織の鞘が見える．この鞘に包まれた通路が内転筋管である．内転筋管は，外側を内側広筋，後ろを長内転筋と大内転筋，前内側を縫工筋で囲まれた三角柱状の空間であり，結合組織の鞘はこれらの筋膜が作っている．内転筋管の下 1/3 の範囲で縫工筋の下層には，強力な結合組織性の膜構造（広筋内転筋間中隔）が存在する．
2. 内転筋管の鞘の一部を縦に切り開きながら，大腿動静脈の走行をできるだけ下方にたどる．大腿動静脈が内転筋管の出口の内転筋腱裂孔を通り抜けて膝窩に入り，膝窩動静脈となるところはあとで観察する（☞197 頁）．
3. 大腿神経の枝のうちで，大腿動脈に沿って下行し内転筋管に入るものをたどる．その一部は内側広筋に分布する筋枝となる．**伏在神経** saphenous nerve は内転筋管の途中で鞘を貫いて外に出て，大腿内側面の下部で皮下に現れて大伏在静脈に伴行し，下腿から足にかけての内側部の皮下に分布する（図6-4 ☞187 頁）．

大腿四頭筋の解剖

大腿前面の大腿四頭筋を解剖する．

1. 大腿四頭筋を包む筋膜を切り開く．
   ① 大腿三角の頂点近くで大腿筋膜を指で持ち上げ，ハサミを使って下方に切開し，膝蓋骨まで達する．
   ② 膝蓋骨のすぐ上を通るように大腿筋膜を横方向に切開し，内側上顆から外側上顆まで到達させる．
   ③ 大腿筋膜の断端を深層の大腿四頭筋からはがして，左右に十分に開いておく．
2. **大腿四頭筋** quadriceps femoris は，大腿の前方区画の大部分を占める．大腿四頭筋は以下の 4 つの頭を持ち，停止腱が 1 つに結合して大腿四頭筋腱を形成し，膝蓋骨を介して脛骨粗面に停止する．大腿四頭筋は下腿を強力に伸展する．
   - **大腿直筋** rectus femoris は，大腿前面の中央部に位置する．起始は下前腸骨棘である．股関節と膝関節の両方をまたぐ二関節筋である．下腿を伸展するほかに，大腿を屈曲する．大腿直筋を起始の近くで切断し，断端を下方にめくり返す．
   - **外側広筋** vastus lateralis は，大腿前部の外側部を占める．起始は大腿骨の粗線の外側唇と大転子である．
   - **内側広筋** vastus medialis は，大腿前部の内側部を占める．起始は大腿骨の粗線の内側唇と転子間線である．
   - **中間広筋** vastus intermedius は，外側広筋と内側広筋の間に位置する．起始は大腿骨の前面と外側面である．
3. 大腿四頭筋の 4 つの頭が共通の腱で膝蓋骨に停止するのを観察する．膝蓋骨と脛骨粗面の間は膝蓋靱帯によってつながれている（図6-32 ☞222 頁）．
4. 大腿神経の筋枝が大腿直筋と 3 個の広筋との間に広がり，大腿四頭筋に分布することを確認する．大腿神経からの筋枝は，縫工筋と恥骨筋にも分布している．

内転筋群の解剖

大腿の内側部を占める内転筋群を解剖する．大腿深動脈と閉鎖神経の走行も観察する．

1. 大腿内側面の大腿筋膜を，大腿三角の内側縁で持ち上げて深層の内転筋群からはがす．薄筋を一緒にはがさないように注意する．持ち上げた大腿筋膜をハサミで切り取り，内転筋群の表面を明らかにする．
2. 長内転筋の起始の後内側に接して薄筋が見出される．薄筋の全体を剖出し，観察する．
   - **薄筋** gracilis は，恥骨体と恥骨下枝から起始し，大腿内側面を下行して，脛骨内側面の上部に停止する．薄筋の停止腱は，縫工筋，半腱様筋の停止腱とともに広がって停止する．薄筋は股関節と膝関節をまたぐ二関節筋で，大腿を内転し下腿の屈曲を補助する．
3. 恥骨筋と長内転筋を確認する．長内転筋の全体を剖出し，観察する．
   - **長内転筋** adductor longus は，恥骨体から起始し，大腿骨の粗線の中間 1/3 に停止する．大腿を内転させる．
4. **大腿深動脈** deep artery of thigh が大腿動脈から分かれるところは，大腿三角ですでに剖出した(☞ 193 頁)．大腿深動脈の走行を内転筋群の中にたどり，以下の手順で剖出する．

① 大腿深動脈は，恥骨筋と長内転筋の間から深層にもぐる．両筋の間を引き離しておく．

② 大腿深動脈は，長内転筋の後方に進入し，長内転筋と短内転筋の間を下行する．大腿深動脈を剖出しながら，長内転筋と短内転筋の間を分離する．

③ 長内転筋を起始の近くで切断し，断端をひるがえすと，大腿深動脈の走行とその深層の短内転筋がよく見えるようになる．

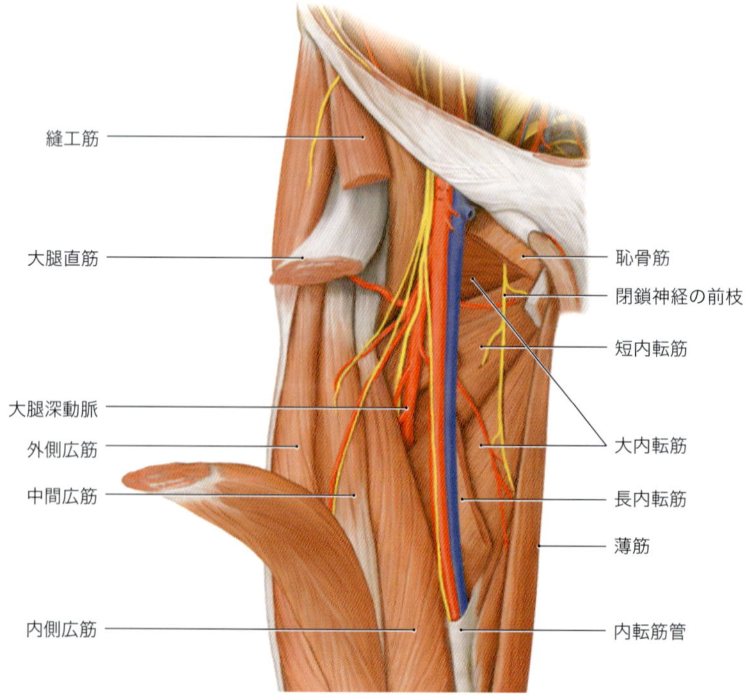

図6-10 内転筋群と動静脈

• 大腿深動脈からは数本の**貫通動脈** perforating arteries が分かれ，短内転筋と大内転筋を貫いて後方に向かい，大腿の屈筋群に分布する．大内転筋のうち第1貫通動脈より上方の部分を，小内転筋として区別することがある．

5. 恥骨筋の起始を切断して深層の短内転筋を剖出し，観察する．

• **短内転筋** adductor brevis は，恥骨体と恥骨下枝から起始し，大腿骨の上半部で恥骨筋線と粗線の近位部に停止する．大腿を内転し，やや屈曲する．

6. **閉鎖神経** obturator nerve は，腰神経叢から分かれ，すでに剖出した閉鎖動脈とともに閉鎖管(内閉鎖筋，閉鎖膜，外閉鎖筋を貫く管)を通り抜けて骨盤外に出て前枝と後枝に分かれ，内転筋群に進入する．閉鎖神経の内転筋群の中の走行を，以下の手順で剖出する．

① 閉鎖神経の前枝が，短内転筋の前面を下行するのを見出す．

② 閉鎖神経の前枝を上方にたどり，恥骨筋と短内転筋の間を通り抜けてくるところを剖出する．恥骨筋と短内転筋の間をよく分離する．

③ 閉鎖神経の後枝が，短内転筋の下方で大内転筋の前面を下行するのを見出す．

④ 閉鎖神経の後枝を上方にたどり，短内転筋と大内転筋の間を通り抜けるところを剖出する．短内転筋を持ち上げて大内転筋との間をよく分離する．

7. 大内転筋の全体を剖出し，観察する．

• **大内転筋** adductor magnus は，坐骨恥骨枝と坐骨結節から起始し，2部に分かれて，筋性部は筋のまま大腿骨の殿筋粗面，粗線，内側顆上線に停止し，腱性部は停止腱となって内転筋結節に停止する．大腿を内転し伸展する．

8. 大腿骨と大内転筋の筋性部と腱性部に囲まれた隙間は，**内転筋腱裂孔** adductor hiatus と呼ばれ，内転筋管から膝窩への出口になっている．大腿動静脈が内転筋腱裂孔を通って膝窩に入ることを確認する．内転筋管は縫工筋の深層ですでに観察している(☞ 195頁)．

9. **外閉鎖筋** obturator externus は，内転筋群に含まれるが，恥骨筋の深層に隠れているので，ここではまだ剖出しない．

10. 閉鎖神経からの筋枝は，大腿の内転筋群の大部分を支配するが．以下は例外である．

• 恥骨筋は，大腿神経により支配され，閉鎖神経からの筋枝が入ることがある．

• 大内転筋の腱性部周辺は，坐骨神経の脛骨神経部により支配される．

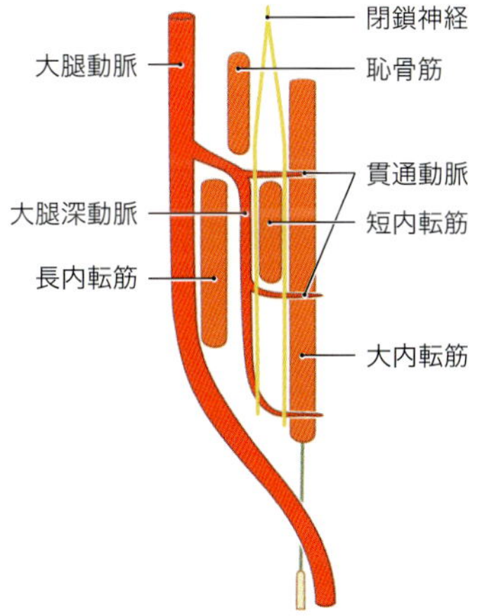

図6-11 内転筋群の層構成

殿筋群の解剖

背臥位(あおむけ)で 1 を行い，そのあとで腹臥位(うつぶせ)にして 2 以下の殿筋の解剖を行う．

1. 腸脛靱帯の上半部をはいで，下層に現れる大腿筋膜張筋を剖出し，観察する．
   - **大腿筋膜張筋** tensor fasciae latae は，上前腸骨棘と腸骨稜の前部から起始し，腸脛靱帯を介して脛骨外側顆に停止する．
2. 殿部の大腿筋膜を取り除いて，大殿筋を露出させる．以下の手順で，大殿筋の下縁と上縁を明らかにし，大殿筋の全貌を剖出する．
   ① 大殿筋の下縁で，起始となる仙骨と尾骨から停止となる腸脛靱帯まで，皮下組織を徹底的に取り除いて，大殿筋の下の輪郭を明らかにする．
   ② 大殿筋の表面から大腿筋膜を取り除き，大殿筋の上縁を起始となる腸骨稜から停止となる腸脛靱帯までを明らかにする．
   - **大殿筋** gluteus maximus の起始は，腸骨の後殿筋線の後方，仙骨と尾骨の後面，仙結節靱帯であり，骨盤の背面に広がっている．線維の大半は腸脛靱帯に付着し，これを介して脛骨の外側顆を強力に引き寄せる．線維の一部は大腿骨後面の殿筋粗面に停止する．
3. 大腿の外側部で腸脛靱帯を観察する．
   - **腸脛靱帯** iliotibial tract は，大腿筋膜の外側面の肥厚部で，上前腸骨棘と脛骨外側顆をつなぐ線維束が発達している．腸脛靱帯の上部深層には，前方から大腿筋膜張筋が，後方から大殿筋が付着している．腸脛靱帯はこれらの筋力を脛骨に伝える働きをしている．
4. 大殿筋より上方で，大腿筋膜張筋より後方の筋膜はとくに分厚く，**殿筋腱膜** gluteal aponeurosis と呼ばれる．殿筋腱膜の深層には中殿筋が隠れている．

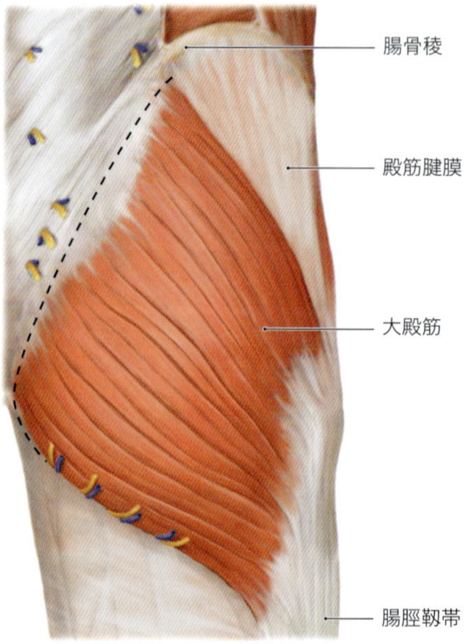

図6-12 大殿筋の切断

5. 大殿筋の起始を以下の手順で切断する(図6-12).

① 大殿筋の上縁を殿筋腱膜から切り離し,大殿筋の上縁から深層に指を入れて大殿筋を持ち上げる.

② 大殿筋の起始をハサミで切り離す.上縁からハサミを入れて,下方に向かって徐々に筋束だけを切断するように進め,腸骨,仙骨,仙結節靱帯の下縁の高さまで達する.

③ 大殿筋を停止に向かって反転し,反転を制限する下殿動静脈・神経は確認してからハサミで切断する.

④ 大殿筋の裏面に付着する構造,とくに仙結節靱帯との付着を切断し,大殿筋を外側にひるがえす.大殿筋が停止だけでつながっていることを確認する.

6. 大殿筋をひるがえすとその深層に中殿筋が現れる.中殿筋を以下の手順で剖出する.

① 殿筋腱膜の上縁を腸骨稜に沿って切開する.殿筋腱膜を中殿筋の表面からはがし取る.殿筋腱膜は中殿筋の線維としっかり結合しており,中殿筋の起始としても働いている.

② 中殿筋の後下縁から深層に入る上殿動静脈を手がかりに,中殿筋の下縁を持ち上げて輪郭を明らかにする.

- **中殿筋** gluteus medius は,腸骨の外側面で後殿筋線と前殿筋線の間から起始し,大腿骨の大転子の外側面に停止する.大腿を強力に外転する.

7. 中殿筋の深層にある小殿筋を以下の手順で剖出する.

① 中殿筋の深層に,上殿動静脈に沿って指を差し入れ,中殿筋を持ち上げる.これにより中殿筋と小殿筋の間が分離できる.

② 上殿動静脈に沿って中殿筋の起始近くをハサミで切断する.中殿筋の断端をめくり返すと,小殿筋が現れる.

- **小殿筋** gluteus minimus は,腸骨の外側面で前殿筋線と下殿筋線の間から起始し,大腿骨の大転子の前面に停止する.作用は大腿を外転する.

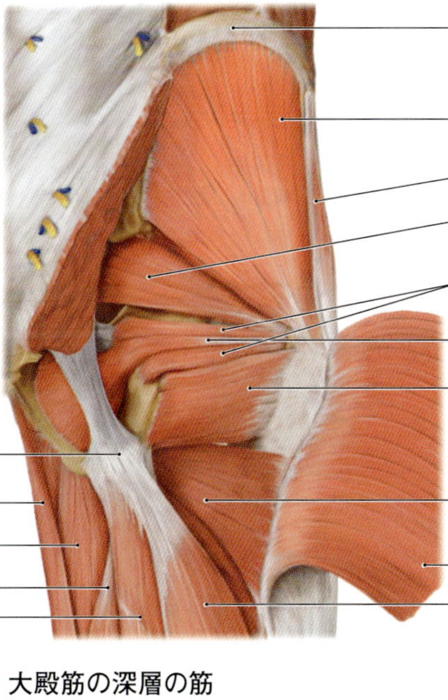

図6-13 大殿筋の深層の筋

殿部の深層の解剖

1. 小殿筋の下方に梨状筋を見出し，以下の順序で剖出し，観察する．

① 梨状筋の上縁から現れる上殿動静脈・神経を手がかりに，小殿筋との間を広げて，梨状筋の上縁を明らかにする．

② 梨状筋の下縁から現れる下殿動静脈・神経を手がかりに下方の上双子筋との間を広げて，梨状筋の下縁を明らかにする．坐骨神経の一部が梨状筋を貫くことがあるので，筋の境界を決めるにあたって注意する．

- **梨状筋** piriformis は，仙骨の前面と仙結節靱帯から起始し，大坐骨孔を通り抜けて，大腿骨の大転子の上縁に停止する．大腿を外旋する．大坐骨孔の大部分を塞いでおり，梨状筋の上下に残る空間(梨状筋上孔と梨状筋下孔)は神経と血管の走路となる．

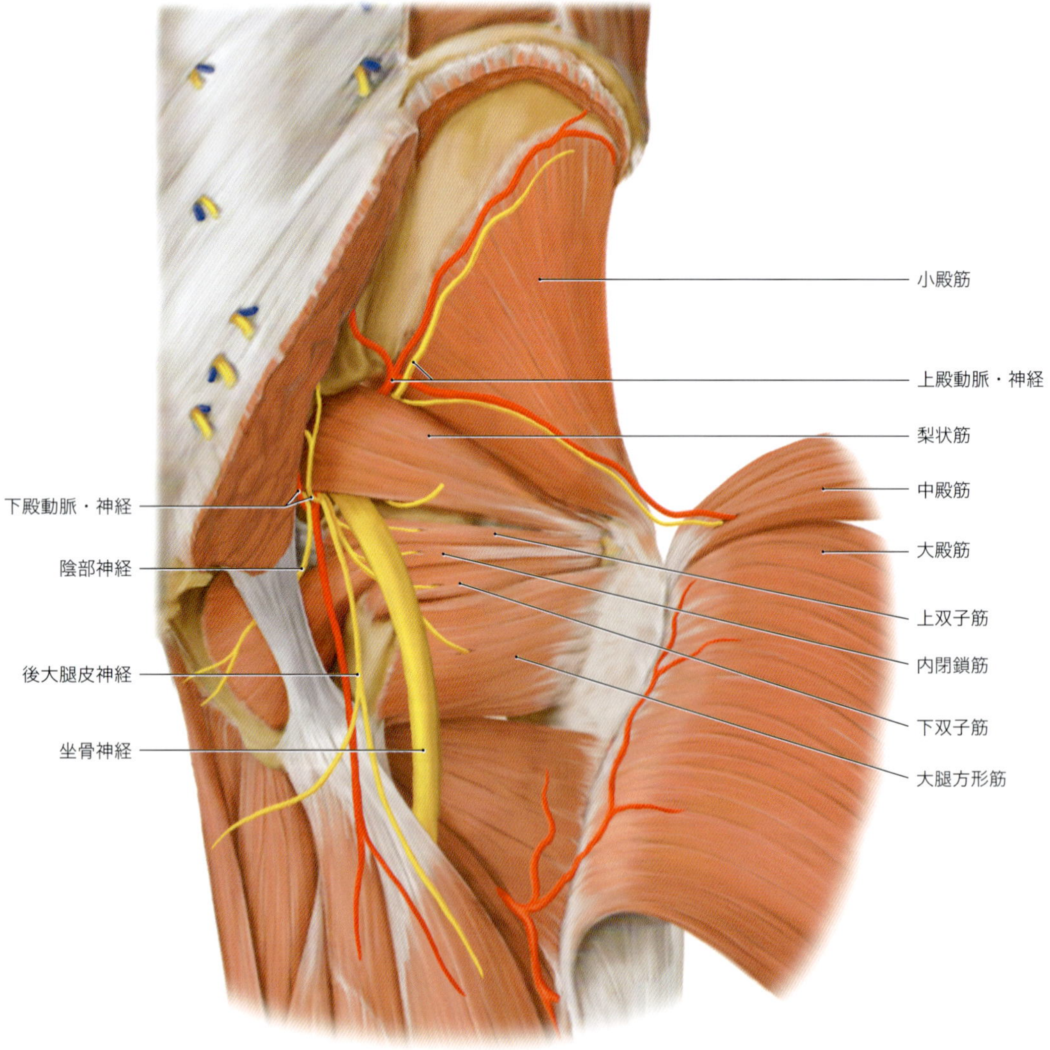

図6-14 殿部の深層の解剖

2. 上殿動静脈・神経が梨状筋の上の梨状筋上孔を通って骨盤腔から出て，殿部に入って分布するのを観察する．
- **上殿動脈** superior gluteal artery は，内腸骨動脈の枝で，大殿筋の一部と中殿筋，小殿筋に分布する．
- **上殿神経** superior gluteal nerve は，仙骨神経叢の枝で，中殿筋，小殿筋，大腿筋膜張筋を支配する．

3. 梨状筋の下縁の結合組織を取り除いて，梨状筋下孔から出てくる以下の動静脈・神経を観察する．
- **坐骨神経** sciatic nerve は，人体で最も太い神経で，脛骨神経部と総腓骨神経部からなる．坐骨神経の一部が梨状筋を貫くことがあるが，その場合は総腓骨神経部が梨状筋を貫き，脛骨神経部が梨状筋下孔を通過する．
- **後大腿皮神経** posterior cutaneous nerve of thigh は，下肢後面の皮下ですでに観察している(☞186頁)．これを遡って梨状筋下孔から出るところまでたどる．坐骨神経の内側を通り抜ける．
- **下殿動静脈** inferior gluteal artery/vein は，内腸骨動静脈の枝である．**下殿神経** inferior gluteal nerve は，仙骨神経叢の枝で大殿筋に分布する．ともに大殿筋をひるがえすときに切断してある(☞199頁)．後大腿皮神経の内側を通り抜ける．
- **内陰部動静脈** internal pudendal artery/vein は，内腸骨動静脈の枝である．**陰部神経** pudendal nerve は，仙骨神経叢の枝である．ともに梨状筋下孔を通って骨盤から出て殿部に入り，小坐骨孔を通って会陰部に向かう．

4. 梨状筋の下方に，上・下双子筋とその間に割り込む内閉鎖筋の白い腱が見えてくる．これらの筋を剖出し，観察する．
- **上双子筋** gemellus superior は，坐骨棘から起始し，大腿骨の大転子の内側面に停止する．大腿を外旋する．
- **内閉鎖筋** obturator internus は，閉鎖孔の縁と閉鎖膜の内面から起始し，大腿骨の大転子の内側面に停止する．大腿を外旋する．
- **下双子筋** gemellus inferior は，坐骨結節から起始し，大腿骨の大転子の内側面に停止する．大腿を外旋する．

5. 下双子筋の下方に，大腿方形筋を同定する．この筋を剖出し，観察する．
- **大腿方形筋** quadratus femoris は，坐骨結節の外側縁から起始し，大腿骨の転子間稜の方形筋結節に停止する．大腿を外旋する．

202 第9節 大腿後面の屈筋群を解剖する

大腿の屈筋群の解剖

遺体を腹臥位(うつぶせ)にして，大腿後面の屈筋群を解剖する．

1. 大腿筋膜を大腿の後面で，大殿筋の下縁から膝の高さまで縦に切り開く．大腿筋膜を両側に向かって引きはがし，屈筋群が見えるようにする．

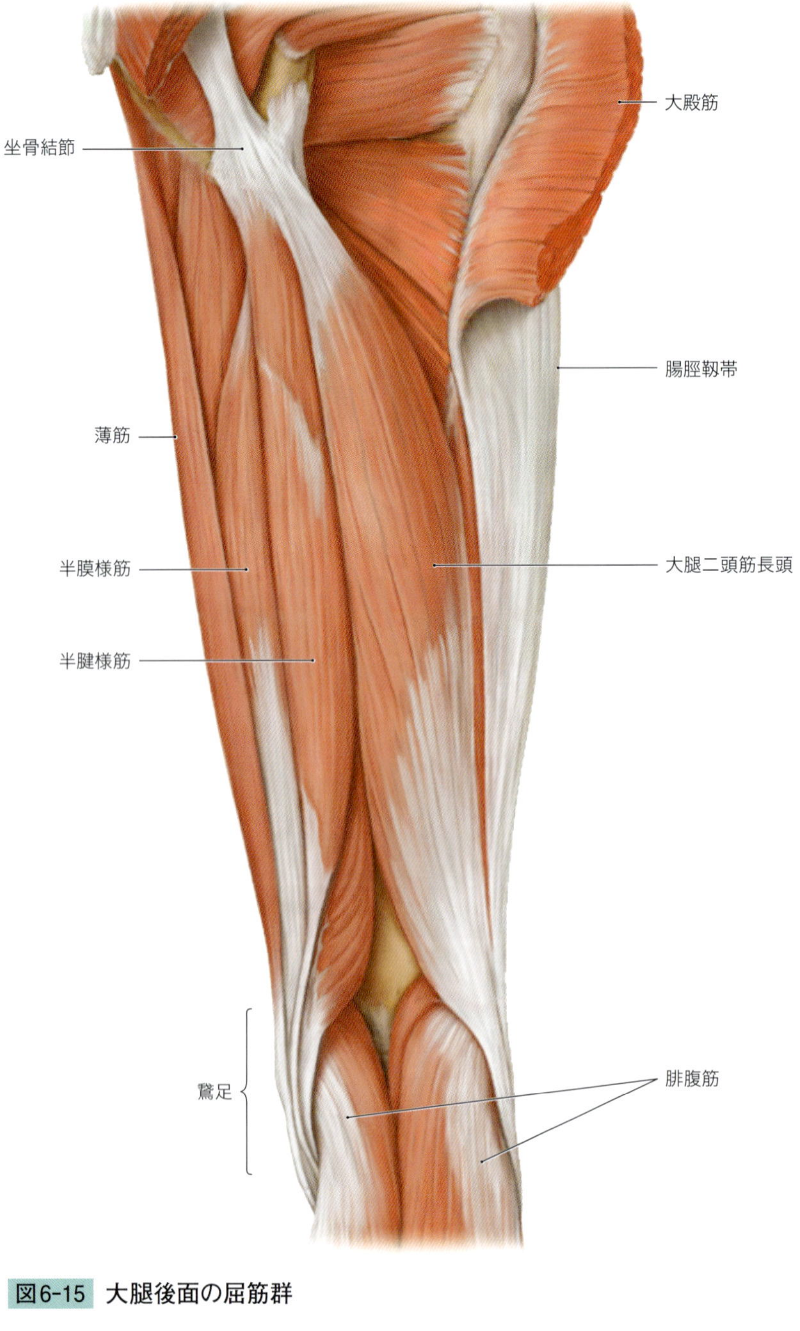

図6-15 大腿後面の屈筋群

2. 殿部ですでに剖出した**坐骨神経** sciatic nerve が大腿の後面を下行するのを，膝の高さまで剖出する．坐骨神経が大腿二頭筋長頭の深層を通ることに注意する．
3. 大腿の外側で**大腿二頭筋** biceps femoris を剖出し，観察する．骨盤から起こる長頭と，大腿骨から起こる短頭の2頭からなる．
   - 大腿二頭筋の**長頭** long head は，坐骨結節から起始し，膝の外側に向かい，腓骨頭に停止する．坐骨神経の脛骨神経部により支配される．大腿を伸展し，下腿を屈曲する．
   - 大腿二頭筋の**短頭** short head は，大腿骨の後面で粗線の外側唇から起始し，停止は長頭の停止腱に合流する．坐骨神経の総腓骨神経部により支配される．
4. 大腿の内側で半腱様筋と半膜様筋を剖出し，観察する．
   - **半腱様筋** semitendinosus は，筋の遠位側が細長いヒモ状になっていることから名づけられた．起始は坐骨結節，停止は脛骨上部の内側面である．半腱様筋の停止腱は，縫工筋，薄筋の停止腱とともに停止する．半腱様筋の筋腹の中央には中間腱が挟まっている．大腿を伸展し下腿を屈曲する．坐骨神経の脛骨神経部により支配される．
   - **半膜様筋** semimembranosus は，筋の近位部が幅広い膜状になっていることから名づけられた．起始は坐骨結節，停止は脛骨の内側顆の後部である．大腿を伸展し，下腿を屈曲する．坐骨神経の脛骨神経部により支配される．

Clinical View

ハムストリングス

ハムストリングス hamstrings は，膝窩の両側に停止腱を出し，膝関節を屈曲する4つの筋（大腿二頭筋長頭・短頭，半腱様筋，半膜様筋）の総称である．古い英語で膝の窪みを意味する “ham” とヒモ “string” から生じた語である．

激しい運動の際にハムストリングスが肉離れを起こすことがある．肉離れは，過伸展の状態の筋線維に強い緊張が加わって，筋線維が断裂した状態である．ハムストリングスの肉離れの発生頻度は，下肢の筋の中で最も多く，大腿四頭筋の2倍程度である．大腿二頭筋長頭に最も多く発生する．

膝窩の解剖

膝の後面の窪みは膝窩と呼ばれ，大腿から下腿への血管と神経の通路になっている．

1. **膝窩** popliteal fossa は，菱形の窪みである．膝窩の境界を確認する．
   - 上外側：大腿二頭筋．
   - 上内側：半腱様筋と半膜様筋．
   - 下外側と下内側：腓腹筋の外側頭と内側頭．
   - 後方(浅層)：皮膚と筋膜(膝窩筋膜)．
   - 前方(深層)：大腿骨，膝関節包，膝窩筋．
2. 大腿の後面を下行してきた坐骨神経は，膝窩に入る前に総腓骨神経と脛骨神経に分離している．膝窩で両神経を剖出し，走行を観察する．
   - **総腓骨神経** common fibular nerve が膝窩の上外側縁に沿って外側下方に走るのを剖出する．大腿二頭筋腱と並行に走り，腓腹筋外側頭の表面を越えるのを確認する．
   - **脛骨神経** tibial nerve を剖出するために，膝窩筋膜を取り除き，脛骨神経周囲の結合組織を取り除く．脛骨神経は膝窩の中央を下行して，膝窩の下縁で足底筋と腓腹筋の深部に隠れる．腓腹筋の内側頭と外側頭の間を指を使って開いて，脛骨神経の走行を見やすくする．

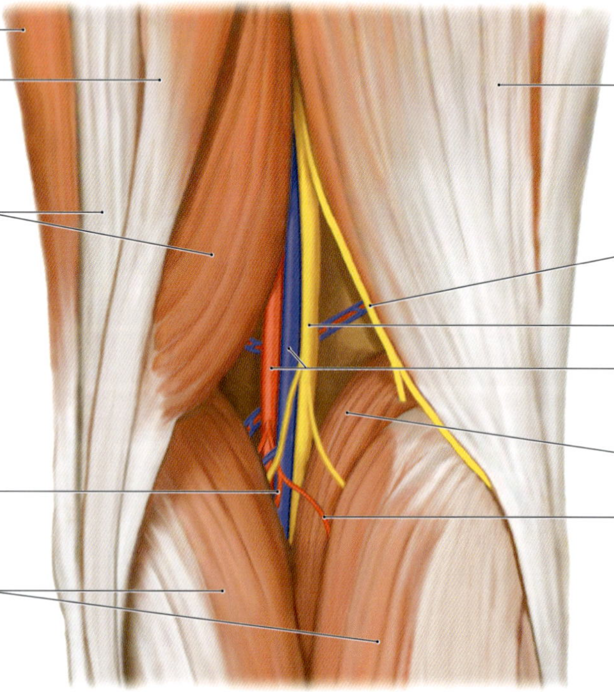

図6-16 膝窩の解剖

3. **膝窩動静脈** popliteal artery/vein が，内転筋腱裂孔を通り抜けて膝窩に入るのを確認する．膝窩の中で，膝窩動静脈は脛骨神経よりも深部で，結合組織の鞘に包まれて走行する．膝窩の下部で結合組織を取り除いて，膝窩動静脈を剖出する．膝関節の周りの膝関節動脈網に加わる以下の枝を確認する．
- 膝窩の上部で，内側・外側上膝動脈が分かれ出る．
- 腓腹筋の内側頭と外側頭の間で，内側・外側下膝動脈が分かれ出る．次項で下腿の屈筋を解剖する際によく観察できる．

鵞足の観察

1. 膝の内側で，縫工筋，薄筋，半腱様筋の停止腱が一体となり，脛骨の近位端に停止する．この停止腱の末端がガチョウの水かきのように広がっていることから，この合同の停止腱を**鵞足** pes anserinus と呼んでいる．

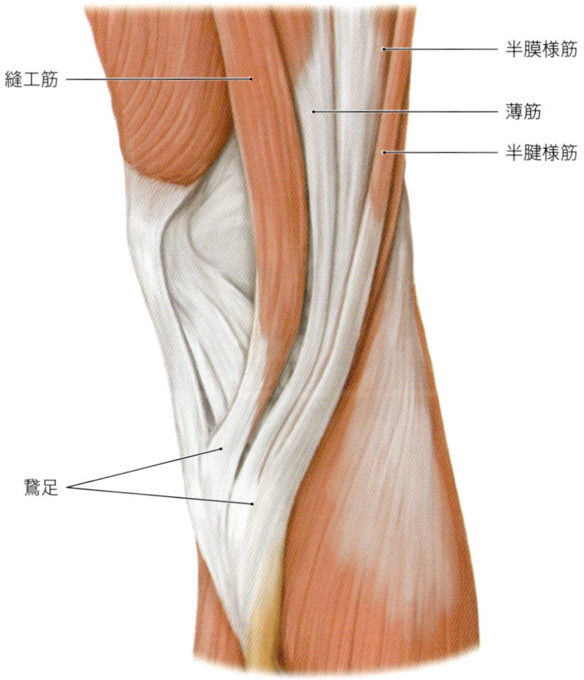

図6-17　鵞足（膝の内側面）

206 第11節 下腿後面の浅い屈筋を解剖する

下腿三頭筋の解剖

下腿後面の膨らみは「ふくらはぎ」と呼ばれ，2つの頭を持つ腓腹筋とヒラメ筋によって作られる．これら3つの筋頭は共通の踵骨腱に合流するので，**下腿三頭筋** triceps surae と呼ばれる．

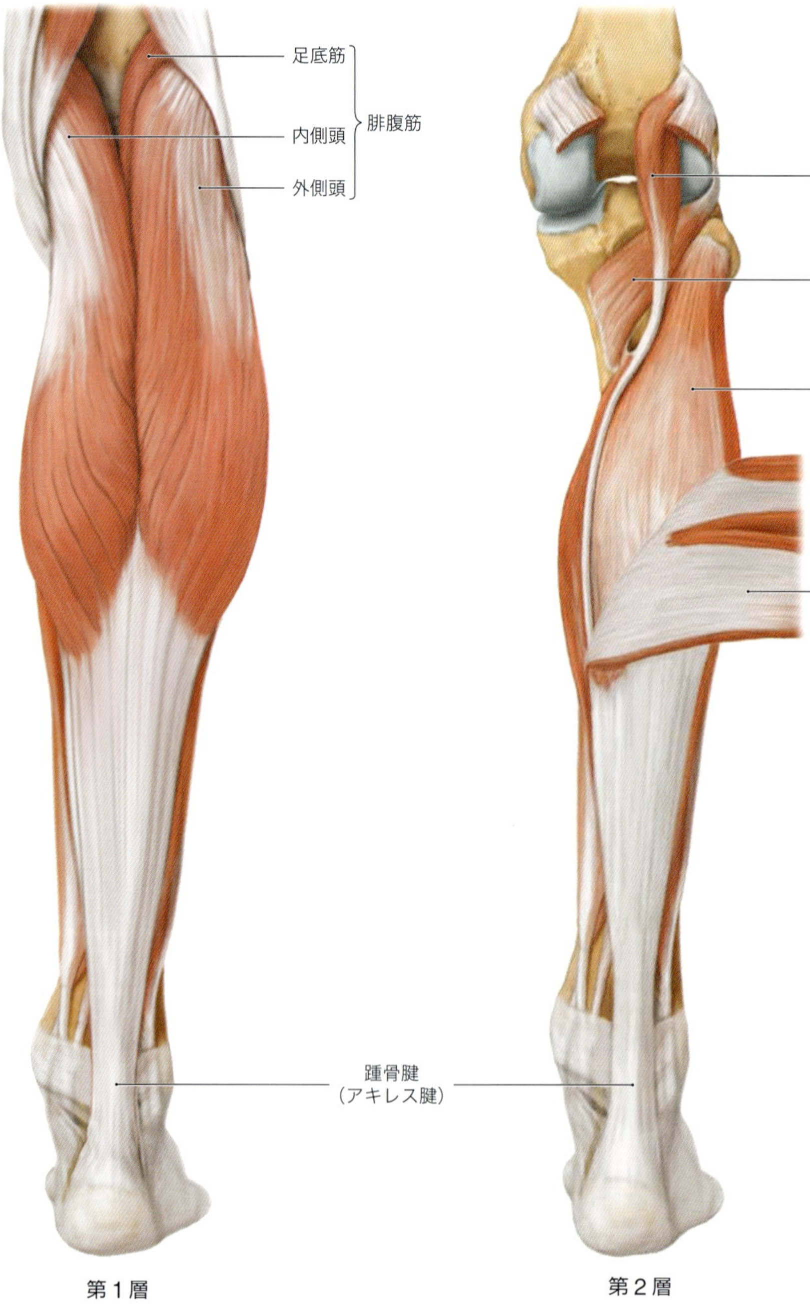

図6-18 下腿三頭筋

1. 下腿筋膜を下腿の後面で膝窩から踵骨まで縦に切開し，腓腹筋から引きはがす．
2. 腓腹筋を同定し観察する．
   - **腓腹筋** gastrocnemius には，大腿骨の内側上顆から起始する内側頭と，外側上顆から起始する外側頭がある．どちらも下腿の下部で**踵骨腱** calcaneal tendon（**アキレス腱** Achilles' tendon）となり，踵骨に停止する．足を強力に底屈するとともに，膝の屈曲に関与する．
3. 腓腹筋の両頭を起始の近くでそれぞれ切断し，断端を上下に十分にめくり返す．翻転を制限する支配神経と分布動静脈は適宜切断する．深層でヒラメ筋を同定し観察する．
   - **ヒラメ筋** soleus の起始は，脛骨と腓骨の間で**ヒラメ筋腱弓** tendinous arch of soleus を作る．ヒラメ筋腱弓の深層を通って，脛骨神経と後脛骨動静脈がヒラメ筋の深層に進入する．ヒラメ筋は踵骨腱に加わって踵骨に停止する．足を強力に底屈する．
4. 腓腹筋の外側頭の深層に，足底筋を同定し観察する．
   - **足底筋** plantaris は，膝窩内にある小さな筋で，大腿骨の外側顆上線から起始し，細い腱となって腓腹筋とヒラメ筋の間を下行し，踵骨腱の内側縁に加わる．約10%の頻度で欠損することがある．
5. 膝窩の下部で膝窩動静脈と脛骨神経を浮かせながら，膝窩筋を剖出し観察する．
   - **膝窩筋** popliteus は，大腿骨の外側顆から起始し，脛骨近位部の後面に停止する．下腿が屈曲を始める際に下腿を内旋して，伸展位で固定されていた膝関節をゆるめる働きをする．
6. 足底筋の深層で，膝窩動脈から左右に分かれる内側・外側下膝動脈を観察する．これらの動脈は，膝窩の上部で膝窩動脈から分かれる内側・外側上膝動脈とともに，膝関節の周りの膝関節動脈網に加わる．

腓骨筋群の解剖

下腿の外側面で腓骨筋群を解剖する．

1. 下腿の外側部で下腿筋膜を切り開く前に，外果の後方で上腓骨筋支帯を確認する．上腓骨筋支帯は下腿筋膜下部の肥厚部である．
2. 下腿の外側部の下腿筋膜を，腓骨頭の下から上腓骨筋支帯の直前まで，ハサミで縦に切り開き，深層の腓骨筋群から引きはがす．
3. 下腿外側面の上部に見える長腓骨筋が，腱となって足底に向かうところまでを剖出し，観察する．

- **長腓骨筋** fibularis longus は，腓骨頭と腓骨上 2/3 の外側面から起始し，腱となって外果の後方で上・下腓骨筋支帯の深層を通って足底に向かい，足底の内側で足根骨と中足骨に停止する．

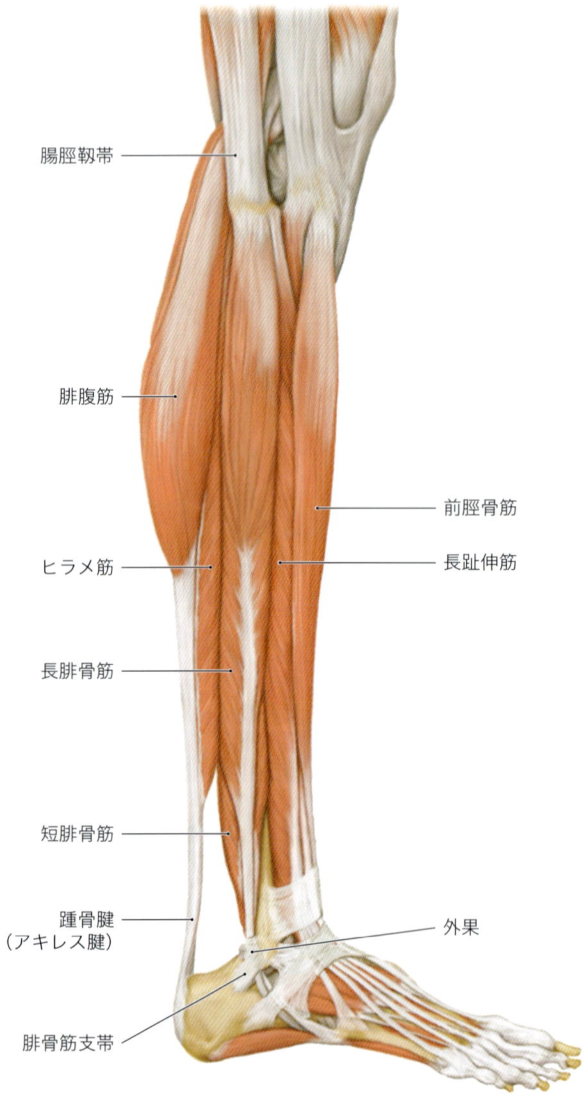

図6-19　下腿外側面の筋

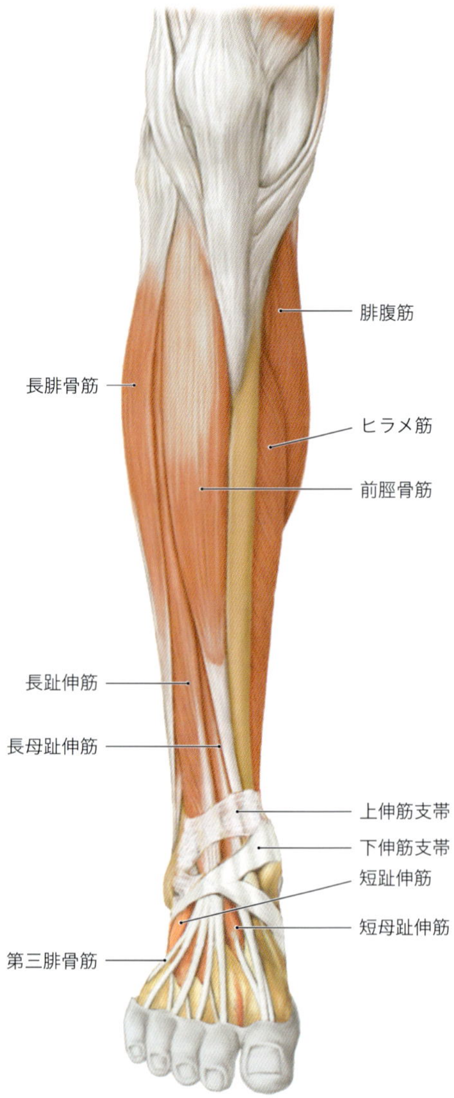

図6-20　下腿前面の筋

4. 下腿外側面の下部で長腓骨筋の深層に短腓骨筋を同定し，腱が足底に向かうところまで剖出する．
   - **短腓骨筋** fibularis brevis は，腓骨の下 1/3 の外側面から起始し，腱となって外果の後方で上・下腓骨筋支帯の深層を通って足底に向かい，足底の外側部で第 5 中足骨底に停止する．

下腿と足背の伸筋群の解剖

遺体を背臥位(あおむけ)にする．

1. 下腿前面で下腿筋膜を切り開く前に，以下の観察を行う．
   - **下腿筋膜** deep fascia of leg は脛骨の前縁にしっかり付着している
   - 足根の前面で下腿筋膜が肥厚して**上・下伸筋支帯** superior/inferior extensor retinaculum を作っている．上伸筋支帯は距腿関節の上方で腱を横切り，下伸筋支帯は距腿関節の高さで Y 字形をしている．
2. 下腿前面の下腿筋膜を足背筋膜まで連続するように，脛骨外側顆の下から下伸筋支帯を越えるまで，ハサミで縦に切り開き，下腿前面の筋から外す．
3. 足背で 4 つの伸筋腱を同定し，下腿に向かってたどり，それぞれの筋腹を観察する．
   - **前脛骨筋** tibialis anterior は，脛骨の前外側に見出される．脛骨外側顆と外側面の上半と骨間膜から起始し，腱は足の内側から足底に回り，内側楔状骨と第 1 中足骨底に停止する．足を背屈し内反する．
   - **長趾伸筋** extensor digitorum longus は，前脛骨筋のすぐ外側に見出される．脛骨の外側顆と腓骨前面と骨間膜の上 3/4 から起始し，腱は足首で 4 本に分かれ，第 2〜5 趾の中節と末節に停止する．第 2〜5 趾を伸展し，足首を背屈・外反する．
   - **長母趾伸筋** extensor hallucis longus は，下腿の下半部で前脛骨筋腱と長趾伸筋腱の間に見出される．腓骨の前面と骨間膜の中部から起始し，母趾の末節骨に停止する．母趾を伸展し足首を背屈する．
   - **第三腓骨筋** fibularis tertius の腱が下伸筋支帯の深層で長趾伸筋腱の外側に見出されるが，筋腹は長趾伸筋の外側に融合する．腓骨の前面と骨間膜の下 1/3 から起始し，腱は第 5 中足骨底の背側面に停止する．足首を背屈し，足の外反を助ける．
4. 足背で長趾伸筋腱・第三腓骨筋腱・長母趾伸筋腱を持ち上げて，その深層に 2 つの筋を同定して剖出し，観察する．
   - **短趾伸筋** extensor digitorum brevis は，踵骨の背側面から起始し，3 腱に分かれ，第 2〜4 趾の背面で長趾伸筋腱に加わる．第 2〜4 趾を背屈する．
   - **短母趾伸筋** extensor hallucis brevis は，短趾伸筋の内側に融合して踵骨の背側面から起始し，母趾の背面で長母趾伸筋腱に加わる．母趾を背屈する．

210 第13節 下腿前面と足背で血管と神経を解剖する

下腿前面と足背の血管・神経の解剖

足背で長母趾伸筋と長趾伸筋の腱を切断し，短母趾伸筋と短趾伸筋の停止腱を切断してめくり返してから，足背の血管と神経を剖出する．

1. 前脛骨動脈が膝窩動脈から分かれて下腿の前面に向かうところは次項で解剖する(☞213頁)．ここでは前脛骨動脈とその枝が，下腿前面と足背でどのように走行するかを，以下の手順で剖出し観察する．

① **前脛骨動脈** anterior tibial artery は，下腿骨間膜の最上部を貫いて下腿前面に入ると前脛骨筋と長趾伸筋の筋腹の間を下行し，下伸筋支帯を越えて足背に入ると足背動脈と名前を変える．足根の高さで長母趾伸筋腱と長趾伸筋腱の間に前脛骨動脈を見出し，そこから上方にたどって下腿での前脛骨動脈の走行を明らかにする．

② **足背動脈** dorsalis pedis artery は，足背を下行し，3本の枝に分岐する(変異も多い)．長母趾伸筋腱の外側で足背動脈を見出し，前脛骨動脈につながることを確認する．

③ **外側足根動脈** lateral tarsal artery は，距腿関節の近くで足背動脈から出て前外側に向かい，短母趾伸筋と短趾伸筋の深層を通って第4・5中足骨の底の間に達する．短母趾伸筋と短趾伸筋を起始の近くで切断し，断端をひるがえして外側足根動脈の走行を明らかにする．

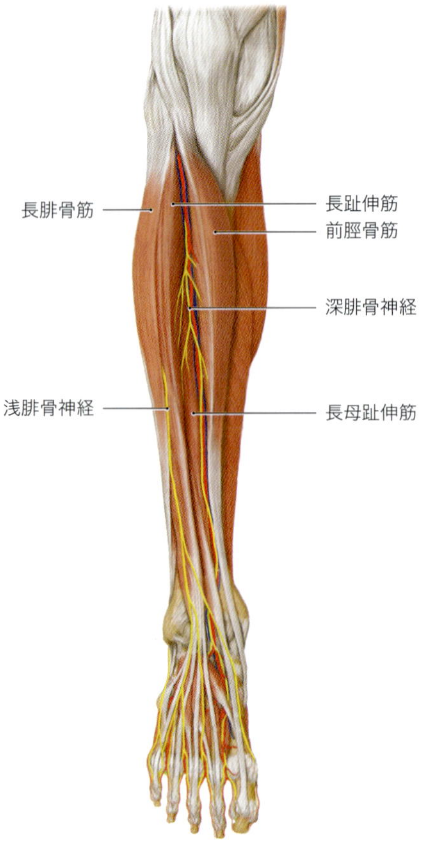

図6-21 下腿前面の解剖

④ **弓状動脈** arcuate artery は，第1・2中足骨の底のやや近位で足背動脈が2分岐して起こり，外側に向かい，第4・5中足骨底の間で外側足根動脈と吻合する．長趾伸筋腱と短趾伸筋を持ち上げて，弓状動脈の走行を観察する．

⑤ **深足底動脈** deep plantar artery は，足背動脈の2分岐によって弓状動脈とともに起こり，第1・2中足骨の間を通って足底に向かい，足底動脈弓と吻合する(☞217頁)．短母趾伸筋を持ち上げて深足底動脈を見出し，深部にもぐるところを剖出する．

2. **総腓骨神経** common fibular nerve が腓腹筋外側頭の表層を通って下外側に向かうところは，膝窩ですでに剖出した(☞204頁)．総腓骨神経は腓骨頭の下で長腓骨筋の深層にもぐり，深腓骨神経と浅腓骨神経に分かれる．深腓骨神経は下腿前面と足背の伸筋群に分布する．浅腓骨神経は下腿外側面の腓骨筋群に分布する．

3. **深腓骨神経** deep fibular nerve は下腿の上部から足背に至るまで，前脛骨動脈に伴行する．以下の部位で深腓骨神経を剖出し観察する．

① 下腿上部で下腿の伸筋に分布する筋枝を出す．

② 下伸筋支帯のあたりで短母趾伸筋と短趾伸筋に分布する筋枝を出す．

③ 足背の長母趾伸筋腱の外側で，第1・2趾の趾背に分布する皮枝を出す．

4. **浅腓骨神経** superficial fibular nerve は，長腓骨筋の深層で腓骨筋群に分布する筋枝を出したのち，長腓骨筋の前縁から筋膜下に現れる．長腓骨筋の前縁に沿って下行し，下腿の下部で筋膜を貫いて皮下に現れ，足背の大部分の皮膚に分布する．長腓骨筋の前縁で浅腓骨神経を見出し，その走行を観察する．

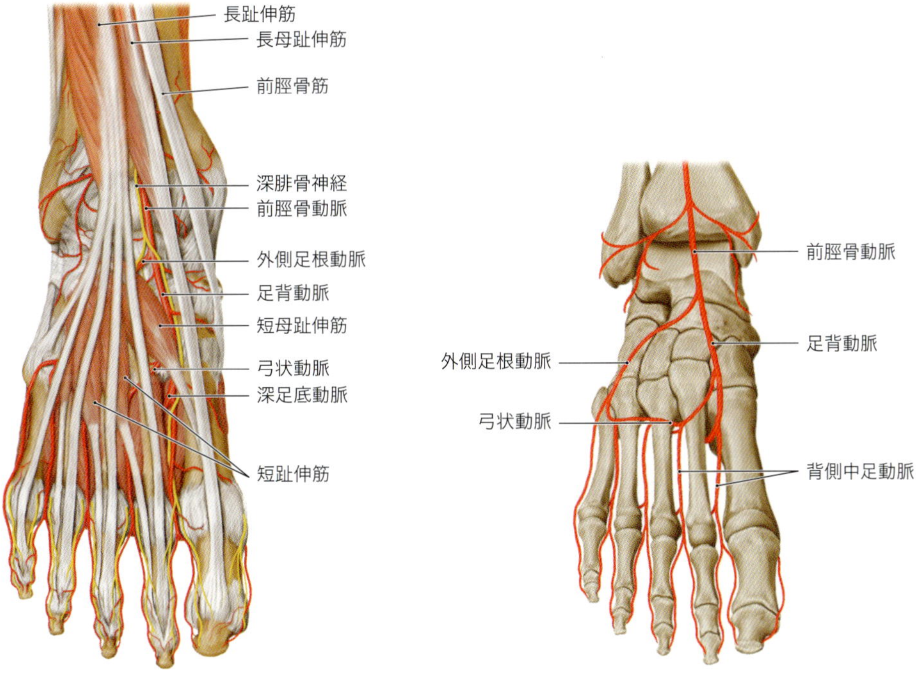

図6-22　足背の筋と動脈

下腿後面の血管と神経の解剖

下腿三頭筋を持ち上げて，深層の血管と神経を観察する．

1. 踵骨腱を指で浮かせて，踵の上方約 5 cm のところでハサミで切断する．踵骨腱と下腿三頭筋を深層の筋と筋膜から引きはがしながら上方に翻転する．
2. ヒラメ筋が脛骨から起こる起始をハサミで切断し，腓腹筋とヒラメ筋を外側上方にめくり返す．ヒラメ筋を腓骨からの起始だけが残る状態として外上方に翻転する．これにより，下腿三頭筋と深層の屈筋を分ける結合組織層と，その中を走る血管・神経がよく見えるようになる．

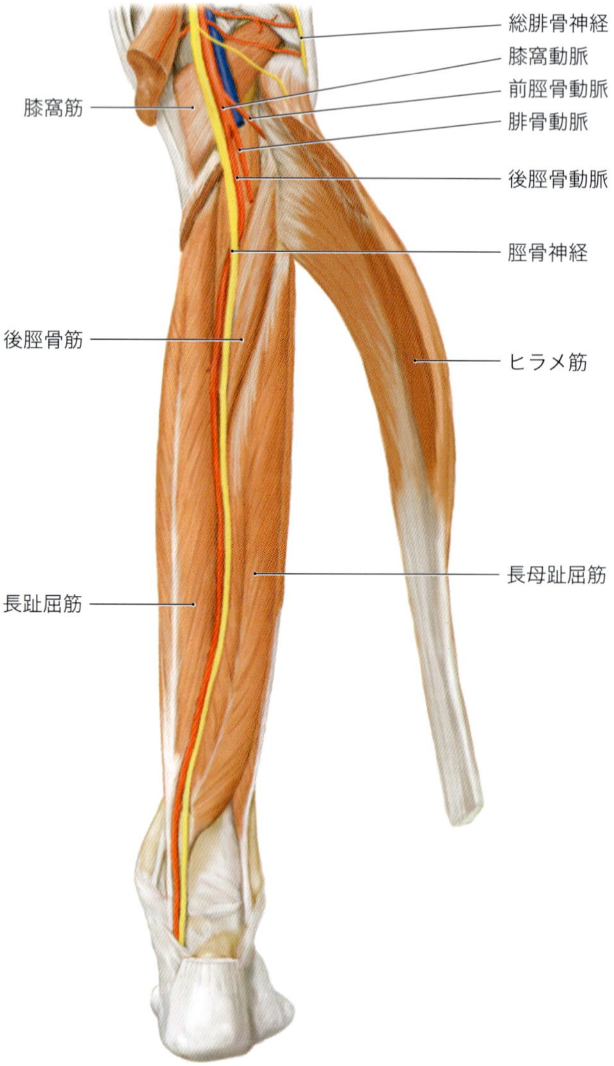

図6-23　下腿後面の深層の解剖

3. 膝窩動脈を下方にたどり，分かれ出る枝を同定し走行を観察する.
- **膝窩動脈** popliteal artery は膝窩を出て膝窩筋の下縁の高さで前脛骨動脈と後脛骨動脈に分かれる.
- **前脛骨動脈** anterior tibial artery は，脛骨と腓骨で骨間膜の上部の隙間を抜けて下腿の前面に向かう.
- **後脛骨動脈** posterior tibial artery は，膝窩筋の下縁より 2〜3 cm 下方で腓骨動脈を出して横筋間中隔の内側を下行し，内果の後方で屈筋支帯の深層を通って足底に向かう.
- **腓骨動脈** fibular artery は，横筋間中隔の外側を下行し，長母指屈筋の内側縁からその深層に進み，貫通枝を出して足首のあたりで終わる.

4. 脛骨神経を下方にたどり，走行と分布を観察する.
- **脛骨神経** tibial nerve は，膝窩動脈，さらに後脛骨動脈に伴行して足底に向かう．脛骨神経からは，腓腹筋，ヒラメ筋，足底筋，膝窩筋に分布する枝が分かれる.

深層の下腿屈筋の解剖

下腿後面の深層には，足底に腱を送る 3 つの屈筋が並ぶ．これらの筋を解剖する.

1. 後脛骨筋は 3 つの屈筋の中央に位置する．これを内果の後方で屈筋支帯の高さまで剖出して観察する.
- **後脛骨筋** tibialis posterior は，脛骨と腓骨の後面および下腿骨間膜から起始し，腱となって内果の後方から屈筋支帯の深層を通って足底に向かい，いくつかの足根骨と中足骨の足底面に停止する．足の内反と底屈をする.

2. 長母趾屈筋は，3 つの屈筋の中で外側(腓側)に位置する．これを内果の後方で屈筋支帯の高さまで剖出して観察する.
- **長母趾屈筋** flexor hallucis longus は，腓骨と下腿骨間膜の下部から起始し，腱となって内果の後方から屈筋支帯の深層を通って足底に向かい，母趾の末節骨の底に停止する．母趾を屈曲し，足を底屈する.

3. 長趾屈筋は，3 つの屈筋の中で内側(脛側)に位置する．これを内果の後方で屈筋支帯の高さまで剖出して観察する.
- **長趾屈筋** flexor digitorum longus は，脛骨後面から起始し，腱となって内果の後方から屈筋支帯の深層を通って足底に向かい，4 本の腱に分かれて第 2〜5 趾の末節骨底に停止する．第 2〜5 趾の屈曲と足の底屈を行う．屈筋深層の 3 つの筋の中で，長趾屈筋は最も内側(脛側)で起始し最も外側(腓側)に停止するため，その腱は他の 2 つの腱を乗り越えて下走する(☞ 215 頁).

足底腱膜と皮神経の解剖

足底を解剖する第1段階として，足底腱膜を剖出し切断する．

1. 遺体を腹臥位(うつぶせ)にして，足底の皮膚を切り取る．踵の中央で矢状方向にメスを深く入れて骨に達するまで切開し，踵の皮下組織の厚さを観察する．踵骨表面を露出するつもりでこの切開を前方に伸ばすと，足底腱膜が現れる．
2. 足底腱膜は，足底中央部の筋膜がとくに肥厚して強靱になっている部分である．足底腱膜を剖出して観察する．
   - **足底腱膜** plantar aponeurosis は踵骨から起こって5つの分束に分かれ，第1〜5趾に付着する．趾の付け根近くでは，浅横中足靱帯により分束が横につながれている．
3. 足底腱膜を以下の手順で取り除く．
   ① メスを使って足底腱膜を縦方向に切開する．
   ② 足底腱膜を後端の踵骨への付着部の近くと，足の前1/3の2か所で横方向に切開する．
   ③ 足底腱膜の深層面から短趾屈筋が起始するので，これを分離し，さらに足底腱膜と深層の中足骨をつなぐ線維束をメスで切り，足底腱膜を切り取る．

足底の第1層の解剖

足底の筋は4層に配置されている．第1層の3つの筋を剖出し観察する．

1. **短趾屈筋** flexor digitorum brevis は，足底の中央に位置する．踵骨隆起と足底腱膜から起始し，4腱に分かれて第2〜5趾の中節骨に停止する．第2〜5趾を屈曲する．
2. **母趾外転筋** abductor hallucis は，短趾屈筋の内側に隣接する．踵骨隆起の内側突起と足底腱膜から起こり，腱が母趾(第1趾)の基節骨底の内側部に停止する．母趾を外転する．

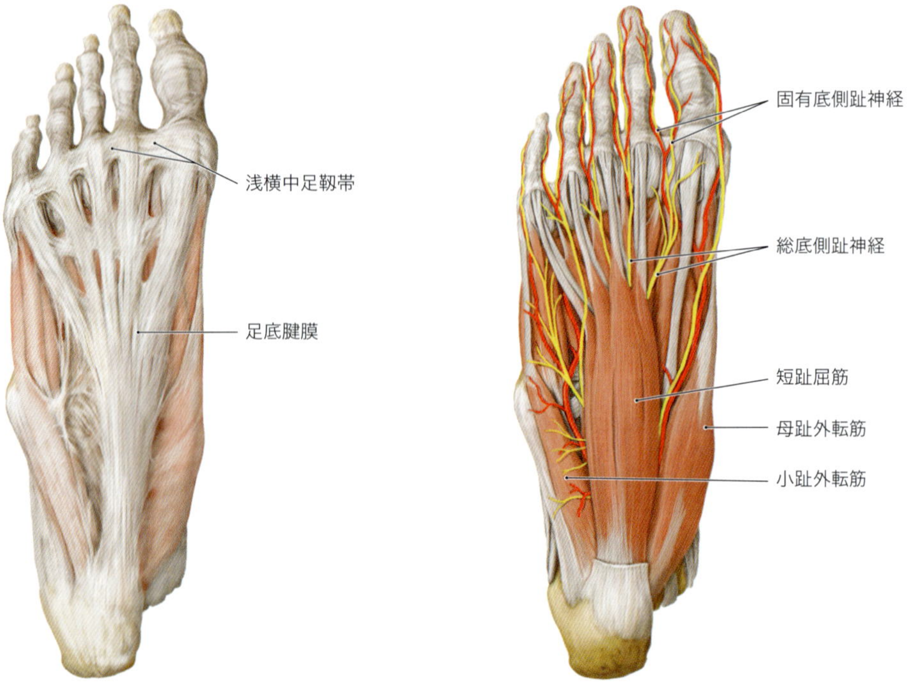

図6-24 足底腱膜と足底の解剖(第1層)

3. **小趾外転筋** abductor digiti minimi は，短趾屈筋の外側に隣接する．踵骨隆起の内側・外側突起から起始し，腱が第 5 趾の基節骨底の外側部に停止する．小趾を外転する．
4. 底側趾神経が，以上 3 つの筋の 6 本の腱の間から現れるのを観察する．各指の側面に**固有底側趾神経** proper plantar digital nerves となって分布するが，第 1〜5 趾の中足骨領域では共通幹の**総底側趾神経** common plantar digital nerves を作っている．底側趾神経は，内側足底神経と外側足底神経から分かれる．

足底の第 2 層の解剖

1. 足底の第 2 層を剖出するために，第 1 層の構造を以下の手順で切除する．
   ① 短趾屈筋を起始の踵骨の近くで切断する．筋の断端を遠位方向にめくり返す．
   ② 母趾外転筋を，起始の近くで持ち上げ，深層の後脛骨動脈と脛骨神経から分離し，起始の踵骨の近くで切断する．
2. 後脛骨動脈と脛骨神経が 2 分岐し，**内側・外側足底動脈** medial/lateral plantar artery，および**内側・外側足底神経** medial/lateral plantar nerve になるのを観察する．
3. **足底方形筋** quadratus plantae は，足底の後部中央に位置する．踵骨の底面から起始し，長趾屈筋腱に停止する．長趾屈筋腱を介して第 2〜5 趾を屈曲する．
4. **長趾屈筋腱** flexor digitorum longus tendon は，内果の後方を通って足底に入り，母趾外転筋の深層を通って足底中央に現れる．そこで足底方形筋が後方から停止し，4 腱に分かれて第 2〜5 趾に向かう．短趾屈筋腱が 2 股に分かれ，その間を長趾屈筋腱が通過する．
5. **虫様筋** lumbricals は，長趾屈筋の 4 本の腱から起こる．第 2〜5 趾の趾背腱膜に停止する．

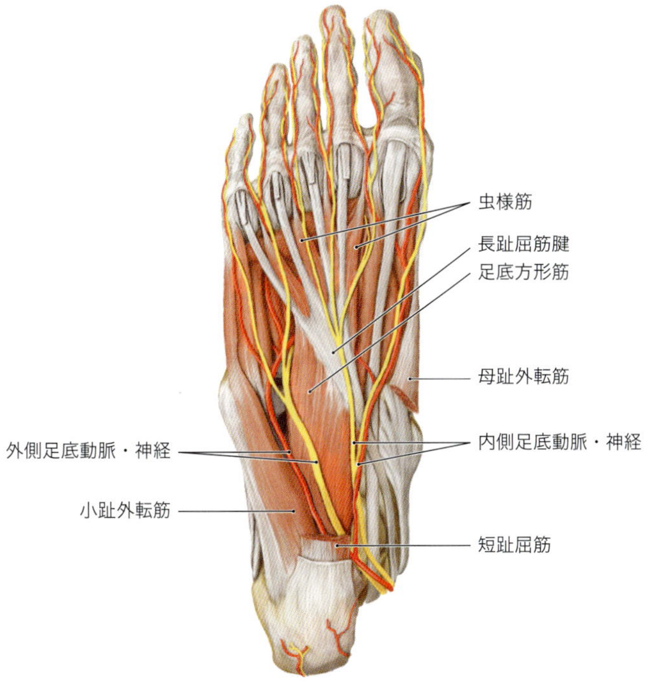

図6-25 足底の解剖（第2層）

足底の第 3 層の解剖

1. 足底の第 3 層を剖出するために，第 2 層の構造を以下の手順で切除する．
   ① 足底方形筋は停止近くをハサミで切断し，長趾屈筋の腱は足底方形筋が付着する手前を切断する．
   ② 長趾屈筋腱の遠位断端を虫様筋とともに足先に向かってめくり返す．
2. 長母指屈筋腱が長趾屈筋腱の深層を通って現れ，母趾の末節骨の底に停止するのを観察する．
3. **短母趾屈筋** flexor hallucis brevis が，長母指屈筋腱の深層に位置する．立方骨と外側楔状骨の底面から起始し，2 腱に分かれて第 1 趾基節骨底の内側部と外側部に停止する．停止腱に含まれる 2 個の種子骨は長母指屈筋腱を両側から挟んでいる．母趾を屈曲する．
4. **母趾内転筋** adductor hallucis は，横頭と斜頭を持ち，母趾の基節骨底の外側面に停止する．横頭の起始は第 2〜5 中足骨頭の靱帯と関節包，斜頭の起始は第 2〜4 中足骨底である．母趾を内転し，横足弓の支持を助ける．
5. **短小趾屈筋** flexor digiti minimi brevis は，第 5 中足骨の底から起始し，第 5 趾の基節骨底に停止する．第 5 趾を底屈する．

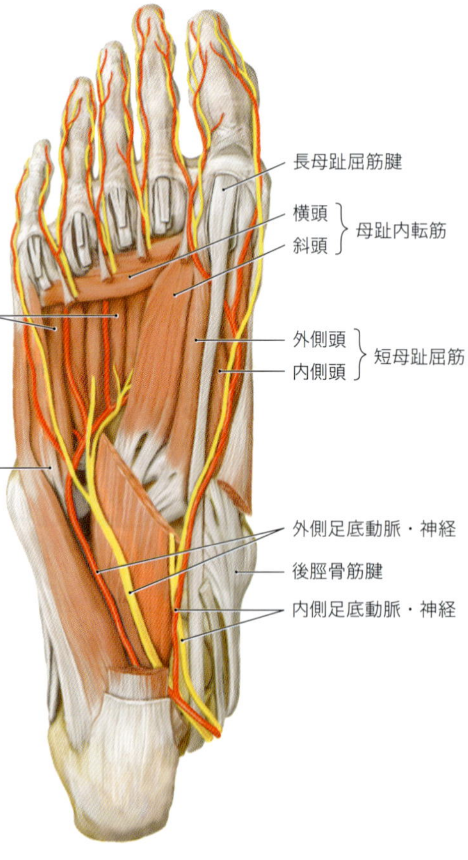

図6-26 足底の解剖（第 3 層）

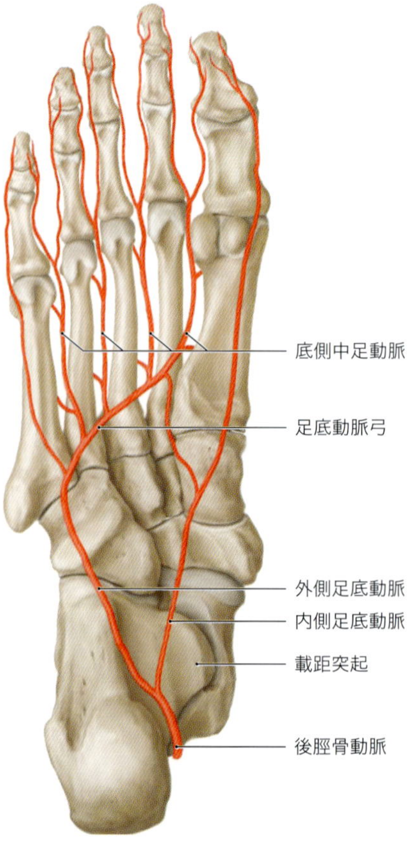

図6-27 足底の動脈

足底の第 4 層の解剖

足底の第 4 層の構造を観察するために，第 3 層の構造はとくに切除しない．

1. **足底動脈弓** plantar arch を，母趾内転筋と短小趾屈筋の深層に同定する．
   - 足底動脈弓の外側端は外側足底動脈につながる．
   - 足底動脈弓の内側端は，足背動脈から分かれた深足底動脈に接続する．確認が難しい場合は母趾内転筋斜頭の起始を切断して深層が見えるようにする．
   - 足底動脈弓からは底側中足動脈が分かれて，各中足骨間を足先に向かって進む．
2. **骨間筋** interosseous muscles を，足底動脈弓の深層で各中足骨間に見出す．ここでは底側骨間筋を観察できるが，背側骨間筋は隠れて見えない．
   - **底側骨間筋** plantar interossei は，第 2 趾を軸に第 3〜5 趾の内転を行う．
   - **背側骨間筋** dorsal interossei は，第 2 趾を軸に第 2〜4 趾の外転を行う．
3. 長腓骨筋腱を外果の後方からたどり，以下の手順で足底での走行を観察する(☞ 208 頁)．

   ① 小趾外転筋の筋腹を第 5 中足骨底の手前で持ち上げて切断する．両方の断端をめくり返す．

   ② 長腓骨筋腱が立方骨の外側面を回って向きを変え，長足底靱帯の深層を通って内側に向かうのを確認する．

   ③ 長足底靱帯の線維束の隙間を広げながら，長腓骨筋腱の走行をたどり停止の位置を確認する．停止は第 1 中足骨の底と第 1 楔状骨である．
4. 後脛骨筋腱を内果の後方から足底にたどり，腱が広がって舟状骨，3 個の楔状骨，第 2〜4 中足骨の底に停止するのを観察する．
5. **長母趾屈筋腱** tendon of flexor pollicis longus が，内果の後方から足底に入るまで，腱を取り巻く靱帯をメスで切り開きながら走行を確認する．長母趾屈筋腱は，踵骨の内側に突き出た載距突起の下面を通過し，そこで向きを前方に変える．載距突起が長母趾屈筋腱の力の方向を変える滑車として作用する．

股関節の前面の構造を切断する

遺体を背臥位(あおむけ)にして，股関節をまたぐ筋・血管・神経を切断する．

1. 鼡径靱帯のすぐ下で，大腿動静脈，大腿神経を切断する．大腿神経は断端がばらけやすいので，切断部の両側をあらかじめ色糸で縛って束ねておくとよい．
2. 大腿の前面で以下の筋を切断する．すでに切断されている場合には断端を確認する．
   - 縫工筋：起始(上前腸骨棘)の近くで切断済み，断端を確認する．
   - 大腿筋膜張筋：上前腸骨棘からの起始の近くで切断する．
   - 大腿直筋：起始(下前腸骨棘)の近くで切断済み，断端を確認する．
3. 大腿の内側面で以下の筋と神経を切断する．すでに切断されている場合には断端を確認する．
   - 薄筋：恥骨からの起始の近くで切断する．
   - 長内転筋：起始(恥骨)の近くで切断済み，断端を確認する．
   - 恥骨筋：恥骨からの起始の近くで切断済み，断端を確認する．
   - 短内転筋：恥骨からの起始の近くで切断する．
   - 閉鎖神経：外閉鎖筋を貫いて現れたところで切断する．目印のために切断部の両側に色糸を縛っておくとよい．
4. 恥骨筋をひるがえすと，その深層に外閉鎖筋が現れるが全貌はまだ見えない．外閉鎖筋をできるだけ剖出する．
   - **外閉鎖筋** obturator externus は，閉鎖孔の周縁と閉鎖膜の外面から起始し，大腿骨の転子窩に停止する．閉鎖神経と閉鎖動静脈がこの筋を貫いて骨盤外に出る．大腿を外旋する．
5. 股関節の前面にある以下の筋を切断する．
   - 大腰筋：筋腹を鼡径靱帯のすぐ下で切断する．
   - 腸骨筋：筋腹を鼡径靱帯のすぐ下で切断する．起始が下前腸骨棘の近くまで広がっているので注意する．

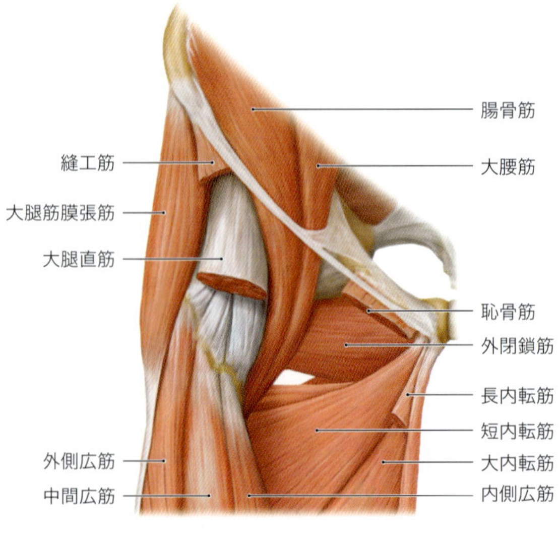

図6-28 股関節の前面の筋

股関節の後面の構造を切断する

遺体を腹臥位(うつぶせ)にして，股関節をまたぐ筋・血管・神経を切断する．

1. 殿部で以下の筋と血管・神経を切断する．すでに切断されている場合には断端を確認する．
   - 大殿筋：起始(腸骨・仙骨後面，仙結節靱帯)の近くで切断済み，断端を確認する．
   - 中殿筋：筋腹の近くで切断済み，断端を確認する．
   - 上殿神経と上殿動静脈を，梨状筋上孔から 3 cm のところで切断する．上殿神経の近位端には目印のためにあらかじめ色糸を縛っておくとよい．
   - 小殿筋：停止の近くをハサミで切断する．
   - 坐骨神経：梨状筋下孔から 5 cm のところで切断する．坐骨神経は断端がばらけやすいので，切断部の両側をあらかじめ色糸で縛って束ねておくとよい．
2. 坐骨結節とその周辺から起始する以下の筋を切断する．
   - 大腿二頭筋長頭，半腱様筋，半膜様筋：坐骨結節からの起始の近くで切断する．共同の起始腱を形成することが多いので，まとめて切断してもよい．
   - 大内転筋：坐骨結節と恥骨下枝・坐骨下枝からの起始の近くで切断する．
3. 大腿骨の大転子周辺に停止する外旋筋群を切断する．
   - 梨状筋：大転子の上縁への停止の近くで切断する．
   - 内閉鎖筋：大転子の内側面(転子窩)への停止の近くで切断する．
   - 上双子筋と下双子筋：大転子の内側面(転子窩)への停止の近くで切断する．
   - 大腿方形筋：転子間稜の方形筋結節とその下方部への停止の近くで切断する．
   - 外閉鎖筋：全貌をよく観察してから，転子窩への停止の近くで切断する．

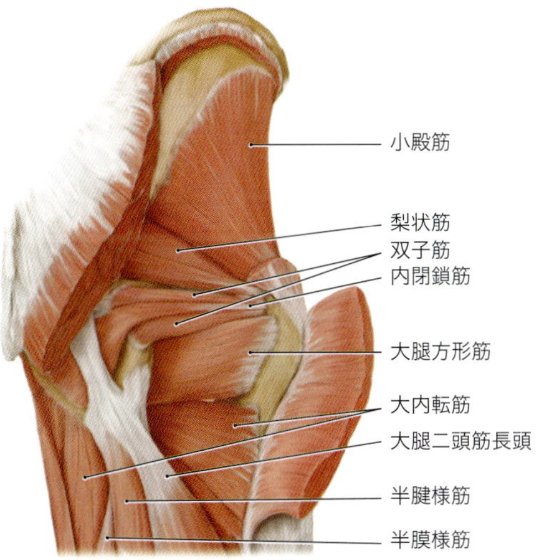

図6-29　股関節の後面の筋

股関節包の解剖

1. **股関節** hip joint の前面で周囲の筋・血管・神経をひるがえして，関節包を覆う靱帯を前面から観察する．
  - **腸骨大腿靱帯** iliofemoral ligament は，股関節の関節包の前面を縦に走るきわめて強力な靱帯である．寛骨側では下前腸骨棘と寛骨臼縁に付着し，大腿骨側では転子間線に付着する．大腿骨頭を寛骨臼内に押さえ込んで，立位で股関節の過伸展を防ぐ働きをする．
  - **恥骨大腿靱帯** pubofemoral ligament は，股関節の関節包の前下面を斜めに走る靱帯である．寛骨側では恥骨の閉鎖稜に付着し，関節包に合流する．股関節の過外転を防ぐ．
2. 股関節の後面で周囲の筋・血管・神経をひるがえして，関節包を覆う靱帯を後面から観察する．
  - **坐骨大腿靱帯** ischiofemoral ligament は，股関節の関節包の後面を横に走る靱帯である．寛骨側では寛骨臼の後方の坐骨に付着し，大腿骨側では大転子に付着する．
3. 寛骨と大腿骨の中間で，股関節の前面および後面から関節包を切り開く．切開線を関節包を1周するようにつなげて，関節腔をすっかり開放する．
4. 股関節腔内の大腿骨頭靱帯を以下の手順で観察する．
  - 股関節を前面から見て，大腿骨を外転・外旋させると，大腿骨頭の頂点が突き出してくる．関節包の切開が大腿骨に近い場合，関節包の輪帯が大腿骨頭の移動を制限する．このときは関節包の1か所を寛骨に向かって切開する．
  - **大腿骨頭靱帯** ligament of head of femur は，寛骨臼切痕と大腿骨頭の頂点をつなぐ弱い靱帯で，大腿骨頭に向かう血管の通路になっている．

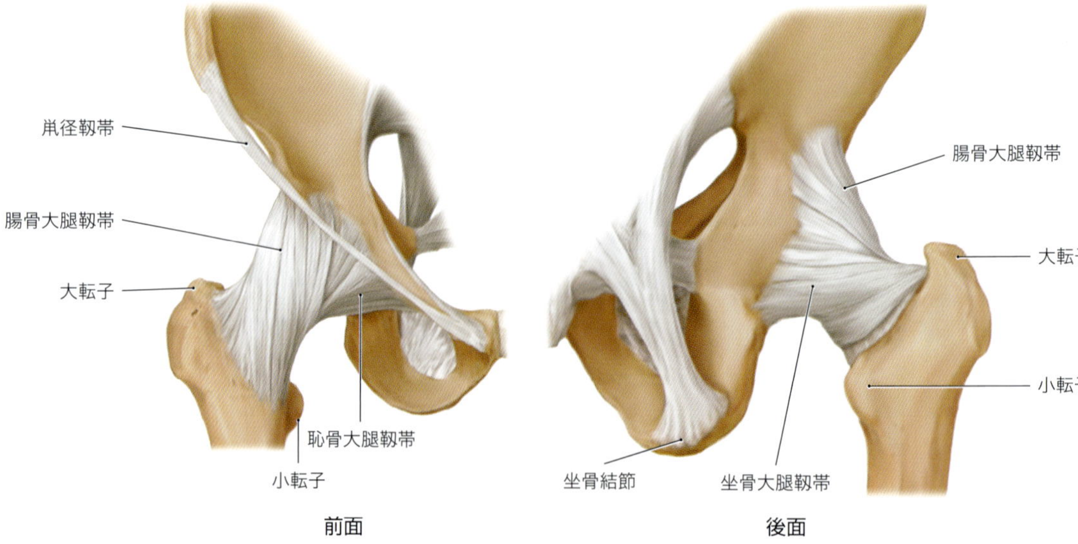

図6-30 股関節

股関節腔の観察

大腿骨頭靱帯を切断して股関節を外し，関節包，関節頭(大腿骨頭)と関節窩(寛骨臼)を観察する．

1. 関節包の内面を覆う**滑膜** synovial membrane に触れて，感触を確認する．関節包の断面で，前面の腸骨大腿靱帯がとくに分厚いのを確認する．股関節の関節腔には滑液が貯留するので，その粘性の状態を確認する．
2. **大腿骨頭** head of femur の関節面は，関節軟骨により覆われている．大腿骨頭靱帯の断端で，中心に動脈を見出すことができる．
3. **大腿骨頸** neck of femur は細くなっている．頸の基部に関節包が付着し，頸が骨膜で覆われないことを確認する．
4. **寛骨臼** acetabulum の縁に関節包が付着するのを確認する．寛骨臼の関節軟骨に覆われた関節面は半月状で，**月状面** lunate surface と呼ばれる．寛骨臼縁の前下部の関節軟骨のない寛骨臼切痕に大腿骨頭靱帯が付着している．

Clinical View

大腿骨頸部骨折

大腿骨頭への血液は，大腿骨頸からの動脈と大腿骨頭靱帯動脈から供給される．しかし大腿骨頭靱帯動脈は細く，血液供給が不十分なので，大腿骨頸の骨折の際に頸を経由する血流が遮断されると，大腿骨頭が壊死を起こす．高齢者では骨組織の強度が弱まり，大腿骨頸部骨折から大腿骨頭壊死を起こしやすくなる．

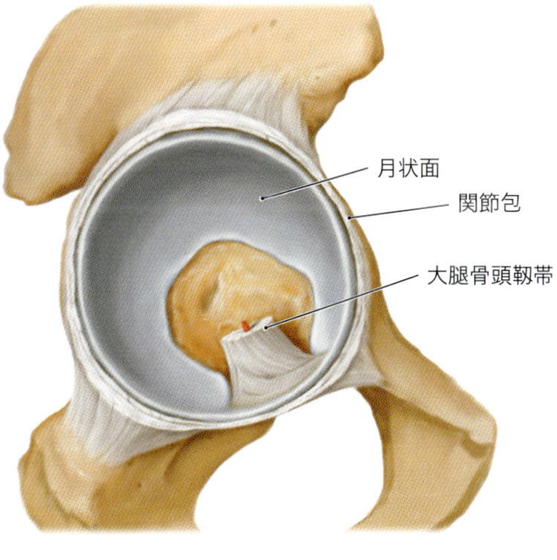

図6-31　寛骨臼

膝関節の剖出と開放

膝関節 knee joint を外側・内側・後面・前面から剖出し，後面と前面で関節包を切り開いて関節腔を開放する．

1. 膝の外側面の構造を以下の手順で取り除き，外側側副靱帯を剖出し観察する．
   ① 腸脛靱帯を十分に取り除いておく．
   ② 大腿二頭筋の腱を停止(腓骨頭)の近くで切断し，断端をめくり返す．
   ③ **外側側副靱帯** fibular collateral ligament が関節包の外表面から遊離しているのを確認する．外側側副靱帯の深層で関節包に包まれて膝窩筋の腱が通過する．外側側副靱帯の上端は大腿骨の外側上顆に，下端は腓骨頭に付着する．

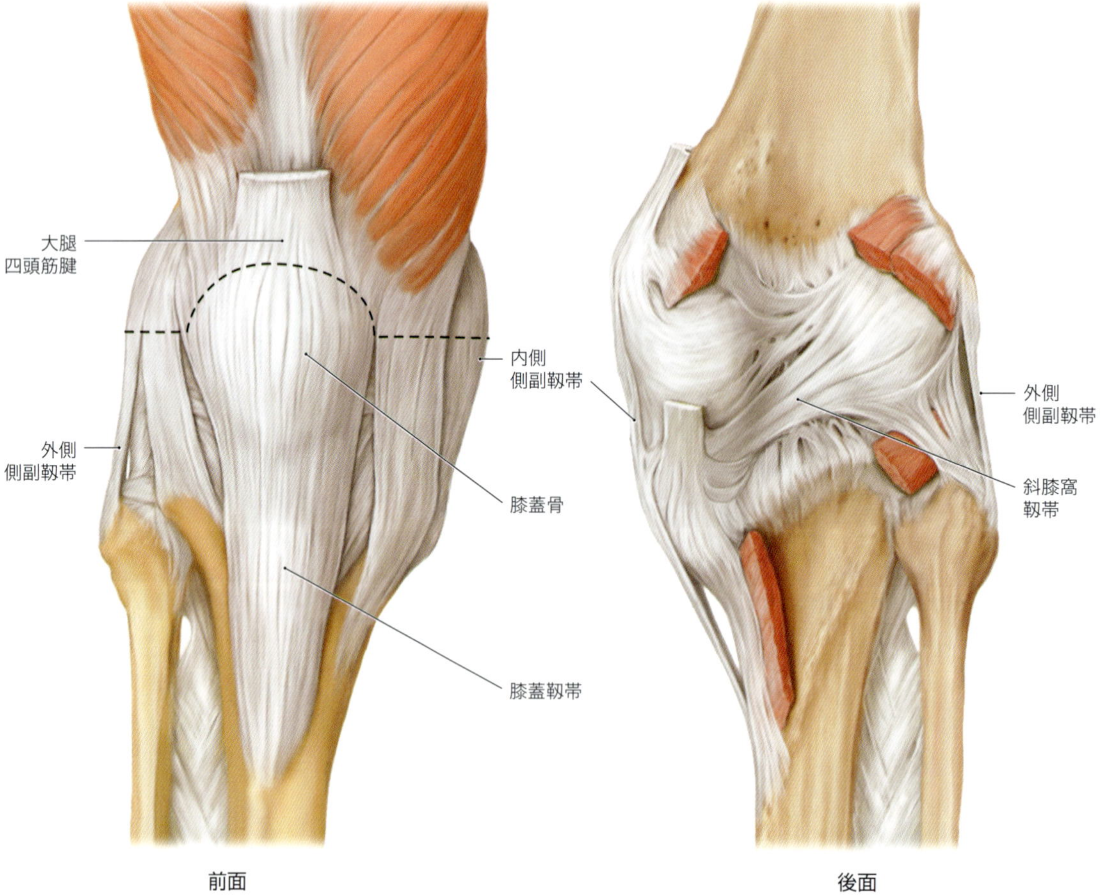

図6-32 膝関節包と靱帯

2. 膝の内側面の構造を以下の手順で取り除き，内側側副靱帯を剖出し観察する．
① 縫工筋，薄筋，半腱様筋の腱を鵞足に合流する直前で切断し，断端をめくり返す．
② 深層に滑液包が広がっているのを確認する．
• **内側側副靱帯** tibial collateral ligament は膝関節包と一体化しており，膝関節包から分離することはできない．内側側副靱帯の上端は大腿骨の内側上顆・内側顆に，下端は脛骨の内側面の上部に付着する．

3. 膝の後面の構造を以下の手順で取り除き，膝関節包の後壁を剖出し観察する．
① 膝窩動静脈，脛骨神経，総腓骨神経を，膝窩の上下で切断し取り除く．
② 半膜様筋を停止(脛骨内側顆後面)から切り離し，めくり返す．半膜様筋の停止腱の一部が，膝関節後面の斜膝窩靱帯に加わっている．斜膝窩靱帯は，半膜様筋の停止部から斜め上に，大腿骨外側上顆まで伸びている．
③ 腓腹筋の外側頭と内側頭が起始(大腿骨の外側上顆と内側上顆)の近くで切断されているのを確認する．足底筋を起始(外側上顆の下端)の近くで切断する．
④ 膝関節の後壁で膝窩筋を確認し，停止を脛骨から剥離して筋腹を遊離する．膝窩筋は下腿後面の解剖の際にすでに剖出・観察している(☞207頁)．
⑤ 露出された関節包の後壁を観察する．

4. 膝の後面の関節包を，大腿骨の下端の高さで，メスを使って横方向に切り開く．切開を両側に伸ばして，内側側副靱帯と外側側副靱帯の手前まで切り開く．

5. 膝関節の前面の構造を観察する．
• 大腿四頭筋腱が膝蓋骨に付着しているのを確認する．
• **膝蓋靱帯** patellar ligament が膝蓋骨と脛骨粗面をつなぐのを確認する．
• 内側・外側膝蓋支帯は，内側広筋と外側広筋から分かれた腱膜で，大腿四頭筋腱・膝蓋靱帯の両側で膝関節包に結合する．

6. 膝の前面の関節包を，以下の手順で切り開く．
① 膝蓋骨の上縁で，メスを使って大腿四頭筋腱を横方向に切断する．腱の深層にある滑膜性の空間(膝蓋上包)は，下方で関節包につながっている．
② 膝蓋骨の両側で，メスを使って関節包を縦方向に切り開く．
③ 大腿骨の下端の境界の高さで，メスを使って関節包を横方向に切り開く．切開を両側に伸ばして，内側側副靱帯と外側側副靱帯の手前まで切り開く．
④ 膝蓋骨と膝蓋靱帯を下方にめくり返して，関節腔がよく見えるようにする．

膝関節の靱帯の観察

膝関節が靱帯でつなげられた状態で，靱帯の働きを観察する．

1. 大腿骨と脛骨をつなぐ4つの靱帯を観察する．
   - 外側側副靱帯はすでに観察した(☞222頁)．膝の外側面で大腿骨外側上顆と腓骨頭をつなぐ．
   - 内側側副靱帯はすでに観察した(☞223頁)．膝の内側面で大腿骨下端と脛骨上端の内側面をつなぐ．
   - **前十字靱帯** anterior cruciate ligament は関節内にあり，脛骨の顆間隆起の前部と大腿骨の外側顆の後部をつなぐ．
   - **後十字靱帯** posterior cruciate ligament は関節内にあり，脛骨の顆間隆起の後部と大腿骨の内側顆の前部をつなぐ．
2. 膝関節を伸展位にして，膝関節が以下の状態になっているのを確認する．
   - 大腿骨と脛骨の関節面が広く接触している．
   - 膝関節の回旋が制限され，安定した状態にロックされている．
   - 前十字靱帯が緊張し，膝関節の過伸展を防いでいる．
3. 膝関節を屈曲位にして，膝関節が以下の状態になっているのを確認する．
   - 大腿骨と脛骨の関節面の接触面積が小さい．
   - 膝関節で回旋が許容され，不安定な状態になっている．
   - 後十字靱帯は脛骨が後方に移動するのを妨げる．
   - 前十字靱帯は脛骨が前方に移動するのを妨げる．

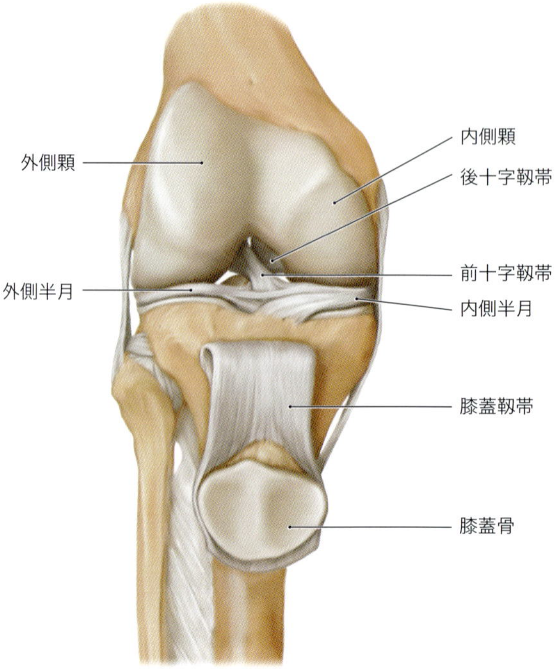

図6-33 膝関節腔(前面)

膝関節腔の解剖

1. 膝関節をつないでいる 4 本の靱帯をハサミで切断して，大腿骨と脛骨を分離する．
2. 大腿骨下端で関節面を観察する．
 - 内側顆と外側顆は脛骨に向かい，顆間窩によって隔てられている．
 - 膝蓋面は膝蓋骨に向かう．
3. 脛骨の上面で 2 つの半月を観察する．半月は線維軟骨性の板で，外縁は厚く関節包に付着し，内縁は薄い自由縁になっている．大腿骨と脛骨の関節面の間に介在し，荷重を分散させる働きをする．
 - **内側半月** medial meniscus は，内側側副靱帯によって固定されている．
 - **外側半月** lateral meniscus は，靱帯とのつながりがなく，可動性が大きい．
 - 膝横靱帯は，外側半月と内側半月の前端をつなぎ，脛骨上端の前面を横切る．

Clinical View

膝関節の損傷

膝関節はスポーツの際に最も損傷しやすい関節である．膝が低い位置にあるために体重を支持すること，歩行・走行のために動きやすいこと，関節面の構造ではなく付属靱帯と周囲筋によって安定性を確保していることが，その背景にある．

損傷しやすい構造として，半月，前十字靱帯，内側側副靱帯がある．

- **半月板損傷**：体重がかかって屈曲して膝関節に回旋する力が加わると，半月の一部が大腿骨と脛骨の間に挟まれて断裂することがある．階段の昇降やしゃがみこむなどの動作で，膝に疼痛を生じる．治療としては，関節鏡を用いて断裂した半月を縫い合わせたり，断裂した部分を取り除いたりする．
- **前十字靱帯損傷**：ジャンプの着地に失敗して膝をひねった際に受傷しやすい．受傷直後には激痛が生じる．症状が安定しても，運動時に膝関節が急にずれて膝がくずれるように力が抜けて運動の妨げになる．高齢者の場合には筋力増強などで保存的に治療するが，若年者の場合には前十字靱帯再建手術を行う．
- **内側側副靱帯損傷**：膝の靱帯損傷で最も頻度が高い．足が地面に固定された状態で大きな外力が膝に外側から加わって生じる．重症の場合には，下腿の外側への異常な可動性（外反動揺性）が生じる．装具で固定するなどして保存的に治療する．

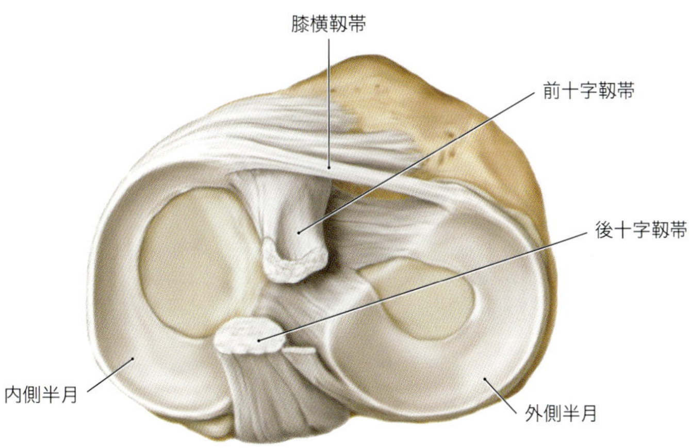

図6-34　膝関節腔，脛骨の上面

距腿関節の解剖

距腿関節 ankle joint は，脛骨・腓骨の下端と距骨との間の関節である．距腿関節では足首の底屈 / 背屈の運動が行われる．関節は内果と外果に挟まれた位置にある．

1. 距腿関節の前面にある腱(前脛骨筋，長母趾伸筋，長趾伸筋)，血管(前脛骨動静脈)，神経(深腓骨神経)を切断し，上下にひるがえす．
2. 内果の後方で腱(後脛骨筋，長母趾屈筋，長趾屈筋)，血管(後脛骨動静脈)，神経(脛骨神経)を切断し，上下にひるがえす．
3. 距腿関節の**内側靱帯** medial ligament(**三角靱帯** deltoid ligament)を内果の下方で観察する．内側靱帯は内果と足根骨を結び，以下の4部からなる．
   - 脛舟部
   - 脛踵部
   - 前脛距部
   - 後脛距部
4. 外果の後方で腱(長腓骨筋，短腓骨筋)を外果のやや上で切断し，上・下腓骨筋支帯を切りながら断端を下のほうにめくり返す．
5. 距腿関節の**外側側副靱帯** lateral collateral ligament は，3つの靱帯の集合である．
   - 前距腓靱帯
   - 踵腓靱帯
   - 後距腓靱帯

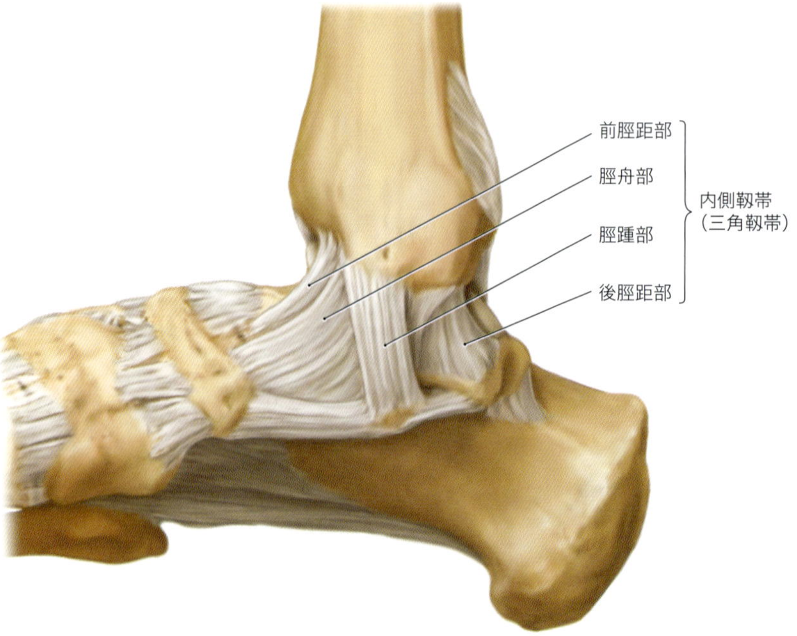

図6-35 距腿関節(内側面)

6. 足首を底屈して，距腿関節包の前面を横方向に切り開いて，関節腔を開放する．また足首を背屈して，関節包の後面を横方向に切り開く．こうして，距腿関節が内側と外側の靱帯だけでつながるようにする．足首をいろいろな方向に動かして，距腿関節が底屈/背屈の方向だけに動くこと，内側と外側の靱帯が運動の方向を制限していることを理解する．
7. 内側靱帯と外側側副靱帯を切断して，距腿関節をすっかり分離して，距骨の上面の関節面と下腿の下面の関節面の形状を観察する．脛骨と腓骨が結合組織性に連結されていて可動性がないことを確認する．

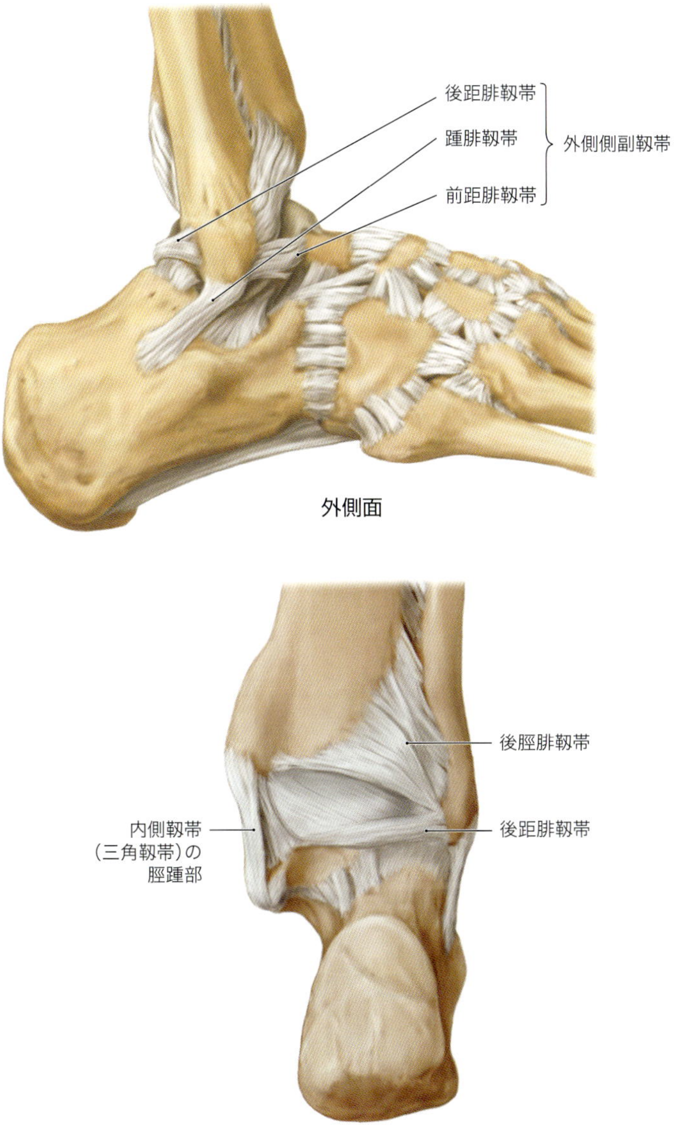

図6-36　距腿関節（外側面，後面）

距骨下関節と横足根関節

足根骨の間の関節では，足首の内反 / 外反の運動が行われる．足根骨間の関節は 2 つの機能単位に分けられる．距骨下関節と横足根関節である．

1. **距骨下関節** subtalar joint は，距骨とその下の踵骨との間の関節の総称である．構造的には前後の 2 部に分かれる．
   - 前方部：**距踵舟関節** talocalcaneonavicular joint の，距骨と踵骨の間の関節面からなる．
   - 後方部：**距踵関節** talocalcaneal joint からなる．
2. **横足根関節** transverse tarsal joint（**ショパール関節** Chopart's joint）は，後方の距骨・踵骨と前方の舟状骨・立方骨の間の関節である．構造的には 2 部に分かれる．
   - 内側部：距踵舟関節の，距骨と舟状骨の間の関節面からなる．
   - 外側部：踵立方関節からなる．

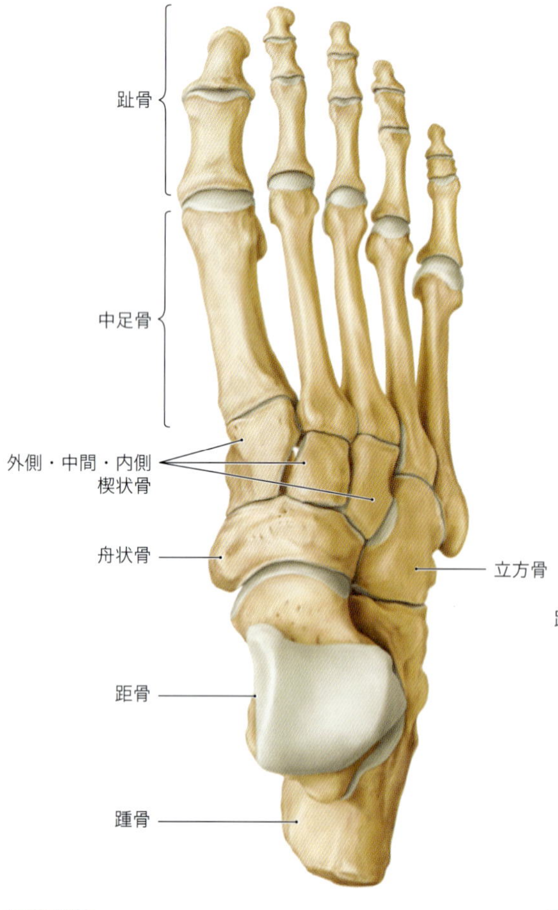

図6-37 足の骨格と関節（上面）

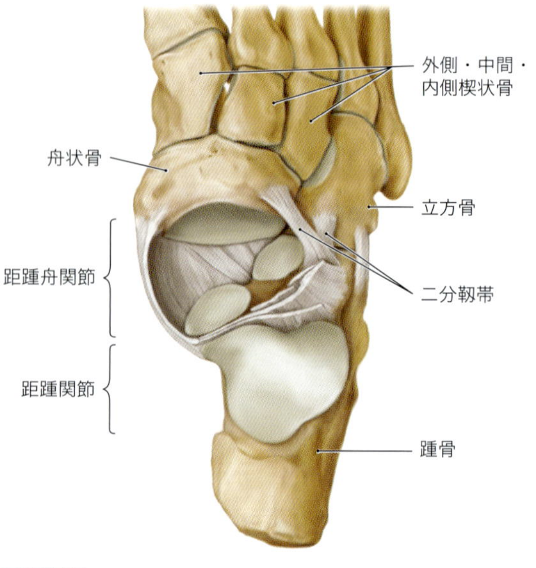

図6-38 距骨下の骨格と関節（上面）

3. 距骨を手でしっかり保持し，足先を持って動かして，内反 / 外反の運動が距骨下関節と横足根関節で行われることを観察する．
4. 横足根関節の上面で，踵舟靱帯と踵立方靱帯を剖出する．この2つの靱帯は外科的に重視されて**二分靱帯** bifurcate ligament と呼ばれる．二分靱帯を切断することにより，横足根関節が容易に開放され，足の切断を行うことができる．靱帯と関節包を切って横足根関節を分離して，関節面を観察しよう．
5. 距骨と踵骨をつなぐ靱帯を切断して，距骨下関節を分離する．前方の距踵舟関節と後方の距踵関節が，独立した関節包に包まれているのを観察する．距踵舟関節の下面は踵骨と舟状骨の間に距離があるため，ここを**底側踵舟靱帯** plantar calcaneonavicular ligament（跳躍靱帯 Spring ligament）が連結する．この靱帯も距骨頭に対する関節面の一部となる．

足根中足関節

1. **足根中足関節** tarsometatarsal joints（**リスフラン関節** Lisfranc's joint）は，足根骨の遠位列（内側・中間・外側楔状骨，立方骨）と5本の中足骨との間の関節の総称である．この関節の可動性はきわめて小さいが，外科的に重視されている．足先を離断する際の切断部位として選択される．
2. 足根中足関節の上面の結合組織を取り除いて，関節面が一直線に並んでいないのを観察する．関節をつなぐ靱帯を切断して関節を開放し，関節面を観察しよう．

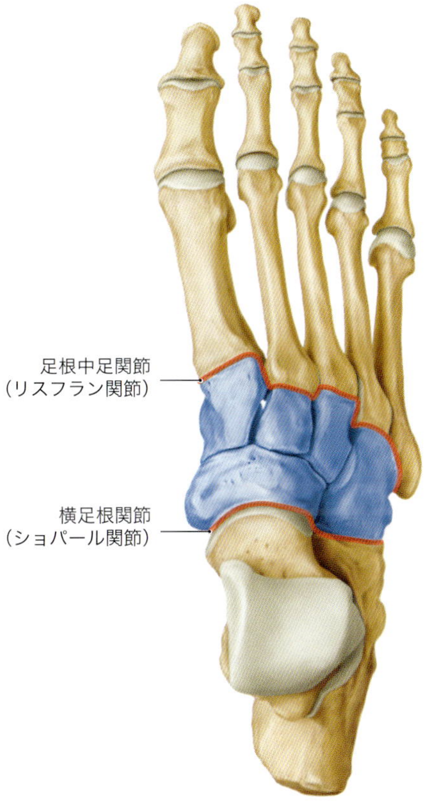

図6-39　**横足根関節と足根中足関節**

第7章

骨盤

第 1 節　骨盤の内面を観察する……232

第 2 節　男性：陰嚢と精索を解剖する……234
第 3 節　男性：精巣と精巣上体を解剖する……236
第 4 節　男性：会陰部の浅層を解剖する……238
第 5 節　男性：陰茎の浅層を解剖する……242
第 6 節　男性：陰茎の海綿体を解剖する……244

第 2 節　女性：外陰部を観察する……235
第 4 節　女性：会陰部の浅層を解剖する……240
第 5 節　女性：前庭球と陰核を解剖する……243

第 7 節　尿生殖隔膜を解剖する……246
第 8 節　骨盤隔膜を解剖する……248
第 9 節　骨盤壁を切半し取り外す……250
第10節　骨盤の動脈を解剖する……252
第11節　骨盤の神経を解剖する……255

第12節　男性：骨盤内臓を観察し取り出す……256
第13節　男性：膀胱，前立腺，尿道を解剖する……260

第12節　女性：骨盤内臓を原位置で観察する……258
第13節　女性：骨盤内臓を取り出す……262
第14節　女性：卵巣と卵管を観察する……264
第15節　女性：子宮と膣を解剖する……266

第16節　直腸と肛門を解剖する……268

骨盤内臓の確認

1. 骨盤腔の中で，腹膜腔の下部を観察する．
   - 男性：**直腸膀胱窩** recto-vesical pouch を同定する．前方の膀胱と後方の直腸を確認する．
   - 女性：**膀胱子宮窩** vesico-uterine pouch と**直腸子宮窩** recto-uterine pouch（**ダグラス窩** Douglas pouch）を同定する．前方の膀胱と後方の直腸，2つの窪みを隔てる子宮広間膜を確認する（☞258頁）．
2. 後腹壁で尿管，精巣動静脈（女性では卵巣動静脈）の走行を観察し，剖出する．
   - **尿管** ureter が大腰筋の前面を下行するところで確認し，周辺の腹膜をはがしながら下方にたどる．男性では膀胱に達するまで，女性では子宮広間膜の基部に達するまで．
   - 精巣動静脈（卵巣動静脈）が尿管の前を交差して下行するのを確認する．
3. **膀胱** urinary bladder の上面を矢状方向に切り開いて内腔を観察する（☞260, 262頁）．
   - **尿管口** ureteric orifice は，左右1対が後ろ寄りにある．
   - **内尿道口** internal urethral orifice は，ほぼ正中に1個ある．
   - **膀胱三角** trigone of bladder は，左右の尿管口と内尿道口を結ぶ三角形の領域で，粘膜がほかの部分よりも硬い．
4. 鼡径管を通る精管（男性）と子宮円索（女性）の走行を腹腔の中でたどる．
   - **精管** ductus deferens を深鼡径輪から腹膜をはぎながらたどり，膀胱後面の近くまで達する．
   - **子宮円索** round ligament of uterus を深鼡径輪から腹膜をはぎながら内側後方にたどり，子宮広間膜の中を走って子宮に向かうのを観察する．

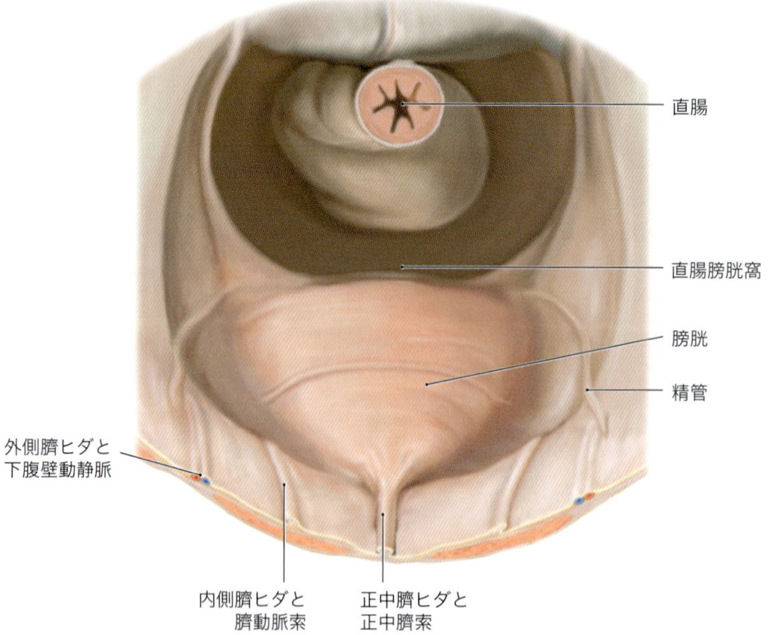

図7-1 男性の骨盤内臓（上面）

骨盤壁の血管と神経の観察

1. **上直腸動静脈** superior rectal artery/vein が，直腸に分布するのを確認する．これは下腸間膜動静脈の枝である．
2. **総腸骨動静脈** common iliac artery/vein が2分岐するのを確認する(☞252頁)．
   - **外腸骨動静脈** external iliac artery/vein は，鼡径靱帯の深層を通り抜けて大腿動静脈になる．
   - **内腸骨動静脈** internal iliac artery/vein は，骨盤内で多数の枝に分かれて，骨盤壁と骨盤内臓に分布する．
3. 内腸骨動脈の枝の一部を確認する(☞252, 254頁)．
   - **臍動脈** umbilical artery は，膀胱上部に沿って前方に向かうが，その途中で上膀胱動脈を分枝するとそれより末梢は結合組織化して臍動脈索となる．前腹壁の内側臍ヒダの中の臍動脈索から逆にたどって求めるとよい．
   - **閉鎖動脈** obturator artery は，閉鎖神経に伴行して閉鎖孔に向かう．閉鎖神経に伴行する動脈を逆にたどって求めるとよい．閉鎖動脈が内腸骨動脈からではなく，下腹壁動脈から起こる破格がある(日本人で15%程度)．この破格は大腿ヘルニアの手術時に誤って閉鎖動脈を切断する危険があり，**死冠** corona mortis と呼ばれる．

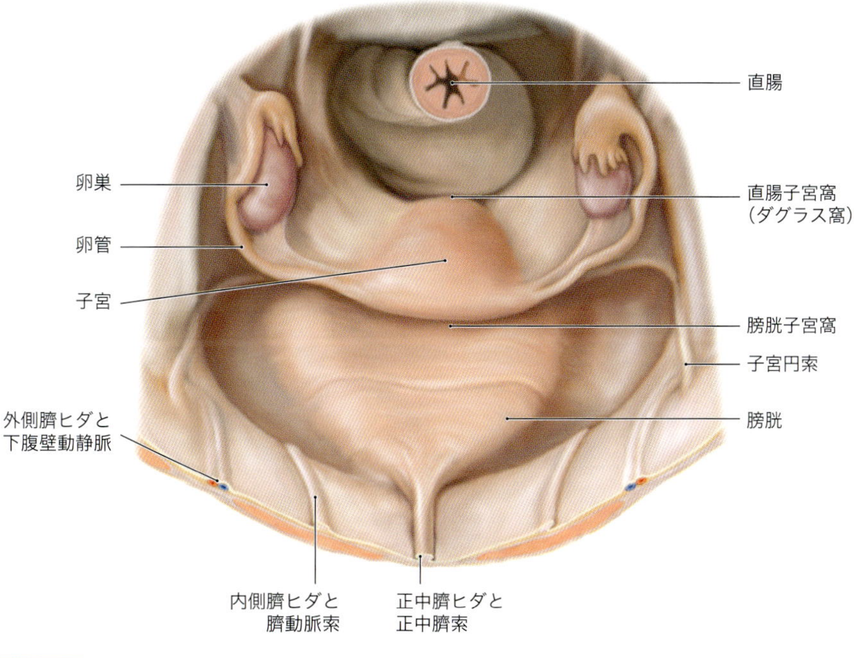

図7-2　女性の骨盤内臓(上面)

234 第2節 男性 陰囊と精索を解剖する

陰嚢の解剖

1. **陰嚢** scrotum の表面を観察する．ほかの皮膚と異なり，色が浅黒く，表面に細かいしわがたくさんあり，陰毛が生えている．
   - **陰嚢縫線** raphe of scrotum は，陰嚢の正中にある隆線で，後方で会陰の縫線につながる．
2. 陰嚢の皮膚を薄くはぎ，皮膚の下にある肉様膜という軟らかい結合組織層を剖出する．
   - **肉様膜** dartos fascia は，平滑筋線維を豊富に含む結合組織層である．陰嚢の皮膚に細かなしわがあるのは，肉様膜の平滑筋が収縮するためである．
3. 肉様膜をはいで，その深層に薄い筋膜に覆われた精巣挙筋を剖出する．
   - **精巣挙筋** cremaster は，陰嚢の肉様膜の深層にある弱い筋束の層で，陰嚢の下部では精巣を包み込み，陰嚢の上部では精索の被膜を構成する．内腹斜筋の分束が浅鼡径輪を通り抜けてきたものである．

精索の解剖

陰嚢の上部で**精索** spermatic cord を解剖する．

1. 精巣挙筋に包まれた精索を上方にたどり，浅鼡径輪に入ることを確認する．
2. 精索を包む被膜をハサミで縦に切開し，3層からなる被膜の構造を観察する．
   - **外精筋膜** external spermatic fascia は，外腹斜筋の筋膜につながる．
   - 精巣挙筋は，内腹斜筋につながる．
   - **内精筋膜** internal spermatic fascia は，横筋筋膜につながる．
3. 精索の内容を解剖し，浅鼡径輪から精巣の近くまで剖出しておく．
   - **蔓状静脈叢** pampiniform plexus は，精巣静脈が細かく分かれて静脈叢を作ったものである．
   - **精巣動脈** testicular artery は，腹大動脈から分かれ，精管に伴行して精巣に血液を送る．
   - **精管** ductus deferens は，精巣からの精子を運ぶ．指でつまむと硬い索状に触れる．

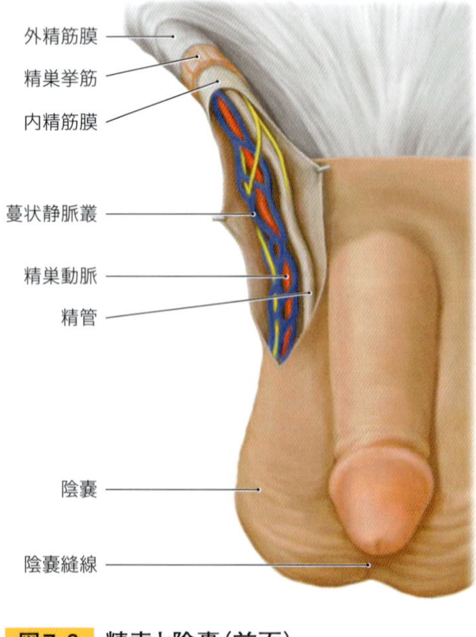

図7-3 精索と陰嚢（前面）

外陰部の観察

1. 女性の**外陰部** vulva は，左右の大陰唇およびそれに挟まれた範囲である．左右の大陰唇の間の裂け目が陰裂である．
   - **大陰唇** labium majus は，脂肪組織に富んだ皮膚の高まりで，前方で左右がつながり恥丘に移行する．後方では肛門の 1〜2 横指前で左右がつながる．男性の陰囊に相当する．色が浅黒く，陰毛が生えている．
   - **恥丘** mons pubis は，恥骨結合の表面にある皮膚の高まりである．
   - **陰裂** pudendal cleft は，左右の大陰唇の間の裂け目である．
2. 大陰唇を開いて陰裂の中に小陰唇と陰核を同定する．小陰唇に囲まれた領域が腟前庭である．
   - **小陰唇** labium minus は，1 対の薄いヒダで，色素に富むが毛は生えていない．
3. **陰核** clitoris は，小陰唇が前のほうで会合するところにある小さな突出部である．陰核の本体は外陰部の皮下に埋もれており，男性の陰茎に相当する．ここに突出している陰核の部分を観察する．
   - **陰核亀頭** glans of clitoris は，陰裂の中に突き出している陰核の部分．
   - **陰核包皮** prepuce of clitoris は，陰核亀頭の前面で小陰唇の皮膚が陰核にかぶさるところ．
   - **陰核小帯** frenulum of clitoris は，陰核の後面に付着する 1 対の皮膚ヒダ．
4. **腟前庭** vestibule には，腟口とその前方に外尿道口が開いている．
   - **腟口** vaginal orifice は，腟の出口である．
   - **外尿道口** external urethral orifice は，尿道の出口である．小さな裂け目になっていることが多く，解剖体では判別しがたい．膀胱の内尿道口からゾンデを入れて外尿道口まで通すと，位置がわかりやすい．

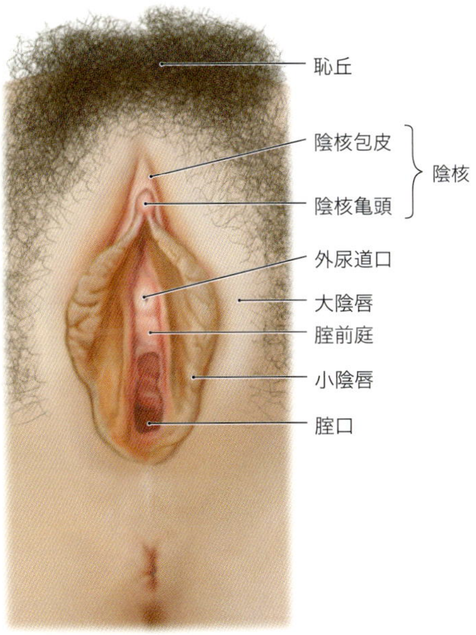

図7-4 女性の外陰部

精巣と精巣上体の解剖

陰嚢の下部で精巣を解剖する.

1. 陰嚢の下部は，陰嚢中隔によって左右の区画に分けられ，そこで精巣挙筋に包まれた精巣が収まる.
2. 陰嚢の下部で精巣挙筋とその深層の内精筋膜をはがすと，深層に白くて固い精巣鞘膜の壁側板が姿を現す.
   - **精巣鞘膜** tunica vaginalis は，発生期の壁側腹膜に由来する膜で精巣を包んでいる．臓側板と壁側板があり，間の腔にごく少量の漿液を含んでいる.
3. 精巣鞘膜の壁側板を前面で縦に切り開いて，臓側板に包まれた精巣と精巣上体の外形を観察する.
   - **精巣** testis は，丈夫な白膜に包まれ，丸い球状をしている.
   - **精巣上体** epididymis は，精巣の上に乗っていて，頭・体・尾に区別され，尾が精管に移行する.
4. 右では，精巣上体を包む精巣鞘膜の臓側板をむいて，精巣上体を作る管を剖出する.
   - **精巣輸出管** efferent ductules は，精巣の後上部から出て精巣上体の頭に向かう十数本の管で，精巣上体管に注ぐ.
   - **精巣上体管** duct of epididymis は，精巣上体の体と尾で迂曲する1本の管である．精巣上体の頭で精巣上体管につながり，精巣上体の尾で精管に移行する.

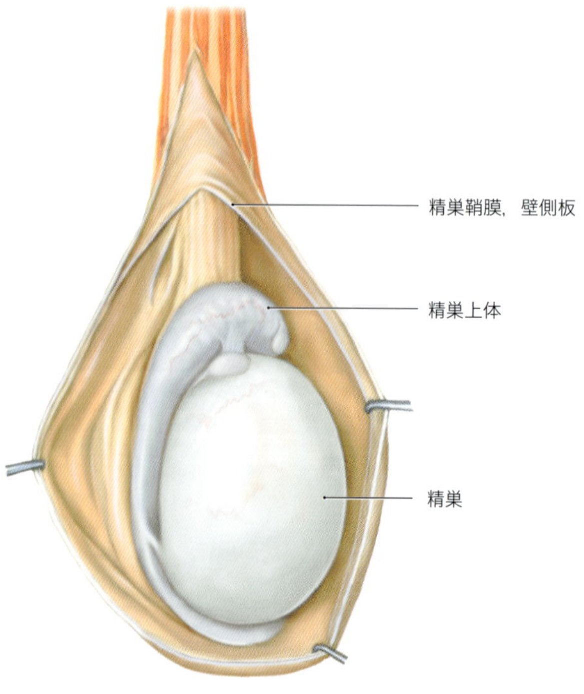

図7-5 精巣と精巣上体

5. 左では，精巣上体の頭・体・尾をメスで縦断し，迂曲する精巣上体管の断面が蜂の巣状に見えるのを観察する．
6. 精巣の前面を，メスを用いて上端から下端まで縦に切り開いて，精巣の被膜と内容を観察する．
   - **白膜** tunica albuginea という丈夫な結合組織層が精巣鞘膜の臓側板の下層にあり，精巣を包んでいる．
   - **精巣中隔** septa testis が，白膜の結合組織から精巣の内部に伸び出し，精巣の内部を十数個の精巣小葉に分けている．精巣小葉の中には，曲がりくねった精細管が充満している．
   - **精巣縦隔** mediastinum of testis が精巣の後縁近くにあり，精巣中隔につながるとともに，精巣動静脈の出入り口になっている．**精巣網** rete testis という網目状の管腔が精巣輸出管と精細管を連絡する．
7. 細いピンセットを使って精巣小葉の中の精細管を引きずり出し，観察する．

Lecture

精子の通る経路

精子 sperm は，精細管の管腔内で作られる．精子はここから精巣縦隔の精巣網に集まり，精巣輸出管を通って精巣から出て精巣上体管に入る．精巣上体は精子を一時的に貯蔵するとともに，精子を成熟させて遊走能と受精能を与える．精巣上体からは，精管を通って腹腔内に運ばれ，射精管を通して尿道に送り出される．

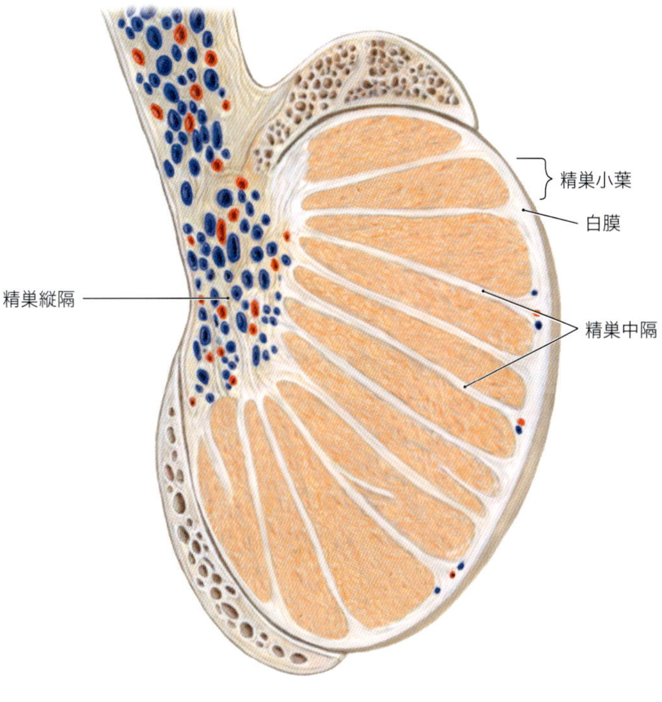

図7-6 精巣の縦断

238 第4節 男性 会陰部の浅層を解剖する

会陰部の解剖

1. **会陰** perineum は，男性では陰嚢と肛門の間，女性では膣と肛門の間の部分を指す．会陰部は，解剖学的に定められた会陰とその周辺を含んだ皮膚領域である．
   - **会陰部** perineal region は，恥骨結合の下縁(前方)・尾骨の先端(後方)・坐骨結節(左右)を結ぶ菱形の領域である．坐骨結節を結ぶ線で前後の三角形の領域に分けられる．
   - **尿生殖三角** urogenital triangle は，会陰部の前方の領域で，男性では陰茎・陰嚢を含み，女性では大陰唇・小陰唇・膣前庭を含む．
   - **肛門三角** anal triangle は，会陰部の後方の領域で，肛門を含む．
2. 陰茎の基部から尾骨の先端までの範囲で皮膚を切り取る．肛門の周囲ではとくに皮膚を薄く切り取って，外肛門括約筋を剖出する．
   - **外肛門括約筋** external anal sphincter は，肛門を楕円形に取り巻き，皮膚に付着する．後方で腱になって尾骨の背面に付着する．

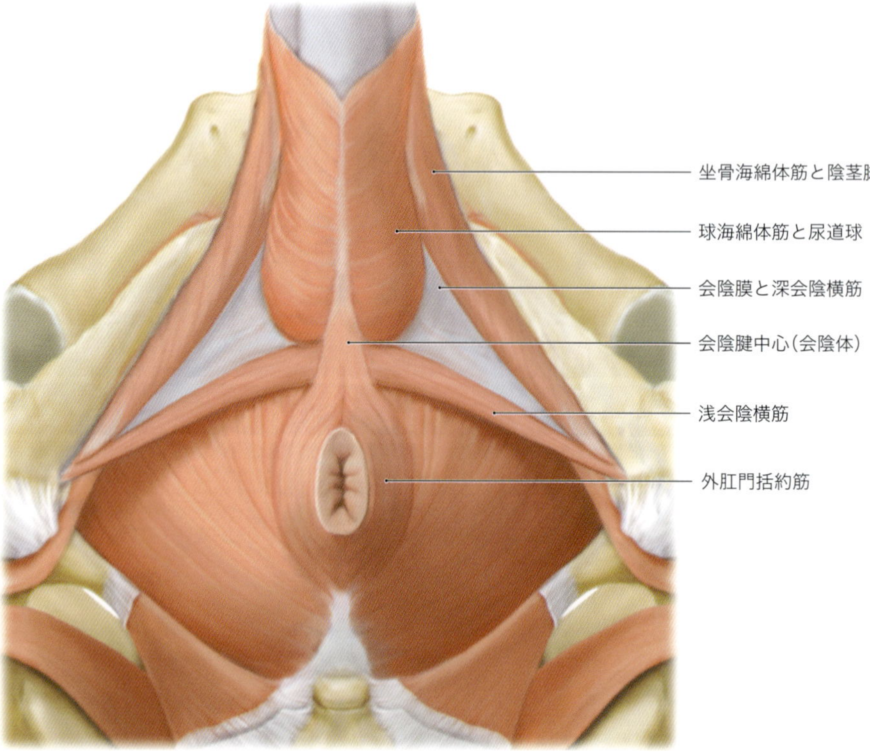

図7-7 男性の会陰部

3. 会陰の皮下組織である**浅会陰筋膜** perineal fascia は，浅層の脂肪層と深層の膜様層（**コーレス筋膜** Colles' fascia）からなる．浅会陰筋膜を切り取って下層の浅会陰隙を観察する．
   - **浅会陰隙** superficial perineal pouch は，尿生殖三角の部位で，浅会陰筋膜より深層で尿生殖隔膜より浅層の部位である．男性では3対の筋（浅会陰横筋，球海綿体筋，坐骨海綿体筋），陰茎の後端部（陰茎脚，尿道球），それらに分布する血管・神経（会陰動脈，会陰神経）が含まれる．
4. 尿生殖三角の正中部で球海綿体筋を剖出する．球海綿体筋の後端の正中部に会陰腱中心がある．
   - **球海綿体筋** bulbospongiosus は，尿道球（尿道海綿体の後端部）の表面を覆う．尿道球の下面の正中縫線と会陰腱中心から起始し，陰茎海綿体に停止する．尿道球を圧迫して尿や精液を排出させる．
   - **会陰腱中心（会陰体）** perineal body は，尿生殖三角の後端正中に位置して，会陰の筋が集中して付着する部位である．前方から球海綿体筋，後方から外肛門括約筋，側方から浅会陰横筋が付着する．
5. 球海綿体筋の外側で坐骨海綿体筋を剖出する．
   - **坐骨海綿体筋** ischiocavernosus は，陰茎脚（陰茎海綿体の後端部）の表面を覆う．坐骨結節と坐骨恥骨枝から起始し，陰茎脚に停止する．陰茎海綿体の血液を陰茎脚から前方に押し出す．
6. 尿生殖三角の後端で浅会陰横筋を剖出する．この筋は発達が悪いので剖出が難しい．
   - **浅会陰横筋** superficial transverse perineal muscle は，尿生殖三角と肛門三角の境界を横走する．坐骨結節と坐骨恥骨枝から起始し，会陰腱中心に停止する．
7. 球海綿体筋，坐骨海綿体筋，浅会陰横筋に囲まれた領域を埋める脂肪を取り除いて，会陰動脈と会陰神経を剖出する．さらに脂肪を取り除くと，深層に会陰膜という強靱な筋膜が現れる．
   - **会陰動脈** perineal artery は，内陰部動脈の枝で後方から尿生殖三角に進入し，会陰の筋や皮下組織に分布する．
   - **会陰神経** perineal nerves は，陰部神経の枝で後方から尿生殖三角に進入し，会陰の筋や皮下組織を支配する．
   - **会陰膜** perineal membrane は，深会陰横筋の浅層の強靱な筋膜で，浅会陰隙の深部の境界となる．深会陰横筋とともに尿生殖隔膜を作る．
8. 球海綿体筋を正中縫線に沿ってメスで切り開きはがし取って，尿道球を剖出し観察する．
   - **尿道球** bulb of penis は，尿道海綿体の基部の膨らみである．尿道が内部を通過している．
9. 坐骨海綿体筋をはがし取って，陰茎脚を剖出し観察する．
   - **陰茎脚** crus of penis は，陰茎海綿体の基部が細くなって左右に伸びたもので，恥骨下枝に付着する．

会陰部の解剖

1. **会陰** perineum は，男性では陰嚢と肛門の間，女性では腟と肛門の間の部分を指す．会陰部は解剖学的に定められた会陰とその周辺を含んだ皮膚領域である．
   - **会陰部** perineal region は，恥骨結合の下縁(前方)・尾骨の先端(後方)・坐骨結節(左右)を結ぶ菱形の領域である．坐骨結節を結ぶ線で前後の三角形の領域に分けられる．
   - **尿生殖三角** urogenital triangle は，会陰部の前方の領域で，男性では陰茎・陰嚢を含み，女性では大陰唇・小陰唇・腟前庭を含む．
   - **肛門三角** anal triangle は，会陰部の後方の領域で，肛門を含む．
2. 外陰部の皮膚を以下の手順で切り取る．
   ① 陰核包皮の皮膚をはいで，陰核の本体を剖出する．正中の陰核体が左右の陰核脚に分かれて恥骨に向かうあたりまで剖出する．
   ② 小陰唇よりも外側で会陰部の皮膚を尾骨のところまで切り取る．肛門の周りの皮膚は輪状に残す．
   ④ 子宮円索を浅鼡径輪からたどり，大陰唇の皮下に放散するのを観察する．
3. 肛門の周囲で皮膚を薄く切り取って，外肛門括約筋を剖出する．
   - **外肛門括約筋** external anal sphincter は，肛門を楕円形に取り巻き，皮膚に付着する．後方で腱になって尾骨の背面に付着する．

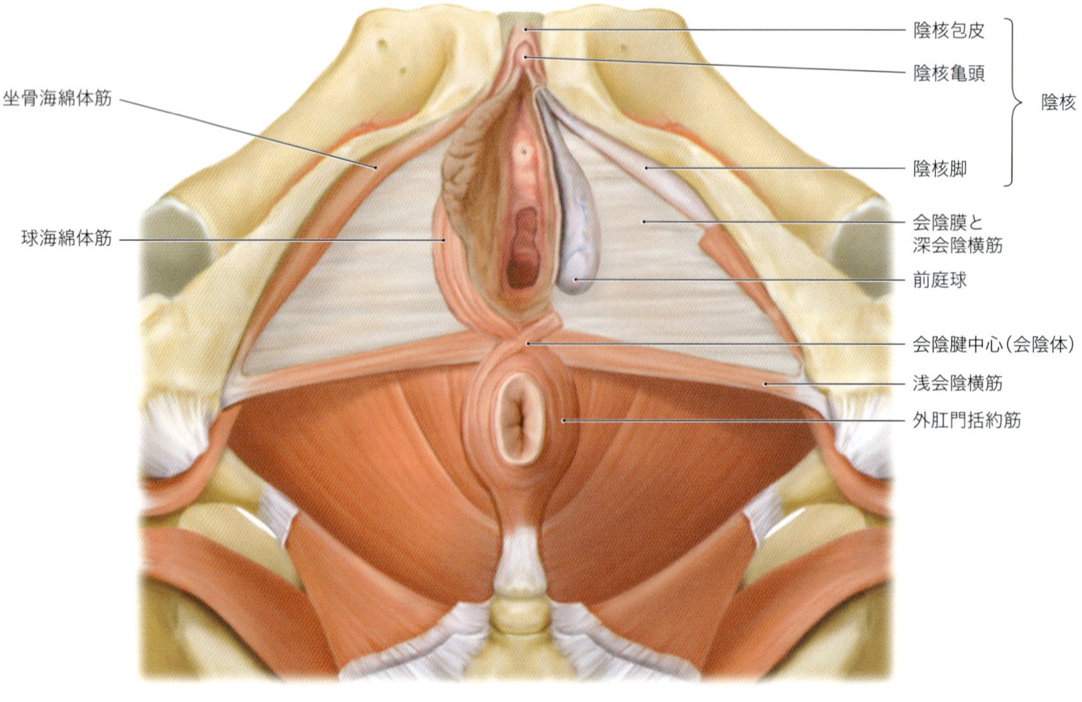

図7-8 女性の会陰部

4. 会陰の皮下組織は**浅会陰筋膜** perineal fascia は，浅層の脂肪層と深層の膜様層(**コーレス筋膜** Colles' fascia)からなる．浅会陰筋膜を切り取って下層の浅会陰隙を観察する．
   - **浅会陰隙** superficial perineal pouch は，尿生殖三角の部位で，浅会陰筋膜より深層で尿生殖隔膜より浅層の部位である．女性では3対の筋(浅会陰横筋，球海綿体筋，坐骨海綿体筋)，陰核の後端部(陰核脚)，前庭球，それらに分布する血管・神経(会陰動脈，会陰神経)が含まれる．
5. 大陰唇の皮下の脂肪と結合組織を取り去って，球海綿体筋を剖出する．球海綿体筋の後端で正中に会陰腱中心がある．
   - **球海綿体筋** bulbospongiosus は，腟の辺縁に沿って走る幅1横指ほどの薄い筋で前庭球(腟前庭を囲む海綿体)の表面を覆う．会陰腱中心から起始し，陰核に停止する．作用は腟の出口を括約する．
   - **会陰腱中心(会陰体)** perineal body は，尿生殖三角の後端正中に位置して，会陰の筋が集中して付着する部位である．前方から球海綿体筋，後方から外肛門括約筋，側方から浅会陰横筋が付着する．
6. 球海綿体筋の外側で坐骨海綿体筋を剖出する．
   - **坐骨海綿体筋** ischiocavernosus は，陰核脚の表面を覆う．坐骨結節と坐骨恥骨枝から起始し，陰核の脚に放散して停止する．男性の同名筋よりも発達が悪い．
7. 尿生殖三角の後端で浅会陰横筋を剖出する．この筋は発達が悪いので剖出が難しい．
   - **浅会陰横筋** superficial transverse perineal muscle は，尿生殖三角と肛門三角の境界を横走する．坐骨結節と坐骨恥骨枝から起始し，会陰腱中心に停止する．
8. 球海綿体筋，坐骨海綿体筋，浅会陰横筋に囲まれた領域を埋める脂肪を取り除いて，会陰動脈と会陰神経を剖出する．さらに脂肪を取り除くと，深層に会陰膜という強靱な筋膜が現れる．
   - **会陰動脈** perineal artery は，内陰部動脈の枝で後方から尿生殖三角に進入し，会陰の筋や皮下組織に分布する．
   - **会陰神経** perineal nerves は，陰部神経の枝で後方から尿生殖三角に進入し，会陰の筋や皮下組織を支配する．
   - **会陰膜** perineal membrane は，深会陰横筋の浅層の強靱な筋膜で，浅会陰隙の深部の境界となる．深会陰横筋とともに尿生殖隔膜を作る．
9. 球海綿体筋を正中縫線に沿ってメスで切り開きはがし取って，前庭球を剖出し観察する．
   - **前庭球** bulb of vestibule は，腟の両側にある卵円形の塊で，海綿状の勃起組織である．
10. 坐骨海綿体筋をはがし取って，陰核脚を剖出し観察する．
    - **陰核脚** crus of clitoris は，陰核海綿体の基部が左右に伸びながら細くなったもので，恥骨下枝に付着する．

陰茎の浅層の解剖

1. **陰茎** penis の外形を観察する．陰茎の先端部はやや広がって陰茎亀頭と呼ばれる．
   - **陰茎根** root of penis は，陰茎の根元で，尿道球と陰茎脚からなる．
   - **陰茎体** body of penis は，陰茎の本体である．
   - **陰茎背** dorsum of penis は陰茎の上面で，**尿道面** urethral surface は陰茎の下面である．
   - **陰茎亀頭** glans penis は，陰茎の先端部分で，浅いくびれによって陰茎体から境される．亀頭の先端には外尿道口が開口する．
   - **包皮** prepuce は，亀頭の基部を輪状に取り巻く皮膚のヒダである．小児では亀頭を覆っている(包茎)．亀頭の尿道面の正中にある包皮小帯が，包皮と外尿道口の辺縁をつなぐ．
2. 陰茎の背面から皮膚を切り開くと，皮下組織に脂肪はなく，肉様膜を含む**浅陰茎筋膜** fascia of penis が現れる．肉様膜の層を切り開くと，深層にやや強靱な深陰茎筋膜がある．その間に広がる疎性結合組織の中に浅陰茎背静脈が見出される．
   - **深陰茎筋膜** deep fascia of penis(**バック筋膜** Buck's fascia)は，陰茎海綿体と尿道海綿体を共通に包むやや強靱な筋膜である．
   - **浅陰茎背静脈** superficial dorsal veins of penis は，深陰茎筋膜の浅層で陰茎背の正中を走る1本の静脈で，外陰部静脈を通して大腿静脈に流入する．
3. 陰茎背の付け根の結合組織を解剖して取り除いて，陰茎提靱帯を剖出する．
   - **陰茎提靱帯** suspensory ligament of penis は，恥骨結合から起こって陰茎基部の深陰茎筋膜に付着する強靱な靱帯である．
4. 深陰茎筋膜を切り開いて，深層にある以下の構造を剖出し，観察する．
   - **深陰茎背静脈** deep dorsal vein of penis は，陰茎の背面で正中にある1本の静脈で，陰茎からの血液の大部分を運び，前立腺静脈叢に注ぐ．
   - **陰茎背動脈** dorsal artery of penis は，静脈の両側に2本あり，内陰部動脈の終枝である．
   - **陰茎背神経** dorsal nerve of penis は，動脈の外側に2本あり，陰部神経の枝である．

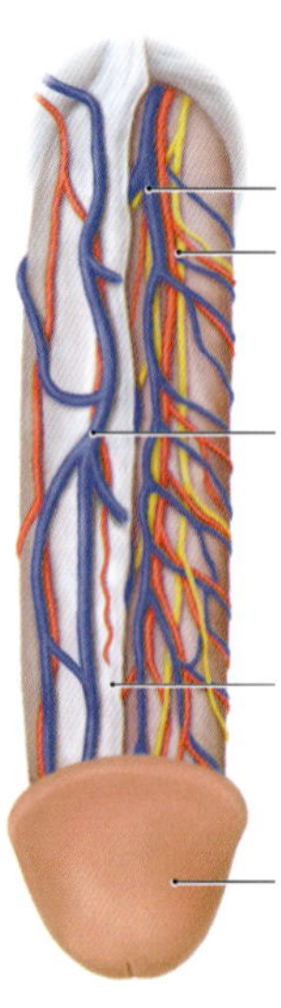

図7-9 陰茎の血管と神経(背面)

第5節 女性 前庭球と陰核を解剖する 243

前庭球と陰核の解剖

1. 球海綿体筋を薄くはいで，深層の前庭球を剖出する．また前庭球の後端で大前庭腺を剖出する．
   - **前庭球** bulb of vestibule は，腟の両側にある卵円形の海綿体組織で，男性の尿道球に相当する．
   - **大前庭腺** greater vestibular gland（**バルトリン腺** Bartholin's gland）は，前庭球の後端に位置する赤褐色で小豆大の塊で，腟前庭に開口する．男性の尿道球腺に相当する．腟前庭を潤して性交を滑らかにする．
2. 陰核を以下の手順で取り出し観察する．

① 坐骨海綿体筋を切り取って陰核脚を剖出する．左右の陰核脚が恥骨下枝に付着することを確認する．

② 正中部で恥骨結合部から起こる陰核提靱帯を剖出する．この靱帯が陰核体に放散してつくことを確認する．

③ 陰核提靱帯と左右の陰核脚を恥骨から剝離する．陰核に分布する血管も切ると，陰核を取り出すことができる．

3. 取り出した陰核の構造を観察する．
   - **陰核** clitoris は，中央に陰核体がありそこから左右後方に陰核脚が伸びている．陰核体は高さ 2 cm，太さ 1 cm 弱である．陰核は陰核海綿体からなり，正中部の中隔によって左右の海綿体に分かれている．

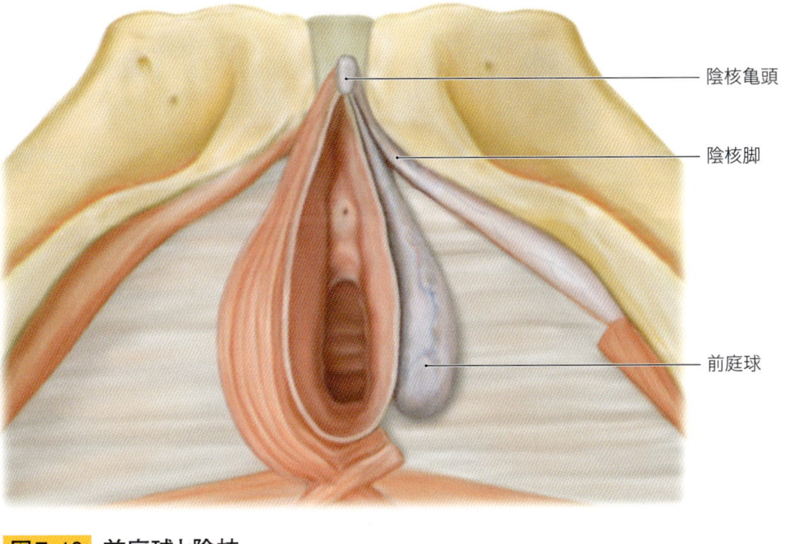

図7-10 前庭球と陰核

244 第6節 男性 陰茎の海綿体を解剖する

陰茎の海綿体の解剖

1. 陰茎背で結合組織を取り除き，血管と神経を浮かせて陰茎海綿体を剖出する．海綿体の表面の白膜を観察する．
   - **陰茎海綿体** corpus cavernosum penis は，陰茎の本体を作る海綿体で，白膜によって包まれている．基部は左右に分かれて陰茎脚となる．
2. 尿道面で深陰茎筋膜を切り取り，尿道海綿体を剖出する．尿道海綿体の基部が膨らんで尿道球になっていること，陰茎海綿体の基部が左右に分かれて陰茎脚になっていることを確認する．
   - **尿道海綿体** corpus spongiosum penis は，陰茎の尿道面に位置する海綿体で，尿道の海綿体部を通している．先端は陰茎亀頭を作り，基部は膨らんで尿道球を作る．

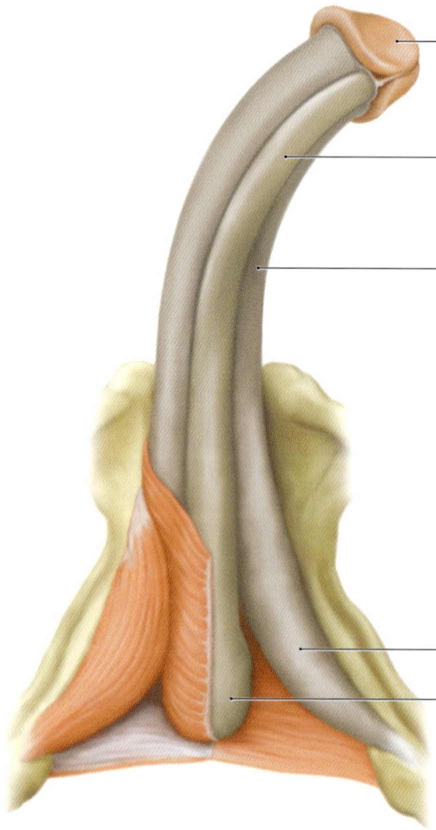

図7-11 陰茎の解剖（切石位）

3. 陰茎を以下の手順で切り離す．
   ① 尿道球の表面を覆う球海綿体筋が取り除かれていることを確認する．
   ② 尿道球と会陰膜との間にメスを入れて尿道を切断し，尿道球を持ち上げる．
   ③ 陰茎脚が恥骨につくところで，付着部を坐骨海綿体筋とともに切断する．
   ④ 陰茎背で，陰茎背面の血管と神経を切り，陰茎提靱帯を切断する．これにより陰茎が切り離される．
4. 陰茎海綿体と尿道海綿体の間を，ピンセットを使って基部から先端に向かってはがしていく．最後に亀頭の裏面中央と陰茎海綿体の先端の間の靭帯を切ると，2 つの海綿体が完全に分離される．
5. 陰茎海綿体を中央で横切断し，内部の構造を観察する．海綿体の中心に陰茎深動脈が見える．
   - **白膜** tunica albuginea は，海綿体の表面を覆う強靱な結合組織である．
   - **陰茎中隔** septum penis は，正中の丈夫な結合組織で陰茎海綿体を左右に分ける．
   - **陰茎深動脈** deep artery of penis は，内陰部動脈の枝で，陰茎海綿体に血液を送る．
6. 尿道海綿体を中央で横切断し，内部の構造を観察する．白膜は陰茎海綿体よりも薄く，海綿体の小腔も細かい．海綿体の中心に尿道が見える．

坐骨肛門窩の解剖

1. 肛門三角の領域で，肛門の両側にある多量の脂肪と結合組織を取り除き，肛門に分布する血管と神経を剖出する．これらは内陰部動脈と陰部神経の枝である．
2. 肛門の両側にある坐骨肛門窩という深い窪みから，脂肪と疎性結合組織を取り除いて，肛門挙筋を剖出する．陰部神経と内陰部動脈とその枝は残しておく．

- **坐骨肛門窩** ischio-anal fossa は，肛門三角の皮下で肛門管の外側にある深い窪みで，脂肪組織で満たされている．内側壁は肛門挙筋の筋膜，外側壁は小骨盤の内壁(閉鎖筋膜)である．

尿生殖隔膜の解剖

1. **尿生殖隔膜** urogenital diaphragm は，尿生殖三角の領域で骨盤底を支持する構造で，左右の坐骨結節と坐骨恥骨枝の間を橋渡ししている．3層の構造からできている．

- **会陰膜** perineal membrane(下尿生殖隔膜筋膜)は，深会陰横筋の下面を覆う丈夫な筋膜である．
- **深会陰横筋** deep transverse perineal muscle の起始は，左右の坐骨結節と坐骨恥骨枝であり，正中部の会陰腱中心などに停止する．
- 上尿生殖隔膜筋膜は，深会陰横筋の上面に位置する筋膜である．

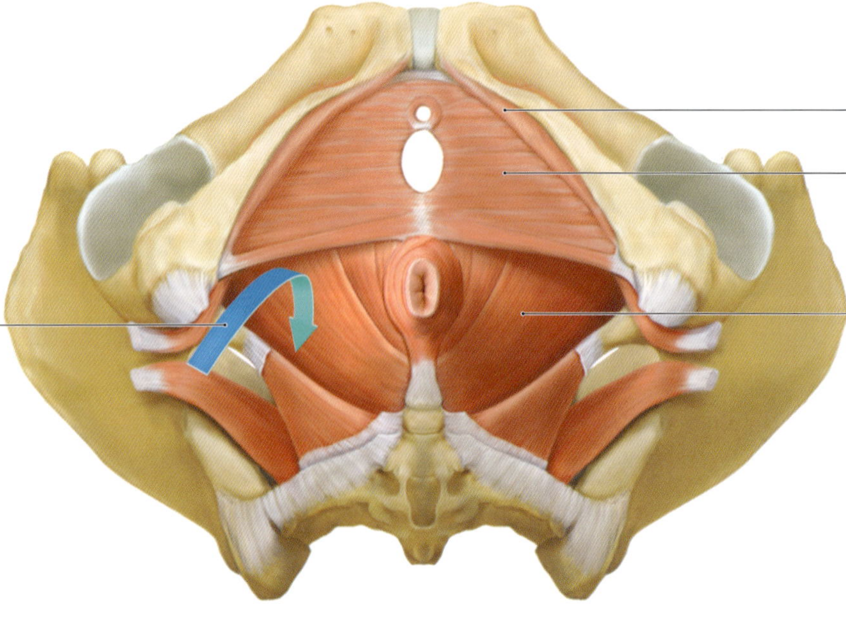

図7-12 尿生殖隔膜と骨盤隔膜(底面，女性)

2. 会陰膜を以下の手順で解剖する．
① 女性の場合，前庭球を取り去って会陰膜を露出する．
② 会陰膜をはいで深会陰横筋を剖出する．
③ 男性の場合，筋の中に埋まっている尿道球腺を剖出する．左右1対の小豆大の硬い塊である．
- **尿道球腺** bulbo-urethral gland（**カウパー腺** Cowper's gland）は，尿道に開口し，分泌物は精液の成分になる．

④ 尿道括約筋を尿道の周りで剖出し，筋束が尿道を輪状に取り巻くのを観察する（☞261，263頁）．
- **外尿道括約筋** external urethral sphincter は，尿生殖隔膜およびそれより上の高さで尿道を取り巻く骨格筋で，排尿を随意的に抑制する．

3. 尿生殖隔膜の後縁から坐骨肛門窩に深く指を差し入れて，尿生殖隔膜を上下から触れて，その厚さと硬さを確認する．

Lecture

浅会陰隙と深会陰隙

会陰膜を境にして2つの空間が存在する．

浅会陰隙は，会陰膜より浅層の空間で，海綿体，筋群，血管，神経が存在する（☞239，241頁）．

深会陰隙は，会陰膜と上尿生殖隔膜筋膜の間の空間で，筋群（深会陰横筋と外尿道括約筋）と血管・神経が存在する．坐骨肛門窩の中を尿道に沿って外尿道括約筋が伸び出すことから，この領域についても深会陰隙に含めることがある．

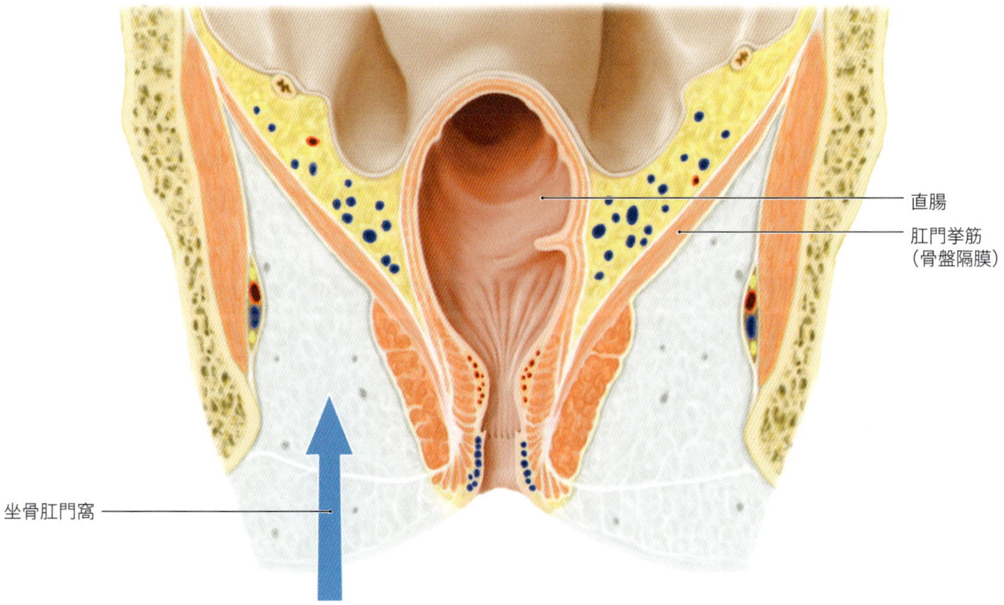

図7-13　骨盤隔膜（冠状断）

骨盤隔膜の解剖

1. **骨盤隔膜** pelvic diaphragm は，肛門三角の領域で骨盤底を支持する構造で，肛門挙筋と尾骨筋およびその筋膜から構成されている．
2. 坐骨肛門窩の中の脂肪と結合組織を完全に取り除いて，肛門挙筋を露出する．肛門挙筋の起始(閉鎖筋膜など)を確認する．
   - **肛門挙筋** levator ani は，肛門を頂点とし上に広がった円錐状の筋で，骨盤隔膜の主体をなす．小骨盤の内面(恥骨体，閉鎖筋膜，坐骨棘)から起始し，肛門の周囲(会陰腱中心肛門管の後壁，肛門尾骨靱帯)に停止する．
   - **尾骨筋** coccygeus は，仙棘靱帯の深層に沿って走る筋で，坐骨棘から起始し，仙骨の下面に停止する．肛門挙筋の後方に続く筋束である．
3. 肛門に分布する血管・神経，および浅会陰隙で見た会陰動静脈・神経をもとのほうにたどり，坐骨肛門窩の外側壁で筋膜の深層に隠れている内陰部動静脈と陰部神経を求める．この筋膜内の空間が陰部神経管である(図7-19 ☞ 252 頁)．
   - **内陰部動脈** internal pudendal artery は，内腸骨動脈の枝である．梨状筋下孔を通って骨盤から出て小坐骨孔を通って会陰部に向かうところは，すでに殿部で観察している(☞ 201 頁)．浅会陰隙で観察した会陰動脈は内陰部動脈の枝である．
   - **陰部神経** pudendal nerve は，仙骨神経叢の枝である．浅会陰隙で観察した会陰神経は陰部神経の枝である．内陰部動脈に伴行する．
   - **陰部神経管** pudendal canal(**アルコック管** Alcock's canal)は，閉鎖筋膜の下端部が管状に肥厚したもので，内陰部動静脈と陰部神経の通路になる．

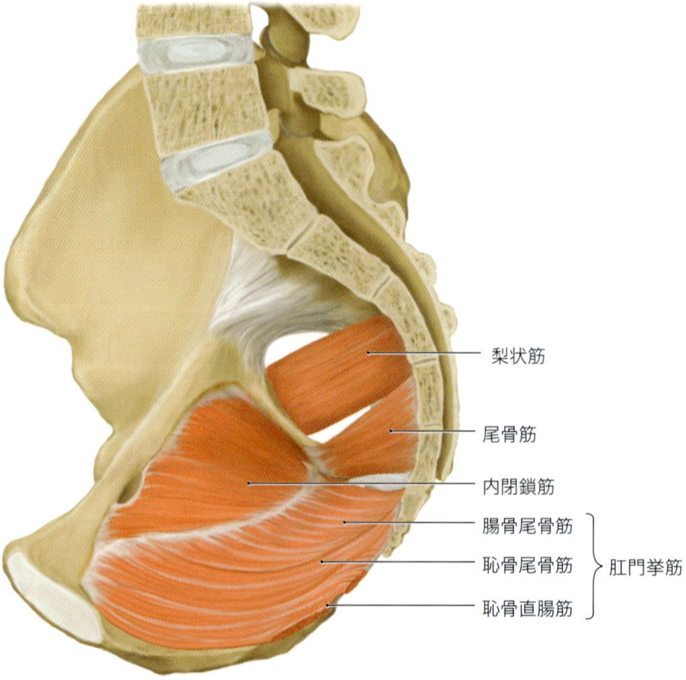

図7-14 肛門挙筋(内側面)

Lecture

肛門挙筋の機能解剖学

肛門挙筋は全体として U 字形の筋で，肛門より前方に尿生殖裂孔という隙間が開いている．肛門挙筋は，3 つの部分に分かれ，その一部は排便を調整する．

- 恥骨直腸筋は，最も内側にある幅の狭い筋束で，恥骨体から起こり，直腸肛門移行部の後ろを U 字形に回る．この筋の働きにより直腸は鋭く屈曲して**肛門直腸曲** anorectal flexure を作っており，この屈曲が排便をこらえる重要な機構になっている．
- 恥骨尾骨筋は，内側中間にある広く薄い筋で，恥骨の後面から起こり，尾骨および尾骨と肛門をつなぐ正中の結合組織（肛門尾骨体）に停止する．
- 腸骨尾骨筋は，後外側にある薄い筋で，発達が悪いこともある．

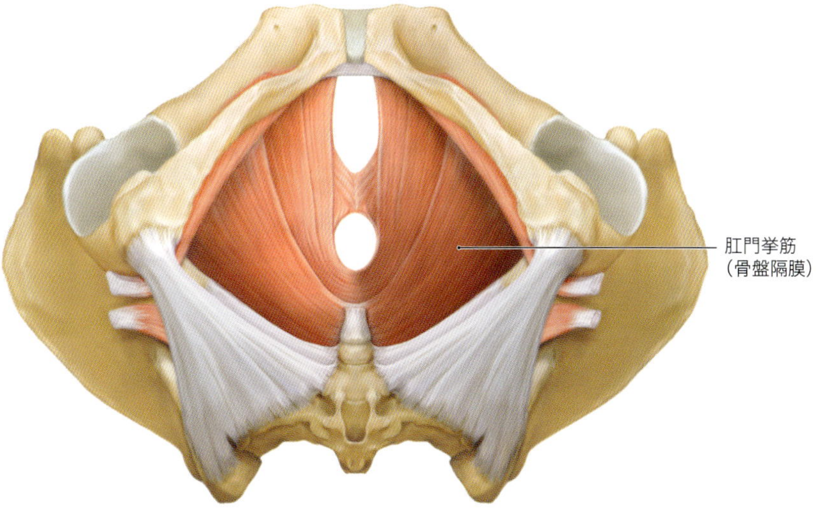

図7-15　肛門挙筋（下面）

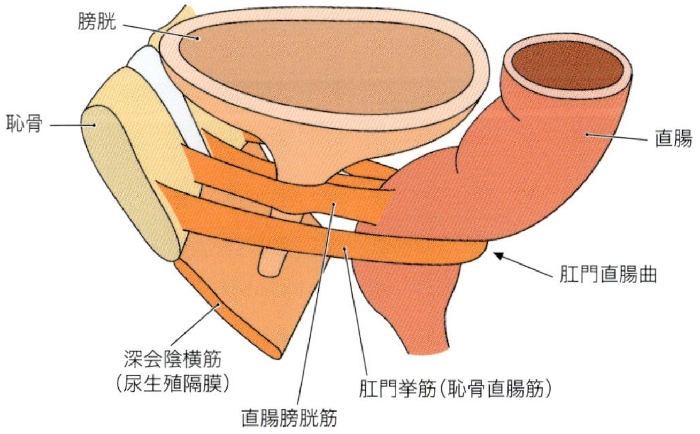

図7-16　肛門挙筋（恥骨直腸筋）による直腸の屈曲

骨盤壁の切半と取り外し

前方の恥骨結合と後方の脊柱を正中で切断して，骨盤壁を切半する．骨盤内臓を右半に残し，骨盤壁の左半を取り外す．

1. 恥骨結合を以下の手順で正中で切断する．
   ① 骨盤から起始する下肢の筋が切断されていることを確認する．
   ② 恥骨結合の近傍に残っている筋の起始部をはがし取って，恥骨結合を露出させる．
   ③ 恥骨結合の正中にメスを入れて切断する．後ろに接する内臓(膀胱および男性では前立腺)を切らないように注意する．切断が難しいときは次項の後壁切断を先行させるとよい(☞ 252 頁)．
2. 脊柱と骨盤を以下の手順で正中で切断する．
   ① 仙骨の前面と直腸の間に手を入れて，骨盤内臓を小骨盤の後壁から引きはがしておく．左総腸骨動静脈，左腰動静脈を起始の近くで切断する．腹大動脈・下大静脈を右方にずらして脊柱前面を露出する．
   ② 腰椎から尾骨の先端までの椎骨を，鋸を使って正中で切断する．仙骨の形状が後方に凸の弯曲であること，仙骨の前面(内腔面)に直腸が沿っていることを十分に確認して，骨盤内臓を切らないように注意する．
   ③ 骨盤壁の右半と左半が軟部組織だけでつながり，ぐらぐらするのを確認しておく．
3. 骨盤内臓を右に寄せておいて，骨盤壁の左半を取りはずす．以下の手順による．
   ① 膀胱の左側で血管と神経を切断する．
   ② 膀胱，前立腺，精嚢(女性では子宮)をさらに右に寄せておき，左の精管(女性では子宮円索)を切断する．
   ③ 尿生殖隔膜を左端の付着部近くで切断する．

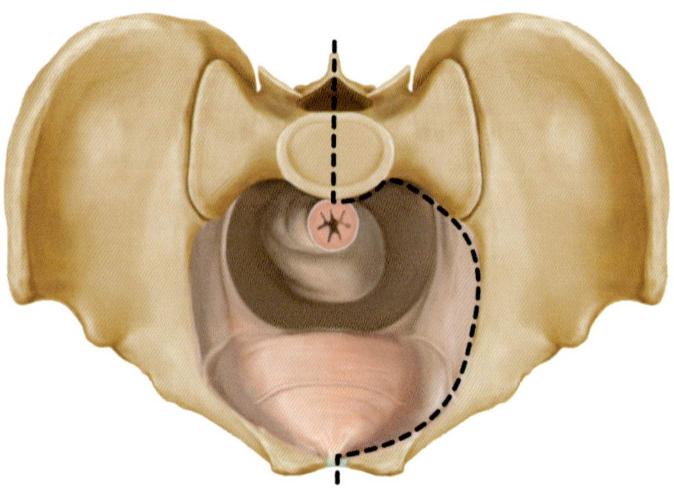

図7-17　骨盤壁の切半

④ 左の骨盤壁で，肛門挙筋の上面を覆う筋膜をはいでおく．肛門挙筋が閉鎖筋膜から起こる位置を確認し，ハサミを使って起始を切断する．

⑤ 左の骨盤壁を骨盤内臓から引き離すようにして，残っている軟組織やつながっている小血管・神経を切断する．

大坐骨孔と小坐骨孔

1. 骨盤の後面で仙結節靱帯を確認する．残存する大殿筋の起始部を取り除いて，靱帯を剖出する．
   - **仙結節靱帯** sacrotuberous ligament は，仙骨外側縁と坐骨結節を結ぶ扇形の靱帯である．
2. 内陰部動脈と陰部神経が，坐骨神経より内側で梨状筋の下縁を通って骨盤から出てくるのを確認する．末梢に走行をたどると，仙棘靱帯の上外側方を越えて会陰に向かう．この動脈と神経が陰部神経管を通るところは，坐骨肛門窩の外側壁ですでに観察した(☞ 248頁)．
3. 梨状筋を持ち上げて，坐骨神経が骨盤から出てくる通路の下縁を作る仙棘靱帯を見出す．
   - **仙棘靱帯** sacrospinous ligament は，内側では仙骨下端・尾骨の外側面と，外側では坐骨棘との間をつなぐ幅の広い靱帯である．
4. 骨盤と仙結節靱帯，仙棘靱帯によって作られる大坐骨孔と小坐骨孔を観察する．
   - **大坐骨孔** greater sciatic foramen は，腸骨の後縁(大坐骨切痕)と仙骨と仙棘靱帯とで囲まれる．大坐骨孔の中央を梨状筋が通り，梨状筋上孔と梨状筋下孔に分かれている．この孔を通る血管・神経については，殿部の深層ですでに観察した(☞ 200頁)．
   - **小坐骨孔** lesser sciatic foramen は，坐骨の後縁(小坐骨切痕)と仙棘靱帯と仙結節靱帯とで囲まれる．小坐骨孔には，内閉鎖筋，内陰部動静脈，陰部神経などが通っている．

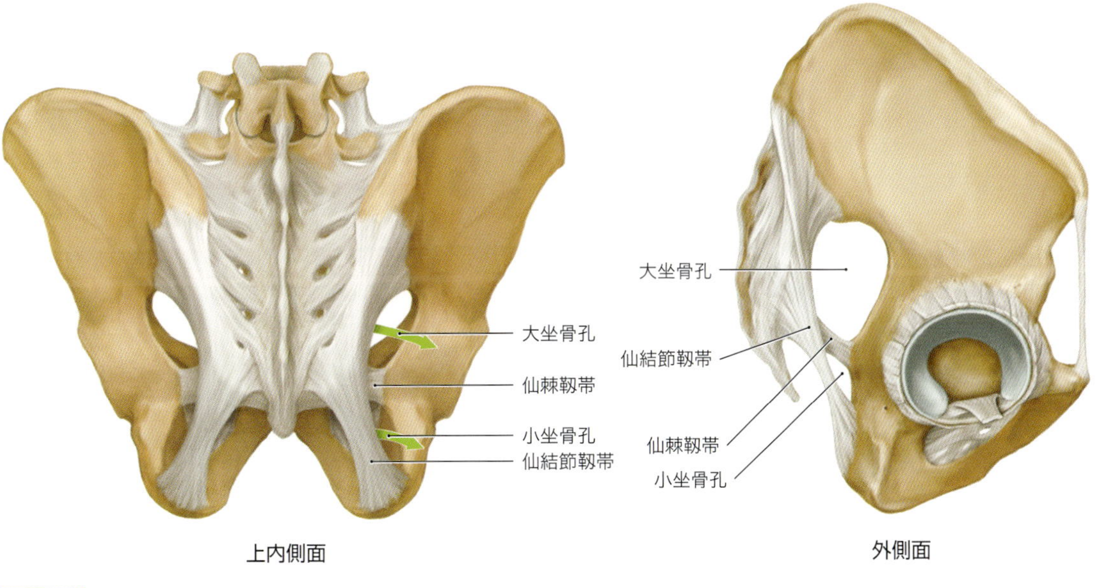

図7-18 大坐骨孔と小坐骨孔

外腸骨動脈

1. 左の骨盤で，総腸骨動脈が2分岐して外腸骨動脈と内腸骨動脈になることを確認する．
2. **外腸骨動脈** external iliac artery を末梢にたどる．骨盤上口に沿って進み，鼡径靱帯の深層を抜けて大腿動脈となる．鼡径靱帯の手前で下腹壁動脈が分かれるのを確認する．

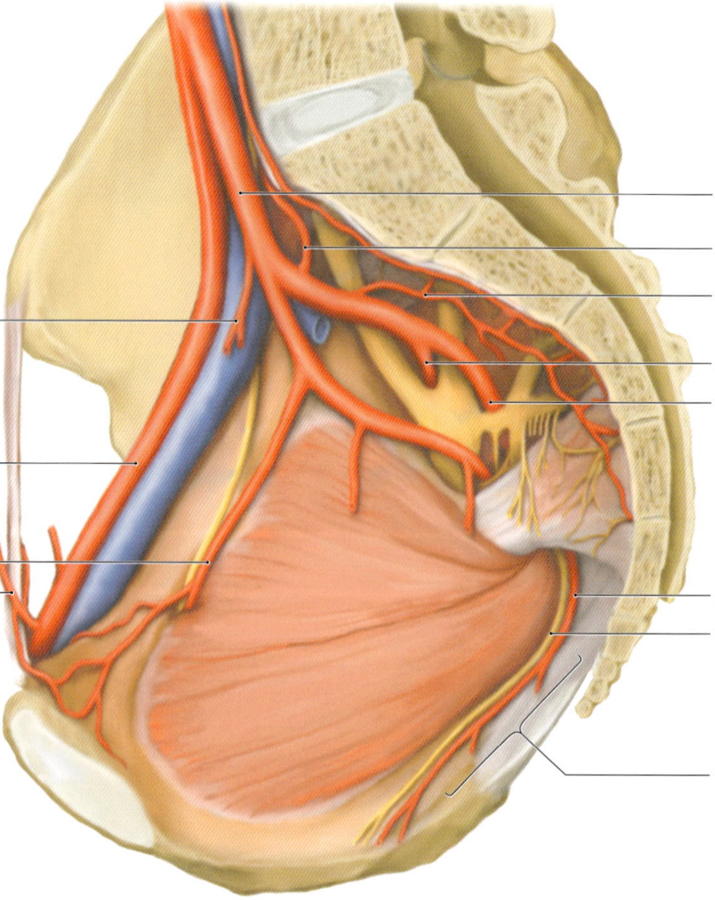

図7-19 外腸骨動脈と内腸骨動脈の壁側枝（骨盤の右半，正中断）

内腸骨動脈の壁側枝

骨盤の壁と内臓には，**内腸骨動脈** internal iliac artery の枝が分布する．内腸骨動脈の分岐様式はきわめて個体差が大きい．動脈枝を同定するにあたって，手がかりになるのは分布先であって，分岐様式ではない．内腸骨動脈の枝は，骨盤壁に向かう壁側枝と内臓に向かう臓側枝とに分けられる．壁側枝は左の骨盤壁で観察する．臓側枝は骨盤の右半で追求する．

1. 内腸骨動脈は，総腸骨動脈から分かれて少し下行したところで，前後の動脈幹に分かれることが多い．前動脈幹は3本の臓側枝(女性では4本)と3本の壁側枝を出し，後動脈幹は3本の壁側枝を出す．
2. 後動脈幹から分かれる壁側枝を左の骨盤壁で観察する．
   - **腸腰動脈** iliolumbar artery は，内腸骨動脈から外側後方に分枝し，腸骨と腰部の体壁に分布する．
   - **外側仙骨動脈** lateral sacral arteries は，2本ほどの細い枝で，骨盤後壁に分布する．
   - **上殿動脈** superior gluteal artery は，内腸骨動脈から分かれて第5腰神経と第1仙骨神経の間を走り，梨状筋の上で大坐骨孔を通って骨盤外に出る．骨盤外での走行と分布は，すでに殿部で観察した(☞ 201頁)．
3. 前動脈幹から分かれる壁側枝を左の骨盤壁で観察する．
   - **閉鎖動脈** obturator artery は，骨盤壁に沿って前方に向かい，閉鎖管を通って骨盤外に出る．骨盤外での走行と分布は，すでに大腿内側部で観察した(☞ 197頁)．閉鎖動脈は，内腸骨動脈からではなく，下腹壁動脈から分かれることが少なくない．
   - **内陰部動脈** internal pudendal artery は，下方に進み，梨状筋の下で大坐骨孔を通って骨盤外に出て，小坐骨孔を通って会陰に入る．会陰での分布はすでに観察した(☞ 239, 241頁)．
   - **下殿動脈** inferior gluteal artery は，第2・3仙骨神経の間を走り，梨状筋の下で大坐骨孔を通って骨盤外に出る．骨盤外での走行と分布は，すでに殿部で観察した(☞ 201頁)．

内腸骨動脈の臓側枝の解剖

内腸骨動脈の臓側枝を，骨盤の右半で剖出し観察する.

1. 前動脈幹から分かれる臓側枝を右の骨盤で剖出し観察する.
   - **臍動脈** umbilical artery は，内腸骨動脈から前方に向かう第1の枝で，膀胱に分布する**上膀胱動脈** superior vesical arteries を分枝する．遠位部は結合組織性の臍動脈索となっているが，胎児期には動脈として開存しており，胎盤に血液を送っていた.
   - **子宮動脈** uterine artery は，女性だけにある．内腸骨動脈から分かれて前方に向かい，尿管の前を交差して子宮広間膜の基部を内方に進む．子宮頸に達するまで腹膜をむいてたどっておく.
   - **下膀胱動脈** inferior vesical artery は，下方に向かい，膀胱のほかに男性では前立腺と精嚢に分布し，女性では腟に分布する腟動脈を分布する.
   - **中直腸動脈** middle rectal artery は，小骨盤の後壁に向かい，直腸に分布する．上直腸動脈(下腸間膜動脈の枝)および下直腸動脈(内陰部動脈の枝)と吻合する.

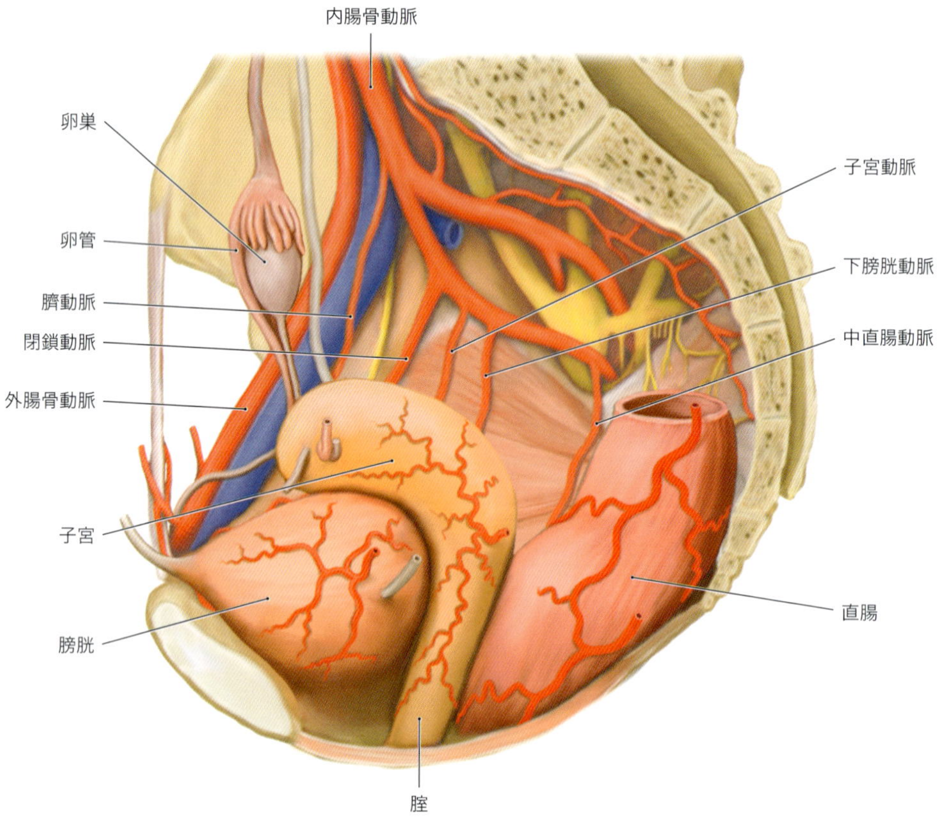

図7-20 内腸骨動脈の臓側枝(骨盤の右半，正中断)

骨盤内の神経叢

1. 第4腰神経〜第4仙骨神経の前枝は，骨盤内で**仙骨神経叢** sacral plexus をつくる．仙骨神経叢の枝を左の骨盤壁で観察する．
   - **腰仙骨神経幹** lumbosacral trunk は，第4腰神経前枝の一部と第5腰神経前枝が合流したもので，仙骨神経叢の上部のことである（図5-29 ☞178頁）．
   - **坐骨神経** sciatic nerve は，第4腰神経〜第3仙骨神経の前枝から形成され，梨状筋の下で大坐骨孔を通って骨盤外に出る．すでに殿部で観察した（☞201頁）．
   - **上殿神経** superior gluteal nerve は，第4腰神経〜第1仙骨神経の前枝から形成され，梨状筋の上で大坐骨孔を通って骨盤外に出る．すでに殿部で観察した（☞201頁）．
   - **下殿神経** inferior gluteal nerve は，第5腰神経〜第2仙骨神経の前枝から形成され，梨状筋の下で大坐骨孔を通って骨盤外に出る．すでに殿部で観察した（☞201頁）．
   - **陰部神経** pudendal nerve は，第2〜4仙骨神経の前枝から形成され，梨状筋の下で大坐骨孔を通って骨盤外に出て，小坐骨孔を通って会陰に入る．すでに会陰で観察した（☞248頁）．
2. 骨盤の内臓性神経叢には，副交感性の骨盤内臓神経と交感性の仙骨内臓神経が含まれる．これらの内臓神経が膀胱・直腸の横で下腹神経と交通して下下腹神経叢（骨盤神経叢）を形成する．右の骨盤で剖出・観察する．
   - **骨盤内臓神経** pelvic splanchnic nerves は，第2〜4仙骨神経の前枝から分かれて下下腹神経叢に向かう．骨盤内臓と消化管の遠位部に副交感性の節前線維を送る．
   - **仙骨内臓神経** sacral splanchnic nerves は，2・3個の仙骨交感神経節から起こり，直腸と膀胱の外側にある下下腹神経叢に向かう．
   - **下腹神経** hypogastric nerve は，仙骨の前面にある上下腹神経叢から左右に分かれて直腸外側を下行する．これに仙骨内臓神経が加わって下下腹神経叢が形成される．

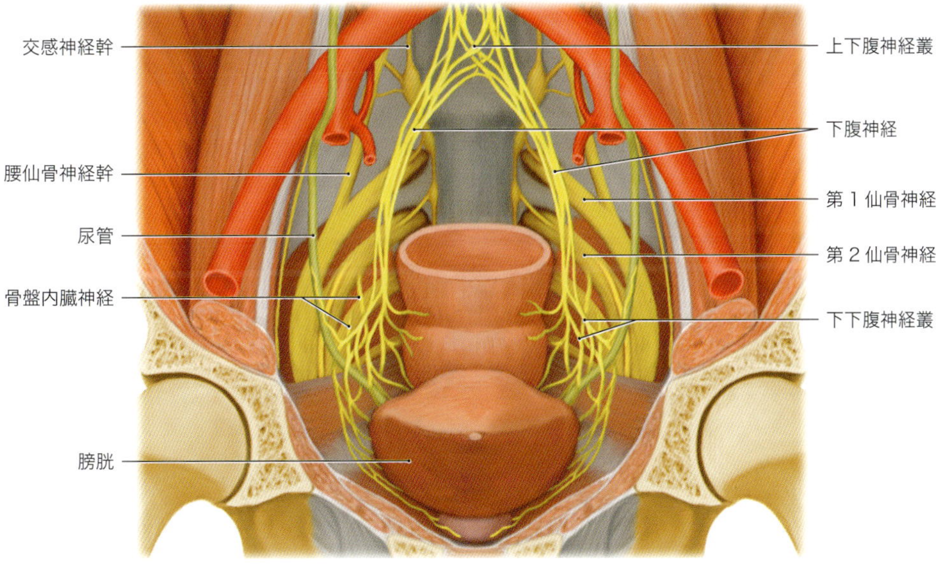

図7-21 骨盤内の神経叢

骨盤内臓を原位置で観察

骨盤の右半で，骨盤内臓を観察する．

1. 骨盤隔膜を作る肛門挙筋の上面と下面の結合組織と筋膜を取り除き，以下の観察をする．
   - 尿生殖隔膜と骨盤隔膜の間を坐骨肛門窩(坐骨直腸窩)が隔てている．
   - 肛門挙筋は全体としてU字形で，前方に開いた尿生殖裂孔に膀胱と前立腺が位置している．
2. 膀胱周辺で前立腺と精管などを観察する．
   - **前立腺** prostate gland は，膀胱の直下に接している栗の実ほどの大きさの硬い器官で，丈夫な被膜に覆われている．前端が恥骨結合の裏に接し，後面は直腸に接している．尿道が前立腺を貫いており，前立腺は尿道に精液の成分を分泌する．
   - **精管** ductus deferens の走行を確認する．陰嚢の中で精巣上体尾に続いて始まり，精索に含まれて上行し，鼡径管を通過するところはすでに確認した(☞ 105, 234 頁)．精管は腹腔に入ると精巣動静脈と分かれ，膀胱に沿って後方に向かい，尿管の上を交差して膀胱の後面に達する．
   - **精管膨大部** ampulla of ductus deferens は，精管が前立腺に近づいたところで急に膨れた部分である．精管が前立腺を貫く部分は射精管と呼ばれるが，ここではまだ見えない．
   - **精嚢** seminal vesicle は，精管膨大部のすぐ下外側方に位置する小さな袋で，表面がでこぼこしている．精管膨大部に合流し，精液の成分を分泌する．

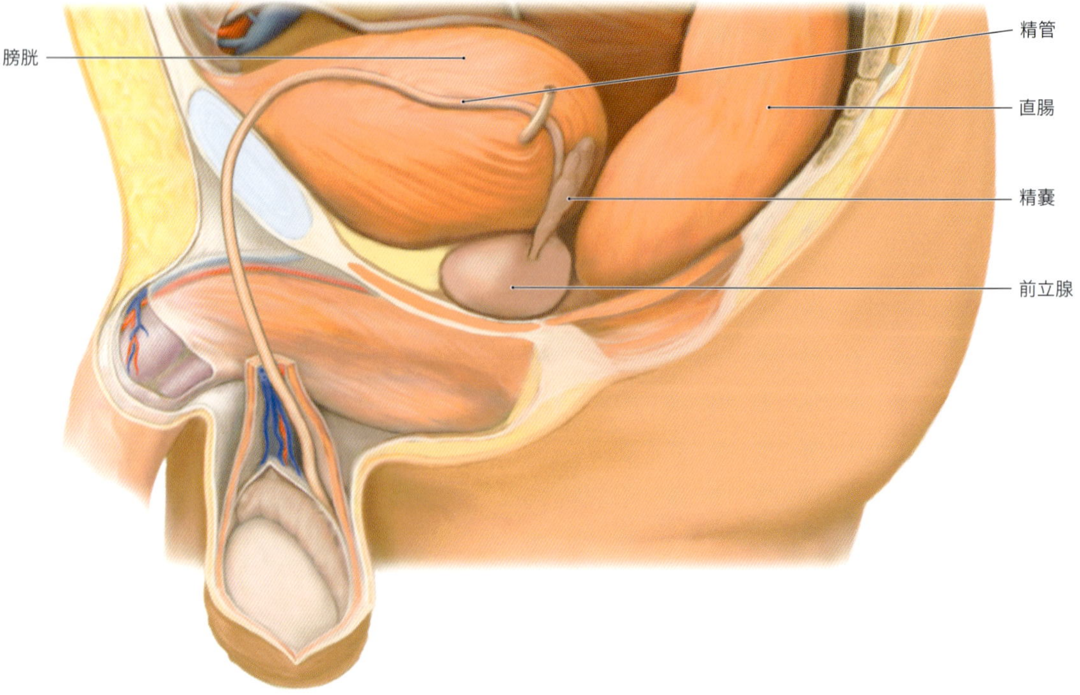

図7-22 男性の骨盤内臓と生殖器(外側面)

骨盤内臓の取り出し

骨盤の右半から骨盤内臓を取り出す．

1. 膀胱と前立腺を，以下の手順で骨盤から取り外す．
   ① 尿生殖隔膜の恥骨への付着部を切断する．
   ② 前立腺と肛門挙筋の間の結合組織を取り除く．
   ③ 膀胱に分布する血管と神経を切断する．
   ④ 残っている結合組織や腹膜などを切り取ると，膀胱と前立腺が尿管や精管とともに，骨盤壁から取り外せる．
2. 直腸を，以下の手順で骨盤から取り外す．
   ① 肛門挙筋と尾骨筋の走行および直腸との関係を復習する．
   ② 肛門挙筋を右の骨盤壁と直腸壁の中間のところで，ハサミを使って切断する．後方では直腸に近いところで肛門挙筋と尾骨筋を切断する．
   ③ 残っている血管，神経，腹膜などを切り取ると，直腸を骨盤壁から取り外すことができる．

子宮広間膜周辺の観察・解剖

骨盤の右半で，骨盤内臓を観察する．

1. 子宮広間膜を骨盤底で確認し，周囲との関係を観察する．子宮広間膜の前方には膀胱子宮窩，後方には直腸子宮窩という腹膜の窪みがある．直腸の両側で直腸子宮ヒダを観察する．

- **子宮広間膜** broad ligament of uterus は，子宮から両側面に伸びる幅広い腹膜のヒダで，子宮，卵管，卵巣が含まれている．
- **膀胱子宮窩** vesico-uterine pouch は，膀胱と子宮広間膜の間の腹膜の窪みである．
- **直腸子宮窩** recto-uterine pouch（**ダグラス窩** Douglas pouch）は，直腸と子宮広間膜の間の腹膜の窪みで，腹膜腔の最下部に位置する．
- **直腸子宮ヒダ** recto-uterine fold は，骨盤後壁から前に伸びる腹膜のヒダで，直腸の両側を囲み子宮後面の下部まで伸びる．

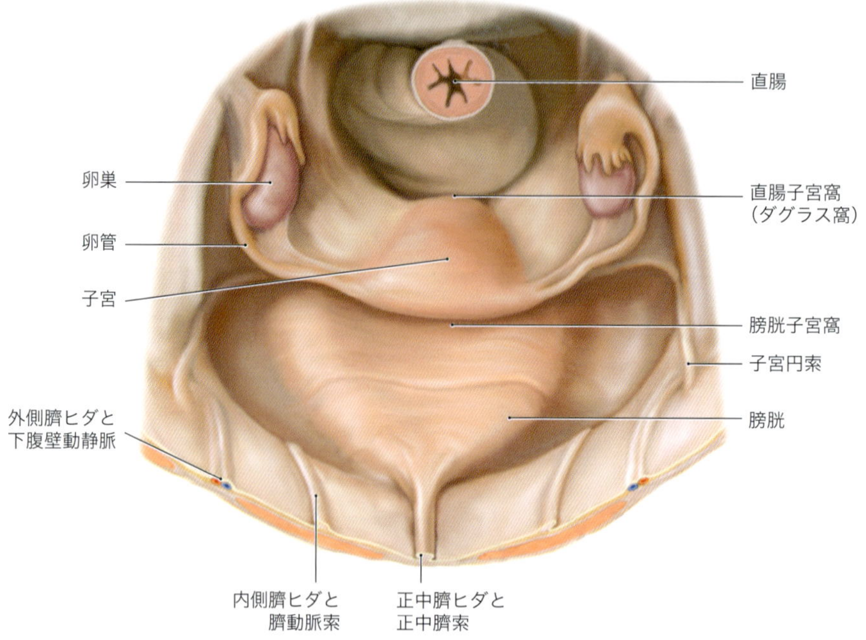

図7-23 骨盤内の女性生殖器（上面）

2. 子宮広間膜と卵管・卵巣の関係を観察する．子宮広間膜の後面から卵巣を包む腹膜がヒダとなって突き出ている．これを手がかりに子宮広間膜は3部に分かれる（図7-29 ☞265頁）．
 - **卵巣間膜** mesovarium は，卵巣を含むヒダで子宮広間膜から後面に突き出した部分．
 - **卵管間膜** mesosalpinx は，卵管を上端に含み，卵巣間膜の付着部よりも上方の部分．
 - **子宮間膜** mesometrium は，子宮広間膜の中で子宮の直近の部分．
3. 子宮広間膜の中と近傍を走る索（靱帯）を剖出し観察する．
 - **子宮円索** round ligament of uterus の走行を子宮広間膜の前面から見つけ，腹膜をむいて剖出する．一端が子宮上部の側壁に付着し，そこから子宮広間膜を通り，骨盤縁を越えて進む．鼡径管を抜けて大陰唇の皮膚に放散するところは，すでに観察している（☞105, 240頁）．
 - **固有卵巣索** proper ligament of ovary は，一端が子宮円索とともに子宮上部の側壁に付着し，もう一端は卵巣に付着する．
 - **卵巣提索** suspensory ligament of ovary は，卵巣に出入りする血管を覆う腹膜のヒダで，卵巣の上面から大骨盤に伸びる．

Lecture

子宮を支える骨盤内の靱帯

子宮頸は，いくつかの靱帯により骨盤壁につながれている．これらの靱帯は固定された解剖体で剖出するのは難しいが，外科的に重視されている．

- **基靱帯** cardinal ligament（**子宮頸横靱帯** transverse cervical ligament）は子宮頸から骨盤外側壁に伸びる．外科的に最も重視される靱帯である．
- **子宮仙骨靱帯** uterosacral ligament（**直腸子宮靱帯** recto-uterine ligament）は直腸子宮ヒダの中を通り，子宮頸から仙骨に伸びる．
- **恥骨頸靱帯** pubocervical ligament は恥骨から子宮頸に伸びる．

260 第13節 男性 | 膀胱，前立腺，尿道を解剖する

膀胱，前立腺，尿道の解剖

取り出した膀胱と前立腺と尿道の観察・解剖を行う．

1. **膀胱** urinary bladder の外形を観察する．膀胱の形は，頂点が前，底面が後ろの三角錐になぞらえられる．
   - **膀胱尖** apex of bladder は，膀胱の前上端にあり，ここに正中臍索が付着する．正中臍索は尿膜管の遺残である．
   - **膀胱底** fundus of bladder は，膀胱の後端にあり，その外側部に尿管が進入する．
2. 膀胱の上面がすでに正中断されている．内面で尿管口，内尿道口，膀胱三角を確認する．
3. 膀胱下部の後面で，精管膨大部と精嚢を見出し，以下の手順で解剖する．
   ① 精管膨大部と精嚢を明瞭に剖出する．
   ② **射精管** ejaculatory duct を剖出する．両者の合流部からさらに下方にたどりながら前立腺の実質をピンセットで取り除いていくとよい．
   ③ 精管膨大部と精嚢をメスで切り開いて内面を観察する．両者ともに内腔が管状で，突き出したヒダによって小室に分かれている．精嚢からの分泌物は，精液の約70%を占める．
4. **尿道** urethra にゾンデを差し込んでおき，それをガイドにして前立腺とともに尿道の前壁を全長にわたって縦に切り開く．
5. **前立腺** prostate gland の断面を観察する．前立腺は30〜50個の腺の集合体で，約20本の導管となって尿道の前立腺部に開口している．前立腺からの分泌物は，精液の約30%を占める．
6. 尿道の内腔を観察する．前立腺の中央あたりで，尿道の後面に精丘という小さな盛り上がりがある．
   - **精丘** seminal colliculus は，尿道前立腺部後面にある卵円形の盛り上がりである．精丘の中央に，前立腺小室の開口があり，その左右に射精管の開口部がある．前立腺小室は女性の子宮と相同の器官である．いずれも針でつついたような小さな孔である．

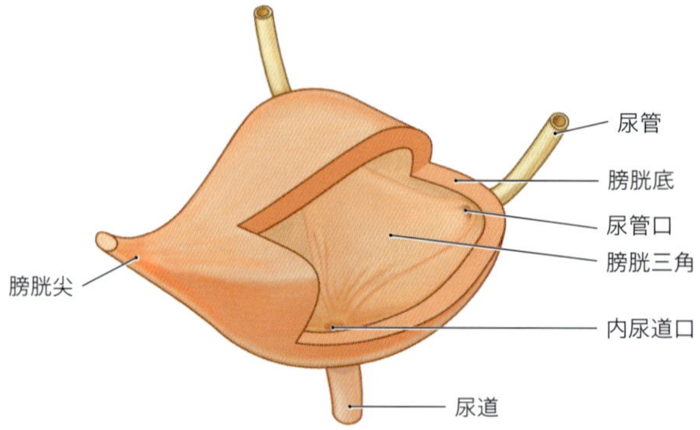

図7-24 膀胱の外形と内部

- **尿道稜** urethral crest は，内尿道口から尿道の後壁を縦に走る１本のヒダで，精丘につながっている．女性にも同じものがある．内尿道括約筋の収縮により尿道を閉鎖するのを助けると考えられる．

7. 尿道の壁の断面を観察する．内尿道口の周囲に内尿道括約筋，尿生殖隔膜の高さに外尿道括約筋を同定する．

- **内尿道括約筋** internal urethral sphincter は，平滑筋性で，膀胱壁の平滑筋が内尿道口周囲に集束したものである．
- **外尿道括約筋** external urethral sphincter は，骨格筋性で，深会陰横筋の筋束の一部が尿道の周囲に輪状に集まったものである．

Lecture

男性尿道の解剖学

男性の尿道は全長 20 cm ほどで，4 部に分けられ，3 つの狭窄部がある．

- **壁内部** intramural part は，膀胱壁を貫く部分で，内尿道括約筋がある（第 1 狭窄部）．
- **前立腺部** prostatic urethra は，前立腺を貫く部分で広がっている．
- **隔膜部** membranous part は，尿生殖隔膜を貫く部分で，外尿道括約筋がある（第 2 狭窄部）．
- **海綿体部** spongy urethra は，尿道海綿体を貫く部分で広がっている．外尿道口のところが狭くなっている（第 3 狭窄部）．

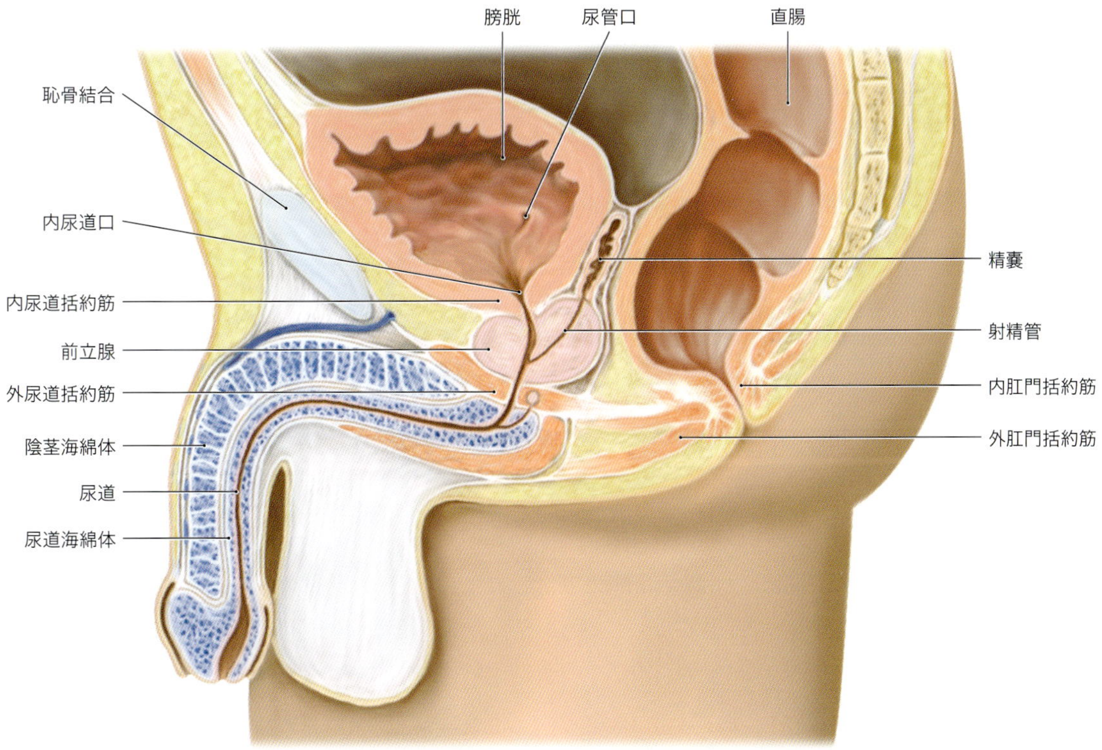

図7-25　男性の尿道と生殖器（正中断）

骨盤内臓の取り出し

1. 骨盤内臓(膀胱・子宮・膣・直腸)を，以下の手順で骨盤から取り出す.
 ① 膀胱・子宮・膣・直腸の周囲の結合組織と神経叢を十分に取り除く．内腸骨動静脈から分布する血管も適当に切断する．骨盤隔膜の上面を完全に露出する.
 ② 肛門挙筋を右の骨盤壁と直腸壁の中間のところで，ハサミを使って切断する．後方では直腸に近いところで肛門挙筋と尾骨筋を切断する.
 ③ 尿生殖隔膜が右の恥骨枝に付着するところを切断する.
 ④ 残った血管・神経・結合組織を適当に切断して，骨盤内臓をひとまとめにして取り出す.
2. 取り出した骨盤内臓から，以下の手順で直腸を切り離す.
 ① 膣の後壁と直腸の間の結合組織をピンセットで取り除く.
 ② 肛門挙筋の前に向かう筋束を，尿生殖隔膜から強制的に分離する.
 ③ 膣と直腸の間の会陰腱中心をメスで切断して，直腸を取り外す.
3. 膀胱の後面と膣の間の結合組織を上方から取り除いて，泌尿器と生殖器の間もできるだけ分けておく.

膀胱と尿道の解剖

1. **膀胱** urinary bladder の外形を観察する．膀胱の形は，頂点が前，底面が後ろの三角錐になぞらえられる.
 - **膀胱尖** apex of bladder は，膀胱の前上端にあり，ここに正中臍索が付着する．正中臍索は尿膜管の遺残である.
 - **膀胱底** fundus of bladder は，膀胱の後端にあり，その外側部に尿管が進入する.
2. 膀胱の上面がすでに正中断されている．内面で尿管口，内尿道口，膀胱三角を確認する.
3. **尿道** urethra にゾンデを差し込んでおき，それをガイドに尿道の前壁を全長にわたって縦に切り開く．尿道の長さは 3〜4 cm ほどで，男性の尿道よりはるかに短い.

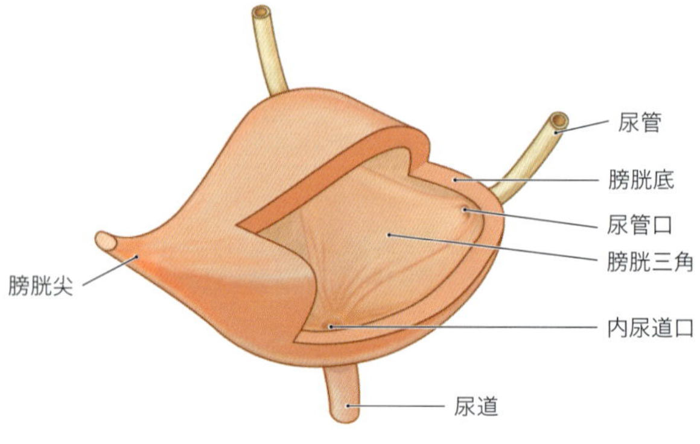

図7-26 膀胱の外形と内部

4. 内尿道口から尿道の後面を縦に下る**尿道稜** urethral crest という1本のヒダがある．男性にも同じものがある．内尿道括約筋の収縮により尿道を閉鎖するのを助けると考えられる．
5. 尿道の壁の断面を観察する．内尿道口の周囲に内尿道括約筋，尿生殖隔膜の高さに外尿道括約筋を同定する．
   - **内尿道括約筋** internal urethral sphincter は，平滑筋性で，膀胱壁の平滑筋が内尿道口周囲に集束したものである．
   - **外尿道括約筋** external urethral sphincter は，骨格筋性で，深会陰横筋の筋束の一部が尿道の周囲に輪状に集まったものである．

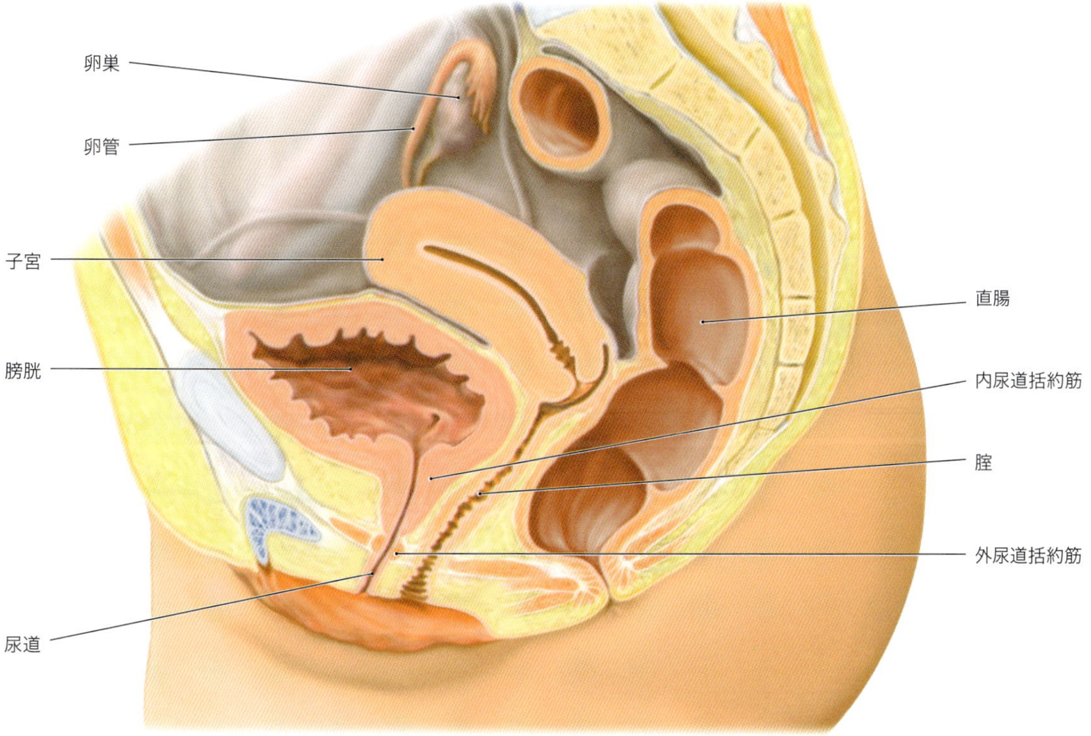

図7-27 女性の尿道と生殖器（正中断）

卵巣と卵管の観察と解剖

卵巣・卵管および付属する靱帯などを合わせて，**子宮付属器** uterine appendages と呼ばれる．

1. **卵巣** ovary の外形，周囲との関係を観察する．
   - **卵管端** tubal extremity は上外側に向き，**卵巣提索** suspensory ligament of ovary を通ってきた卵巣動静脈が進入する．
   - **子宮端** uterine extremity は下内側に向き，**固有卵巣索** ligament of ovary が付着する．
   - **卵巣門** hilum of ovary には**卵巣間膜** mesovarium が付着する．
2. 卵巣の遊離縁から卵巣門に向かってメスを入れて，割面を観察する．成年の遺体の場合には，以下の構造が観察されるはずである．高齢者の遺体では卵巣が萎縮しており観察が困難である．
   - **胞状卵胞** vesicular ovarian follicle（**グラーフ卵胞** Graafian follicle）は，成熟して排卵前の卵胞で，直径が 2 cm に達し，肉眼でも観察できる．
   - **黄体** corpus luteum は，排卵した卵胞のあとに形成される内分泌組織で，黄色い色調で区別される．
   - **白体** corpus albicans は，黄体が瘢痕化して生じる．

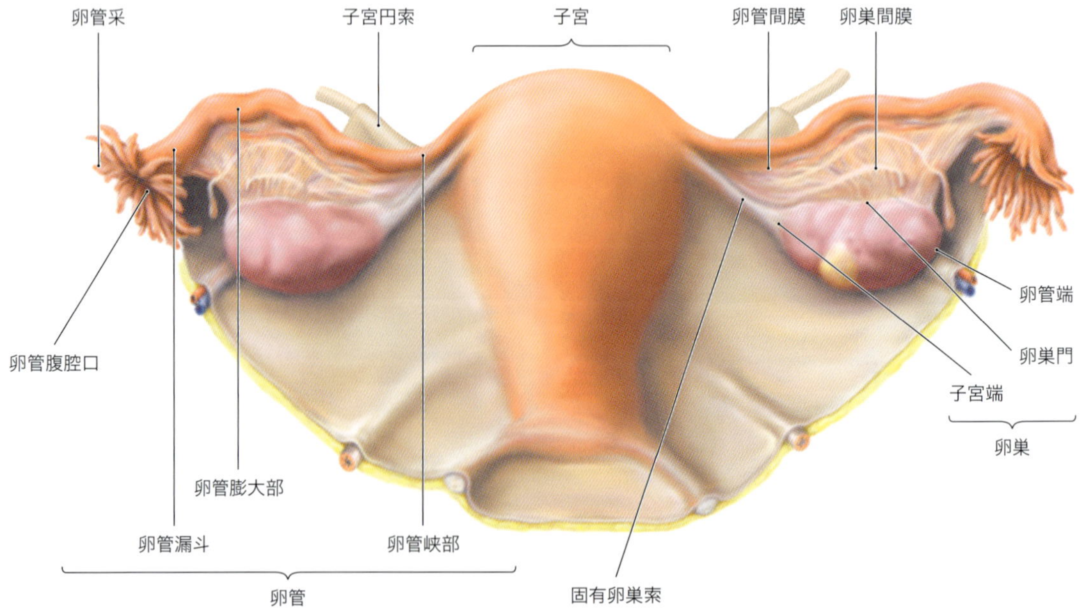

図7-28 卵巣，卵管，子宮（後面）

3. **卵管** uterine tube の外形，周囲との関係を観察する．

- **卵管間膜** mesosalpinx は，子宮広間膜の一部で，卵巣間膜の付着縁から卵管までの部分である．
- **卵管漏斗** infundibulum は，卵管が卵巣の近くで広がった部分で，縁に**卵管采** fimbriae という小さな突起が触手のように突き出している．末端に**卵管腹腔口** abdominal ostium が開口している．
- **卵管膨大部** ampulla は，卵管漏斗よりもやや内側で卵管の比較的太い部分である．
- **卵管峡部** isthmus は，子宮に近づいて卵管が細くなった部分である．

4. 卵管を覆う腹膜と卵管間膜をはいで，卵管を露出させる．片方の卵管を縦に切り開き，もう一方の卵管は膨大部を横断して，卵管の内腔を観察する．卵管の内面には無数の細かいヒダがあり，とくに卵管膨大部でよく発達している．

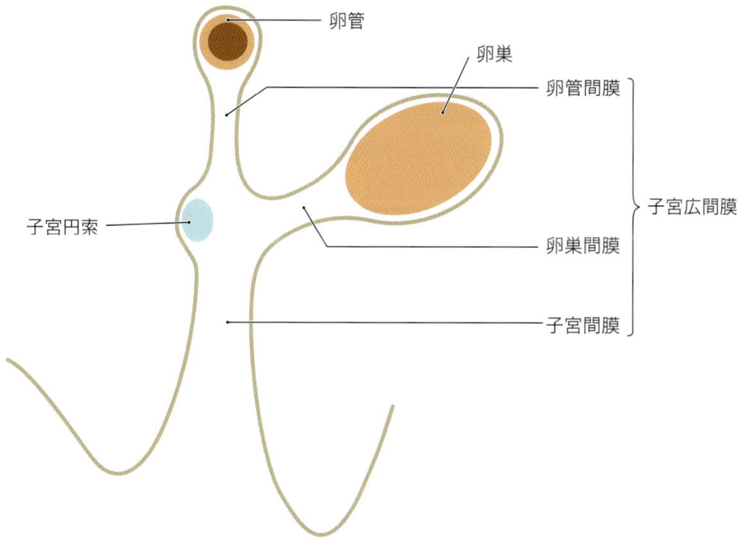

図7-29 子宮広間膜(矢状断)

子宮と膣の観察と解剖

1. **子宮** uterus の外形，周囲との関係を観察する．
   - **子宮間膜** mesometrium は子宮広間膜の一部で，子宮の外側縁に付着する．子宮間膜の中に子宮円索を見出し，子宮上部に付着するのを確認する(☞ 259 頁)．
   - **子宮体** body of uterus は，子宮の上部の太い部分である．
   - **子宮底** fundus of uterus は，子宮の広がった上端である．
   - **子宮頸** cervix of uterus は，子宮の下部の細くなった部分である．
   - **膣部** vaginal part は，膣の中に突き出した子宮の下端部である．
2. **膣** vagina の形状，内景を以下の手順で観察する．

① 膣に指を差し入れて，膣の中軸が後ろに傾いているのを確認する．これに対して子宮の中軸は前に傾き，膣の軸と直角に交わる．

② 膣の側壁(左右どちらでもよい)を縦に切り開いて，膣の内腔を観察する．膣の上部で前面に子宮頸の膣部が突き出している．膣部の先端に**外子宮口** external os of uterus が開いている．子宮の膣部と周辺の膣壁が作る陥凹部を**膣円蓋** vaginal fornix という．膣円蓋の後部は直腸子宮窩(ダグラス窩)に接している．

③ 未産婦では，膣の内面に横方向に走る多数の膣粘膜ヒダがあり，前壁と後壁の正中部には皺柱(すうちゅう)という縦に走る高まりが見られる．経産婦では，ヒダや皺柱ははっきりしない．また死後処置として膣に綿が詰め込まれていると，観察は困難である．

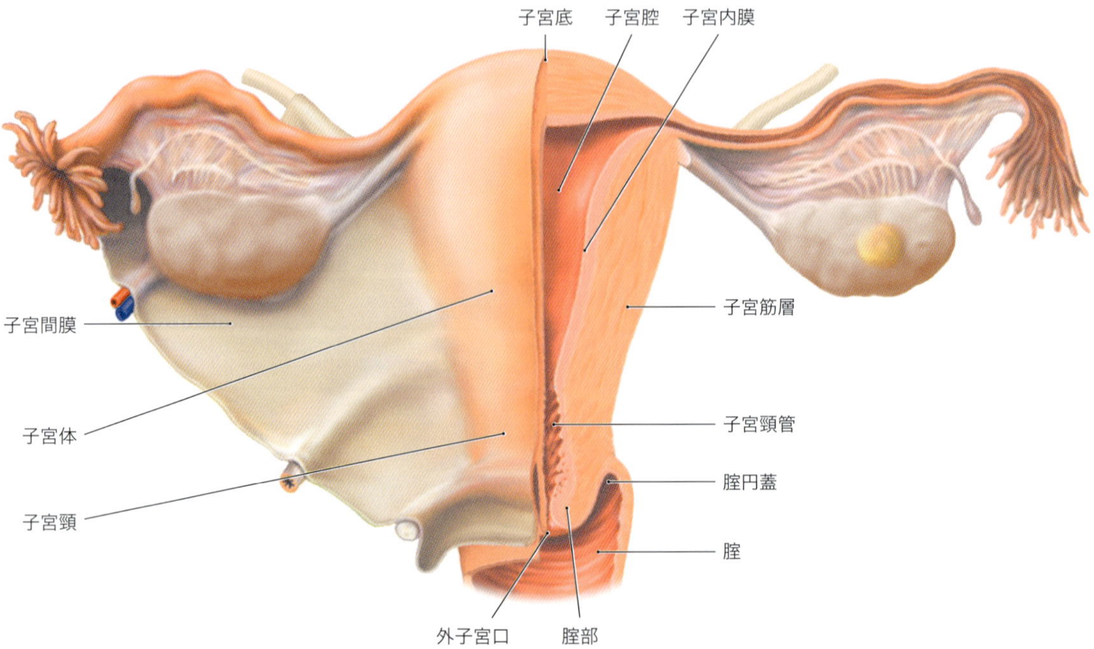

図7-30 子宮と卵管(冠状断)

3. 子宮の上壁と側壁を前頭方向に切り開き，子宮の内腔と壁を観察する．外子宮口からゾンデを入れ，これをガイドにするとよい．
- **子宮腔** uterine cavity は前後に圧迫されてきわめて狭い．卵管の内腔とのつながりを確認する．
- 子宮頸部の内腔はとくに狭い管状で，**子宮頸管** cervical canal と呼ばれる．外子宮口につながることを確認する．
- **子宮筋層** myometrium は，子宮の壁の本体をなす分厚い平滑筋層である．
- **子宮内膜** endometrium は，子宮腔に面するかなり厚い粘膜層である．子宮内膜の厚さや性状は，月経周期によって大きく変化する．

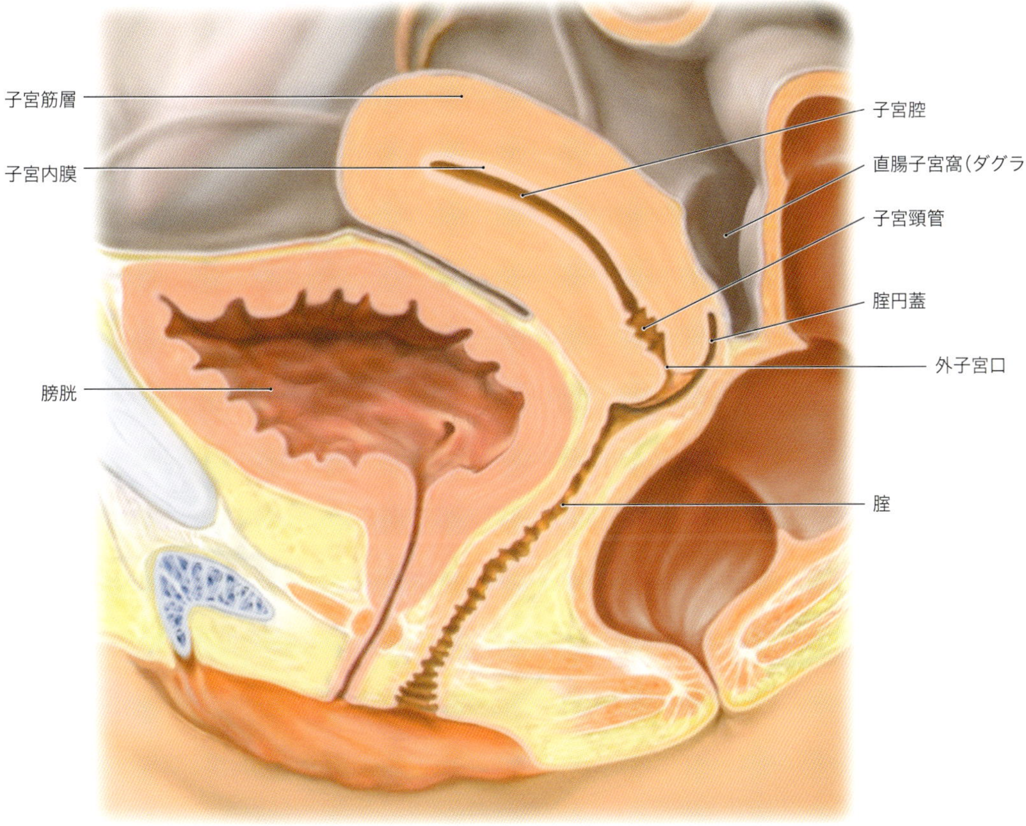

図7-31　子宮と腟（正中断）

直腸と肛門の解剖

取り出した**直腸** rectum と**肛門** anus を解剖する.

1. 直腸と肛門の境界を外から観察する.
   - **肛門管** anal canal は，腸の末端部が開口する直前に狭くなった長さ 3 cm ほどの領域である.
   - **直腸膨大部** rectal ampulla は，肛門管の上方で直腸の膨らんだ部分である．直腸膨大部と肛門管の境界あたりで，肛門挙筋の筋束が直腸を U 字形に取り巻いている.
2. 直腸と肛門の前壁を正中で切り開き，内容物を洗い流す．直腸の内面に 3 つのヒダが観察できる.
   - 上直腸横ヒダは左後壁に見られる.
   - 中直腸横ヒダ(**コールラウシュヒダ** Kohlrausch fold)は右後壁から突き出し，肛門から 6〜7 cm のところにある．このヒダより下方が直腸膨大部である.
   - 下直腸横ヒダは左後壁に見られる.

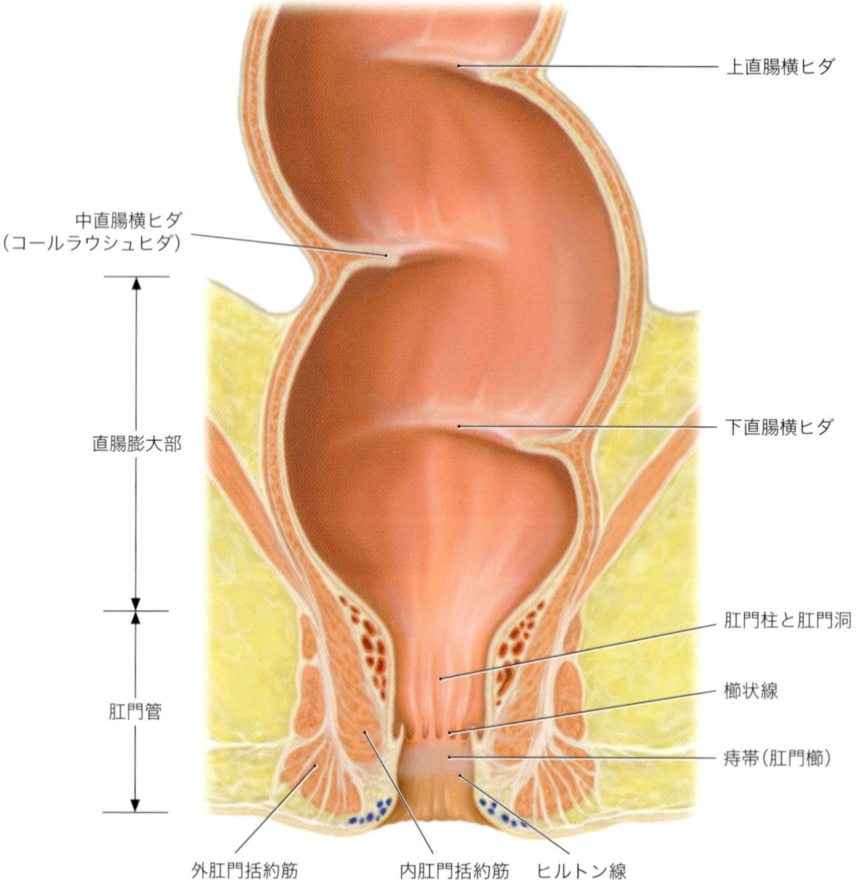

図7-32 直腸と肛門(冠状断)

3. 肛門管の内面が3つの領域に分かれるのを観察する．死後処置として脱脂綿などがこの部分に詰めてあり，粘膜が伸張して内腔面の特徴が不明になっていることが多い．
   - 上部では，**肛門柱** anal columns という縦に走る隆起と，その間の**肛門洞** anal sinuses という窪みが並ぶ．肛門柱の下端は横に広がってつながり，肛門洞の下端に**肛門弁** anal valves という輪状のヒダを生じる．肛門弁がつくる線は**櫛状線** pectinate line と呼ばれる．
   - 中部は，**痔帯** hemorrhoidal zone（**肛門櫛** anal pecten）と呼ばれ，生体では蒼白色に見え，下層の静脈叢が透けて見える．この領域は皮膚と粘膜の移行部で，薄い重層扁平上皮に覆われ，汗腺も脂腺もない．痔帯の下縁は**ヒルトン線** Hilton's line と呼ばれる．
   - 下部は，肛門の出口までの領域で，皮膚によって覆われる．汗腺と脂腺を備えている．
4. 肛門の壁の断面を観察する．
   - **外肛門括約筋** external anal sphincter は，骨格筋性で，肛門管を外から取り巻く．筋束の一部は肛門周囲の皮下を取り巻いている．
   - **内肛門括約筋** internal anal sphincter は，平滑筋性で，直腸下部の輪走筋が肥厚したものである．内外の肛門括約筋の間に，縦走筋が入り込んでいるので，それを手がかりに2つの筋層を区別する．

第8章

頭部

272 第1節 頸部で血管と脳神経を確認する

頸部の血管の確認

頭部の解剖を始める前に，頸部を解剖したときに剖出した重要な血管と脳神経を確認する.

1. 遺体を背臥位(あおむけ)にして，頸部の前面で総頸動脈を見出す．甲状軟骨の上縁の高さで総頸動脈が外頸動脈と内頸動脈に分かれるのを確認する(☞26頁).
2. 外頸動脈から分かれる以下の動脈を確認する.
   - **上甲状腺動脈** superior thyroid artery は，外頸動脈から前方に分かれる第1の枝で，甲状腺の上端に入る．この動脈から喉頭動脈が分かれて喉頭に向かう.
   - **顔面動脈** facial artery は，下顎骨の下縁(下顎角の2 cmほど前)を乗り越えるところで見つかる．ここからもとのほうにたどり，外頸動脈に達するまで追い求めておく．顔面動脈は顔を上行して顔の皮膚に分布する.
   - **舌動脈** lingual artery は，外頸動脈から前方に分かれる第2の枝である．舌下神経[XII]と併走するが，舌骨外側縁のすぐ上で舌骨舌筋の深層にもぐり込む．舌下神経はこの筋の表層をさらに内方に進み，顎舌骨筋の深層に隠れる.

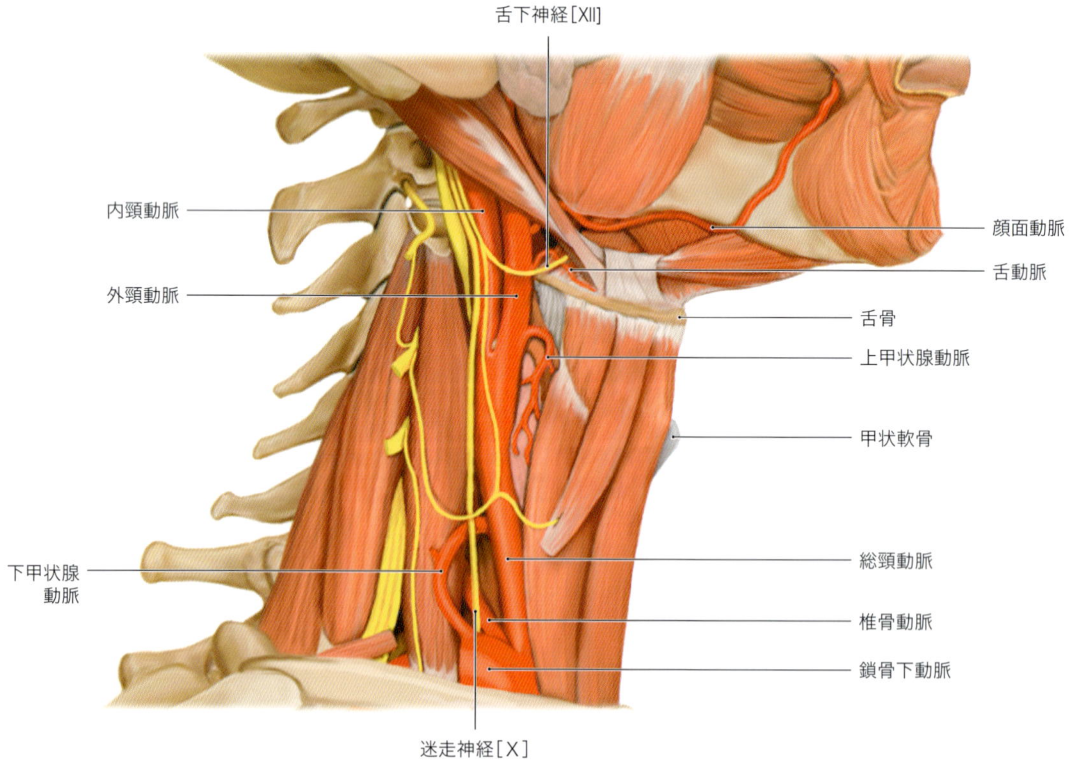

図8-1 頸部の深層の解剖

3. 総頸動脈の分岐部をピンセットできれいに剖出して，頸動脈洞を同定する．
   - **頸動脈洞** carotid sinus は，内頸動脈起始部がやや膨らんだ部分で，血圧の変化を感知する圧受容器があり，舌咽神経[IX]と迷走神経[X]の枝が分布している．
4. 総頸動脈の分岐部を裏面から解剖して，頸動脈小体を剖出する．
   - **頸動脈小体** carotid body は，米粒大の塊で動脈壁に密着し，舌咽神経[IX]の細い数本の枝が分布している．血液中の酸素濃度と二酸化炭素濃度を感知する．
5. **椎骨動脈** vertebral artery が鎖骨下動脈から起こり，第 6 頸椎横突孔に入るまでの走行をたどっておく．

頸部の脳神経の確認

1. すでに解剖した以下の脳神経を探し出し，できるだけもとのほうまで剖出する．
   - **副神経[XI]** accessory nerve は，胸鎖乳突筋と僧帽筋を支配する．胸鎖乳突筋を通り抜けて僧帽筋の上縁に入るところをすでに観察している(☞ 21, 22 頁)．
   - **迷走神経[X]** vagus nerve は，喉頭の運動と感覚，胸腹部内臓の副交感性支配を行う．頸動脈鞘の中で総頸動脈と内頸静脈の間を下行するところをすでに観察している(☞ 27, 119 頁)．
   - **舌下神経[XII]** hypoglossal nerve は，舌の筋に分布する．頸神経ワナの上根を上にたどると舌下神経が求められる．

第2節 顔面筋を解剖する

顔の体表の観察

1. 遺体の頭部で以下の構造に触れて確認する(☞ 345~347 頁).

- **眼窩** orbit の上縁と下縁
- **鼻骨** nasal bone
- **頬骨** zygomatic bone
- **頬骨弓** zygomatic arch
- **上顎骨** maxilla の歯槽突起は，上顎の歯列を支持する.
- **下顎骨** mandible のオトガイ隆起と下顎角

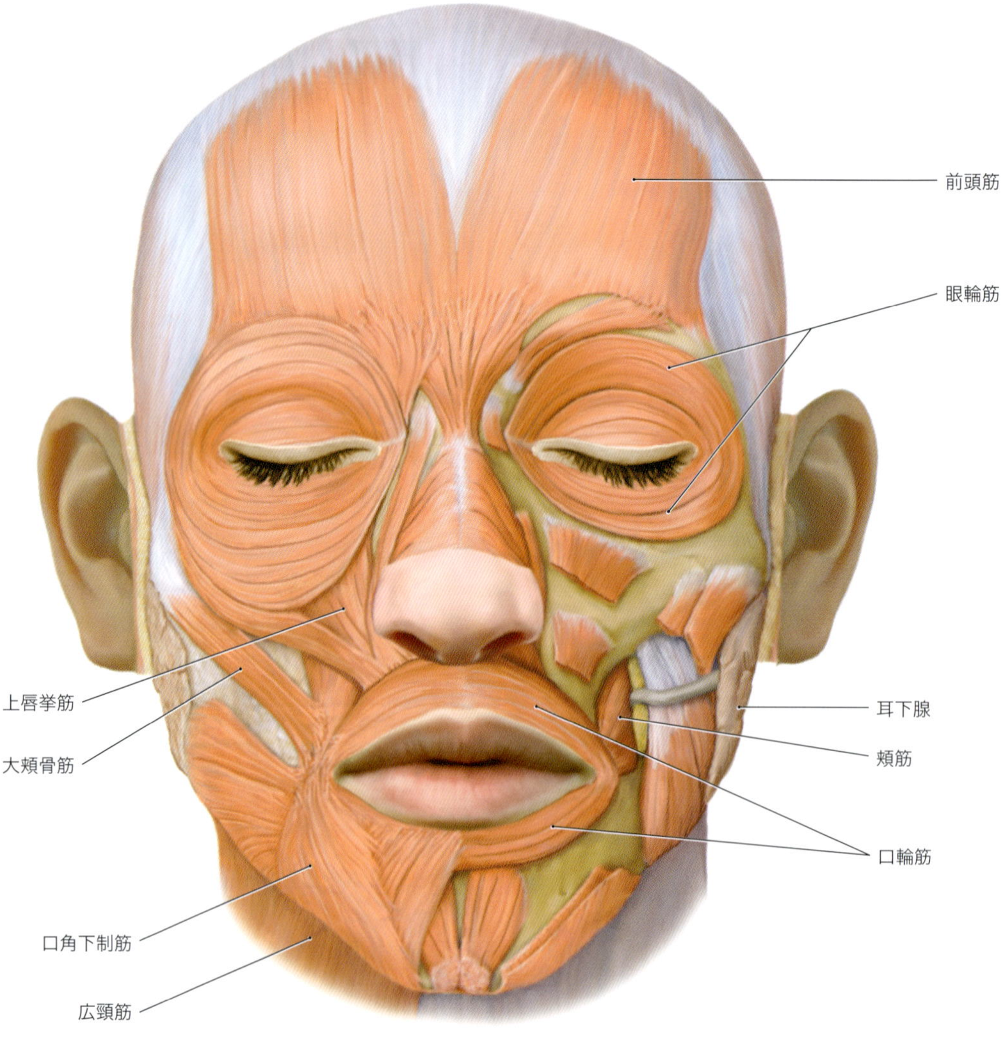

図8-2 顔面筋

顔の皮切りと皮下組織の観察

1. 眼裂から 2 cm ほど離れたところを一周取り囲むように，皮膚に浅く割を入れる．口唇の縁のすぐ外側を一周取り囲むように皮膚に割を入れる．
2. 眼裂の周囲と口唇を残して，顔面の皮膚を薄く切り取る．
3. 顔の皮下組織で以下の構造を観察する．

- **顔面筋** facial muscles（表情筋）が，顔面の皮下に広がっている．眼窩周囲と口裂周囲の顔面筋を特に詳しく解剖する．
- **広頸筋** platysma が，頸部から下顎骨の下縁を越えて口の近くまで広がるのを確認する．
- **耳下腺** parotid gland が，厚い被膜に包まれて耳介のすぐ前下方にある．耳下腺管が咬筋の表面を横切って走るのを見出し，これを後方にたどって耳下腺の前縁を確認するとよい．

4. **顔面神経［VII］**facial nerve が，耳下腺の前縁から現れて皮下組織の中を走るのを観察する．以下の枝を同定する（図8-3 ☞ 276 頁）．

- 側頭枝は，頬骨弓を越えて上行し，側頭部と前頭部に向かう．
- 頬骨枝は，頬骨の表面を越えて，眼窩の下方に向かう．
- 頬筋枝は，咬筋の表面を越えて，口裂の周囲に向かう．
- 下顎縁枝は，下顎骨の下縁に沿って広頸筋の深層を走る．
- 頸枝は，頸部に入り広頸筋に分布する．すでに頸部で観察した（☞ 13 頁）．

顔面筋の解剖

顔面筋は顔の皮膚を動かし表情を作るので，表情筋とも呼ばれる．とくに眼裂と口裂の周囲の筋が重要である．

1. 眼裂の周囲の皮膚を慎重に薄く切り取る．**眼輪筋** orbicularis oculi を剖出して，筋束が眼裂を輪状に取り巻くのを観察し，以下の 2 部を区別する．

- 眼窩部は，眼窩の縁を囲み，まぶたを強く閉じる．
- 眼瞼部は，眼瞼に含まれる薄い部分で，まばたきを行う．

2. 口裂の周囲の顔面筋を丁寧に剖出する．以下の筋を区別して同定する．

- **上唇挙筋** levator labii superioris は，眼窩縁の直下から起こり，上唇の皮膚を引き上げる．
- **大頬骨筋** zygomaticus major は，頬骨から起こり，口角の皮膚を後上方に引く．
- **口輪筋** orbicularis oris は，上顎骨，下顎骨，皮膚の正中面から起こり，口角の皮膚に付着して口裂を閉じる．
- **頬筋** buccinator は，上・下顎骨の歯槽突起の外側面から起こり，口角に付着する．頬を緊張させて食物を口腔に押し戻す．
- **口角下制筋** depressor anguli oris は，下顎骨から起こり，口角を引き下げる．

顔面神経と三叉神経の皮枝の解剖

顔の皮下には，顔面神経の枝と三叉神経の皮枝が広がる．**顔面神経[VII]** facial nerve は運動性の線維を含み，顔面筋の運動を支配する．**三叉神経[V]** trigeminal nerve の皮枝は感覚性の線維を含み，皮膚の感覚を担当する．

1. 顔面神経[VII]の枝を耳下腺の中までたどり，耳下腺の組織を取り除いて顔面神経の各枝を剖出する．顔面神経の枝は耳下腺の中で分岐・合流して耳下腺神経叢を作っている．
2. 顔面神経[VII]の枝をさらに根元のほうにたどり，1本の神経になるまで追求し，できるかぎり茎乳突孔から出てくるところまで剖出しておく．
3. **眼窩下神経** infra-orbital nerve（上顎神経[V_2]の枝）が，眼窩下孔から現れるところを以下の手順で剖出する．

① 眼窩の下で上唇挙筋を剖出する．
② 上唇挙筋を眼窩下縁の起始近くで切断して下方にひるがえす．
③ 眼窩下孔とそこから現れる眼窩下神経を同定する．

4. **頬神経** buccal nerve（下顎神経[V_3]の枝）が，咬筋の深層から現れて，頬筋の表層に広がるのを見出す．
5. **耳介側頭神経** auriculotemporal nerve（下顎神経[V_3]の枝）を，耳介のすぐ前の皮下で剖出する．耳介側頭神経は頬骨弓の表層を横切って上行し，耳介と側頭部の皮膚に分布する．

顔面の動静脈の解剖

1. **顔面動脈** facial artery を，下顎骨の下縁で確認する．この動脈の外頸動脈から分かれてからここまでの経路はすでに観察した（☞ 27, 272 頁）．
2. 広頸筋をはがし取って，顔面動静脈の走行がよく見えるようにする．
3. 顔面動脈の走行を上方にたどる．顔面動脈は鼻の内側部で**眼角動脈** angular artery と名前を変える．以下の枝を同定する．

- **下唇動脈** inferior labial branch は，口角のあたりで分かれ出て，下唇に分布する．
- **上唇動脈** superior labial branch は，口角のあたりで分かれ出て，上唇に分布する．

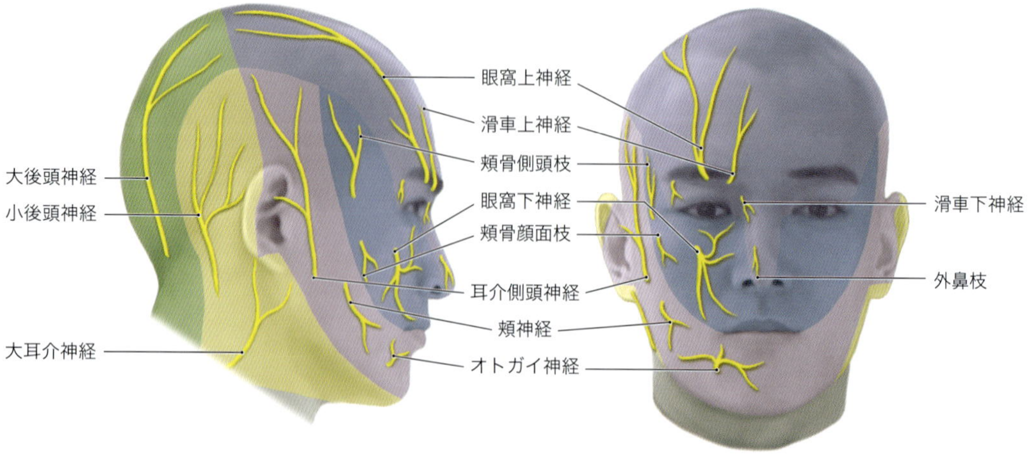

図8-3 三叉神経[V]の皮膚分布

4. **顔面静脈** facial vein とその枝は，ほぼ顔面動脈とその枝に伴行し，鼻の内側部で眼角静脈となる．眼角静脈の枝は眼窩内において内頸静脈の枝(脳の静脈系)と吻合し，臨床的に重視される．顔面静脈は下顎後静脈と合流して内頸静脈に注ぐ．
5. **下顎後静脈** retromandibular vein を，下顎角の後ろで耳下腺をほじって剖出する．耳下腺を取り除きながら下顎後静脈を上方にたどり，顎静脈と浅側頭静脈が合流して下顎後静脈になるところまで剖出する．下顎後静脈を下方にたどると，顔面静脈と合流して内頸静脈に注ぐ．

Lecture

顔面の皮膚感覚

顔面の皮膚の感覚は，三叉神経[V]によって支配される．三叉神経は頭蓋内で 3 本の枝に分かれ，頭蓋の別の孔を通り抜けて，頭部の皮膚，粘膜，歯などに分布する．3 本の枝から，顔面の皮膚に分布する主な枝には以下のようなものがある．

1) **眼神経[V_1]** ophthalmic nerve は，眼よりも上の皮膚に分布する．
   - 眼窩上神経は，眼窩上縁の眼窩上切痕を通って皮下に現れ，前頭部の皮膚に分布する．
2) **上顎神経[V_2]** maxillary nerve は，口と眼の間の皮膚に分布する．
   - 眼窩下神経は，眼窩の下の眼窩下孔を通って皮下に現れ，上顎部の皮膚に分布する．
3) **下顎神経[V_3]** mandibular nerve は，口より下の皮膚に分布する．
   - 耳介側頭神経は，耳下腺の後方深部を通り抜けて上行し，耳介と側頭部の皮膚に分布する．
   - 頬神経は，咬筋の深層を通って頬筋の浅層に現れ，頬の皮膚と口腔粘膜に分布する．
   - オトガイ神経は，下顎骨前外側面のオトガイ孔から皮下に現れ，オトガイの皮膚に分布する．

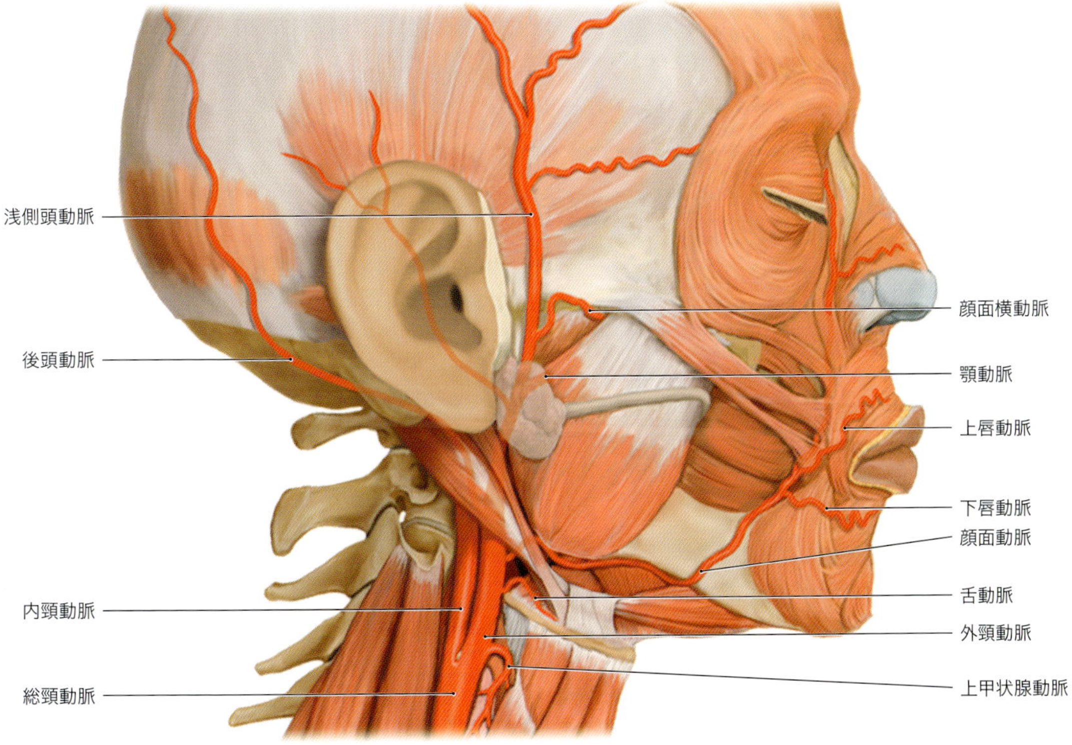

図8-4　頭部浅層の動脈

顎下三角とオトガイ下三角の観察

下顎骨と舌骨の間の領域には，頸部の三角のうち，顎下三角とオトガイ下三角がある(☞ 15 頁).

1. **顎下三角** submandibular triangle の境界と内容を確認する.
   - 上縁：下顎骨の下縁
   - 前下縁：顎二腹筋の前腹
   - 後下縁：顎二腹筋の後腹
   - 深層：顎舌骨筋，舌骨舌筋
   - 内容：顎下腺，顎下リンパ節，舌下神経[XII]の一部，顔面動静脈
2. **オトガイ下三角** submental triangle は正中部にある.
   - 下縁：舌骨の前面
   - 外側縁：両側の顎二腹筋の前腹
   - 深層：顎舌骨筋とその縫線
   - 内容：オトガイ下リンパ節

舌骨上筋群の解剖

舌骨上筋群は，舌骨と頭蓋との間をつなぐ筋群である．下顎骨と舌骨の間で，舌骨上筋群の 4 つの筋を剖出し観察する.

1. 舌骨と下顎骨の間で，舌骨上筋群の 2 つが表層から見える.
   - **顎二腹筋** digastric は，中間腱を挟んで後腹と前腹に分かれる．後腹は側頭骨の乳様突起から起こり中間腱まで，前腹は中間腱から下顎骨の顎二腹筋窩に停止するまでである．中間腱は硬い結合組織によって舌骨の上面に固定されている．作用は舌骨を挙上し，下顎骨を下方に引く．支配神経は，顎舌骨筋神経(前腹)および顔面神経[VII](後腹)である.
   - **茎突舌骨筋** stylohyoid は，顎二腹筋の後腹の上方に並んで走る．側頭骨の茎状突起から起こり，舌骨の上面で顎二腹筋の中間腱の外側に停止する．支配神経は顔面神経[VII]である.

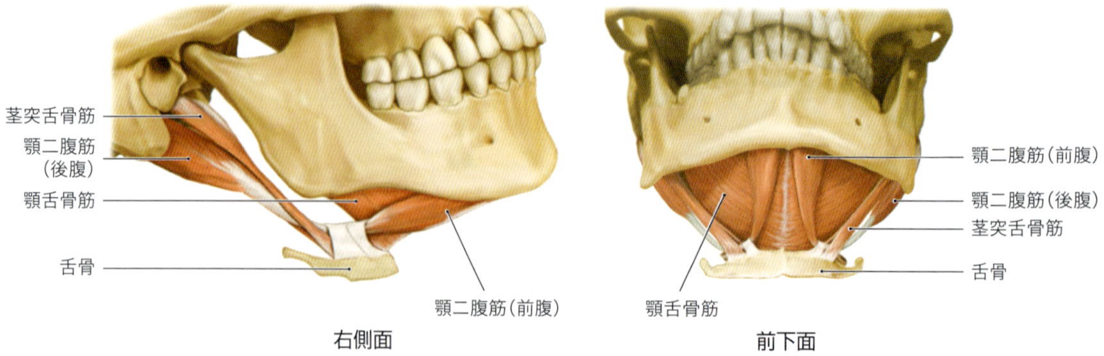

図8-5 舌骨上筋群

2. 顎二腹筋の中間腱を前腹に近いところで切断し，前腹と後腹をめくり返して，深層に見える顎舌骨筋と，それを支配する顎舌骨筋神経を剖出し，観察する．

- **顎舌骨筋** mylohyoid は，口腔底を作る幅広い筋で，下顎骨体の内側面の顎舌骨筋線から起こり，舌骨体および正中の顎舌骨筋縫線に停止する．
- **顎舌骨筋神経** nerve to mylohyoid は，下顎神経[V_3]の枝で，顎舌骨筋と顎二腹筋前腹を支配する．

3. 左右の顎舌骨筋を起始（下顎骨）と停止（舌骨）の中間線で正中まで切り開く．さらに顎舌骨筋の右側と左側を分ける正中の縫線を下顎骨から舌骨まで切り開くと，下層にオトガイ舌骨筋が現れる．

- **オトガイ舌骨筋** geniohyoid は，下顎骨の正中部後面から起こり，舌骨体の前面に停止する．支配神経は舌下神経[XII]である．

4. オトガイ舌骨筋の外側で深部に舌骨舌筋が見える．舌骨舌筋と茎突舌骨筋の間を舌下神経[XII]が走っている．顔面神経[VII]が茎乳突孔の近くまで剖出できていると，その枝が茎突舌骨筋と顎二腹筋後腹に入るのが見える．

- **舌下神経[XII]** hypoglossal nerve は，舌筋を支配する神経である．ここでは舌下神経の枝がオトガイ舌骨筋と舌骨舌筋に入るのを確認できる．

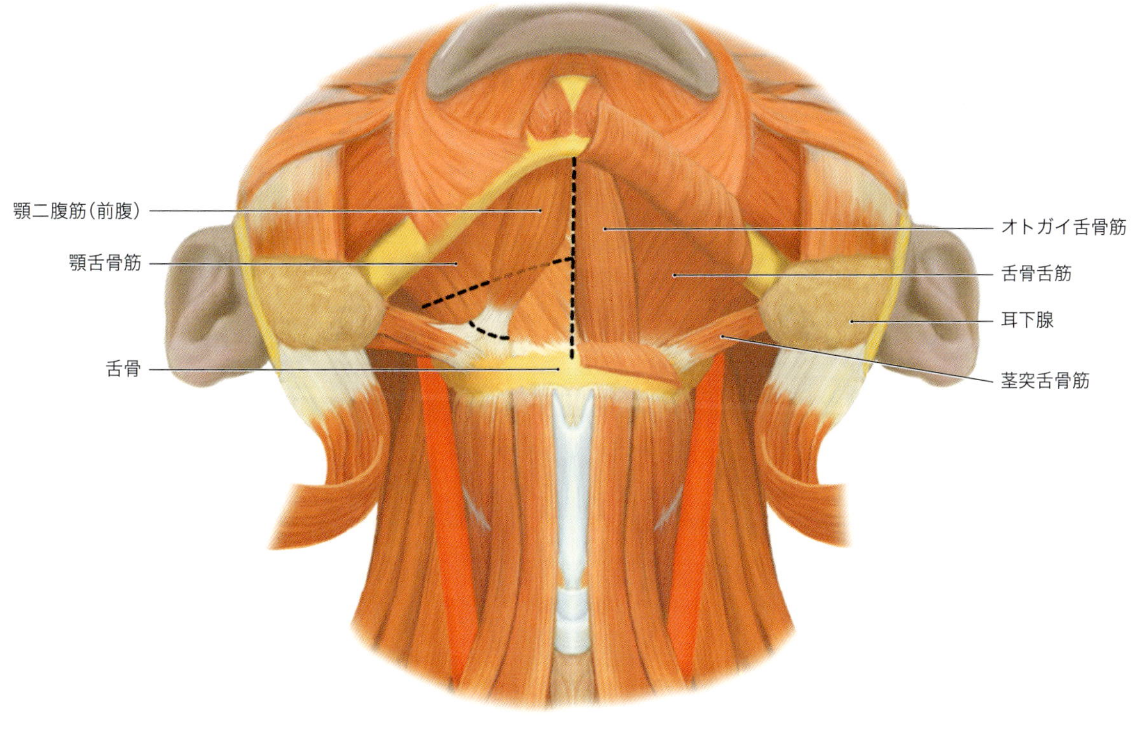

図8-6　舌骨上筋群と舌骨下筋群

多くの医学部では，遺体に保存処置をする段階ですでに脳が取り出されている．遺体からまだ脳が取り出されていない場合に，この節の解剖を行う．

頭蓋冠の切断

1. 頭頂部から左右の耳の前に向かって頭皮に縦と横に十字に切り込みを入れ，皮膚を四方にめくり返して帽状腱膜を露出させ，前頭筋と後頭筋を確認する．
2. 帽状腱膜を同様に十字に切断し，断端を四方に十分にめくり返して，頭蓋冠を露出させる．
3. 前方では眼窩上縁の上方約 2 cm，後方では外後頭隆起の上方約 2 cm のところで，頭蓋冠に鉛筆で目印をつける．両点をつなぐように頭蓋を一周し，鉢巻き状に鉛筆で目印線を引く．
4. 鋸を使って目印線に沿って切り込む．鋸で切り込むのは，骨の外板の緻密骨と板間層の海綿骨と内板の一部までにとどめ，深層の硬膜を傷つけないようにする．とくに側頭骨の鱗部は骨が薄いので，鋸が深く入らないように気をつける．頭蓋の厚さは個体によって異なるが，前頭部・後頭部でおおよそ 1 cm，側頭部で 5 mm 程度である．なお，前頭部には骨の中に前頭洞が広がることもある．
5. ノミを鋸による切れ込みに差し込み，木槌で軽く叩いて残った骨の内板の緻密骨を切断する．この操作を全周にわたって行い，頭蓋冠を切断する．
6. 切り離された頭蓋冠を持ち上げ，硬膜から引きはがして，頭蓋冠を取り去る．

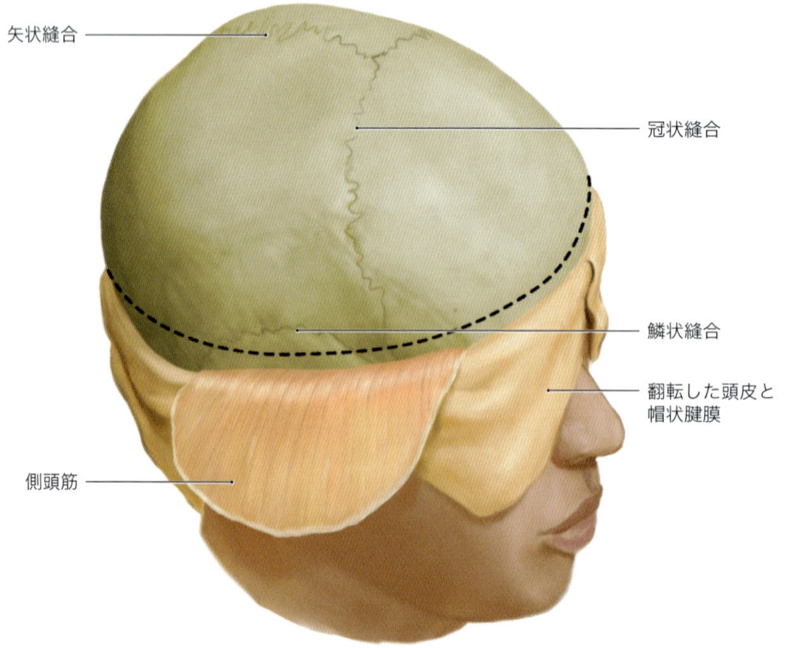

図8-7 頭蓋冠の切断

脳硬膜の切断

1. 上矢状静脈洞の位置を確かめ，その両側に沿って前後方向にハサミで硬膜を切り開く．
2. 切開の中央(頭頂)から切開に対して垂直(冠状方向)に，冠状面に沿って外側に向かって硬膜を切り開く．切り開かれた硬膜を外周に向かって十分にめくり返す(図8-8)．
3. 左右の大脳半球が大脳鎌によって隔てられているのを確認する．片手で前頭葉(大脳の前部)をそっと左右に押し開き，大脳鎌が鶏冠に付着しているところをハサミで切断する．
4. 大脳鎌を後ろに向かってめくり返し，大脳の表面を露出させる．
5. 側頭葉から後頭葉にかけて大脳を持ち上げて，大脳と小脳の間を隔てる小脳テントを観察する．小脳テントを両側とも，できるだけ骨の近くでメスを使って切る．

脳の取り出し

1. 前頭葉を片手で持ち上げながら，嗅球を篩板からはがす．
2. 脳を前の方からさらに持ち上げて，以下の構造を切断する．
   - 左右の視神経[II]，内頸動脈，動眼神経[III]，滑車神経[IV]，外転神経[VI]を切断する．
   - 正中線上で下垂体漏斗を切断する．
3. 大脳と脳幹をゆっくりと慎重に持ち上げて，以下の構造を左右で切断する．小脳テントで脳が破損しないように気をつける．
   - 内耳道の近くで顔面神経[VII]，内耳神経[VIII]を切断する．
   - 頸静脈孔の近くで舌咽神経[IX]，迷走神経[X]，副神経[XI]を切断する．
   - 舌下神経管の近くで舌下神経[XII]を切断する．
4. 大後頭孔を通る脊髄と椎骨動脈は，柄の長いメスで頭蓋腔から切断する．
5. 小脳の下に手をかけて脳全体を持ち上げると，頭蓋から取り出すことができる．

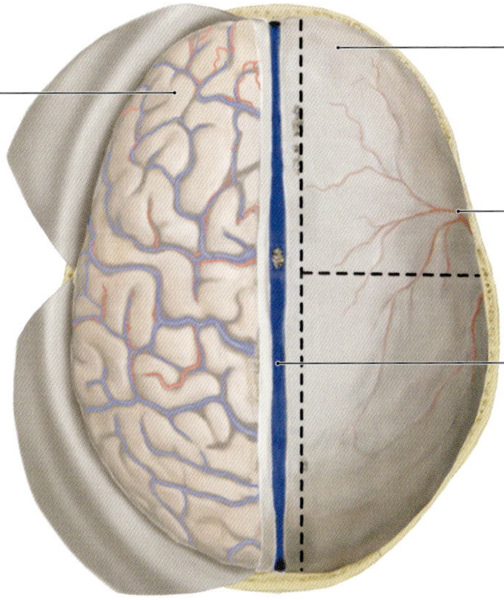

図8-8　脳硬膜の切断
点線に沿って脳硬膜を切る．

282 第6節 頭蓋腔で硬膜静脈洞を解剖する

脳硬膜の観察

すでに脳が取り出されている遺体では，この項目の作業を行う．

1. 頭皮にはすでに切れ目が入っている．頭皮を切れ目からめくり返して頭蓋冠を露出する．
2. 頭蓋冠はすでに鋸で一度切断されている．頭蓋の上部を取り外す．
3. 脳硬膜の上面で，上矢状静脈洞の位置を確かめる．静脈洞の周囲の硬膜から，クモ膜顆粒が突出するのを見出す．頭蓋冠の内面にはこれに対応する浅い窪みが見られる．
4. **大脳鎌** cerebral falx が，上面の脳硬膜から正中に垂れ下がっている．大脳鎌は左右の大脳半球を分けている．大脳鎌の後方部は小脳テントにつながる．
5. **小脳テント** cerebellar tentorium が，後頭蓋窩の庇(ひさし)を作るように水平に広がっている．小脳テントは大脳半球と小脳との間を分けている．

硬膜静脈洞の観察

1. 硬膜を適当にはぎ，以下の硬膜静脈洞を同定し，内腔を切り開いて走行を観察する．

- **上矢状静脈洞** superior sagittal sinus は，大脳鎌の上縁に沿って後方に走り，静脈洞交会で直静脈洞と合流する．
- **下矢状静脈洞** inferior sagittal sinus は，大脳鎌の下縁に沿って後方に走る．**直静脈洞** straight sinus となって大脳鎌と小脳テントの結合線に沿って後方に走り，静脈洞交会で上矢状静脈洞と合流する．直静脈洞の起始部には大大脳静脈が合流するが，脳を取り出す際にちぎれている．
- **横静脈洞** transverse sinus は，静脈洞交会から始まり，小脳テントの基部に沿って左右に走り，錐体の後面に達すると，小脳テントの基部から離れてS状静脈洞になる．
- **S状静脈洞** sigmoid sinus は，錐体の後面を弯曲しながら内側に向かい，頸静脈孔に達する．

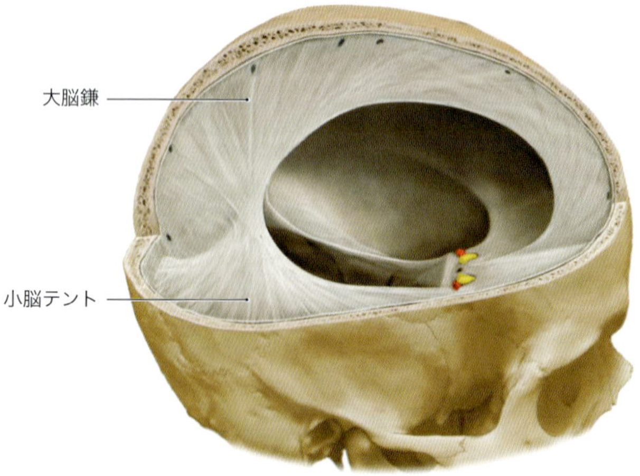

図8-9 大脳鎌と小脳テント(側面)

2. **海綿静脈洞** cavernous sinus が，下垂体の右と左に広がるのを，硬膜の表面を切り開いて確認する．左右の海綿静脈洞は，下垂体の前後にある**海綿間静脈洞** intercavernous sinus によってつながれている．海綿静脈洞が以下の静脈洞によって周囲につながるのを硬膜の表面から観察する(☞ 299 頁)．
- **上錐体静脈洞** superior petrosal sinus は，錐体の上縁で小脳テントの基部に沿って走り，横静脈洞に注ぐ．
- **下錐体静脈洞** inferior petrosal sinus は，錐体の後方下縁を外後方に向かい，頸静脈孔のあたりでS状静脈洞に注ぐ．

下垂体の取り出し

1. **下垂体** pituitary gland をぶら下げている**漏斗** infundibulum の断端を確認する．下垂体を収めるトルコ鞍の上面には，硬膜の折れ込みである**鞍隔膜** sellar diaphragm が張っていて，小さな丸い開口部を漏斗が通り抜けている．
2. 鞍隔膜をぐるりと切り，下垂体の周囲にピンセットを差し入れて引き上げる．下垂体の後部が骨膜と密着しているので，骨からはがすように丁寧に引き出す．
3. 下垂体の形状を観察する．
- **前葉** anterior lobe は，腺下垂体とも呼ばれる．後葉との間には浅いくびれがある．
- **後葉** posterior lobe は，神経下垂体とも呼ばれる．

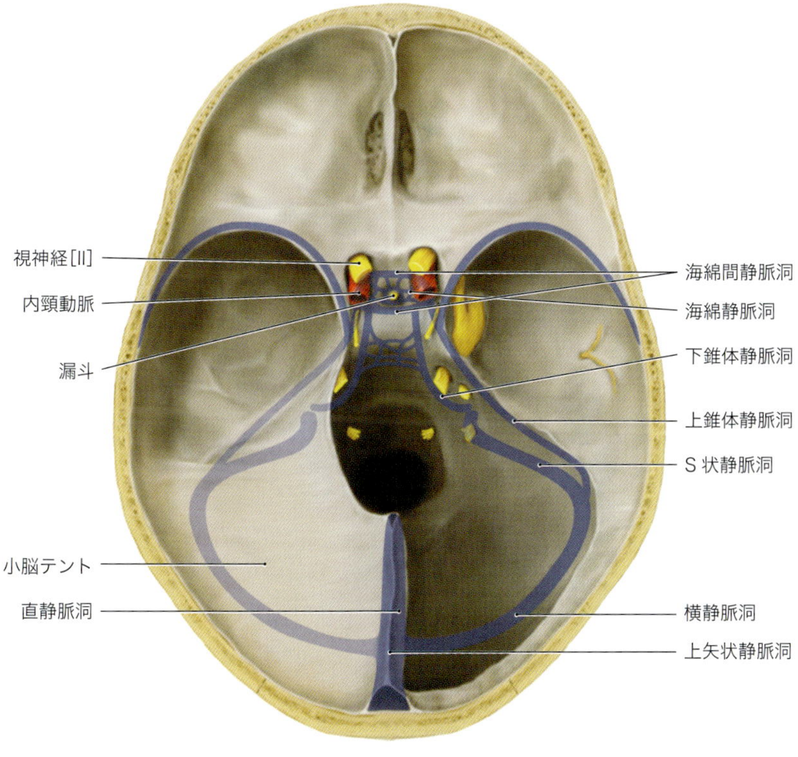

図8-10 硬膜静脈洞(内頭蓋底)

頭部と体幹をつなぐ血管・神経の切断

頭部と頸部の解剖をやりやすくするために，頭部と頸部の内臓を体幹から切り離す．そのための準備作業の第1段階として，頭部と体幹をつなぐ血管・神経・筋などを切断しておく．

1. 食道および伴行する迷走神経[X]を，気管分岐部のやや下方で切断する．
2. 以下の手順で，大動脈とその枝を体幹から引きはがす．
   ① 上行大動脈を心膜から引きはがす．
   ② 胸大動脈から出る枝を切断し，横隔膜の動脈管索より2横指遠位の高さで胸大動脈を切断する．
   ③ 鎖骨下動脈を遠位端(腋窩動脈への移行部)で切断する．
   ④ 鎖骨下動脈から分かれる枝(椎骨動脈，上行頸動脈，肋頸動脈)を切断する．
3. 以下の手順で，上大静脈とその支流を体幹から引きはがす．
   ① 上大静脈を心膜から引きはがす．
   ② 奇静脈を上大静脈への流入部近くで切断する．
   ③ 鎖骨下静脈を遠位端(腋窩静脈との境界)で切断する．
   ④ 鎖骨下静脈と内頸静脈に注ぐ枝をすべて切断する．

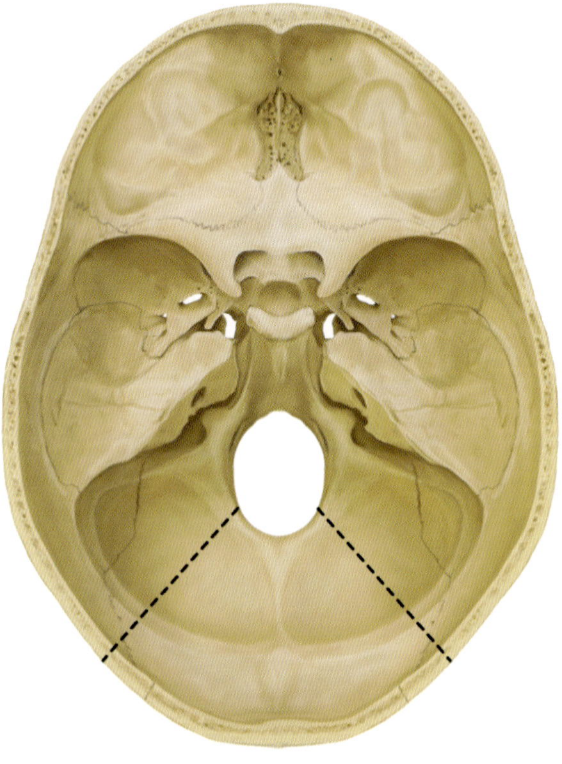

図8-11 頭蓋後部の切断
点線に沿って鋸で切断する．

4. 頭部と体幹をつなぐ神経に色糸で印をつけて切断する．
   - 副神経[XI]は，僧帽筋に入る手前で切断する．
   - 交感神経幹は，星状神経節より下で切断する．交感神経と頸神経の交通枝を切断する．
5. 頸部内臓を大動脈弓とともに前方に持ち上げ，頸椎と椎前筋から引き離す．咽頭と脊柱の間に手を入れて咽頭後隙を広げ，頭蓋底の近くまで手を進めて，頸部内臓と脊柱の間をできるだけ分離する．

後頭部の関節周囲の開放

頭部の切り離しの準備作業の第 2 段階として，環軸関節と環椎後頭関節の周囲を開放する．

1. 後頭下の筋をメスを使って取り除いて，環椎(第 1 頸椎)と軸椎(第 2 頸椎)の背面を露出する．
2. 第 1 頸椎と上位頸椎の椎弓を，ノミを使って取り除く．脊髄硬膜とそれを覆う疎性結合組織・静脈叢が現れる
3. 以下の手順で，大後頭孔の後方で後頭骨の一部を切り取る．
   ① 頭蓋腔の後部で，硬膜静脈洞(横静脈洞，S 状静脈洞)を観察する(☞ 282 頁)．
   ② 後頭部の頭皮を正中線で切断する．硬膜を温存するために，頭蓋腔で大後頭孔の後ろの硬膜を後頭骨から引きはがす．
   ③ 頭蓋の後外側から大後頭孔に向かって鋸で後頭骨に縦の切れ目を入れる．切断面が正中から 45° になるようにして，大後頭孔に達するまで鋸を進める．錐体および頸静脈孔を温存するよう切断面を設定する．この操作を右と左で行うと，後頭骨の大後頭孔より後方の部分が楔形に取り除かれる(図 8-11)．
4. 脊髄硬膜を切り取って脊髄を露出する．上位の頸神経の根を切断して，残っている脊髄を取り出す．

環軸関節の切断

頭部の切り離しは2段階で行う.

第1段階では環軸関節を切断して,頭蓋を**環椎** atlas(第1頸椎)がついたまま取り外す.

1. 脊柱管に残存する脊髄を取り除いてから,脊柱管前壁の脊髄硬膜をはがして,深層に現れる後縦靱帯を観察する.第1頸椎の高さでは蓋膜を観察する.

- **後縦靱帯** posterior longitudinal ligament は,椎体の後面を連結する靱帯で,脊柱管の前壁を縦に走る.前縦靱帯とともに脊柱を固定する.
- **蓋膜** tectorial membrane は,後縦靱帯が第3頸椎より上方で左右に広がり,後頭骨に付着する部分である.

2. 後縦靱帯(蓋膜)を下から十分にめくり返して取り除き,正中環軸関節を後方から観察できるようにする.**軸椎** axis(第2頸椎)の**歯突起** dens がやや白っぽく盛り上がっているのを目印に,歯突起の位置を確認する.
3. 環椎と軸椎の間にメスを差し込んで,正中環軸関節と外側環軸関節を切断する.以下の手順で行う.

① 歯突起の左右両側で縦方向にメスを深く差し込む.歯突起の上縁で横方向にメスを深く差し込む.すなわち歯突起の周りに「Π」の形にメスで深く切り込みを入れる.この操作により,正中環軸関節が後方から開放され,歯突起を固定する靱帯(環椎十字靱帯,翼状靱帯,歯尖靱帯)が切断されたことになる.

- **正中環軸関節** median atlanto-axial joint は,軸椎の歯突起が,環椎の前弓の窪みにはまり込んだ関節で,後面を環椎横靱帯により補強されている.

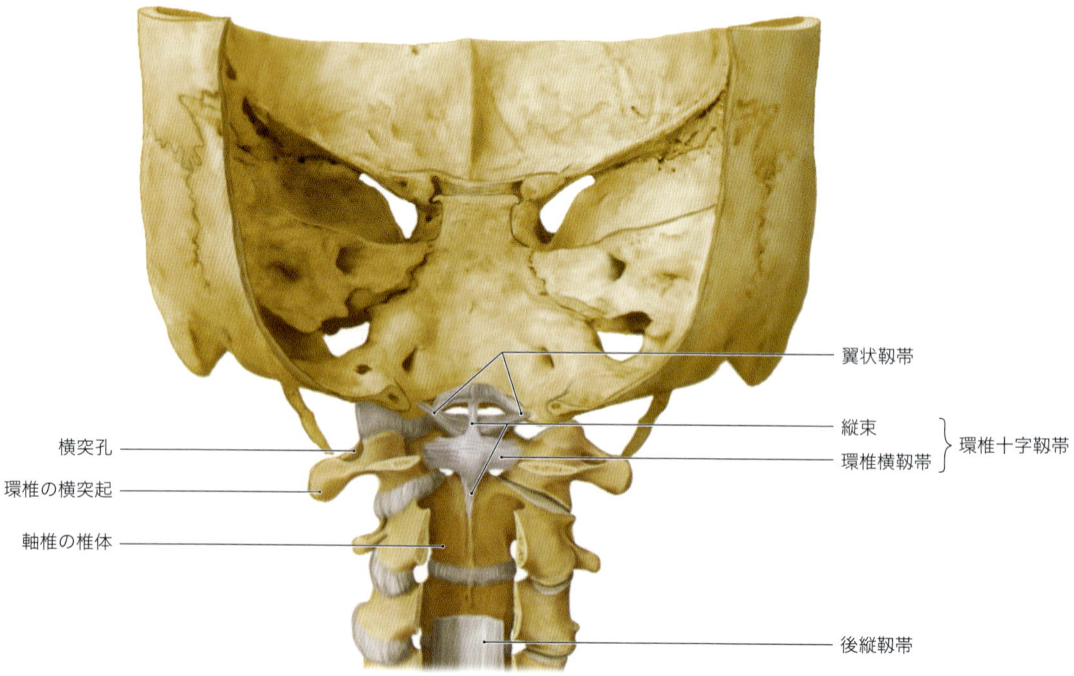

図8-12 環軸関節(後面)

②「Π」の形に切られた断片をピンセットで持ち上げて，下層に歯突起を確認する．

③ 後頭骨に停止する固有背筋を取り除いて，外側環軸関節を露出する．

- **外側環軸関節** lateral atlanto-axial joint は，軸椎の上関節突起と環椎の外側塊との間の関節である．

④ 頭を左右に動かして，椎骨の間の動きから外側環軸関節の位置の見当をつける．外側環軸関節の関節包に外側からメスを入れて切り開く．頸部内臓と脊椎との間の隙間を横から確かめながらメスをもう少し深く差し込み，さらに頭を左右に動かして関節の隙間を開くようにして，環軸関節が十分にぐらつくようにする．メスを深く入れすぎて頸部内臓を傷つけることがないように，外側環軸関節の前方にピンセットの柄を差し入れて作業するとよい．

4. 遺体を背臥位（あおむけ）にして，頸部内臓を持ち上げて脊柱から引き離し，脊柱の上端部が見えるようにする．脊柱の前面に頸長筋と頭長筋を同定し，環椎横突起の高さを確認する．環椎のすぐ下の高さで脊柱の前面に横方向にメスを入れて，頸長筋と頭長筋を切断する．さらに外側環軸関節の関節包の残っている部分も切断する．こうして，環軸関節が切断されて，頭部が環椎とともに切り離される．

環椎後頭関節の切断

頭部の切り離しの第2段階では，環椎を頭蓋から取り外す．環椎後頭関節の前方の脳神経と脈管を破壊しないよう，十分に注意しながら作業すること．

1. 環椎を以下の手順で頭蓋から取り外す．

① 環椎と頭蓋をつなぐ筋（前頭直筋，外側頭直筋）を切断する．

② 環椎の前弓を骨鉗子で取り除く．残った環椎と**後頭骨** occipital bone の間にメスを差し込んで，**環椎後頭関節** atlanto-occipital joint の関節包を切断する．関節包がある程度切れたら，骨鉗子で環椎をつかんで動かして関節の隙間を開くようにして，さらに関節包を切るようにする．

③ 環椎が後頭骨からはずれたら，両骨の関節面をよく観察しておく．

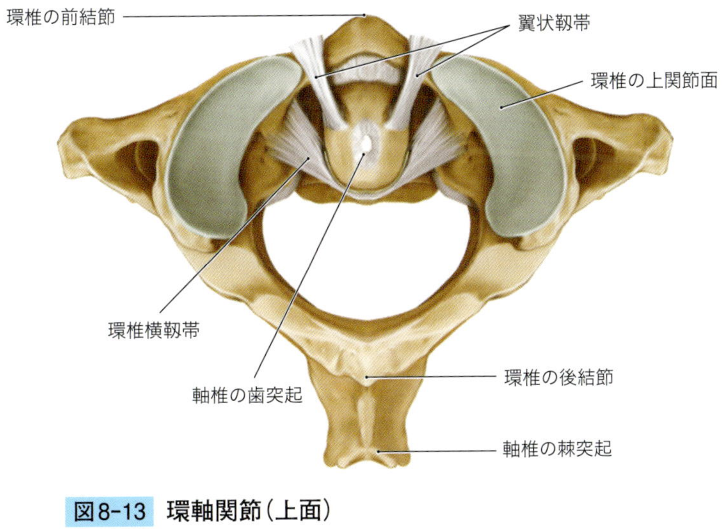

図8-13　環軸関節（上面）

288
第9節 咽頭壁と頸動脈鞘周辺を解剖する

咽頭壁の解剖

咽頭の背面から，咽頭壁を構成する筋と周辺の血管・神経を解剖する．

1. 咽頭の後面の結合組織(頬咽頭筋膜の一部)を取り除いて咽頭の筋層を露出する．
2. 咽頭の筋層は，起始の異なる3つの筋に分かれる．筋の境界を明らかにして3つの筋を剖出する．停止はいずれも咽頭縫線である．

- **上咽頭収縮筋** superior constrictor は，翼突下顎縫線(翼状突起と下顎骨をつなぐ結合組織索)から起こる．筋束の一部は後頭骨の下面(咽頭結節)に停止する．
- **中咽頭収縮筋** middle constrictor は，舌骨の大角と茎突舌骨靱帯の下部から起こる．この筋の上縁を剖出し，深部にある上咽頭収縮筋との境界を明らかにする．
- **下咽頭収縮筋** inferior constrictor は，甲状軟骨と輪状軟骨から起こる．この筋の上縁を剖出し，深部にある中咽頭収縮筋との境界を明らかにする．

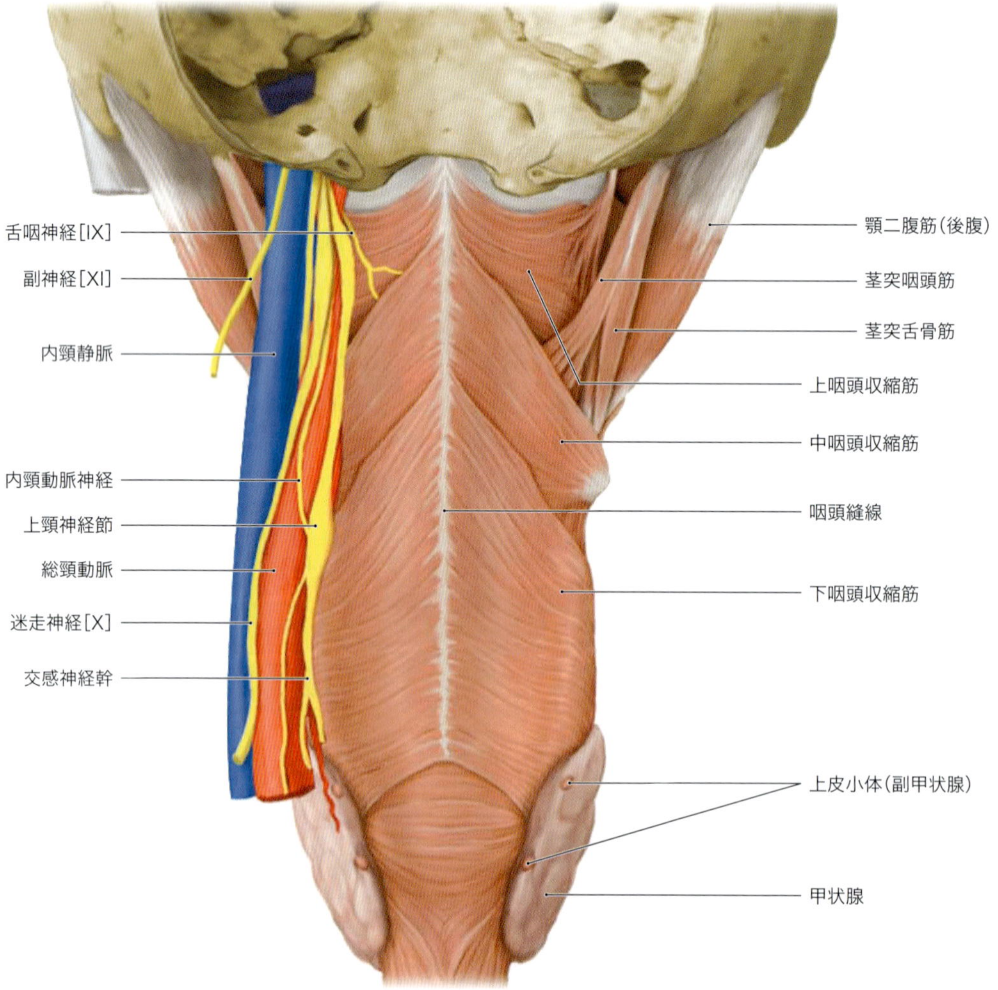

図8-14 咽頭の後壁

3. 上咽頭収縮筋と中咽頭収縮筋の間で茎突咽頭筋を同定し，剖出する．
 • **茎突咽頭筋** stylopharyngeus は，茎状突起の内側面から起こり，上・中咽頭収縮筋の間を通って咽頭壁に入り込み，咽頭壁内面に停止する．舌咽神経[IX]によって支配される．
4. **舌咽神経[IX]** glossopharyngeal nerve を同定・剖出し，色糸で目印をつけておく．舌咽神経は茎突咽頭筋の後方から外側へ回り，上・中咽頭収縮筋の間を通って咽頭に入る．
5. 咽頭の後外側面で**咽頭神経叢** pharyngeal plexus を同定する．咽頭神経叢には以下の神経からの枝が入っている．
 • 舌咽神経[IX]：咽頭粘膜への感覚線維
 • 迷走神経[X]：咽頭収縮筋への運動線維
 • 交感神経幹の上頸神経節からの枝：血管運動性線維

頸動脈鞘周辺の解剖

1. 後方から頸動脈鞘の内容を同定し剖出する．内頸動静脈をできるだけ上方にたどる．内頸動脈の外側に内頸静脈がある．
2. 3本の脳神経が頸静脈孔を通って出てくるところで同定し剖出する．これらの神経は内頸静脈の内側に位置する．
 ① 舌咽神経[IX]は，内頸動脈と外頸動脈の間を通って茎突咽頭筋に近づく．末梢部はすでに剖出した．
 ② **迷走神経[X]** vagus nerve は，頸動脈鞘の中で内頸動脈と内頸静脈の後方に位置する．頸根部と後縦隔での走行はすでに観察した☞119, 135頁)．ここでは，以下の枝を剖出する．
 • **上喉頭神経** superior laryngeal nerve は，頭蓋底の約2.5 cm下で迷走神経[X]から分かれて喉頭に向かう．
 • 咽頭枝は，頭蓋底の近くで分かれ，咽頭神経叢に加わる．
 ③ **副神経[XI]** accessory nerve は，内頸動静脈の間を下行する．胸鎖乳突筋と僧帽筋に分布するところはすでに観察した(☞20, 22頁)．
3. すでに剖出した**舌下神経[XII]** hypoglossal nerve(☞273頁)を後方および上方にたどる．内頸動静脈の間を通って頭蓋底に達するところまで追求する．
4. 頸部で剖出した**交感神経幹** sympathetic trunk を上方にたどり(☞119頁)，上頸神経節を同定する．交感神経幹は頸動脈鞘の後内側に位置する．上頸神経節の上端から出た**内頸動脈神経** internal carotid nerve が内頸動脈に沿って上行するのを確認する．

290 第10節 咽頭を切り開いて内面を観察する

咽頭後方から内腔の観察

咽頭の後壁を切り開いて内腔を観察する．食道と続けて下のほうからハサミで切り開くとよい．

1. 咽頭の天井(咽頭円蓋)を確認する．この付近の咽頭粘膜には**咽頭扁桃** pharyngeal tonsil があり，表面があばた状になっている．
2. 咽頭腔は前方で鼻，口，喉頭の3つの腔につながっている．これに対応して咽頭は3つの部位に分かれる．咽頭鼻部，咽頭口部，咽頭喉頭部である．

- **咽頭鼻部** nasopharynx は，鼻の後方で軟口蓋の上方にある．鼻腔の後方の出口である後鼻孔を観察する．側壁で耳管咽頭口を確認する．
- **咽頭口部** oropharynx は，口腔の後方に位置する．軟口蓋より下で舌骨までの範囲である．
- **咽頭喉頭部** laryngopharynx は，喉頭の後方に位置する．舌骨から輪状軟骨の下縁までの範囲である．

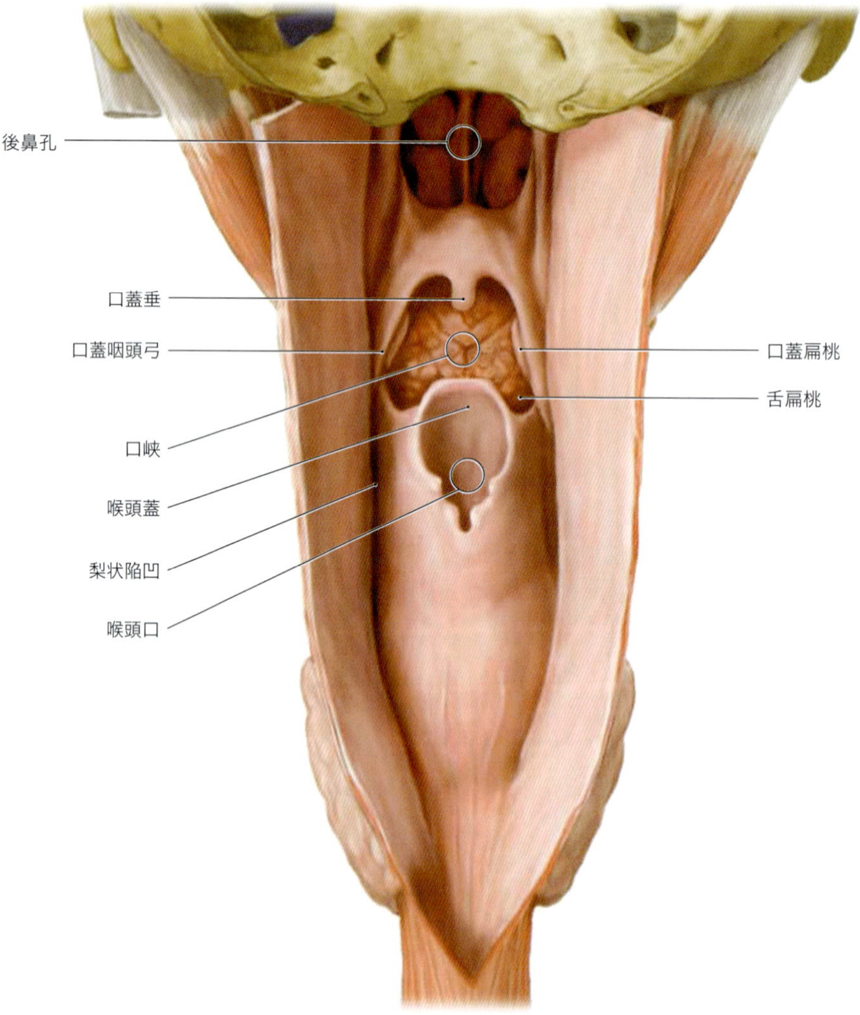

図8-15 咽頭の内腔(後面)

3. 口腔と咽頭との境界を**口峡** fauces という．以下の観察を行う（図8-25 ☞ 302 頁）．
    - 口峡の床で舌根の表面では**有郭乳頭** vallate papillae が V 字形の列になって並んでいる．有郭乳頭の列の後ろに分界溝がある．分界溝より後方の粘膜は**舌扁桃** lingual tonsil のためにあばた状になっている．
    - 口峡の側面で**口蓋舌弓** palatoglossal arch と**口蓋咽頭弓** palatopharyngeal arch を同定する．2 つの弓の間の窪みに**口蓋扁桃** palatine tonsil が存在する．
    - 口峡の天井で軟口蓋の後縁に**口蓋垂** uvula が垂れ下がっている．軟口蓋の後半の部分は**口蓋帆** soft palate と呼ばれ，よく運動する．
4. **喉頭蓋** epiglottis は喉頭口の前壁を作っている．喉頭口の側壁はヒダとなって持ち上がっている．喉頭口の両脇には梨状陥凹という大きな窪みがある．
    - **梨状陥凹** piriform recess の内側壁は輪状軟骨，外側壁は甲状軟骨，後壁は下咽頭収縮筋である．
5. 咽頭と食道の境界を観察する．下咽頭収縮筋は食道の輪状筋に続いている．咽頭内面の粘膜には縦走する粘膜ヒダが出現し，内腔も狭まっている．

Lecture

扁桃

消化管と呼吸器の粘膜には，リンパ小節が散在している．小さな孤立リンパ小節のほかに，複数のリンパ小節が集まった大型の集合リンパ小節がある．舌扁桃，口蓋扁桃，咽頭扁桃は，こうした集合リンパ小節の一種である．

扁桃は，ドイツ語で Mandel，フランス語で amygdale と呼ばれるが，これはアーモンドを意味する語で，口蓋扁桃の形からなぞらえたものである．日本語の扁桃もアーモンドの異名である．

リンパ小節には，リンパ球や樹状細胞が集まっていて，外来の微生物に対する生体防御の場になっている．粘膜に見られる孤立リンパ小節と集合リンパ小節は，**粘膜付属リンパ組織** mucosa-associated lymphatic tissue (MALT) と呼ばれている．

喉頭，気管，甲状腺の切り出し

喉頭と気管および甲状腺を一括して取り出す．

1. 喉頭に分布する血管と神経を観察する．観察の邪魔になる舌骨下筋群は適当に切断する．
   - **上喉頭神経** superior laryngeal nerve の外枝は，上甲状腺動脈と並行して走り，喉頭筋の 1 つ(輪状甲状筋)に分布する(図8-18 ☞ 295 頁)．
   - 上喉頭神経の内枝は，上喉頭動脈と伴行しながら，甲状舌骨膜を貫いて喉頭内面の粘膜に分布する．
   - **下喉頭神経** inferior laryngeal nerve は，反回神経の上方への延長で，下咽頭収縮筋の下端からその深層に進み，喉頭後壁に達して喉頭筋群に分布する(図8-18 ☞ 295 頁)．
2. 喉頭と周辺の構造をひとまとめにして頭部から切り離す．以下の手順で行う．

① 甲状舌骨筋を筋腹で切断して断端をめくり返し，甲状舌骨膜を露出する．

② 上喉頭神経を，内枝と外枝の分岐点よりも上方で切断する．

③ 上甲状腺動脈を適当な高さで切断する．

④ 甲状腺の下縁の高さで，総頸動脈，内頸静脈，迷走神経[X]，交感神経幹を切断する．

⑤ 喉頭蓋を指で押し下げながら，舌根と喉頭蓋の間の高さでメスを横に入れて，甲状舌骨膜まで切断する．

これにより，喉頭・咽頭下部・甲状腺・大血管がひとまとめに頭部から切り離される．

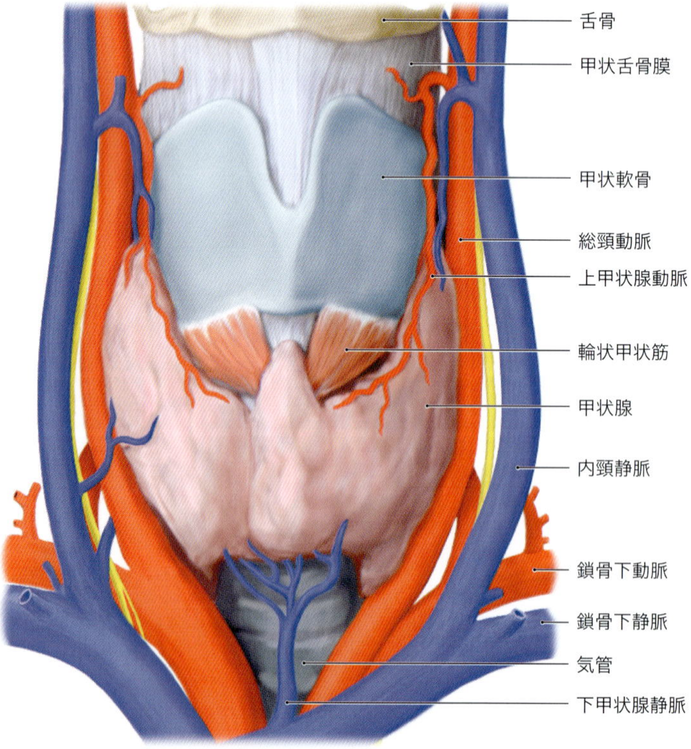

図8-16 頸部内臓(前面)

甲状腺の観察

1. **甲状腺** thyroid gland の右葉と左葉を同定する．2 つの葉は峡部によってつながっている．峡部から上方に伸びる錐体葉がしばしば見られる．
2. 甲状腺と周囲の位置関係を確認する．左右の葉は甲状軟骨・輪状軟骨・上位の気管軟骨に接する．峡部は第 2～3 気管軟骨の前にある．
3. 甲状腺に出入りする血管を復習する．いずれもすでに切断されている．
   - **上甲状腺動脈** superior thyroid artery は，外頸動脈の枝で，甲状腺の上端に入る．
   - **下甲状腺動脈** inferior thyroid artery は，甲状頸動脈（鎖骨下動脈の枝）の枝で，甲状腺の下端に入る（☞ 35 頁）．
4. 甲状腺を気管と喉頭からはがし取る．甲状腺の重さを計測する．甲状腺の重量の基準値は 15 g である．
5. 甲状腺の後面を調べて，上皮小体を同定する．
   上皮小体（副甲状腺） parathyroid gland は直径約 5 mm で，甲状腺よりも濃い色をしていることが多い．通常は片側に 2 つずつある（図8-14 ☞ 288 頁）．

気管の観察

1. 気管から食道をできるだけ引き離して，咽頭と食道の移行部のやや下で食道を切断する．
2. **気管** trachea と**気管支** bronchus の形を前方から観察する．胸部で観察した気管支の左右差を確認する（☞ 117 頁）．
3. 気管の前面と側面は**気管軟骨** tracheal cartilages のために膨れているが，後面の**膜性壁** membranous wall は軟骨がなく扁平である．
4. 気管と気管支の後面の膜性壁を縦に切り開いて内面を観察する．**気管分岐部** tracheal bifurcation で，分岐の股のところに位置する**気管竜骨** carina of trachea を同定する．

Clinical View

気管切開

上気道が閉塞した患者や呼吸不全患者の気道を確保するために，気管切開を行うことがある．気管の前壁を横に切り開いてチューブを気管内へ挿入し固定する．気管切開をする場合は，甲状腺の峡部を避けて第 1～2 気管軟骨の高さで行うか，甲状腺の峡部を縦に切断して第 3～5 気管軟骨の高さで行う．

喉頭の構成

喉頭 larynx は，咽頭の前方に位置し，肺に向かう気道の入口をなす．喉頭の内部にある**声門** glottis は，気道の開閉，また発声時に音波振動発生に機能する．喉頭の観察と解剖に先立って，喉頭の軟骨と主要な構造について学習する．

1. **喉頭蓋軟骨** epiglottic cartilage は，ハート型をした無対の軟骨で，舌と舌骨の後方に位置し，靱帯によって舌骨から吊されている．下部は細くなって甲状軟骨板の正中部に結合組織性に付着している．
2. **甲状舌骨膜** thyrohyoid membrane は，甲状軟骨上縁と舌骨をつないでいる．舌骨上筋群と舌骨下筋群により舌骨が動かされると，喉頭も一緒に動かされる．
3. **甲状軟骨** thyroid cartilage は，喉頭の前面に位置し体表から触れることができる．右板と左板が正中で融合し，喉頭隆起という高まりを作っている．後端は上下に突き出て上角と下角を作る．下角は輪状軟骨との間に輪状甲状関節を作る．
4. **輪状軟骨** cricoid cartilage は，甲状軟骨の下部に隠れており，指輪に似ている．後部の幅広い部分は板と呼ばれ，前方の狭い部分は弓と呼ばれる．板の上面に披裂軟骨が乗っている．
5. **披裂軟骨** arytenoid cartilage は，1 対の錐体形の軟骨で，輪状軟骨との間に輪状披裂関節を作る．筋突起は喉頭内の筋の付着部になっており，声帯突起は声帯靱帯の付着部になっている．
6. **声帯靱帯** vocal ligament は，前端が甲状軟骨の内面に，後端が披裂軟骨の声帯突起に付着する．

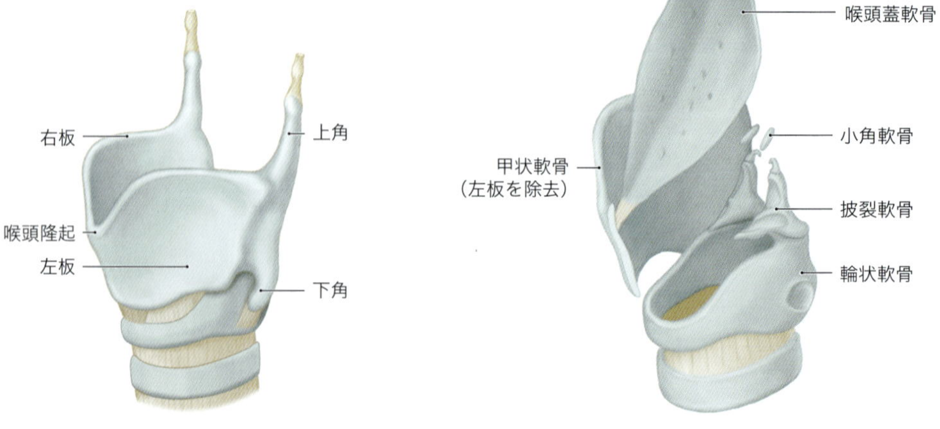

図8-17 甲状軟骨（左）とその他の軟骨（右）

喉頭外面の解剖

喉頭の外面から喉頭の筋を解剖する．

1. **輪状甲状筋** cricothyroid を喉頭の前面と外側面で同定する．輪状甲状筋は，輪状軟骨の外側面から起こり，甲状軟骨の下縁に停止する．甲状軟骨を前屈して声帯ヒダを引き伸ばす．上喉頭神経の外枝によって支配される．
2. **後輪状披裂筋** posterior crico-arytenoid を，咽頭の前壁で剖出する．喉頭口の下方の粘膜に触れて輪状軟骨板の位置を確認し，その部の粘膜を薄くはぐと筋が現れる．後輪状披裂筋は輪状軟骨板の後面から起こり，披裂軟骨の筋突起に停止する．披裂軟骨を回転して，声帯突起を外転する(図8-20 ☞ 296 頁)．
3. 披裂筋を後輪状披裂筋の上方で剖出する．輪状軟骨板の上方に披裂軟骨があり，その部の粘膜を薄くはぐと筋が現れる．

   披裂筋には，**斜披裂筋** oblique arytenoid と**横披裂筋** transverse arytenoid の 2 つがある．披裂筋は左右の披裂軟骨をつなぎ，披裂軟骨を正中に引き寄せる．

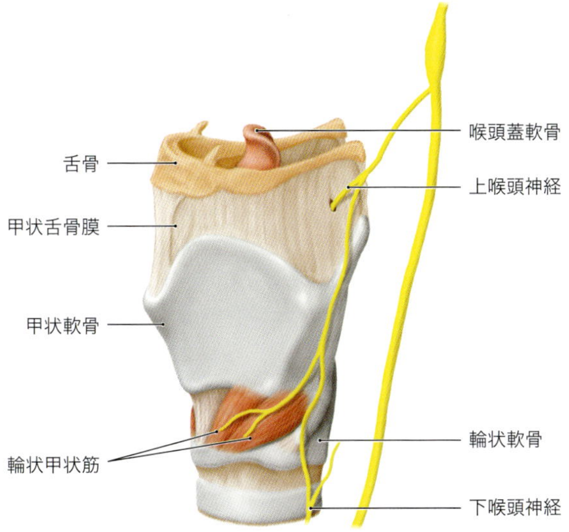

図8-18　喉頭(左外側面)

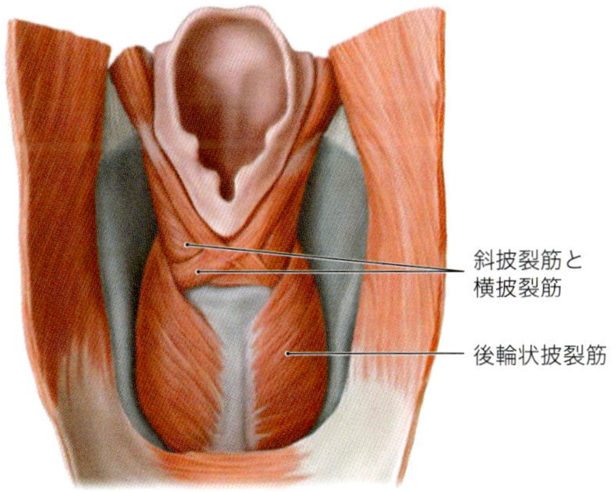

図8-19　喉頭の筋(後面)

甲状軟骨の内がわの解剖

1. 左の甲状軟骨板を以下の手順で取り外す．
 ① 左の輪状甲状関節を外しておく．
 ② 左側で甲状舌骨膜を甲状軟骨のすぐ上で横方向に切る．
 ③ 甲状軟骨板を正中線から1cm左で，ハサミを使って垂直に切る．
 ④ 甲状軟骨板を輪状甲状筋でつながれたまま下方にひるがえす．
2. **外側輪状披裂筋** lateral crico-arytenoid を同定する．この筋は輪状軟骨弓から起こり，披裂軟骨の筋突起に停止する．披裂軟骨を回転し，声帯突起を内転する．
3. **甲状披裂筋** thyro-arytenoid を外側輪状披裂筋の上方で同定する．この筋は甲状軟骨の内面から起こり，主部は披裂軟骨の前面に停止するが，上部は喉頭蓋に向かって拡散するため喉頭室を外側から覆う．披裂軟骨を前方に引いて，声帯ヒダをゆるめる．
4. 喉頭の内腔を上方から見て2種類のヒダを観察する．
 - **前庭ヒダ** vestibular fold は，上にある小さなヒダで，声帯ヒダを保護する．左右の前庭ヒダの間の狭い部分が前庭裂である．
 - **声帯ヒダ** vocal fold は，下にある大きいヒダで，左右の声帯ヒダの間の狭い部分が**声門裂** rima glottidis である．声帯ヒダと声門裂を総称して**声門** glottis という．

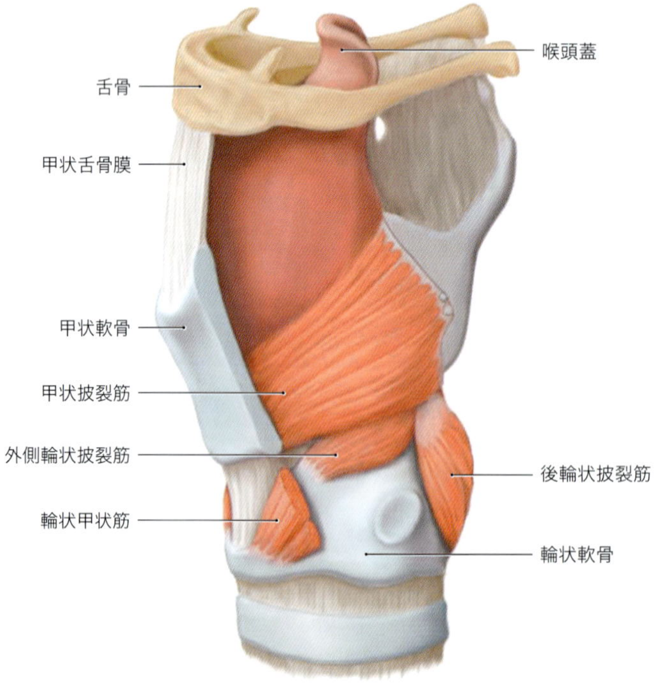

図8-20 喉頭の内部（左側面）

喉頭の内腔の解剖

1. 輪状軟骨板を含む喉頭の後壁を正中線で切り開き，気管後壁の切開につなげる．切断面で輪状軟骨を押し開くと，喉頭の内腔を観察できる．
2. 喉頭の内腔が 3 部に分かれるのを観察する．
   - **喉頭前庭** laryngeal vestibule は，前庭ヒダよりも上の部分．
   - **喉頭室** laryngeal ventricle は，前庭ヒダと声帯ヒダの間の凹み．
   - **声門下腔** infraglottic cavity は，声帯ヒダより下で気管への移行部．
3. **声帯靱帯** vocal ligament を，声帯ヒダの粘膜を薄くはいで剖出する．声帯靱帯は甲状軟骨の内面と披裂軟骨の声帯突起の間をつないでいる．
4. **弾性円錐** conus elasticus を，声帯靱帯より下方の粘膜を薄くはいで剖出する．弾性円錐は声帯靱帯と輪状軟骨の間をつないでいる．
5. 喉頭の神経支配を復習する(☞ 292 頁)．
   - 上喉頭神経の外枝は，輪状甲状筋を支配する．
   - 上喉頭神経の内枝は，声帯ヒダより上の粘膜に分布する．
   - 下喉頭神経は，輪状甲状筋以外の喉頭筋を支配し，声帯ヒダより下の粘膜に分布する．

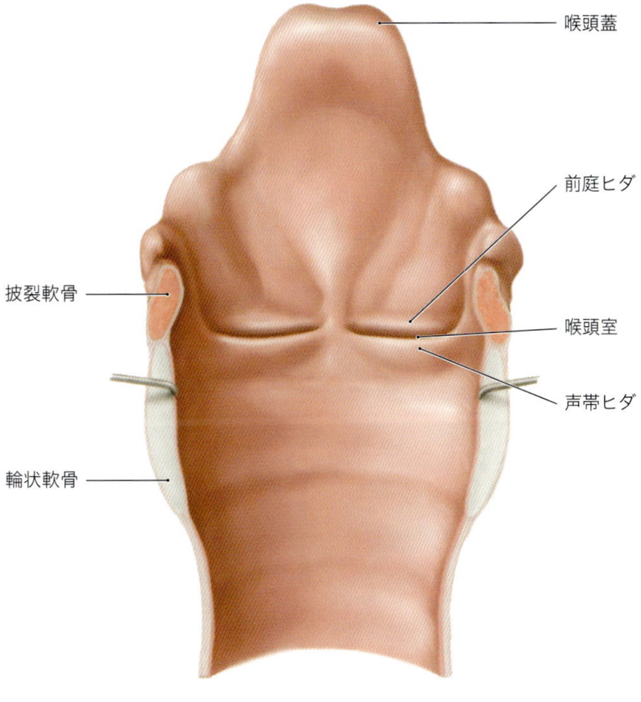

図8-21　喉頭の内腔(後面)
後壁を正中で切り，開いてある．

前頭蓋窩の観察と解剖

内頭蓋底は，前頭蓋窩・中頭蓋窩・後頭蓋窩の 3 つの部分に分かれている．

まず**前頭蓋窩** anterior cranial fossa の観察と解剖から始める．前頭蓋窩は大脳の前頭葉を収めている．

1. 前頭蓋窩の中央に**鶏冠** crista galli が突き出している．ここに付着していた大脳鎌は，すでに切断されている(☞ 281, 282 頁)．
2. 鶏冠の両側にある細長い凹みは**篩板** cribriform plate である．ここには**嗅球** olfactory bulb が乗っていた．

中頭蓋窩の観察と解剖

中頭蓋窩 middle cranial fossa では以下の神経・血管を観察する．中頭蓋窩は大脳の側頭葉を収めている．

1. **下垂体** pituitary gland を収めていた**トルコ鞍** sella turcica を確認する(☞ 347, 348 頁)．その両側に内頸動脈の断端を同定する．
2. **中硬膜動脈** middle meningeal artery の走行を，硬膜の表面から観察する(☞ 309 頁)．
3. **三叉神経[V]** trigeminal nerve の断端を確認する．硬膜をはがしながら前方にたどると三叉神経節に達する．三叉神経節から 3 本の大きな枝に分かれるのを確認する．

- 眼神経[V_1]は，眼窩領域に向かう．
- 上顎神経[V_2]は，上顎領域に向かう．
- 下顎神経[V_3]は，側頭下窩と下顎領域に向かう．

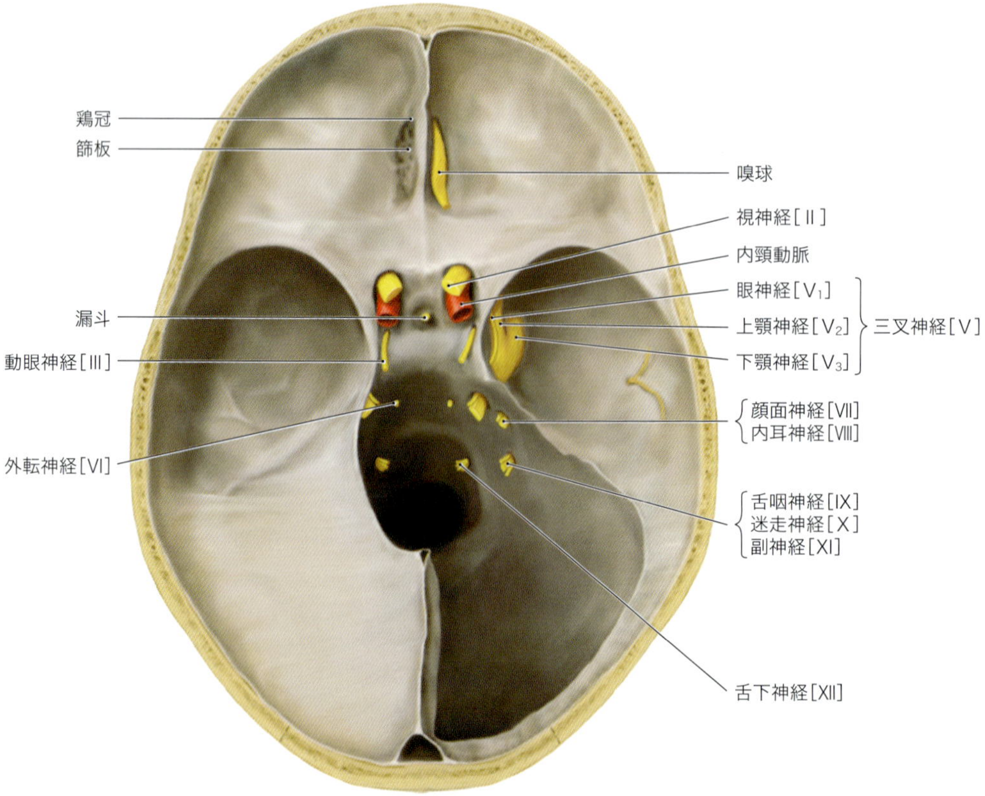

図8-22 内頭蓋底の脳神経

4. **視神経[II]** optic nerve を同定する．視神経は視神経管を通って眼窩に入る．
5. 蝶形骨の小翼の下方に上眼窩裂がある．上眼窩裂を通って眼窩に入る4本の神経を同定する．
   - **動眼神経[III]** oculomotor nerve は，トルコ鞍のすぐ外側で内頸動脈のやや後外側方に見出される．海綿静脈洞の外側壁に沿って前に進む．
   - **滑車神経[IV]** trochlear nerve の断端は細いため，硬膜を貫く部位で確認できないことが多い．動眼神経[III]の外側にある硬膜のヒダの中を丁寧に解剖すると見つかる．海綿静脈洞の外側壁に沿って前に進む．
   - **眼神経[V_1]** ophthalmic nerve は，三叉神経節から起こり，海綿静脈洞の外側壁に沿って前に進む．
   - **外転神経[VI]** abducent nerve の断端は，三叉神経[V]の断端の内側に見出される．海綿静脈洞内で内頸動脈の近くを前に進む．
6. **上顎神経[V_2]** maxillary nerve を確認し，硬膜をはぎながら三叉神経節から前方に正円孔までたどる．上顎神経は眼神経[V_1]の下方で海綿静脈洞の外側壁に沿って進む．正円孔を通って翼口蓋窩に出る．
7. **下顎神経[V_3]** mandibular nerve を確認し，硬膜をはぎながら三叉神経節から下方に卵円孔までたどる．下顎神経は卵円孔を通って側頭下窩に出る．
8. **海綿静脈洞** cavernous sinus の領域で，ピンセットを使って脳神経を脇によけながら内頸動脈を同定する．内頸動脈は以下の走行をとる．

① 頸動脈管を通って頭蓋内に入り，海綿静脈洞の中を前方に進む．
② 後上方に屈曲してから海綿静脈洞を出て，視神経[II]の近くに現れる．

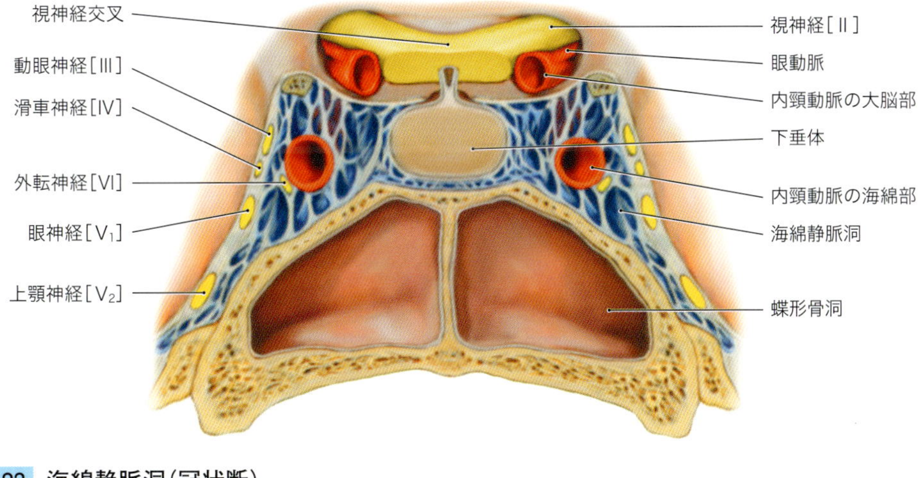

図8-23　海綿静脈洞(冠状断)

後頭蓋窩の観察と解剖

後頭蓋窩 posterior cranial fossa では以下の神経・血管を観察する．後頭蓋窩は脳幹と小脳を収めており，大後頭孔を通して脳幹と脊髄がつながっている(☞ 347, 348 頁)．

1. **顔面神経**[VII] facial nerve と**内耳神経**[VIII] vestibulocochlear nerve が，錐体の後面の内耳道に入るのを確認する．
2. 頸静脈孔は内耳道の下方に位置する．S 状静脈洞の下端を目印として，その内側に以下の神経が入るのを確認する．
   - **舌咽神経**[IX] glossopharyngeal nerve
   - **迷走神経**[X] vagus nerve
   - **副神経**[XI] accessory nerve
3. **舌下神経**[XII] hypoglossal nerve が舌下神経管に入ることを，後頭顆の内側面で確認する．

頭部の切半

頭部を正中で切断して，右半と左半に分割する．軟部をメスで切り，骨を鋸で切る．後頭骨の正中部分は，すでに7節で取り除いてある(☞285頁).

1. 舌骨と下顎骨を以下の手順で正中断する．
 ① 下唇からオトガイまでの軟部を，メスを使って正中線で切断する．下顎の正中の歯肉(左右の中切歯の間)に，メスで切り込みを入れる．入れ歯がある場合には取り除いておく．
 ② 舌骨上筋群と舌骨下筋群を正中で左右に開き，舌骨を骨鉗子で正中割断する．
 ③ 下顎骨を鋸で切断する．舌その他の軟部をメスで正中断する．
2. 顔面を以下の手順で正中断する．
 ① 上唇，鼻，額などの顔面の軟部をメスで正中断する．軟口蓋，咽頭鼻部，咽頭円蓋も正中断する．
 ② 鋸で顔面の骨を正中断する．鼻中隔は左右どちらかに偏在しているので，左右どちらかに残ることになる．

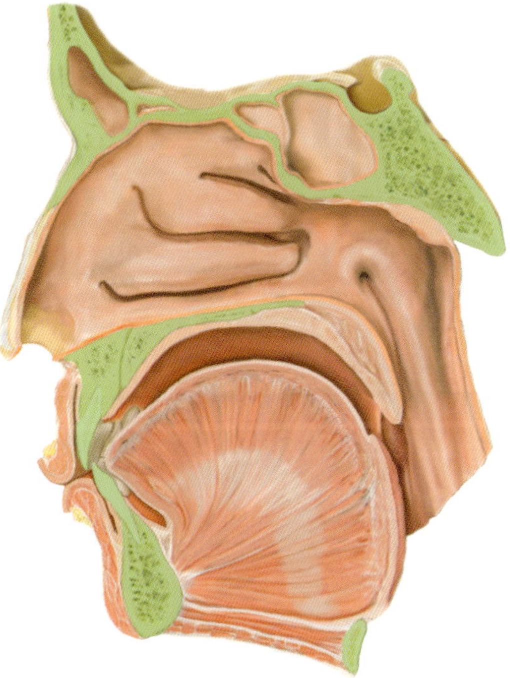

図8-24　頭部の切半
緑色で示した骨を鋸で切断する．

口腔の観察

切半した頭蓋で口腔を観察する.

1. **口腔** oral cavity は，歯列弓を境に2部に分かれる.
   - **口腔前庭** oral vestibule は，口唇と歯列弓で囲まれた部分.
   - **固有口腔** oral cavity proper は，歯列弓よりも内方の部分で，後ろは口峡を経て咽頭につながる.
2. **口蓋** palate は，骨の有無により2部に分かれる.
   - **硬口蓋** hard palate は，骨を主体とする部分で口蓋の前2/3ほど.
   - **軟口蓋** soft palate は，骨のない部分で口蓋の後1/3ほど.
3. **舌** tongue の部分を同定する．**分界溝** terminal sulcus of tongue により，舌体と舌根に分かれる.
   - **舌尖** apex of tongue は，舌の先端部分.
   - **舌体** body of tongue は，分界溝よりも前の部分.
   - **舌根** root of tongue は，分界溝よりも後の部分.
4. **舌乳頭** papillae of tongue には，4種類がある.
   - **有郭乳頭** vallate papillae は，舌体と舌根を分ける分界溝の前に並び，大型の乳頭で輪状の溝によって囲まれ，味蕾を有する.
   - **葉状乳頭** foliate papillae は，舌体の外側面に位置し，ヒダ状で縦溝によって境され，味蕾を有する.
   - **茸状(じじょう)乳頭** fungiform papillae は，舌背に散在し，粟粒状(ぞくりゅうじょう)である.
   - **糸状乳頭** filiform papillae は，舌背全面を覆い，ビロードのような外観を与える.

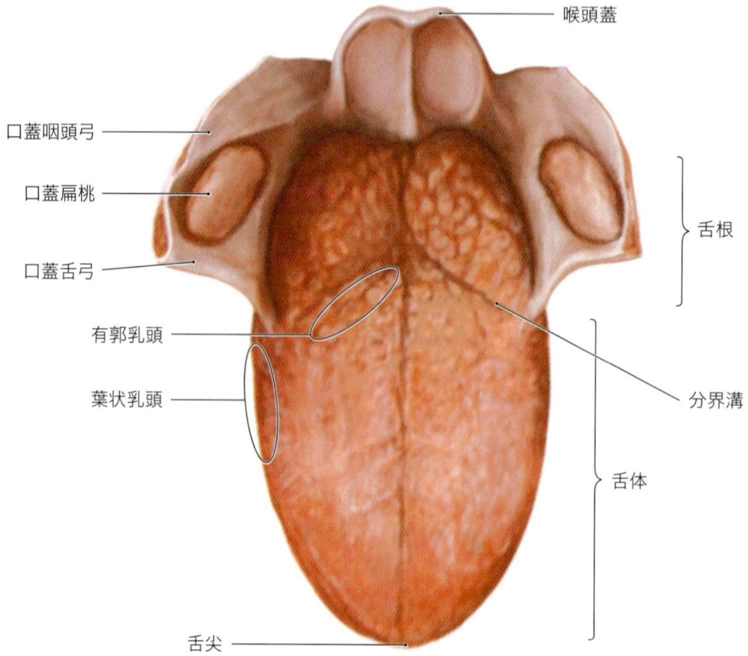

図8-25 舌(上面)

5. 舌の下面と固有口腔で，以下の構造を同定する．
 - **舌小帯** frenulum of tongue は，舌の下面で正中にある．
 - **舌下ヒダ** sublingual fold は，下顎の歯列弓と舌の間にある．
 - **舌下小丘** sublingual caruncle は，舌下ヒダの前端で，顎下腺管と大舌下腺管が開口する．
6. 舌下ヒダと舌の間の粘膜をはがして，舌下腺と顎下腺を剖出する．顎下腺管と大舌下腺管が舌下小丘に開口するところまでたどる．顎下腺管の下内側には舌神経が見出される．さらに深く，顎舌骨筋とオトガイ舌筋の間を分け入ると舌下神経[XII]を確認できる（図8-34 ☞ 311 頁）．
 - **舌神経** lingual nerve は，下顎神経[V_3]の枝で舌の粘膜に分布する（☞ 308 頁）．

Lecture

舌筋

舌の筋には，外部に起始がある外舌筋と，舌の内部に起始・停止がある内舌筋とがある．いずれも舌下神経[XII]により支配される．

1）外舌筋（☞ 312 頁）
 - **オトガイ舌筋** genioglossus：下顎内面の正中部から起こり，舌の中に扇形に広がる．舌全体を前方移動する．
 - **舌骨舌筋** hyoglossus：舌骨から舌の外側面に向かう薄い筋．
 - **茎突舌筋** styloglossus：茎状突起から舌の側面に向かう小さな筋．
 - **口蓋舌筋** palatoglossus：口蓋舌弓の中に位置する．

2）内舌筋
 - **上縦舌筋** superior longitudinal muscle：舌背の粘膜下を前後方向に走る．
 - **下縦舌筋** inferior longitudinal muscle：舌の下面近くを前後方向に走る．
 - **横舌筋** transverse muscle：左右方向に横走する．
 - **垂直舌筋** vertical muscle：上下方向に走る．

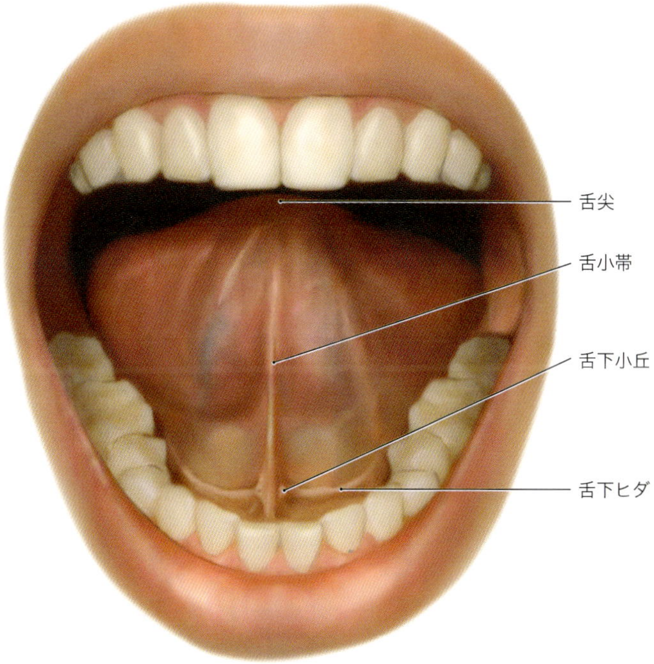

図8-26 舌の下面と口腔前庭（前面）

304 第17節 鼻腔，咽頭鼻部，口峡を観察する

鼻腔の観察

1. **鼻腔** nasal cavity は鼻中隔によって左右に分かれている．鼻腔の境界は，以下のようになっている．
   - 前方は，**外鼻孔** nostrils によって外界につながる．
   - 後方は，**後鼻孔** choanae によって咽頭につながる．
   - 天井は，上に行くほど狭くなり，篩骨篩板に達する．
   - 外側壁は，上・中・下鼻甲介が突き出る．
   - 内側壁は，鼻中隔からなる．
   - 床は，口蓋(硬口蓋と軟口蓋)からなる．
2. **鼻中隔** nasal septum の粘膜を，鼻中隔が付着しているほうの切半面で解剖して，以下の神経・血管を求める．いずれも細く剖出が難しいので，太いところが見出せればよい．
   - **嗅神経[I]** olfactory nerves は，鼻腔上部の嗅部にある嗅細胞の軸索からなり，篩骨篩板を通って頭蓋腔に入る．
   - **前・後篩骨動脈** anterior/posterior ethmoidal artery は，篩骨篩板を貫いて鼻中隔に入り，鼻中隔の前部と後部にそれぞれ分布する．内頸動脈の支流である．
   - **鼻口蓋神経** nasopalatine nerve は，蝶口蓋孔から鼻中隔に入り，切歯管に達する．上顎神経[V_2]から由来する．鼻中隔後部で探す．
   - **蝶口蓋動脈** sphenopalatine artery の中隔後鼻枝は，鼻口蓋神経に伴行する．
3. 鼻中隔の前下端部の粘膜下には微細な血管網が豊富にあり，鼻出血の好発部位で，**キーセルバッハ部位** Kiesselbach's area と呼ばれる．
4. 鼻中隔の粘膜をはぎ取って鼻中隔の骨組みを調べる．篩骨垂直板，鋤骨，鼻中隔軟骨を同定する．

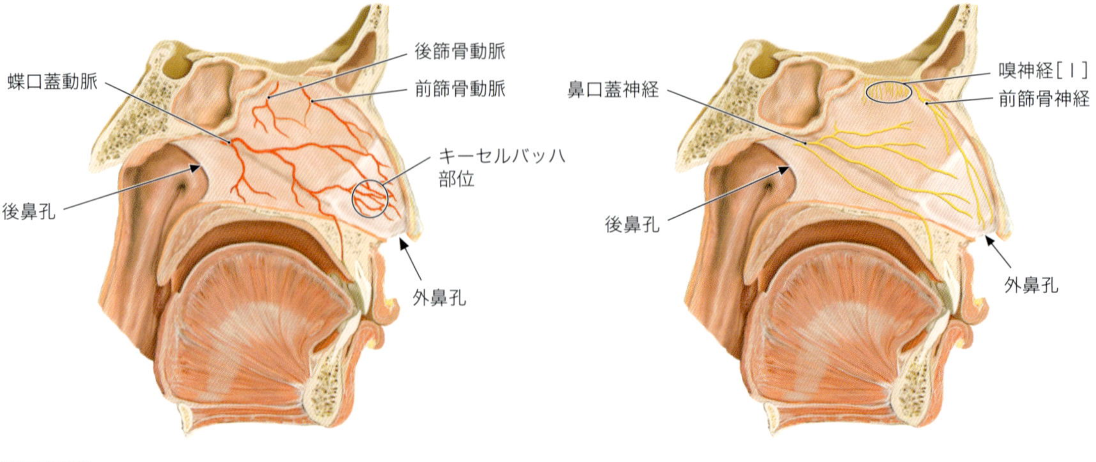

図8-27 鼻中隔の動脈(左)と神経(右)

5. 鼻中隔を取り除いて，鼻腔の外側壁を観察する．鼻中隔と外側壁の間は，**総鼻道** common nasal meatus と呼ばれる上下につながる空間によって隔てられている．
- **蝶篩陥凹**（ちょうしかんおう） spheno-ethmoidal recess は，鼻腔の最後上方部で，上鼻甲介の後上方に位置する．
- **上鼻甲介** superior nasal concha は，鼻腔外側壁の突き出し．
- **上鼻道** superior nasal meatus は，上鼻甲介の下方にある．
- **中鼻甲介** middle nasal concha は，鼻腔外側壁の突き出し．
- **中鼻道** middle nasal meatus は，中鼻甲介の下方にある．
- **下鼻甲介** inferior nasal concha は，鼻腔外側壁の突き出し．
- **下鼻道** inferior nasal meatus は，下鼻甲介の下方にある．
- **鼻前庭** nasal vestibule は，外鼻孔のすぐ後ろの領域で，皮膚に覆われ鼻毛が生えている．

6. 鼻中隔と外側壁の最上部の粘膜は嗅神経［Ⅰ］が分布し，**嗅部** olfactory region と呼ばれる．それ以外の部分の粘膜は**呼吸部** respiratory region と呼ばれることがある．

咽頭鼻部と口峡の観察

軟口蓋の上方に咽頭鼻部があり，下方に口峡がある．

1. 咽頭鼻部で以下の構造を同定する．
- **耳管咽頭口** pharyngeal opening of auditory tube は，耳管の咽頭への開口部．
- **耳管隆起** torus tubarius は，耳管咽頭口の後方の隆起，耳管軟骨を内部に含む．
- **挙筋隆起** torus levatorius は，耳管咽頭口の下方の隆起，口蓋帆挙筋を内部に含む．
- **耳管咽頭ヒダ** salpingopharyngeal fold は，耳管隆起から下方に続くヒダ．
- **咽頭扁桃** pharyngeal tonsil は，咽頭鼻部の後上壁で，集合リンパ小節を含む粘膜領域．

2. 口峡の外側壁で以下の構造を確認する（図8-25 ☞302 頁）．
- **口蓋咽頭弓** palatopharyngeal arch は，軟口蓋から咽頭外側壁に向かう高まり，口蓋咽頭筋を内部に含む．
- **口蓋舌弓** palatoglossal arch は，軟口蓋から舌根に向かう高まり，口蓋舌筋を内部に含む．
- **口蓋扁桃** palatine tonsil は，口蓋咽頭弓と口蓋舌弓の間で，集合リンパ小節を含む粘膜領域．

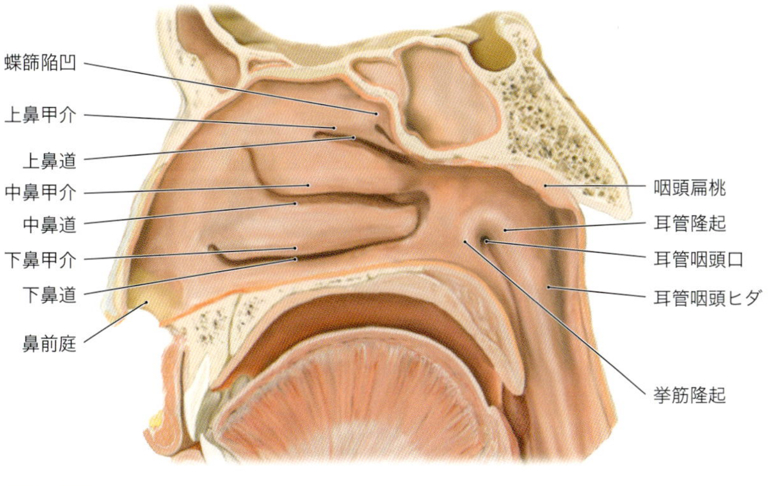

図8-28　鼻腔と咽頭鼻部の外側壁

頬骨弓の切除

側頭部で咀嚼筋の解剖を行う．まず始めに咬筋を観察したあとで切断し，頬骨弓を取り除く．

1. 咬筋を覆う筋膜を取り除いて，咬筋をきれいに剖出する．
   - **咬筋** masseter は，頬骨弓の下縁から起始し，下顎骨の下顎枝外側面に停止する．下顎骨を挙上して顎を閉じる働きをする．下顎神経[V_3]の枝により支配される．
2. **頬骨弓** zygomatic arch より上方で，側頭筋膜をはがして側頭筋を剖出する．側頭筋と頬骨弓の間の結合組織を取り除く．側頭筋が頭蓋骨から起こるのを確かめる．
3. 咬筋を起始の近くで切断する．咬筋の断端を下方にひるがえしながら，下顎枝への停止を下顎角の近くまではがしておく．
4. 咬筋の前縁から約 1 cm 後方で頬骨弓を鋸で切断する．咬筋の起始の後縁あたりでも頬骨弓を斜めに切断する（図8-29）．切断の途中でノミを併用すると切断が容易になる．両端が切断されたら，頬骨弓の骨片をはがし取る．
5. 側頭筋を覆う側頭筋膜を十分に取り除いて，側頭筋の表面全体を剖出する．
   - **側頭筋** temporalis は，側頭窩の床と側頭筋膜の内側面から起こり，下顎骨の筋突起に停止する．側頭筋の前方の筋線維は垂直に走り，下顎骨を挙上する．後方の筋線維は水平方向に走行し，下顎骨を後方に引く．

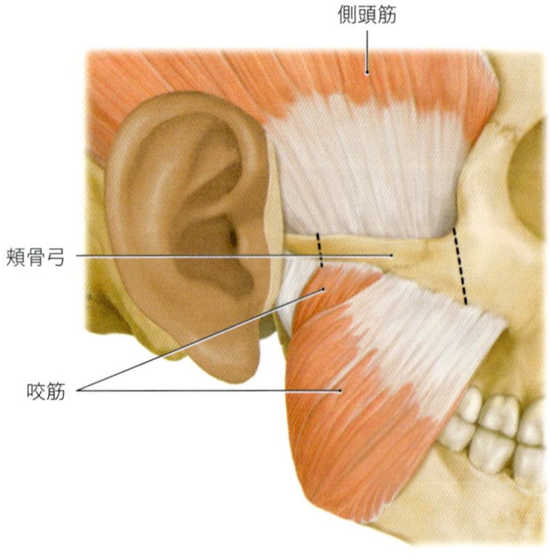

図8-29 頬骨弓の切断
点線に沿って切断する．

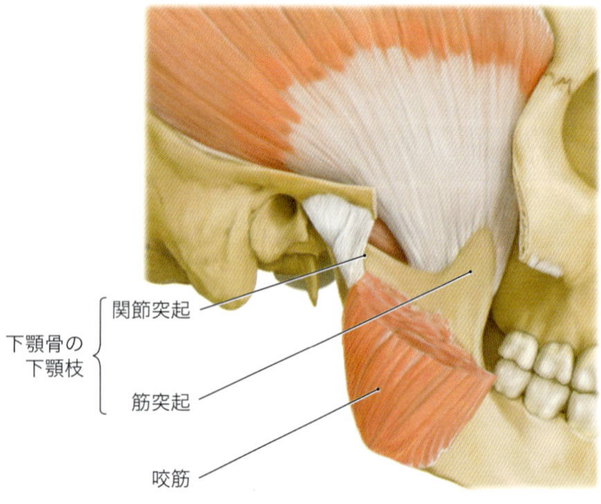

図8-30 咬筋の切断

側頭下窩の開放

下顎骨の下顎枝を 3 段階に分けて切断する．側頭筋をひるがえして側頭下窩を開放する．

1. 下顎枝切断の第 1 段階では，筋突起を切断して側頭筋をつけたまま上方に翻転する．
   ① 下顎切痕から第 3 大臼歯に向かう切断線（図8-31 の❶）の裏面で，ピンセットを使って軟部組織を骨からはがしておく．
   ② 鋸を使って筋突起の基部を切断線に沿って切断する．下層の血管や神経を傷つけないように丁寧かつ慎重に行う．
   ③ 切断した筋突起とともに側頭筋を上方にひるがえす．側頭筋に分布する血管と神経が深部から筋に入ることに注意する．
2. 下顎枝切断の第 2 段階では，下顎頸を横切る切断線（図8-31 の❷）で鋸を使って切断する．
3. 下顎枝切断の第 3 段階では，骨鉗子を使って下顎枝の上部を丁寧に削り取る．下歯槽神経・動静脈が下顎骨の裏面から下顎孔に進入する高さ（図8-31 の❸）まで削り取る．骨を削り取る操作のときには，ゴーグルや眼鏡などを着用して，骨の破片から目を保護すること．

＊下歯槽神経を温存すること．

> **Lecture**
>
> **側頭窩と側頭下窩**
>
> **側頭窩** temporal fossa は，頬骨弓の上方にある領域で，側頭筋を含んでいる．
>
> **側頭下窩** infratemporal fossa は，頬骨弓の下方にあって，下顎骨の下顎枝の深層にある領域である．側頭下窩には，内側・外側翼突筋，下顎神経［V_3］の枝，顎動静脈とその枝が含まれる．

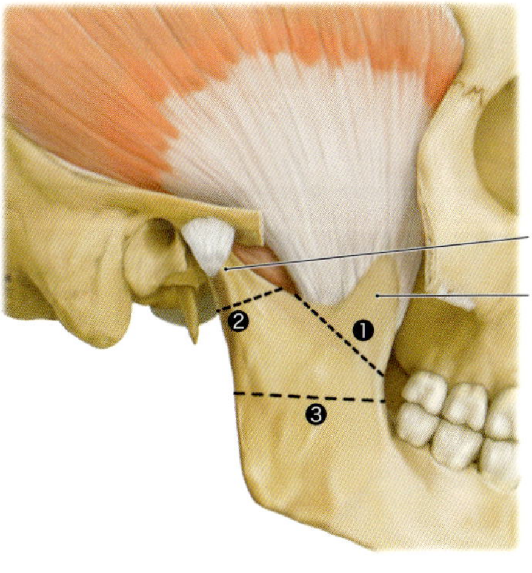

図8-31　下顎枝の切断
点線に沿って切断する．

側頭下窩の解剖

1. 側頭下窩の境界を頭蓋標本などで確認する(☞ 346 頁).
   - 上方：頬骨弓(浅層)と蝶形骨の側頭下稜(深層)
   - 前方：上顎骨の歯槽突起の後縁
   - 外側：下顎骨の下顎枝(すでに取り去ってある)
   - 内側：蝶形骨の翼状突起の外側板
2. **下歯槽神経** inferior alveolar nerve および伴行する下歯槽動静脈を，取り除かれた下顎枝の深部で同定する．下歯槽神経を剖出して，下顎孔に入るところまでたどる．下顎孔に入る直前で，**顎舌骨筋神経** nerve to mylohyoid が下歯槽神経から分枝するのを確認する．
3. **舌神経** lingual nerve を同定し剖出する．舌神経は下歯槽神経のすぐ前方に位置し，下顎第 3 大臼歯の内側を下行する．舌神経が分布する舌の前 2/3 と口腔底の粘膜は，すでに解剖した(☞ 302 頁).
4. **顎動脈** maxillary artery は，外頸動脈が 2 分岐して起始するところで同定する(もう 1 本の枝は浅側頭動脈)．顎動脈は外側翼突筋の浅層を通ることが多い．顎動脈に伴行する静脈は細かな枝に分かれて**翼突筋静脈叢** pterygoid plexus を作っている．

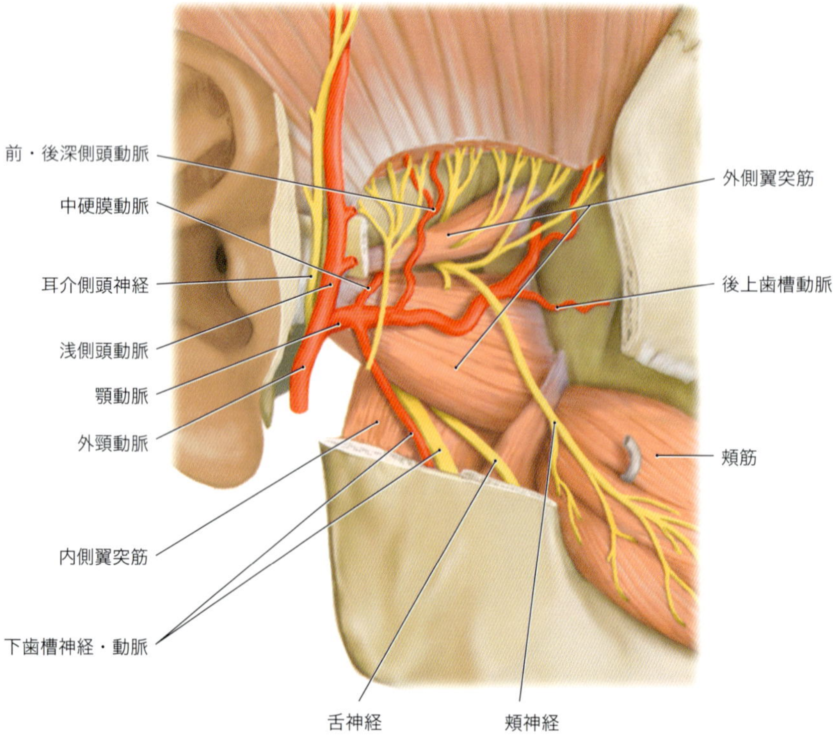

図8-32 側頭下窩の解剖

5. 顎動脈をたどって，以下の枝を剖出する．顎動脈が外側翼突筋の深層を通過する場合(頻度は6%)は，6～8(外側翼突筋の切断)を行ってから5を行う．翼突筋静脈叢は適当に取り除いてよい．
- **中硬膜動脈** middle meningeal artery は，下顎頸の内側から上方に向かい，棘孔を通って頭蓋腔に入り，中頭蓋窩の硬膜に分布する．棘孔に入る直前で耳介側頭神経と交差するが，多くの場合2条に分かれた神経の間を通り抜ける．
- **前・後深側頭動脈** anterior/posterior deep temporal artery は，側頭下窩の上壁に向かい，側頭筋の深部に分布する．
- **下歯槽動脈** inferior alveolar artery は，下歯槽神経とともに下顎孔に入る．下顎骨と歯に分布する．
- **頬動脈** buccal artery は，前方に向かい，頬筋，頬脂肪体，頬部の粘膜に分布する．

6. **外側翼突筋** lateral pterygoid を同定し観察する．外側翼突筋は2つの頭を持つ．上頭は蝶形骨大翼の側頭下面から起こり，下頭は翼状突起外側板の外側面から起こる．両頭は一緒になって顎関節の関節包と関節円板，および下顎頸に停止する．外側翼突筋は，下顎骨を前方に引いて下顎を前進させる．
7. **内側翼突筋** medial pterygoid を，外側翼突筋の下方に同定し観察する．外側翼突筋の下縁と内側翼突筋の間を，舌神経と下歯槽神経が通り抜ける．内側翼突筋は翼状突起外側板の内側面と上顎骨から起こり，下顎枝の内側面に停止する．内側翼突筋は下顎骨を挙上する．
8. 側頭下窩の深部を観察するために，外側翼突筋を以下の手順で切断して取り除く．

① 外側翼突筋の表面の結合組織をよく取り除く．筋の表層にある神経と動脈を壊さないように注意する．静脈は適当に取り除いてよい．
② 外側翼突筋を下縁から持ち上げて，下顎頭の近くで切断する．
③ 外側翼突筋を小片にしながら取り除く．筋の表層にある神経と動脈は壊さずに残す．

9. **下顎神経** [V_3] mandibular nerve が，側頭下窩の上壁の卵円孔から出てくるところを確認する．下歯槽神経と舌神経を上方にたどって，下顎神経まで遡るとよい．下顎神経から分かれる以下の枝を確認する．
- **下歯槽神経** inferior alveolar nerve は，すでに観察した．下顎の歯に分布する．終枝はオトガイ孔から出て下顎前端の皮膚に分布する．
- **舌神経** lingual nerve は，すでに観察した．上方から走ってきた**鼓索神経** chorda tympani が舌神経の後面に合流するのを確認する(図8-34 ☞311頁)．舌神経は舌の前2/3の粘膜と顎下神経節に分布する．舌神経の固有の成分は粘膜の触覚を担当し，鼓索神経成分は味覚を担当するとともに顎下神経節に副交感性の節前線維を送る．
- **耳介側頭神経** auriculotemporal nerve は，2条に分かれて後方に向かい，間に中硬膜動脈を挟んでいる．多数の枝に分かれて耳介と側頭部に分布する．耳介の皮枝はすでに解剖した(☞276頁)．

10. 顎動脈を前方に向かって翼口蓋窩の手前までたどる．顎動脈は翼口蓋窩に入る前に4本の枝に分かれる〔後上歯槽動脈，眼窩下動脈(☞323頁)，下行口蓋動脈(☞315頁)，蝶口蓋動脈(☞304頁)〕．ここでは後上歯槽動脈を同定し，上顎骨の側頭下面に入るのを観察する．ほかの動脈は別に観察する．

顎関節

1. **顎関節** temporomandibular joint の関節包を同定し，表面を剖出する．下顎骨の断端を動かして，関節頭(下顎骨の下顎頭)，関節窩(側頭骨の下顎窩)，両者の間に介在する関節円板がどこにあるか見当をつける．
2. 関節円板の上でメスを用いて関節包を切り開き，下顎頭を関節円板とともに取り除く．
3. 関節円板の下で関節包を切り開き，関節円板を下顎頭から外す．取り出した関節円板で，厚さが一様でないことを観察する．

Lecture

顎関節の運動

顎関節では関節円板が介在しているために，関節頭(下顎骨の下顎頭)と関節窩(側頭骨の下顎窩)の間の運動の自由度が大きい．そのため下顎骨は側頭骨に対して，上下方向の回転運動のほかに，前後方向の移動運動をすることができる．この2つの運動は，それぞれ独立して行うこともできるが，口を大きく開けるときには，関節頭は自動的に前方に移動する．

顎関節は左右1対あるため，前後方向の移動を左右で同じ方向に行うと，下顎骨の前突ないし後退の運動を生じ，逆の方向に行うと，下顎骨の側方運動を生じる．

下顎骨に対する筋の作用

4つの咀嚼筋のうち，側頭筋，咬筋，内側翼突筋は下顎骨を挙上して顎を閉じる働きをする．

側頭筋の後部の線維は，水平に走り，下顎骨を後退させる働きをする．

外側翼突筋は，下顎骨を前進させる働きがある．

下顎骨を下制して顎を開く働きは，主に重力によるが，これに加えて舌骨上筋群と舌骨下筋群が協力して下制する力を発する．

顎関節の運動	作用する筋など
挙上(顎を閉じる)	側頭筋，咬筋，内側翼突筋
下制(顎を開く)	重力，舌骨上筋群，舌骨下筋群
前方移動	外側翼突筋
後方移動	側頭筋(後部の線維)

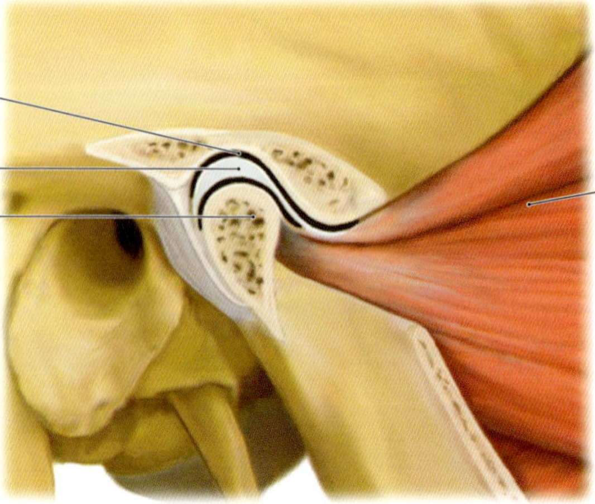

図8-33 顎関節(矢状断)

口腔底の解剖

下顎骨の残っている部分を取り除いて，下顎骨の深層で口腔底を解剖する．

1. 以下の手順で下顎骨を取り除く．
   ① 下歯槽神経・動静脈を，下顎孔に入る直前で切断する．
   ② 下顎角を持ち上げて，下顎骨の内側面に内側翼突筋が停止するところを確認し，内側翼突筋を停止の近くで切り離す．
   ③ オトガイ舌骨筋を下顎骨への停止近くで切断する．
   ④ 頬筋と頬粘膜は適宜切り取る．
   ⑤ 残っている結合組織を取り除き，とくに歯列の後方付近に付着する翼突下顎縫線を切り取って下顎骨を取り出す．顎舌骨筋が切断されていない場合には，筋腹で切断する．
2. 舌神経の走行を剖出する．舌神経は，下顎骨の内側面に沿って走り，顎下腺の近くを通って舌に分布する．
3. 舌下神経[XII]の走行を観察する．舌下神経[XII]は，顎舌骨筋と舌骨舌筋の間を走り，下方から舌に進入する．
4. 顎下腺の実質に半ば埋まっている**顎下神経節** submandibular ganglion を探す．顎下神経節は，褐色を帯びた米粒よりも小さな塊で，2～3 本の細い枝によって舌神経と連絡している．

> **Lecture**
>
> **顎下神経節**
>
> 顎下神経節は，副交感性の神経節である．節前線維は，鼓索神経（顔面神経[VII]の枝）から舌神経を経由して顎下神経節に到達する．節後線維は，ここから出て顎下腺と舌下腺に分布する．

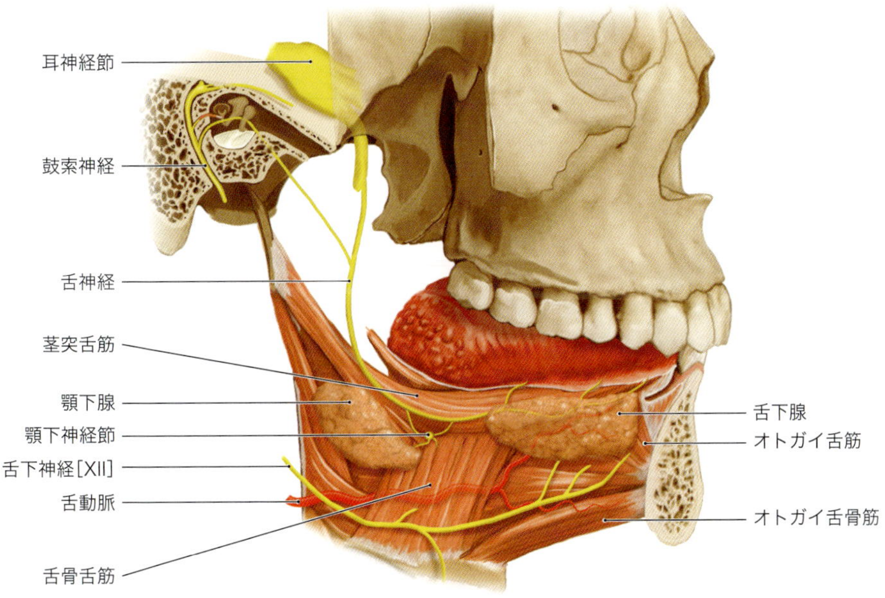

図8-34　舌神経と顎下神経節（下顎骨の深層）

舌の取り出し

外舌筋と舌に出入りする血管・神経を切断して舌を取り出す．

1. 外舌筋を確認する．
   - **オトガイ舌筋** genioglossus は，下顎内面の正中部から起こり，舌の中に扇形に広がる．
   - **舌骨舌筋** hyoglossus は，舌骨の体と大角から起こり，舌の外側面に向かう薄い四角形の筋．
   - **茎突舌筋** styloglossus は，茎状突起の下端と茎突下顎靱帯から起こり，斜めに下前内側に向かい，舌の外側縁に達する．
   - **口蓋舌筋** palatoglossus は，口峡の口蓋舌弓の中に位置する．
2. 舌に入る神経・血管を確認する．
   - **舌神経** lingual nerve は，下顎神経[V_3]の枝で，茎突舌筋と舌骨舌筋の外側を通って舌の側面に進入する．その走行はすでに確認した(☞ 311 頁)．
   - **舌下神経[XII]** hypoglossal nerve は，顎舌骨筋と舌骨舌筋の間を走って舌下部の側面に進入する．
   - **舌咽神経[IX]** glossopharyngeal nerve は，茎突咽頭筋の後縁に沿って下行し，舌の後部に進入する．
   - **舌動脈** lingual artery は，外頸動脈の枝で，舌骨舌筋の内側を通り，舌の側面に進入する．舌静脈が伴行する．
3. 外舌筋(オトガイ舌筋，舌骨舌筋，茎突舌筋，口蓋舌筋)を確認して，舌に入る手前で切断する．舌に入る神経と血管も，舌に入る手前で切断する．これにより舌を取り出すことができる．

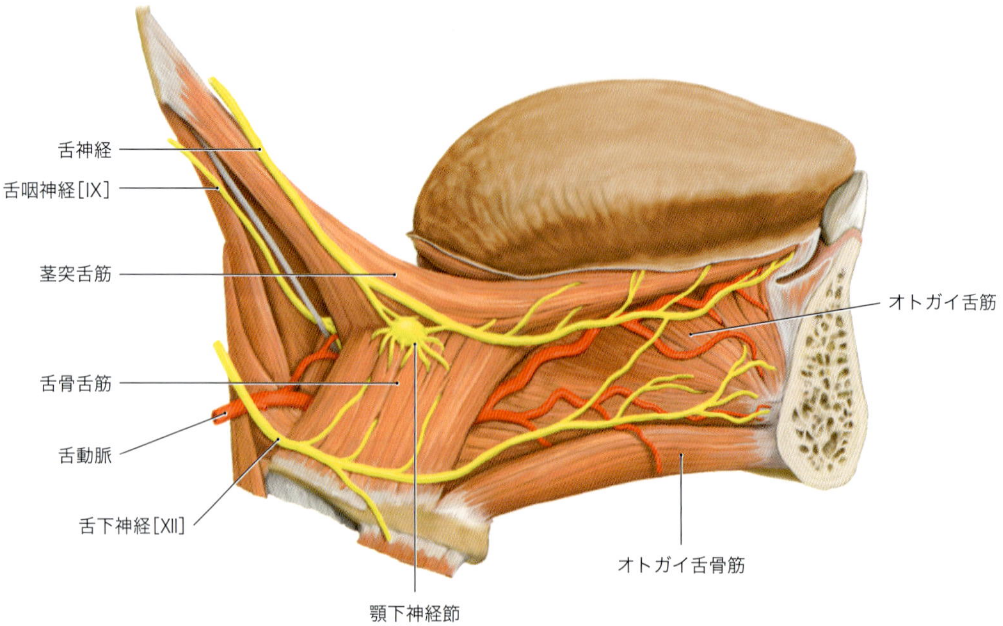

図8-35 外舌筋(外側面)

口蓋の解剖

1. 咽頭鼻部の側壁で以下の構造を確認する(図8-37 ☞ 314 頁).
- 耳管咽頭口は，耳管の開口部である.
- 耳管隆起は，耳管咽頭口の後方にあり，耳管軟骨による隆起部である.
- 挙筋隆起は，耳管咽頭口の下方にあり，口蓋帆挙筋による隆起部である.

2. 挙筋隆起の粘膜をはいで，口蓋帆挙筋の全貌を剖出する.
- **口蓋帆挙筋**(帆：はん) levator veli palatini は，耳管軟骨および隣接する側頭骨の部分から起始し，軟口蓋の口蓋腱膜に停止する．軟口蓋を挙上する.

3. 耳管咽頭口の前下方で，口蓋帆挙筋の前方の粘膜を取り除いて，口蓋帆張筋を剖出する．硬口蓋の後外側の隅で，蝶形骨の翼突鉤の高まりを粘膜の表面から触れて確認できる．粘膜をはいで翼突鉤を剖出し，翼突鉤を回って内方に向かう口蓋帆張筋の停止腱を確認する.
- **口蓋帆張筋**(帆：はん) tensor veli palatini は，翼状突起内側板の舟状窩から起始し，筋腹は外側板と内側板の間を下行し，腱となって蝶形骨の翼突鉤で内側に向きを変え，口蓋腱膜に停止する．軟口蓋を緊張させる．口蓋にかかわる筋の中で，この筋だけが下顎神経[V_3]支配である.

4. 硬口蓋の後縁近くの粘膜をはいで，大口蓋動脈・神経と小口蓋動脈・神経を剖出する.
- **大口蓋動脈・神経** greater palatine artery/nerve は，大口蓋孔から出て，口蓋前部の粘膜に分布する(図8-38 ☞ 315 頁).
- **小口蓋動脈・神経** lesser palatine arteries/nerves は，複数の小口蓋孔から出て，口蓋後部の粘膜に分布する.

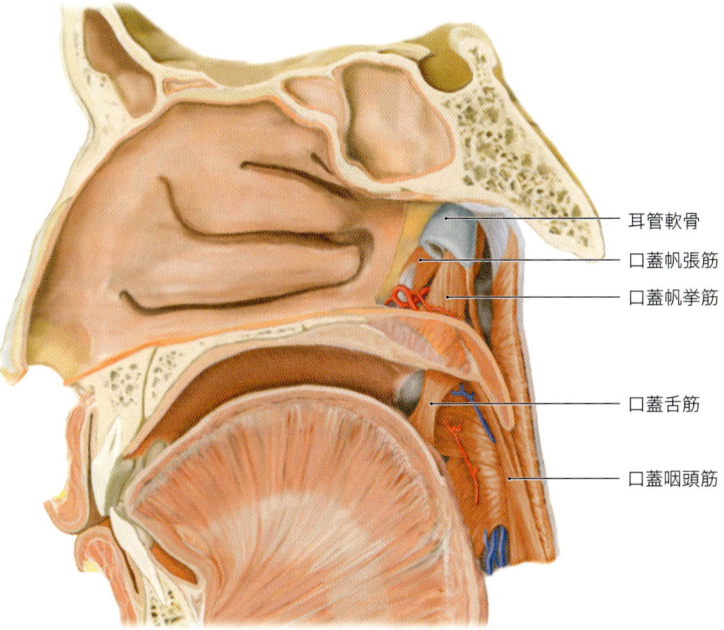

図8-36　咽頭鼻部の解剖(正中断)

314 第22節 副鼻腔と翼口蓋神経節を解剖する

鼻腔の外側壁と副鼻腔の解剖

1. 鼻腔の外側壁で，上鼻甲介，中鼻甲介，下鼻甲介を確認する．
2. 中鼻甲介をハサミで切り取ると，中鼻道が開放される．中鼻道に開く半月裂孔とその後上方にある篩骨胞という膨らみを同定する．篩骨胞の頂上部には中篩骨蜂巣の開口部がある．
   - 半月裂孔は，中鼻道に開口する細長くカーブした隙間状の開口部で，上顎洞，前篩骨蜂巣，前頭洞がここに開口する．
   - 篩骨胞は，半月裂孔の後上方の膨らみで，内部には中篩骨蜂巣の一部が入っている．
3. 上鼻甲介の一部を切り取って，上鼻道を開放する．ここに後篩骨蜂巣の開口部がある．
4. 鼻腔の後上端部の蝶篩陥凹に，蝶形骨洞の開口部がある．
5. 下鼻甲介の前端部を切り取って，下鼻道の前 1/4 あたりに鼻涙管開口部を見つける．

Lecture

副鼻腔

副鼻腔 paranasal sinuses は，頭蓋を構成する骨の内部の空洞で，鼻腔に開口している．前頭骨の中の**前頭洞** frontal sinus，上顎骨の中の**上顎洞** maxillary sinus，蝶形骨の中の**蝶形骨洞** sphenoidal sinus は単一の空洞を作るが，篩骨の中の篩骨洞は細かい部屋に分かれるので**篩骨蜂巣** ethmoidal cells と呼ばれ，さらに前部，中部，後部が分かれて鼻腔に開口している．

副鼻腔の広がりや形状は個人差がきわめて大きい．副鼻腔が何か特有の機能を持つとは考えにくい．頭蓋には，脳，鼻腔，眼窩，口腔，耳など固有の形状を持つ器官が集まっており，副鼻腔はそれらの間の隙間にあたるので，形状や広がりが多様になったと考えられる．骨の内部が空気を含む空洞になっているのは，頭部が軽くなるという長所がある．しかし空気は圧力の変化に応じて体積を変えるので，閉鎖空間にするのではなく，外界と交通させておく必要がある．

鼻腔は，副鼻腔が外気と交通する場所であり，体表や口腔などに比べるとより安全で清潔な場所である．

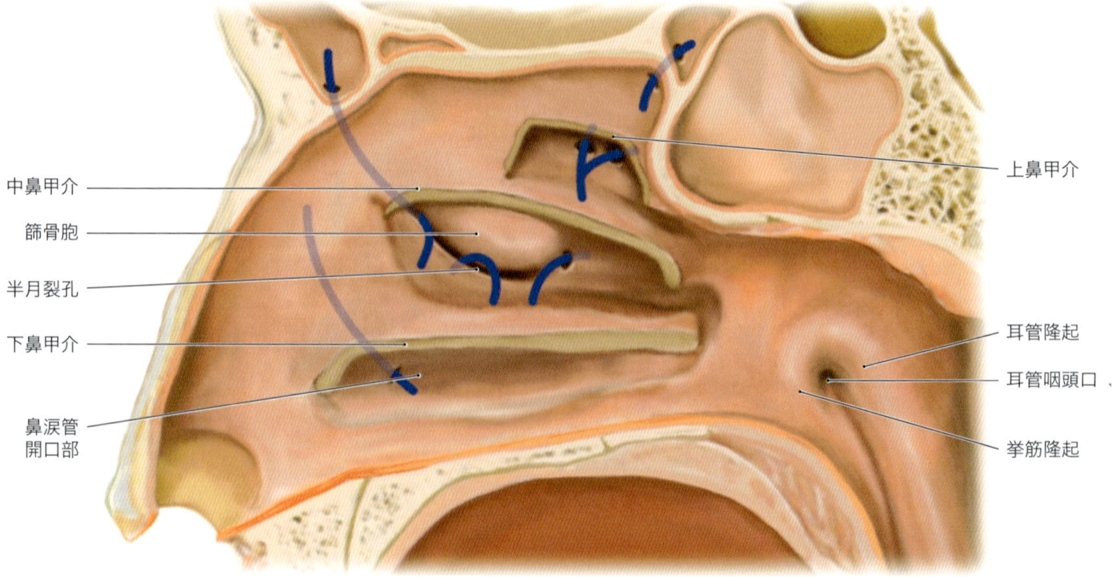

図8-37 鼻腔外側壁に開口する通路（正中断）

翼口蓋神経節

1. 口蓋の後端から鼻腔外側壁を縦に伸びる**大口蓋管** greater palatine canal を，以下の手順で開放する．
   ① 軟口蓋と硬口蓋の境界をメスで横に切断し，口蓋骨の後端が見えるようにする．
   ② 骨鉗子を使って口蓋骨の後端を大口蓋孔まで削り取る．
   ③ 大口蓋孔の上方にあたる鼻腔の外側壁（および下鼻甲介の後端部）の粘膜を取り除く．
   ④ 大口蓋孔から上方に向かって薄い骨を削り取り，上方に伸びる大口蓋管を開放する．
   ⑤ 大口蓋管の中で結合組織の鞘に収まる大・小口蓋神経と下行口蓋動脈を観察する．
2. 大・小口蓋神経を注意深く上にたどり，大口蓋管の上端あたりで**翼口蓋神経節** pterygopalatine ganglion を剖出する．この神経節はわずかに膨らんでいるだけで，神経節の範囲を判定するのは難しい．

Lecture

翼口蓋神経節

翼口蓋神経節は副交感性の神経節である．節前線維は，顔面神経[VII]から大錐体神経を経て翼口蓋神経節に達する．節後線維はこの神経節から出て，上顎神経[V_2]→頬骨神経→涙腺神経を経由して，涙腺に分布する．このほか，鼻腔，口蓋の腺分泌にも関与する．

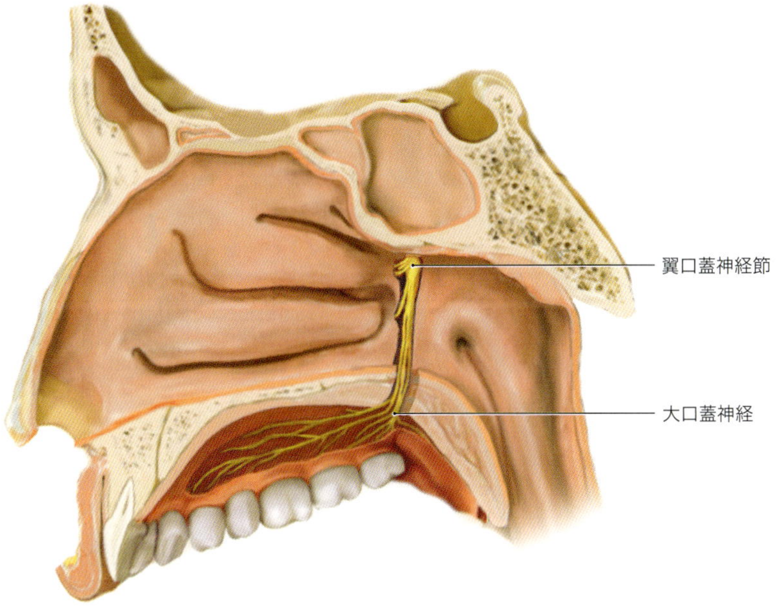

図8-38　翼口蓋神経節（鼻腔外側壁）

眼瞼と眼球の体表解剖

1. 鏡で見た自分の目やパートナーの目を観察して，以下の構造を同定する．
- **睫毛**(しょうもう) eyelash：まつげ．
- **眼瞼裂** palpebral fissure：上眼瞼と下眼瞼の間の開口部．
- **内側・外側眼瞼交連** medial/lateral palpebral commissure：上眼瞼と下眼瞼の結合部位．
- **内眼角・外眼角** medial/lateral angle of eye：目の内側と外側の端．
- **強膜** sclera：生体で見える白目の部分．眼球の表面層の後ろ 5/6 を占め，不透明で白色．
- **角膜** cornea：生体で見える黒目の部分．眼球の表面層の前 1/6 の部分で，透明である．
- **虹彩** iris：眼球内の有色の隔膜で，角膜を通して見える．
- **瞳孔** pupil：虹彩の中央の開口部．

2. 以下の構造を理解し，生体の目と対応させる．
- **眼球結膜** bulbar conjunctiva：強膜の表面を覆う粘膜．
- **眼瞼結膜** palpebral conjunctiva：眼瞼の内面を覆う粘膜．
- **上・下結膜円蓋** superior/inferior conjunctival fornix：眼球結膜と眼瞼結膜の移行部．
- **結膜嚢** conjunctival sac：眼球結膜と眼瞼結膜に挟まれた空間．

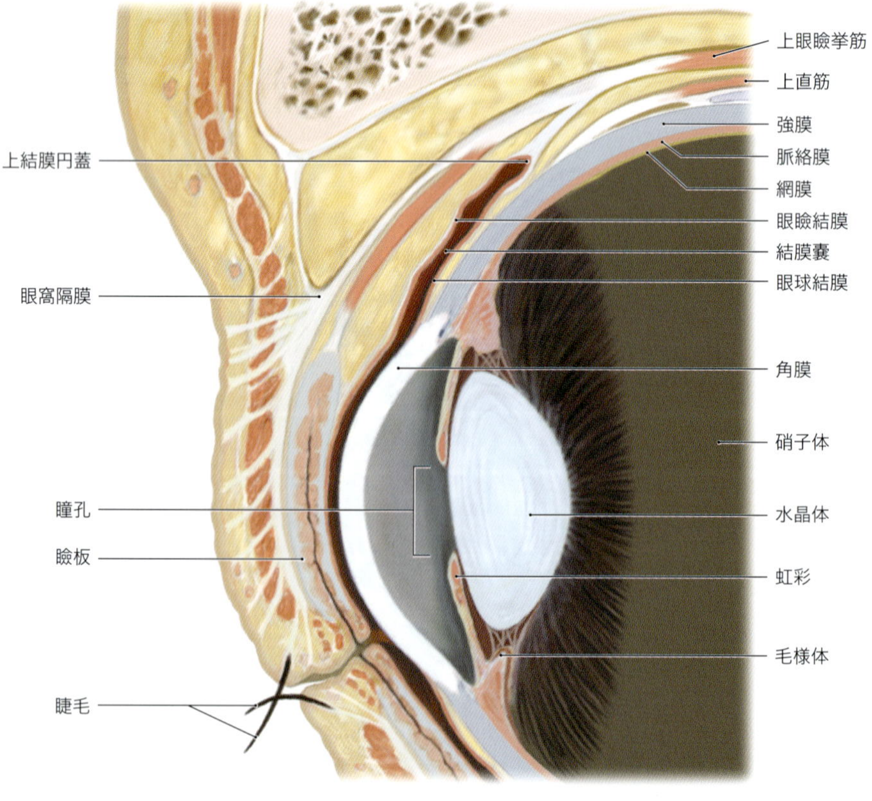

図8-39 眼瞼と眼球（矢状断）

眼瞼

1. 眼輪筋が内側眼瞼靱帯に付着しているのを観察する(図8-2 ☞ 274 頁)．外眼角から眼輪筋を持ち上げ，内側に向かってひるがえす．
2. **眼窩隔膜** orbital septum を剖出する．眼窩隔膜は，眼窩縁の骨膜と瞼板をつなぐ板状の結合組織で，眼窩内容と顔面の皮下組織を隔てている．
3. 眼瞼の眼輪筋をむいて**瞼板** tarsal plate を剖出する．瞼板は眼瞼の中にある硬い結合組織の板で，眼瞼の形を作り出す．
4. **上眼瞼挙筋** levator palpebrae superioris の腱膜が上眼瞼の瞼板に付着しているのを観察する．ピンセットで上眼瞼を動かすと，たるみ方によって腱膜と瞼板の境目がわかる．

涙器

1. **涙腺** lacrimal gland を以下の手順で剖出し観察する．
   ① 眼窩の上外側 1/4 で眼窩隔膜の付着部をピンセットで開いて，眼窩縁を露出させる．
   ② 眼窩縁の骨を骨鉗子で少し削り取ると，涙腺が現れる．
   • 涙腺は，上眼瞼挙筋腱を外からクリップするような形状となっており，2 部(上方の眼窩部と下方の眼瞼部)に分けられる．涙腺からは 6〜10 本の導管が出て，上眼瞼結膜の外側部に開口する．
2. 内眼角の近くに，**涙点** lacrimal punctum という小さな孔があることを，上下の眼瞼で観察する．涙点の周りは涙乳頭という小さな高まりになっている．涙点は涙小管の開口部で，過剰な涙液はここから涙嚢に運ばれる．
3. **涙嚢** lacrimal sac を剖出する．涙嚢は内側眼瞼靱帯の裏側に付着しているので，この靱帯を注意深く切ると現れる．涙嚢に集まった涙液は，鼻涙管を通して鼻腔の下鼻甲介の下まで運ばれる．

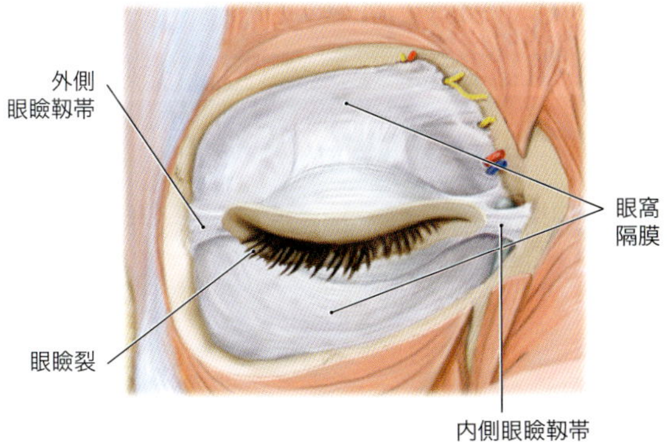

図8-40　眼瞼の解剖(前面)

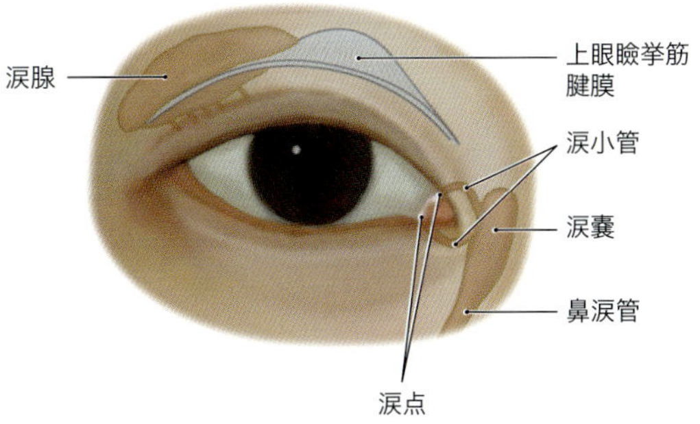

図8-41　涙腺と涙液の排出路

318 第24節 眼窩上壁を開き，眼窩上部を解剖する

眼窩の開放

眼窩の天井を作る骨板を，ノミと骨鉗子を使って内頭蓋底から取り除く．

骨を割ったり切ったりする操作のときには，ゴーグルや眼鏡などを着用して骨の破片から目を保護すること．

1. 前頭蓋窩の底面で，眼窩上壁の骨板に，ノミを使って切れ目を入れる．骨鉗子を使って骨片を取り除き，開口部を広げていく．前方は眼窩上縁の近くまで，後方は蝶形骨小翼のあたりまで，除去部分が三角形になるように広げておく．骨を取り除くと，直下には**眼窩骨膜** periorbita という膜状の結合組織が広がっている．
2. 眼窩上壁の骨の中に，副鼻腔の前頭洞の一部や篩骨蜂巣の一部が伸び出していることがある．必要に応じて，副鼻腔の粘膜とその壁の骨板を取り除いておく．

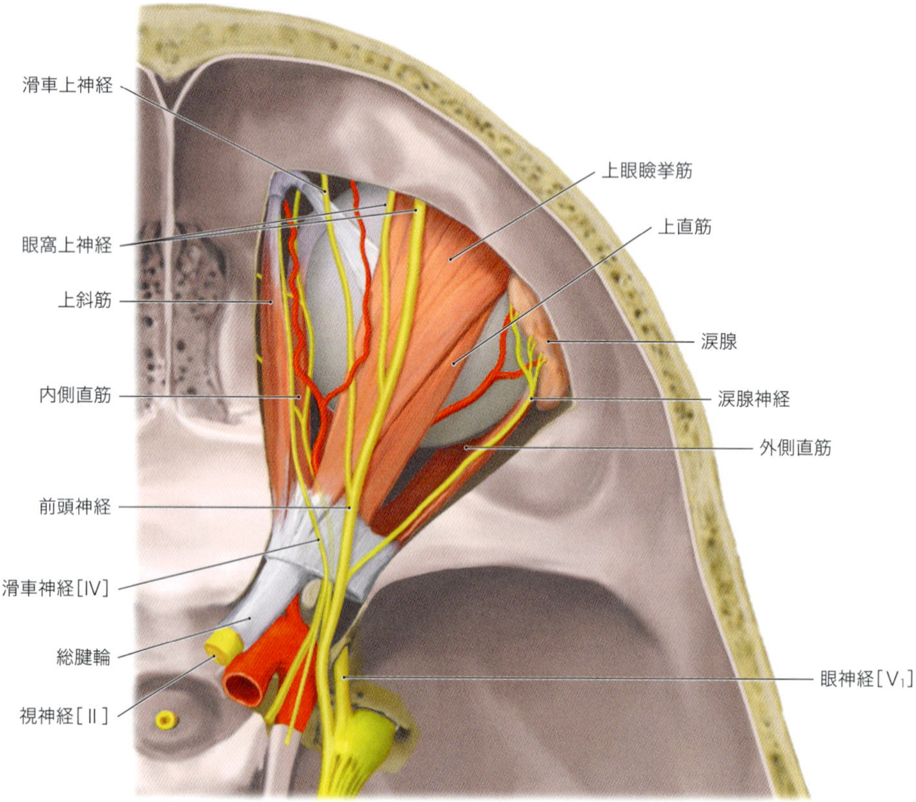

図8-42 眼窩上部の解剖(上面)

3. 眼窩上壁の後縁を作る蝶形骨の小翼を，以下の手順で取り除き，眼窩を中頭蓋窩とつなげる．
 ① 眼窩上壁と眼窩骨膜の間にピンセットを差し込み，上眼窩裂の位置を確認する．
 ② 上眼窩裂の上縁を作る骨の縁を骨鉗子ではがし取り，上眼窩裂を開放する．
 ③ 視神経[II]の走行から視神経管の位置の見当をつける．
 ④ 視神経管の上壁を骨鉗子ではがし取る．前床突起も取り除く．
4. 眼窩骨膜を観察して，前頭神経が透けて見えるのを確認する．以下の手順で眼窩骨膜を切り開く．
 ① 眼窩の後端部から前に向かって眼窩骨膜にハサミの刃先を浅く差し入れる．
 ② ハサミを前方に向かって進め，眼窩上縁の中点まで眼窩骨膜を切り開く．
 ③ ピンセットで眼窩骨膜を持ち上げて深部の構造から引き離し，眼窩上縁の近くで横方向に切り開く．
 ④ はがされた眼窩骨膜は適当に取り除く．

眼窩内容の解剖(1)

眼窩内容の解剖は，細いピンセットを使って丁寧に行う．3段階に分けて行い，第1段階では，眼窩の上方から，上直筋と上斜筋までの浅層の構造を解剖する．

1. 眼窩骨膜の直下を，眼窩前縁に向かって伸びる3本の神経を同定する．
   - **前頭神経** frontal nerve は，上眼窩裂を通過して眼窩上縁に向かって走る．前頭神経は滑車上神経と眼窩上神経とに分かれる．前頭神経は眼神経[V_1]の枝である．
   - **涙腺神経** lacrimal nerve は，上眼窩裂を通過し，眼窩の外側壁に沿って前に進み，涙腺に分布する．前頭神経よりもはるかに細く，眼神経[V_1]の枝である．
   - **滑車神経[IV]** trochlear nerve は，前頭神経の内側で上眼窩裂を通過する．上斜筋の上面の後ろ1/3あたりで上斜筋に進入する．
2. 上記の神経を残しながら，ピンセットで脂肪組織(眼窩脂肪体)を丁寧に取り除くと上眼瞼挙筋が現れる．
   - **上眼瞼挙筋** levator palpebrae superioris は，蝶形骨の小翼から起こり，上眼瞼の瞼板と皮膚に停止する．上眼瞼を引き上げる．
3. 上眼瞼挙筋をできるだけ前の方で切断してひるがえし，その深層に上直筋を見つける．
   - **上直筋** superior rectus は，総腱輪から起こり，眼球上面で強膜に停止する．眼球を上内側に向ける．
4. 上直筋を停止の近くで切断し，断端を後方にめくり返す．動眼神経[III]の上枝の枝が上直筋の下面に達すること，上枝の別の枝が上眼瞼挙筋に分布するのを観察する．
5. 眼窩の内側で上斜筋を同定する．上斜筋の上面に滑車神経[IV]が分布するのを確認する．上斜筋の腱を前方にたどり，眼窩壁に付着する線維軟骨性の滑車のところで折れ曲がって後外側に向かい，眼球の上面で後外側部に停止するのを確認する．
   - **上斜筋** superior oblique は，蝶形骨体から起こり，滑車で向きを変え，眼球の上面で強膜に停止する．眼球を下外側に向ける．

眼窩内容の解剖(2)

眼窩内容の解剖の第2段階では，眼窩の上方から，上直筋と上斜筋よりも深層にある構造を解剖する．

1. 眼窩の外側で外側直筋を同定する．
   - **外側直筋** lateral rectus は，総腱輪から起こり，眼球外側面で強膜に停止する．眼球を外側に向ける．
2. 上直筋と外側直筋を後方にたどり，これらの筋の起始となる総腱輪を見出す．
   - **総腱輪** common tendinous ring は，4つの直筋(上・外側・内側・下直筋)の共通の起始部で眼窩の後端にあり，視神経[II]，動眼神経[III]，外転神経[VI]を取り巻いている．
3. 総腱輪を上直筋と外側直筋の間でハサミを使って切断し，総腱輪に囲まれた内容を開放する．総腱輪によって囲まれる以下の神経を観察する．
   - **外転神経[VI]** abducent nerve は，総腱輪の中を通り抜けて，外側直筋の内側面に分布する．
   - **動眼神経[III]** oculomotor nerve は，中頭蓋窩では海綿静脈洞の外側壁に位置し，上眼窩裂を通って総腱輪に達すると，上枝と下枝に分かれる．上枝は，上眼瞼挙筋と上直筋に分布する．下枝は，視神経[II]の深層を進み，内側直筋，下直筋，下斜筋に分布する．
4. 眼神経[V_1]から分かれて眼窩の内側壁に向かう**鼻毛様体神経** nasociliary nerve を同定する．この神経は前頭神経よりもはるかに細い．鼻毛様体神経は，視神経[II]の上を乗り越えて，眼窩上縁の内側端に向かう．この間にいくつかの枝が分かれ出る．

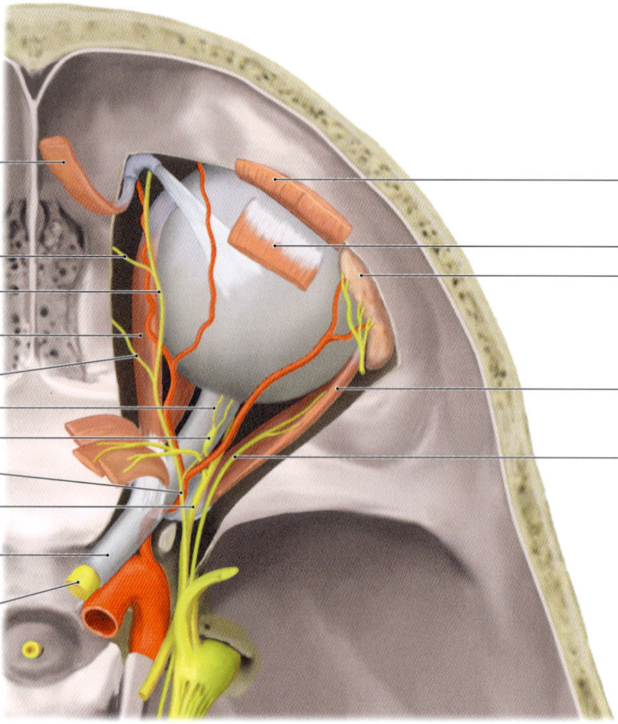

図8-43 眼窩深部の解剖(上面)

• **長毛様体神経** long ciliary nerves は，眼球の後面に向かう．

• **前篩骨神経** anterior ethmoidal nerve は，眼窩の内側壁の前篩骨孔を通り抜け，鼻腔の粘膜に分布する．

• **滑車下神経** infratrochlear nerve は，鼻毛様体神経の終枝で，内眼角周辺の皮膚と粘膜に分布する．

5. **毛様体神経節** ciliary ganglion を視神経と外側直筋の間で，総腱輪と眼球後端の中間あたりに見出す．これは副交感性の神経節で，直径は 2 mm ほどである．動眼神経下枝からの根を受け入れており，ここから出た短毛様体神経が眼球の後面に入る．

6. **視神経[II]** optic nerve を同定する．視神経は視神経管を通り抜けて眼窩に入り，総腱輪の中を通り抜け，眼球の後極に進入する．網膜からの視覚の情報を脳に運ぶ．

7. 内頸動脈から分かれた**眼動脈** ophthalmic artery を同定する．眼動脈は視神経管内で視神経[II]の下を通って眼窩に入る．眼窩内では視神経の上を乗り越えて，眼窩の内側壁に向かう．眼動脈から分かれる枝のいくつかを同定しよう．

• **網膜中心動脈** central retinal artery は，眼球の後極から 1 cm ほどのところで視神経[II]に進入し，網膜に分布する．

• **涙腺動脈** lacrimal artery は，眼球の外側壁に向かい，涙腺などに分布する．

8. 上斜筋を筋腹で切断し，断端をめくり返すと，鼻毛様体神経の走行がよく観察できる．その深層に内側直筋を同定する．

• **内側直筋** medial rectus は，総腱輪から起こり，眼球内側面で強膜に停止する．眼球を内側に向ける．

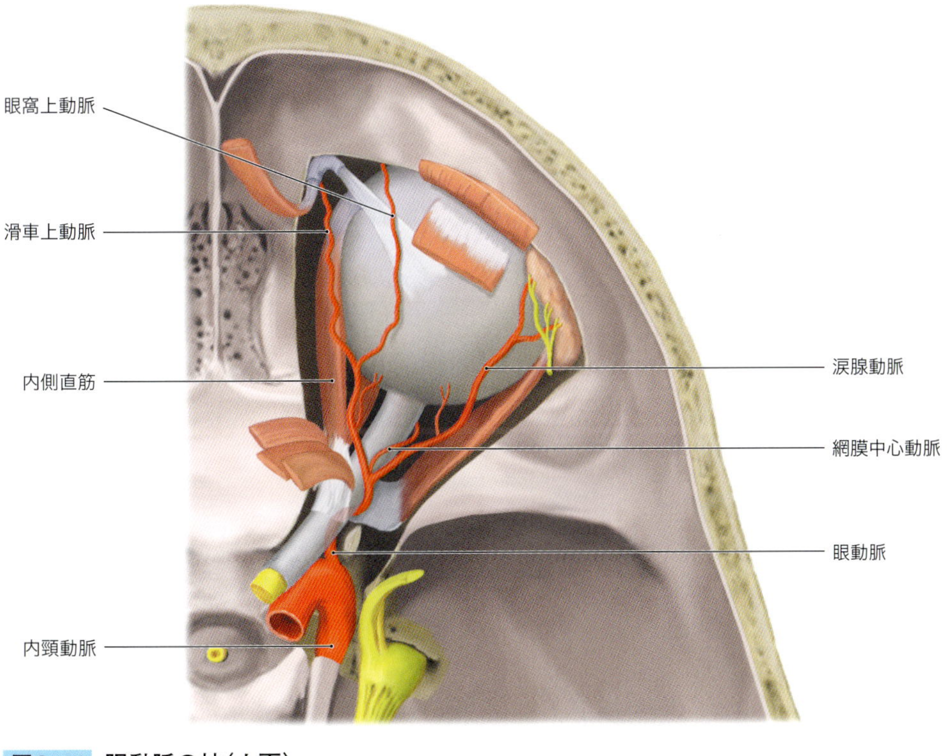

図8-44　眼動脈の枝（上面）

眼窩内容の解剖(3)

眼窩内容の解剖の第3段階では，眼窩を前方から解剖する．

1. 眼瞼をピンセットで持ち上げて，結膜嚢の広がりを観察する．眼瞼結膜が上下の結膜円蓋で眼球結膜に移行することを確認する(☞316頁)．
2. 眼窩の縁に沿ってメスで浅く切り込んで，上下の眼瞼と眼窩隔膜を切り取り，眼窩の内容を前面から観察する．以下の構造を確認する．
   - 涙腺は，眼窩の上外側に位置する(☞317頁)．
   - **滑車** trochlea は，眼窩の上内側壁に位置する．上斜筋腱の向きを変える．
3. 下斜筋と下直筋を観察する．
   - **下斜筋** inferior oblique は，眼窩の下内側壁から起こって後外側に走り，眼球の下面で後半の強膜に停止する．眼球を上外側に向ける．
   - **下直筋** inferior rectus は，眼球の下面で角膜のやや後方あたりの強膜に停止する．起始(総腱輪)はここでは見えない．眼球を下内側に向ける．

眼球の取り出し

眼筋と眼球に入る神経を切断して，眼球を取り出す．

1. 眼窩の前方から，下斜筋を確認し，筋腹で切断する．
2. 眼窩の上方から，内側直筋と外側直筋をピンセットで引っ張って作用を確認し，筋腹で切断する．
3. 眼窩の上方から，視神経[II]を眼球の1 cm後方で切断する．眼球の後方に入る血管と神経も合わせて切断する．
4. 視神経[II]をピンセットでつかんで眼球を前に傾け，下直筋を確認し，筋腹で切断する．長毛様体神経，短毛様体神経などは適宜切断する．

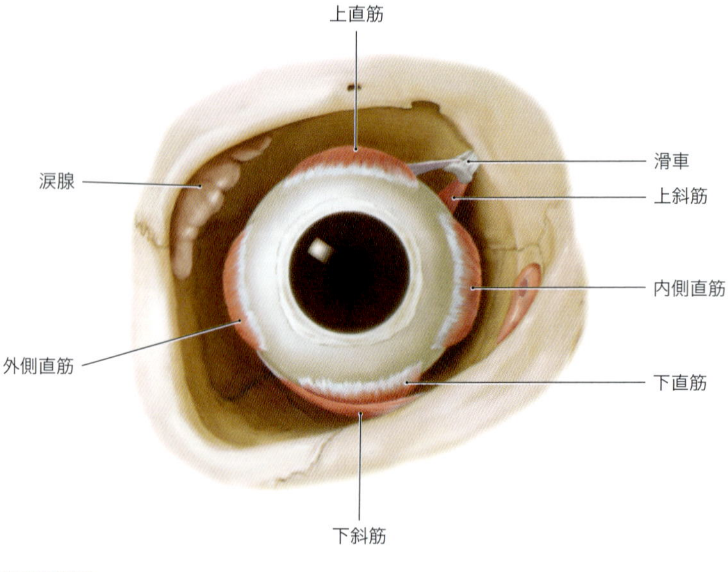

図8-45 眼球と外眼筋(前面)

眼球の観察（図8-39 ☞ 316 頁）

1. **眼球** eye ball の部位を確認する．
   - 前極：角膜前面の中央．
   - 後極：視神経[II]の進入部位よりやや外側．
   - 赤道：眼球の前半と後半の境目で，最大径の部位．
2. 一側の眼球を赤道面（前頭面）で横に切断し，**硝子体** vitreous body を取り除く．もう一側の眼球では眼球壁を水平面（または矢状面）で切断し，**水晶体** lens（レンズ）を摘出する．
3. 眼球壁は眼球線維膜，眼球血管膜，網膜の 3 層からできている．外層の眼球線維膜は丈夫な結合組織からなる膜で，以下の 2 部に分かれる．
   - **強膜** sclera は，眼球の後ろ 5/6 を占め，白く不透明である．
   - **角膜** cornea は，眼球の前 1/6 の部分で，透明である．
4. 眼球壁の中間層である眼球血管膜は，ブドウ膜とも呼ばれ，以下の部分からなる．
   - **脈絡膜** choroid は，眼球の後 2/3 を占める黒っぽい膜で，血管が豊富である．
   - **毛様体** ciliary body は，眼球の前半で水晶体の周縁に突き出した黒っぽい構造である．水晶体と毛様体の間は毛様体小帯という微細な線維でつながれている．
   - **虹彩** iris は，水晶体の前面に突き出した黒っぽい構造で，瞳孔を取り囲んでいる．角膜と水晶体の間に位置するので，毛様体小帯をピンセットで壊し水晶体を摘出してから観察する．瞳孔にゾンデを入れ角膜と虹彩の間の空間（前眼房）を確認する．白内障などにより水晶体が人工物に置き換えられていることも多いので注意する．
5. 眼球壁の内層は**網膜** retina である．眼球の後半で以下の構造を観察する．
   - **黄斑** macula は，視野の中心にあたる部位で，多少黄味を帯びている．その中心部は軽く凹んで中心窩と呼ばれる．
   - **視神経円板** optic disc は，視神経[II]が眼球に進入する部位に対応していて，直径約 2 mm の白色斑になっている．この部分には視細胞が存在しないので，生理学的に盲点と呼ばれる．眼窩の動脈系として観察した網膜中心動脈が，視神経乳頭から網膜内に放射状に広がることを確認する．

眼窩の下壁

1. 眼窩の中に残っている疎性結合組織と脂肪をすっかり取り除いて，眼窩の下壁がよく見えるようにする．
2. 眼窩下溝の上を覆っている眼窩骨膜を切り開き，眼窩下神経と眼窩下動脈を観察する．
   - **眼窩下神経** infra-orbital nerve は，上顎神経[V_2]の終枝で，翼口蓋窩から下眼窩裂を通って眼窩に入り，眼窩下孔から出て上顎部の皮膚に分布する（☞ 276 頁）．
   - **眼窩下動脈** infra-orbital artery は，顎動脈の枝で，眼窩下神経に伴行する．
3. 眼窩の下方の皮膚をはいで骨を露出し，眼窩下縁より 1 cm 下あたりで眼窩下孔の位置を確認する．眼窩下孔から出てくる眼窩下神経と眼窩下動脈を観察する．
4. 上顎骨の頬骨突起を取り去り，その基部から下と内側にかけて上顎骨体をノミで削り取ると，上顎洞の内面を覆う粘膜が白い袋状になって見える．袋を開いて**上顎洞** maxillary sinus の内容を観察する．上顎洞の鼻腔への開口が内側壁のかなり高い位置にあることを確認する．

外耳の解剖

外耳 external ear は，外から見える耳介と，鼓膜までの外耳道からなる．

1. **耳介** auricle の外形を観察し，以下の構造を同定する．
 - **耳輪** helix は，耳介外縁の稜線である．
 - **対輪** antihelix は，耳輪の前にある稜線である．
 - **耳甲介** concha of auricle は，耳介の中央の深い窪みである．
 - **耳珠** tragus は，外耳孔の前にある高まりである．
 - **対珠** antitragus は，外耳孔の後にある高まりである．
 - **耳垂** lobule of auricle は，耳介の下端部である．
2. **外耳道** external acoustic meatus の天井を，以下の手順で開放する．
 ① 外耳介筋群と靱帯を切り，外耳道を輪切りにして耳介を根元で切り取る．
 ② 外耳道よりも上方の側頭骨の鱗部(頭蓋冠を構成する部分)を鋸で切り取る．錐体の上縁の高さで，後ろから水平に鋸を入れる．
 ③ ノミで外耳道の天井の骨を，カンナで削るように少しずつ取り除き，外耳孔から奥に向かって外耳道の天井の粘膜を剖出していくと鼓室の天井に達する．
 ④ 外耳道の天井の軟部組織を外耳孔から奥に向かってピンセットで丁寧に取り除き，鼓膜と耳小骨が見えるところまで，外耳道と鼓室を剖出する．鼓膜が前外側に傾いており，鼓膜の上内面に耳小骨が乗っているのが上方から見える．
3. **鼓膜** tympanic membrane の外側面を観察する．鼓膜は，直径約 1 cm の楕円形の半透明の膜で，外耳道と鼓室の間の仕切りになっている．鼓膜は外界側の面が前方・下方に向くように傾いている．鼓膜には以下の部分がある．
 - **鼓膜臍** umbo of tympanic membrane は，鼓膜の中央の最も凹んだ場所で，ツチ骨柄の先端が付着している．鼓膜の形は全体として浅い円錐状である．

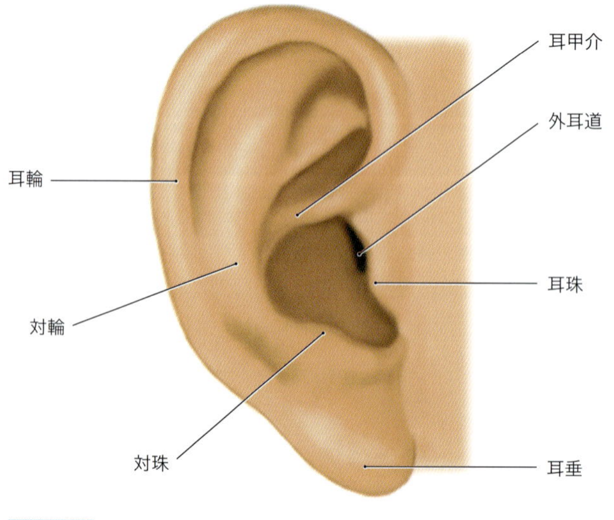

図8-46 外耳

- **ツチ骨条** malleolar stria は，ツチ骨柄の付着部で，鼓膜臍から上方に向かう．
- 弛緩部は，鼓膜上端部の約 1/5 の三角形の領域で，線維が乏しく薄い．
- 緊張部は，鼓膜の残りの部分で，放射状および輪状の線維が発達している．

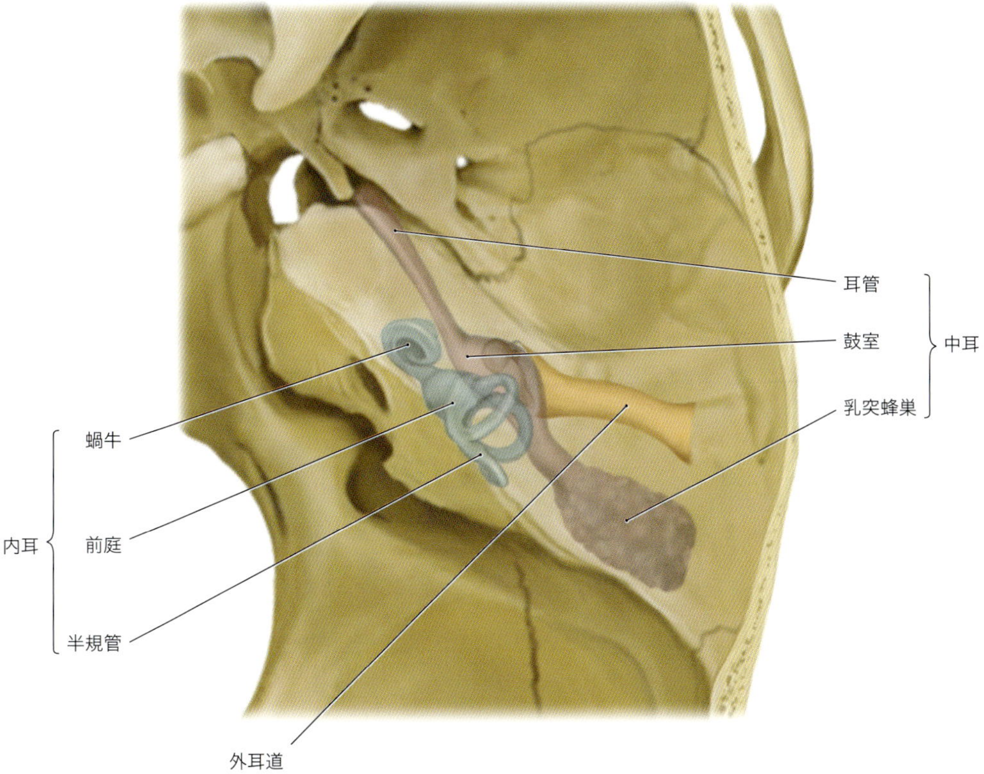

図 8-47　外耳，中耳，内耳（上方からの透視図）

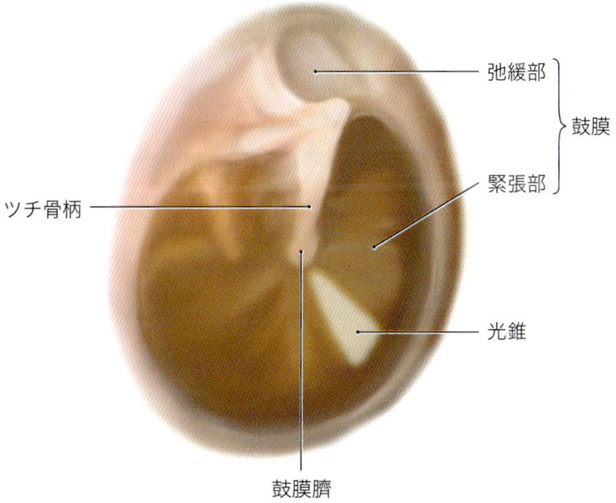

図 8-48　鼓膜

中耳の解剖

鼓室 tympanic cavity は，鼓膜よりも内側にある空洞で，耳管によって咽頭につながっている．鼓室の中には耳小骨とそれを動かす小さな筋がある．**中耳** middle ear には，鼓室とその付属構造が含まれる．

1. 鼓膜の上内後方で内頭蓋底の骨をノミで注意深く少しずつ削り，鼓室の天井を取り除く．取り除いた破片は1か所にまとめておくとよい．間違って耳小骨を摘出したときもあとで確認できる．
2. 鼓室を上方から観察して，ツチ骨とキヌタ骨を同定する．ツチ骨とキヌタ骨の間の下を鼓索神経が通り抜けるのが見える．アブミ骨はここではまだ見えない．

- **ツチ骨** malleus は，耳小骨の外側の骨で鼓膜に付着する．ツチ骨頭はキヌタ骨の窪みと関節する．
- **キヌタ骨** incus は，耳小骨の中間の骨である．キヌタ骨体でツチ骨頭と，長脚先端でアブミ骨と関節する．また，短脚は鼓室後壁と靱帯で連結する．
- **鼓索神経** chorda tympani は，顔面神経[VII]の枝で，鼓室を通過して前方に向かい，側頭下窩で舌神経(下顎神経[V_3]の枝)に合流する．舌の粘膜からの味覚の線維と，顎下神経節に向かう副交感性の節前線維を含んでいる．

3. ツチ骨とキヌタ骨を以下の手順で取り外す．

① 鼓膜をピンセットで取り除く．

② ツチ骨柄に前方から付着する鼓膜張筋を同定し，停止の近くで切断する．

③ ツチ骨とキヌタ骨をピンセットの先でつかみ，ゆっくりと上方に引き抜く．

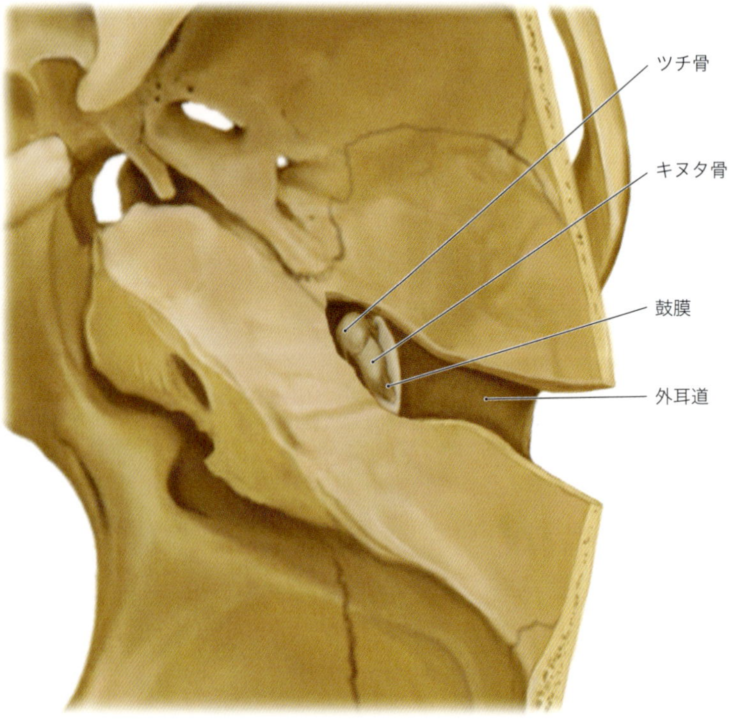

図8-49 外耳道と鼓室の解剖(上面)

4. 鼓室の内側壁を観察して，以下の構造を同定する．
   - **アブミ骨** stapes は，耳小骨の内側の骨で，その底が前庭窓を塞いでいる．アブミ骨の頭にはアブミ骨筋が後方から停止している．アブミ骨は鼓室内側壁の窪みに大部分が納まるので，アブミ骨頭(アーチの頂点)付近がよく見える．
   - **岬角** promontory は，前庭窓の下方にある丸い高まりで，蝸牛の一部が内側壁から突出したものである．
5. アブミ骨の頭に後方から停止するアブミ骨筋を同定し，停止の近くで切断する．アブミ骨をピンセットの先でつかみ，ゆっくりと外方に引き抜く．アブミ骨がなくなり視野が広がったところで，前庭窓と蝸牛窓を同定する．
   - **前庭窓** oval window(fenestra vestibuli)は，岬角の上方にある窓で，アブミ骨底によって塞がれている．音波の蝸牛への入口となる．前庭窓の上方にある外側半規管隆起と顔面神経管隆起を同定する．
   - **蝸牛窓** round window(fenestra cochleae)は，岬角の後下方にある小さな窓で，結合組織性の薄い膜によって塞がれている．蝸牛からの音波の出口となる．
6. 内頭蓋底の骨を鼓室からさらに前方に向かって削り，鼓膜張筋を剖出し耳管の起始部を開放する．鼓膜張筋は耳管の上方に接している．
   - **耳管** auditory tube は，鼓室と咽頭をつなぐ管で，鼓室寄りの 1/3 は骨性，咽頭寄りの 2/3 は軟骨性である．
   - 鼓膜張筋とアブミ骨筋は，それぞれ耳小骨の振動を抑制し，過大な音量が入力されたときに内耳の損傷を防ぐ．鼓膜張筋は下顎神経[V_3]支配，アブミ骨筋は顔面神経[VII]支配である．

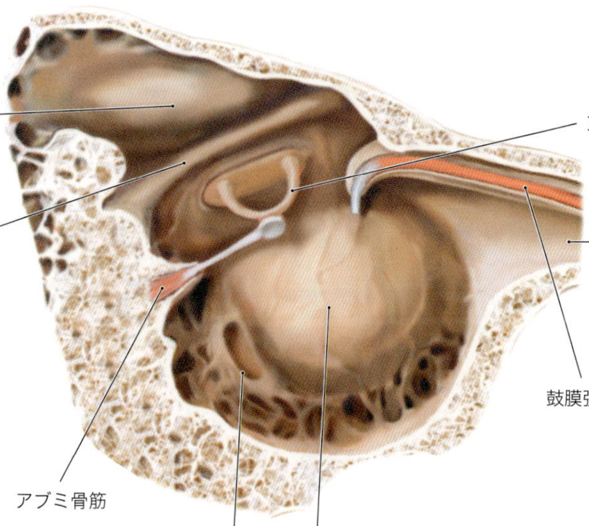

図 8-50　鼓室の内側壁

内耳の解剖

内耳 internal ear は，側頭骨の錐体の内部にある複雑な形の空洞(**骨迷路** bony labyrinth)と，その中に収まる膜の袋(**膜迷路** membranous labyrinth)からなる．骨迷路は前方の蝸牛，後方の骨半規管および中間の前庭の3部に分かれる．錐体の骨をノミで削り，骨迷路を剖出する．

1. 錐体の前面の硬膜を注意深くはがして，錐体の骨質を露出させる．大錐体神経が錐体前面の溝の中から現れて三叉神経[V]の深層に隠れるのを見ることができる．
2. 半規管の位置を，以下の指標を手がかりにして見当をつける．
   - 錐体の前面の弓状隆起は，前半規管による高まりであり，この直下に前半規管がある．
   - 鼓室の内側壁で岬角の上方に，外側半規管による隆起がある．
   - 内耳道よりも前方に蝸牛が，後方に3つの半規管(前半規管・後半規管・外側半規管)がある．
3. 半規管のある位置で，錐体の緻密質をよく切れるノミで少しずつ削り，下層の海綿質を掘り出す．海綿質をさらに削ると，硬い緻密質に包まれた骨半規管を剖出できる．骨半規管を少し削ると，骨迷路の断面と膜迷路が現れる．管の外周壁を破壊すると骨半規管が溝状になる．これを連続させると半規管全体が半円状の溝として剖出できる．半円の基部は比較的広い空間につながる．これが**前庭** vestibule である．3つの半規管の位置・方向・形をよく理解して，現れた骨半規管を同定する．前半規管・外側半規管・前庭の近くを走る顔面神経[VII]を壊さないように，十分注意しながら骨を除去すること．

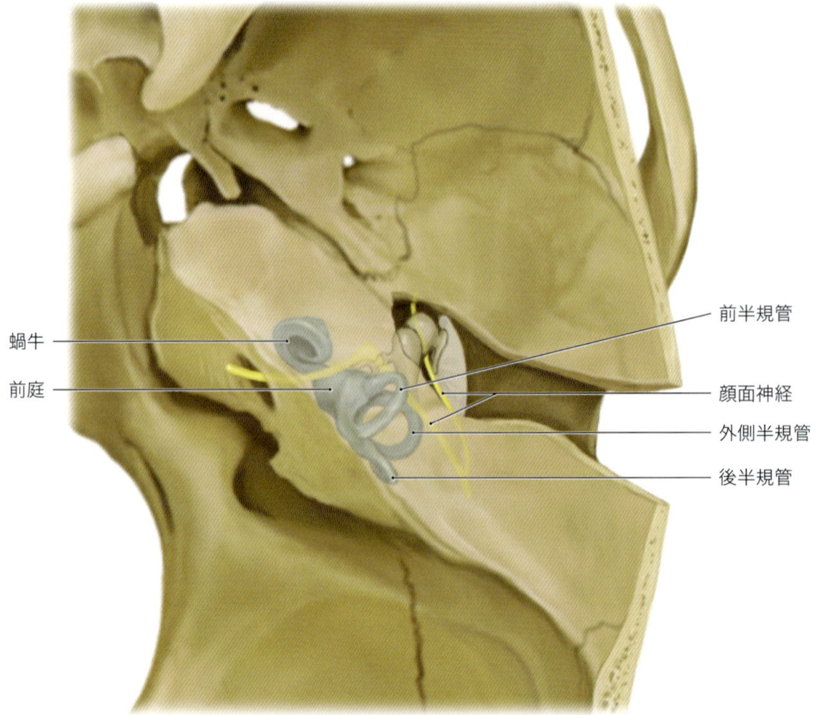

図8-51 錐体における内耳の位置と形状(上面)

• **前半規管** anterior semicircular duct は，円弧の面が垂直で，錐体の軸に直交している．錐体の上部の全面を削ると最初に見えてくる．

• **後半規管** posterior semicircular duct は，円弧の面が垂直で，錐体の軸と平行である．前半規管より後方で錐体の上部後面を削ると見えてくる．

• **外側半規管** lateral semicircular duct は，円弧の面が水平で，頂点が外側後方に向いている．削り出すのは難しい．

4. 錐体後面の内耳孔から，内耳道の天井を削って開き，顔面神経[VII]の走行をたどる．半規管の前内側の位置に**膝神経節** geniculate ganglion があり，顔面神経[VII]はここでほぼ直角に屈曲して後方に向きを変える．先に観察した大錐体神経を錐体の骨の中にたどり，膝神経節に達するのを確認する．

5. **蝸牛** cochlea は，膝神経節の前内側に接して位置する．蝸牛のある位置で，緻密質をノミで少しずつ削ると，蝸牛の断面が現れる．蝸牛の位置・方向・形をよく理解して，現れた蝸牛を同定する．

• 蝸牛は，蝸牛軸を中心に，蝸牛ラセン管が約2.5回転して走っている．蝸牛軸の頂点は，前外側下方に向かっている(鼓膜の面が向かう方向と同じ)．

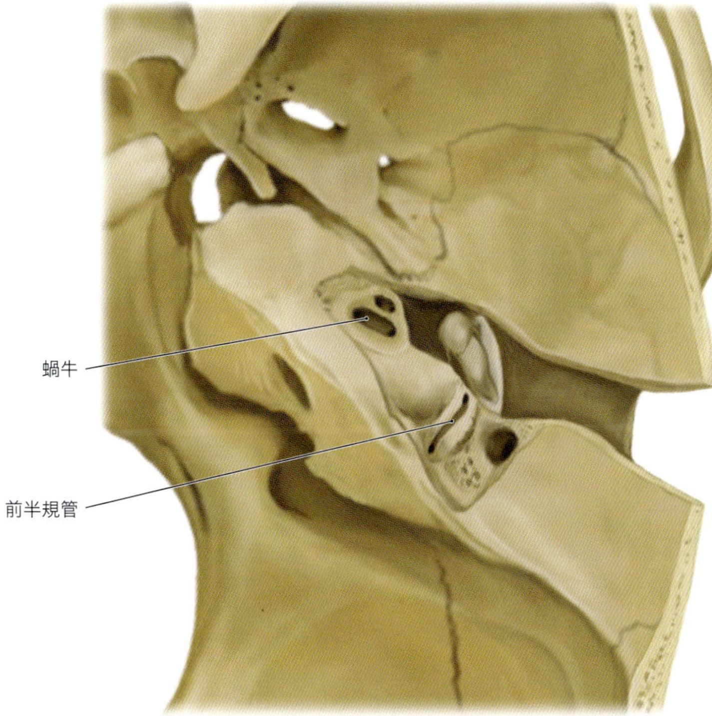

図8-52　蝸牛と半規管の解剖(上面)

表　脳神経一覧

神経	機能区分	神経細胞の位置	通る頭蓋の孔	主な作用
嗅神経 [I]	特殊感覚	嗅上皮（嗅細胞）	篩骨の篩板	嗅覚（鼻腔最上部の粘膜から）
視神経 [II]	特殊感覚	網膜（神経節細胞）	視神経管	視覚（眼球の網膜から）
動眼神経 [III]	体性運動	中脳	上眼窩裂	上・下・内側直筋，下斜筋，上眼瞼挙筋の運動支配
	臓性運動（副交感）	節前：中脳 節後：毛様体神経節		瞳孔括約筋と毛様体筋への副交感性支配
滑車神経 [IV]	体性運動	中脳	上眼窩裂	上斜筋の運動支配
三叉神経 [V] 眼神経 [V_1]	一般感覚	三叉神経節	上眼窩裂	眼より上方の皮膚と粘膜の感覚（前頭部・頭皮・鼻の皮膚，結膜，角膜，鼻腔と副鼻腔の粘膜）
上顎神経 [V_2]	一般感覚	三叉神経節	正円孔	眼と口裂の間の皮膚と粘膜の感覚（上顎部の皮膚，口蓋・鼻腔・上顎洞の粘膜，上顎歯）
下顎神経 [V_3]	鰓弓運動（特殊臓性運動）	橋	卵円孔	咀嚼筋，顎舌骨筋，顎二腹筋前腹，口蓋帆張筋，鼓膜張筋の運動支配
	一般感覚	三叉神経節		口裂より下方の皮膚と粘膜の感覚（下顎部・下唇・側頭部の皮膚，下顎歯，顎関節，口腔と舌の前 2/3 の粘膜）
外転神経 [VI]	体性運動	橋	上眼窩裂	外側直筋の運動支配
顔面神経 [VII]	鰓弓運動（特殊臓性運動）	橋	内耳道，顔面神経管，茎乳突孔	表情筋（顔面と頭部），アブミ骨筋（中耳），茎突舌骨筋，顎二腹筋の運動支配
	特殊感覚	膝神経節		味覚（舌の前 2/3，口腔底，口蓋から）
	一般感覚			外耳道の皮膚からの感覚
	臓性運動（副交感）	節前：橋 節後：翼口蓋神経節，顎下神経節		顎下腺，舌下腺，涙腺，鼻腺，口蓋腺の副交感性支配
内耳神経 [VIII] 前庭神経	特殊感覚	前庭神経節	内耳道	平衡感覚（半規管，卵形嚢，球形嚢から）
蝸牛神経	特殊感覚	ラセン神経節		聴覚（ラセン器から）
舌咽神経 [IX]	鰓弓運動（特殊臓性運動）	延髄	頸静脈孔	茎突咽頭筋の運動支配
	臓性運動（副交感）	節前：延髄 節後：耳神経節		耳下腺の副交感性支配
	臓性感覚	下神経節		耳下腺，頸動脈小体，頸動脈洞，咽頭，中耳からの臓性感覚
	特殊感覚	下神経節		味覚（舌の後 1/3 から）
	一般感覚	上神経節		外耳からの皮膚感覚
迷走神経 [X]	鰓弓運動（特殊臓性運動）	延髄	頸静脈孔	咽頭収縮筋，喉頭筋，口蓋筋（口蓋帆張筋を除く），食道の上 2/3 の骨格筋の運動支配
	臓性運動（副交感）	節前：延髄 節後：内臓の内部や近傍		気管，気管支，心臓，腹部消化管の副交感性支配
	臓性感覚	下神経節		舌の基部，咽頭，喉頭，気管，気管支，心臓，食道，胃，腸からの臓性感覚
	特殊感覚	下神経節		味覚（喉頭蓋と口蓋から）
	一般感覚	上神経節		耳介，外耳道，後頭蓋窩の硬膜からの感覚
副神経 [XI]	体性運動	延髄	頸静脈孔	胸鎖乳突筋と僧帽筋の運動支配
舌下神経 [XII]	体性運動	延髄	舌下神経管	舌筋群（口蓋舌筋を除く）の運動支配

付録

骨学実習

第 1 節　全身の骨格を観察する……332
第 2 節　脊柱と胸郭を観察する……335
第 3 節　上肢の骨を観察する……338
第 4 節　骨盤・下肢の骨を観察する……341
第 5 節　頭蓋の骨を観察する……345

骨格標本の点検

骨格の標本箱を開け，そこに全身の骨が揃っているか，どの骨が欠けているかを，全身の交連骨格標本や，解剖学書やアトラスを用いて点検しよう．

1)骨格の構成

全身の骨格は，まず**体幹** trunk と**体肢** extremities(**上肢** upper limb と**下肢** lower limb)に分けられる．

2)体幹

体幹の骨格は，頭蓋，脊柱，胸郭を含む．

1. **頭蓋** skull は，13 種 21 個の骨が組み合わさってできた本体部分と，**下顎骨** mandible，**舌骨** hyoid bone からなる．頭蓋の本体は，脳出しのために，すでに水平面で切断され，頭蓋腔の内面が見えるようになっている．上顎と下顎の歯列は，高齢の骨格では，抜けて失われているだろう．舌骨は，標本作製過程や以前の実習の際に，破損したり失われたりしていることが多いので，全身の交連骨格標本で観察すること．
2. **脊柱** vertebral column は，7 個の**頸椎** cervical vertebrae，12 個の**胸椎** thoracic vertebrae，5 個の**腰椎** lumbar vertebrae，5 個の**仙椎** sacral vertebrae，3〜5 個の**尾椎** coccygeal vertebrae からなるが，そのうち仙椎と尾椎はそれぞれ融合して**仙骨** sacrum，**尾骨** coccyx となっている．椎骨はヒモを通してつないである．頸椎，胸椎，腰椎の外形に違いがあることに注意しよう．それぞれの部分の細かい違いや，それぞれの椎骨がその何番目にあたるかは，第 2 節で詳しく調べる(☞ 335 頁)．仙骨と尾骨は，下肢帯の左右の寛骨と合わさって**骨盤** pelvis を作る．
3. **胸郭** thorax は，12 個の胸椎(脊柱に含まれる)のほかに，12 対の肋骨，および胸骨が組み合わさってできている籠形の骨格である．

- 左右の**肋骨** ribs は，同じ形をしているので，まずそれらを対にする．次に上から下に肋骨の形が次第に変わっていくことに気をつけて，第 1〜12 番の順に並べてみる．第 1 番は，最も屈曲が強くかつ短い．そこから下にいくと次第に屈曲が緩やかにかつ長くなるが，第 7・8 肋骨あたりが最長で，それより下ではまた短くなる．
- **胸骨** sternum は，胸骨柄，胸骨体，剣状突起の 3 部に分かれる．

3)上肢

上肢の骨格は，腕のつけ根にあたる**上肢帯** shoulder girdle と，外観上の上肢の中に含まれる**自由上肢** free part of upper limb(狭義の上肢)からなる．上肢のそれぞれの骨を，交連骨格標本や 図5 (☞ 338 頁)を参考にして同定し，肩から手まで，順番に並べてみよう．

1. 上肢帯を作るのは，**肩甲骨** scapula と**鎖骨** clavicle である．
2. 自由上肢の骨は，上腕の**上腕骨** humerus，前腕の**橈骨** radius と**尺骨** ulna，および手の骨からなる．手の骨は，手首の小さな 8 個の**手根骨** carpal bones，手の甲の骨格を作る 5 本の**中手骨** metacarpals，母指に 2 本，他の指に 3 本ずつの**指骨** phalanges を含む．手の骨はそれぞれが非常に小さいので，ヒモでつないであるが，バラバラにしてはいけない．

4)下肢

下肢の骨格は，脚のつけ根にあたる**下肢帯** pelvic girdle と，外観上の下肢の中に含まれる**自由下肢** free part of lower limb(狭義の下肢)からなる．下肢のそれぞれの骨を，交連骨格標本や 図7 (☞ 343 頁)を参考にして同定し，大腿から足まで，順番に並べてみよう．

1. 下肢帯を作る**寛骨** hip bone は，青年期までは**腸骨** ilium，**恥骨** pubis，**坐骨** ischium の 3 骨に分かれ，互いに軟骨でつながれている．寛骨は，仙骨および尾骨とともに**骨盤** pelvis を作る(図6 ☞ 341 頁)．
2. 自由下肢の骨は，大腿の**大腿骨** femur，下腿の**脛骨** tibia と**腓骨** fibula，および足の骨からなる．足の骨は，足首の 7 個の**足根骨** tarsal bones，足の甲の骨格を作る 5 本の**中足骨** metatarsals，母指に 2 本，他の指に 3 本ずつある**趾骨** phalanges を含む．足の骨は非常に小さいので，ヒモでつないであるが，バラバラにしてはいけない．

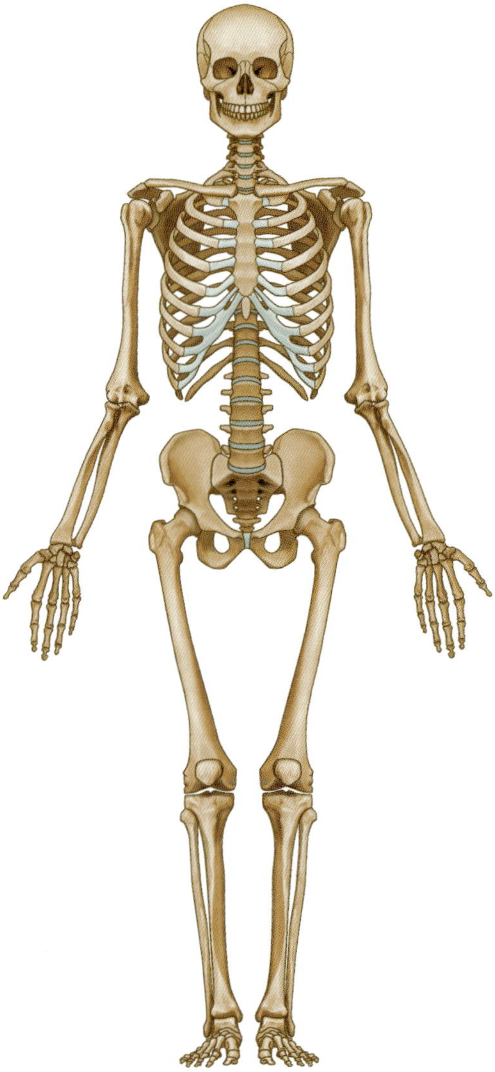

図1　全身の骨格

表1　全身の骨格構成

1)頭蓋 skull

- 頭蓋骨の本体，13種21個の骨(**後頭骨** occipital bone，**蝶形骨** sphenoid，**側頭骨** temporal bone*，**頭頂骨** parietal bone*，**前頭骨** frontal bone，**篩骨** ethmoid，**鋤骨** vomer，**下鼻甲介** inferior nasal concha*，**涙骨** lacrimal bone*，**鼻骨** nasal bone*，**上顎骨** maxilla*，**頬骨** zygomatic bone*，**口蓋骨** palatine bone*)
- **下顎骨** mandible
- **舌骨** hyoid bone

2)脊柱と胸郭

脊柱 vertebral column(＝頸椎＋胸椎＋腰椎＋仙骨＋尾骨)

- **頸椎** cervical vertebrae(7個)
- **胸椎** thoracic vertebrae(12個)
- **腰椎** lumbar vertebrae(5個)
- **仙骨** sacrum(5椎)
- **尾骨** coccyx(3〜5椎)

胸郭 thorax(＝胸椎＋肋骨＋肋軟骨＋胸骨)

- **肋骨** ribs*(12対)
- **胸骨** sternum

3)上肢の骨格

上肢帯の骨：**肩甲骨** scapula*，**鎖骨** clavicle*

上腕の骨：**上腕骨** humerus*

前腕の骨：**橈骨** radius*，**尺骨** ulna*

手の骨：**手根骨** carpal bones*(8個)，**中手骨** metacarpals*(5個)，**指骨** phalanges*(母指：2個，第2〜5指：各3個)

4)下肢の骨格

下肢帯の骨：**寛骨** hip bone*(**腸骨** ilium*＋**恥骨** pubis*＋**坐骨** ischium*；寛骨＋仙骨＋尾骨＝**骨盤** pelvis)

大腿の骨：**大腿骨** femur*

下腿の骨：**脛骨** tibia*，**腓骨** fibula*

足の骨：**足根骨** tarsal bones*(7個)，**中足骨** metatarsals*(5個)，**趾骨** phalanges*(母趾：2個，第2〜5趾：各3個)

*は有対.

5)骨格全体の観察

全身の骨格がどのように組み上げられているか，交連骨格標本と，解剖学書やアトラスによって親しもう.

1. 頭蓋は第1頸椎の上に乗っている．頭蓋の内腔は，下面に開いた大きな孔によって，**脊柱管** vertebral canal という脊柱の内腔に連絡する.
2. 上肢の骨は，鎖骨によってのみ，体幹の骨と関節している．鎖骨と胸骨の間，鎖骨と肩甲骨の間にはそれぞれ小さな関節があるが，肩甲骨と体幹の骨との間は，筋によってつながれるのみで，直接の関節はない.
3. 下肢の骨は，脊柱の仙骨との間に，強固な関節を作る．そのため，体幹に対する下肢の運動は，上肢に比べて著しく制限されている.

椎骨

椎骨 vertebra に通してあるヒモを外して，脊柱をバラバラにしてみよう．仙骨と尾骨は骨盤についているので，ここではまず頸椎，胸椎，腰椎について椎骨の形を比べる．

1. 典型的な椎骨の構成とその部分の名前をまず理解しよう．
   - 椎骨の腹側には，椎骨の本体をなす**椎体** vertebral body があり，その背側には**椎弓** vertebral arch があって，**椎孔** vertebral foramen を囲む．
   - 椎骨が積み重なって脊柱を作ると，椎孔は連なって**脊柱管** vertebral canal となる（脊柱管に収まる構造については 90, 91 頁を参照のこと）．
2. 椎弓からは，4 種 7 個の突起が出る．
   - **棘突起** spinous process：椎弓の後面正中部から出る不対性の突起．
   - **横突起** transverse process：椎弓の外側部から左右に出る有対性の突起．
   - **上関節突起** superior articular process：椎弓の外側部から上方に向かって出る有対性の突起．
   - **下関節突起** inferior articular process：椎弓の外側部から下方に向かって出る有対性の突起．

   このうち，棘突起や横突起は，椎骨を互いにつなぐ靱帯や，脊柱の運動を営む筋の付着部となる．また上下の関節突起は，隣り合う椎骨との間で関節を作る．
3. 椎弓はその付け根あたりで，**上椎切痕** superior vertebral notch と**下椎切痕** inferior vertebral notch という切れ込みがあって，幅が狭くなっている．椎骨が積み重なると，この切痕に対応して，**椎間孔** intervertebral foramen という孔ができる（椎間孔を通る構造については 90 頁を参照のこと）．生体では，椎体と椎体は直接に接するのではなく，**椎間円板** intervertebral disc という軟骨と結合組織でできたクッションが間に挟まっている．椎体の椎間円板に接する面は，頸椎より胸椎，胸椎より腰椎と，脊柱の中で下にあるほど大きい．

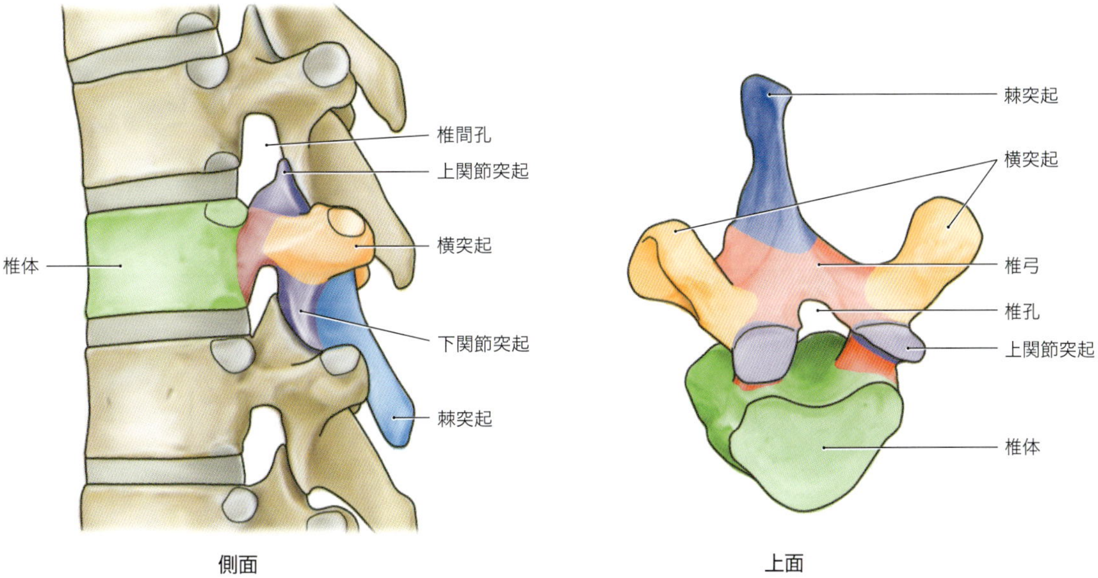

図2　椎骨

脊柱

脊柱 vertebral column を構成する頸椎，胸椎，腰椎のそれぞれの特徴を調べる．

1. **頸椎** cervical vertebrae のうち，第1・2頸椎は，ほかとは変わった特殊な形状をしている．
   - 第3〜7頸椎では，上記の典型的な椎骨の構造に加えて，横突起を上下に貫通する**横突孔** foramen transversarium があるのが特徴である．これは発生期に，椎骨に本来備わる横突起と肋骨に相当する骨格が融合し，その隙間が孔として残ったものである(横突孔を通る構造については119頁を参照のこと)．
   - 第3〜6頸椎の棘突起は，先端が2つに分かれているが，第7頸椎の棘突起は長大で，先端は2つに分かれていない．
   - 第1頸椎を**環椎** atlas，第2頸椎を**軸椎** axis という．環椎には椎体がない．これは発生期に，第1頸椎から椎体が離れて第2頸椎に組み込まれ，軸椎の**歯突起** dens となったためである．歯突起は，環椎の椎孔の前方部にはまり込み，ちょうど軸と軸受けの関係になる．頭を左右に回転できるのは，主にこの環軸関節の可動性による．
   - 環椎の上面には，1対の大きな**上関節窩** superior articular fossa があり，頭蓋の後頭骨の後

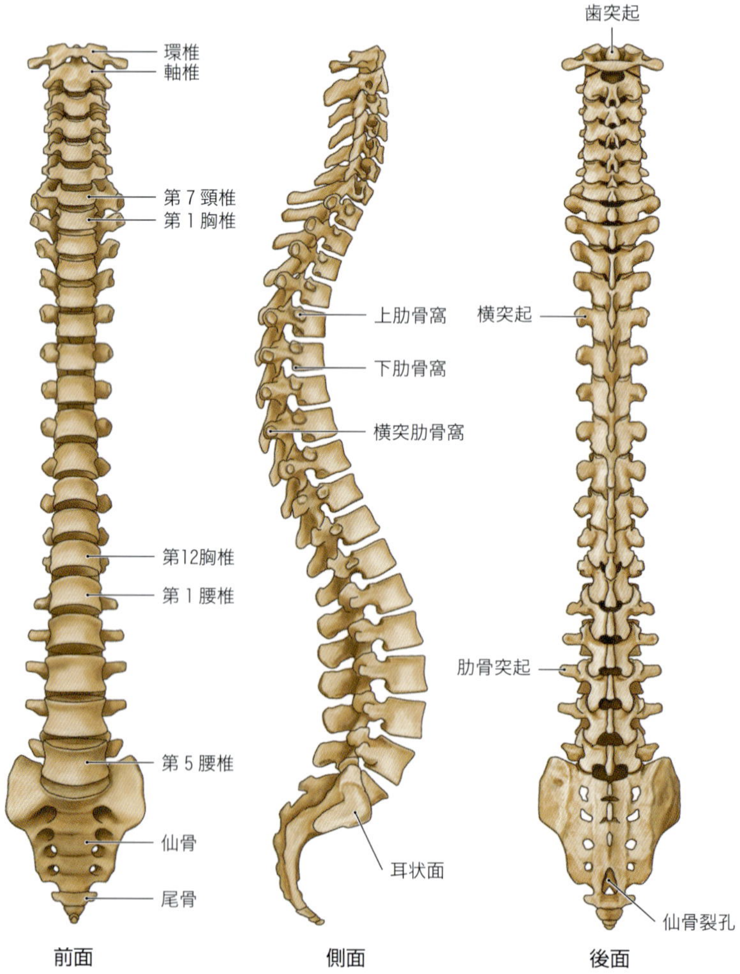

図3 脊柱

頭顆と関節を作る．

2. **胸椎** thoracic vertebrae は，肋骨と関節して胸郭を作るのが特徴である．肋骨と関節を作る凹みは，各椎骨について原則として 3 組ずつ，椎体にある**上肋骨窩** superior costal facet・**下肋骨窩** inferior costal facet と，横突起にある**横突肋骨窩** transverse costal facet である．12 個の胸椎を，椎体の大きさによって順に並べ，それに対応する肋骨を関節させてみよう．
3. **腰椎** lumbar vertebrae は，見かけ上は横突起を持つが，これは本来の横突起ではなく，肋骨に相当する骨格が発生期に椎骨に融合したもので，**肋骨突起** costal process と呼ばれる．本来の横突起は，肋骨突起の基部の後面に位置する**副突起** accessory process と，副突起と棘突起の間に位置する**乳頭突起** mammillary process という隆起に変化し，その結果，腰椎は他の椎骨よりも複雑な形をしている．
4. **仙椎** sacral vertebrae と**尾椎** coccygeal vertebrae は，第 4 節で骨盤の一部として観察する（☞ 341 頁）．

肋骨と胸骨

1. **肋骨** ribs は，弓形の長い骨である．曲りの程度や長さを手がかりにして，順番に並べることは，第 1 節ですでに行った（☞ 332 頁）．

   各肋骨は，**肋骨頭** head と**肋骨結節** tubercle of rib の 2 か所で胸椎と関節する（第 11・12 肋骨では肋骨結節は不明瞭である）．また前方では，肋軟骨を介して胸骨と連結する（肋軟骨は交連骨格標本に含まれていない☞ 94 頁）．
2. **胸骨** sternum は，扁平な骨で，上から順に，**胸骨柄** manubrium of sternum，**胸骨体** body of sternum，**剣状突起** xiphoid process の 3 部が区別される．胸骨柄と胸骨体の境界は角をなしており，**胸骨角** sternal angle と呼ばれ，体表から触れることができる．肋骨と胸骨の連結は全身の交連骨格標本で必ず確認しておく．

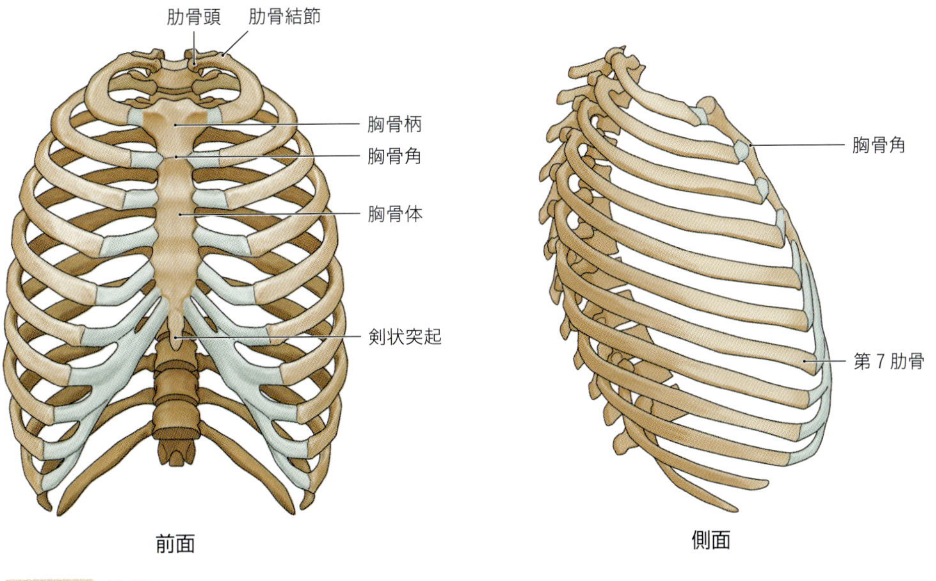

図4　胸郭

肩甲骨と鎖骨

1. **肩甲骨** scapula は，扁平な骨で，下にとがったやや細長い三角形をしている．後面は，水平に走る棚状の肩甲棘があることで，平滑な肋骨面から区別される．また，外側縁には上腕骨との**関節窩** glenoid cavity がある．以上の手がかりによって左右の肩甲骨を区別することができる．

- **肩甲棘** spine of scapula は，肩甲骨の背側面を，**棘上窩** supraspinous fossa と**棘下窩** infraspinous fossa という 2 つの部分に分け，生体ではそれぞれに棘上筋と棘下筋が納まる．肩甲棘は外側に向って高くそびえ，その先端は**肩峰** acromion と呼ばれる．

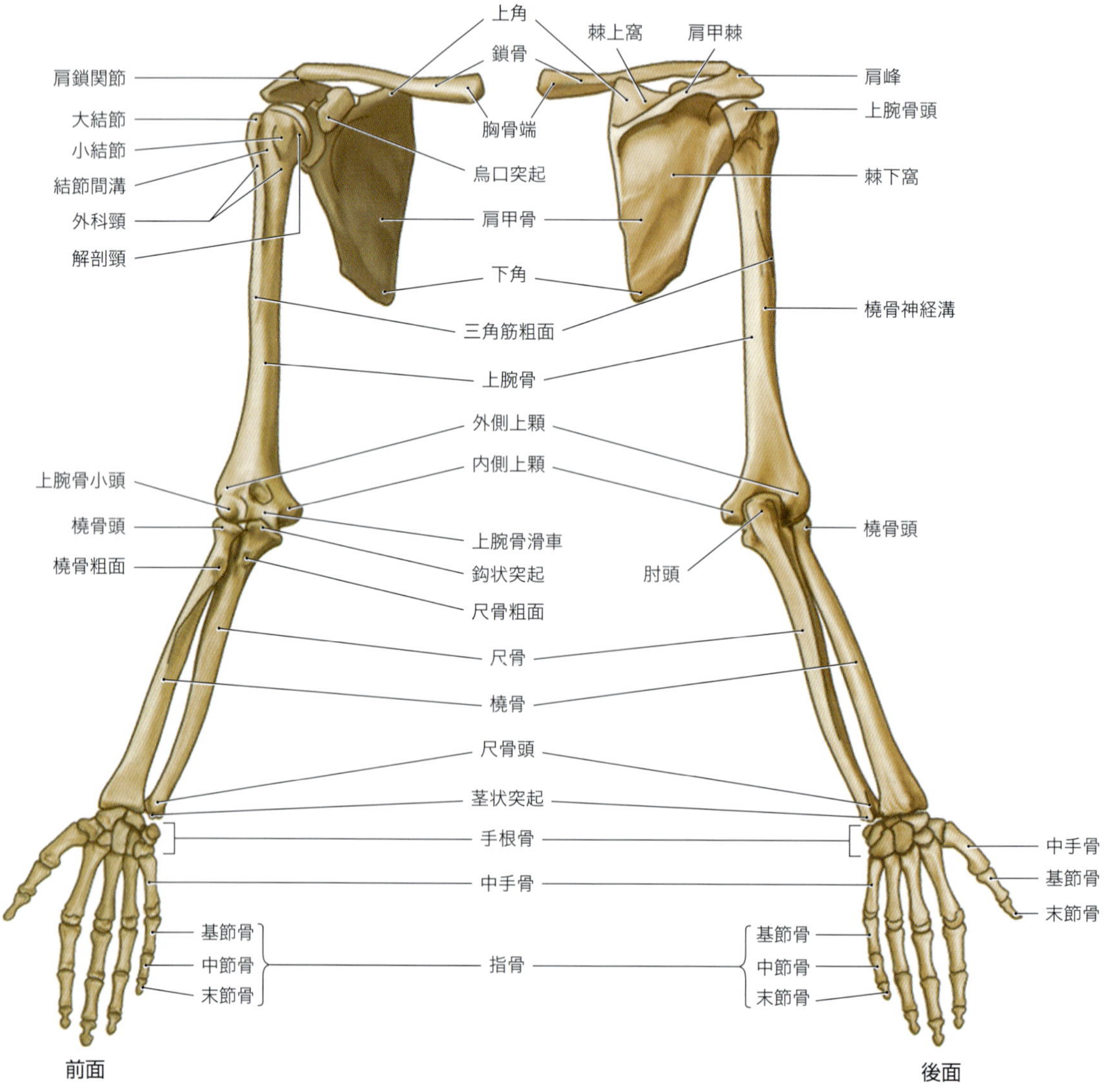

図5 上肢

- 肩甲骨外側の関節窩の上には，**烏口突起** coracoid process が飛び出している．烏口突起と肩甲骨上縁との間には，**肩甲切痕** suprascapular notch という切れ込みがあり，ここを通って肩甲上神経が肩甲骨の背面に回る．

2. **鎖骨** clavicle は，軽くＳ字形に弯曲した細長い骨である．以下の手がかりをもとに，左右の鎖骨を区別しよう．
- 鎖骨の上面は平坦であり，下面は結節や圧痕を有し，ややでこぼこしていること．
- 胸骨に向かう胸骨端はややずんぐりし，肩甲骨に向かう肩峰端は扁平であること．
- 鎖骨の弯曲が，胸骨端に近い側で前方に凸であること．

3. 肩甲骨と鎖骨を関節させよう．鎖骨の肩峰端は，肩甲骨の肩峰と関節する．また鎖骨下面で肩峰端近くにある結節は，靱帯により肩甲骨の烏口突起と結ばれる．

上腕骨

1. **上腕骨** humerus は，細長い骨で，上端には，肩甲骨と関節する半球状の上腕骨頭があり，下端には，前腕の橈骨，尺骨と関節するほぼ円筒状に盛り上がった関節面がある．
- 上腕骨の前面で上端の近くに，２つの高まりがあること，また上腕骨の後面で，下端の関節面のすぐ上に，大きな凹みがあることを基準に，上腕骨の前面と後面を決めよう．
- 上腕骨頭が体幹側を向いていることを手がかりにして，上腕骨の左右を決めよう．

2. **上腕骨頭** head of humerus は，骨幹から解剖頸という円周状の線により境される．これに対して上腕骨の外科頸は，骨幹が上端から中央部にかけて急に細くなるところで，力学的に弱い部分である．
- 骨幹の前面で上端近くにある２つの隆起のうち，外側にある**大結節** greater tubercle には，肩甲骨から起こる棘上筋，棘下筋，小円筋が停止する．大結節から下方に伸びる大結節稜には体幹腹側から起こる大胸筋が停止する．
- 内側の**小結節** lesser tubercle とそこから下方に伸びる小結節稜には，肩甲骨から起こる肩甲下筋と大円筋が，また主に体幹背側から起こる広背筋が，上腕骨の前面に回ってきて停止する．
- 上腕骨頭を肩甲骨の関節窩と関節させてみよう．上腕骨を肩甲骨に対して動かし，屈曲(前方挙上)，伸展(後方挙上)，外転，内転，外旋，内旋させてみる．

3. 上腕骨下端にある，前腕骨との関節面を作る高まり(上腕骨顆)は２部に分かれる．
- **上腕骨滑車** trochlea of humerus は，内側の，やや幅が広く，糸巻のように中凹みになった部分で，尺骨との関節面である．
- **上腕骨小頭** capitulum of humerus は，外側の，幅が狭く，丸まった部分で，橈骨と関節する．
- 上腕骨の後面で，滑車のすぐ上には，**肘頭窩** olecranon fossa という大きな凹みがある．これは，肘関節を伸展した際に，尺骨の肘頭がはまり込む場所である．
- 上腕骨の骨幹の下端は，左右に広がっており，その外側のでっぱりである**外側上顆** lateral epicondyle からは前腕の伸側の筋が，また内側のでっぱりである**内側上顆** medial epicondyle からは，前腕の屈側の筋が起こる．

前腕の骨

1. **尺骨** ulna の上端は**肘頭** olecranon となり，その前面の軸受け状の関節面で上腕骨下端と，また外側にある軽い切れ込み状の関節面で橈骨上端の環状の関節面と，それぞれ関節する．その関節面の位置と形状によって，尺骨の左右を同定しよう．
   - 尺骨の下端の尺骨頭には，環状の関節面があり，橈骨下端の軽い切れ込み状の関節面と関節している．
2. **橈骨** radius の上端の橈骨頭は，上面が平たい関節面を作って上腕骨下端と関節し，側面が環状の関節面を作って尺骨上端の軽い切れ込みと関節する．
   - 橈骨の左右を同定するには，橈骨の前面で頭のすぐ下に橈骨粗面という高まりがあること，橈骨下端の内側に軽い切れ込み状の関節面があり尺骨下端の環状の関節面と関節することを，手がかりにするとよい．
   - 橈骨上端近くの**橈骨粗面** radial tuberosity は，上腕の屈筋である上腕二頭筋の腱が停止する部位である．橈骨下端の下面は，手根骨との関節面になっている．
3. 尺骨と橈骨を，上腕骨に関節させよう．
   ① 尺骨上端外側の切れ込みと橈骨上端の環状面が関節し，尺骨下端の環状面と橈骨下端の切れ込みを関節させる．次に尺骨の肘頭前面の関節面と橈骨上面を，上腕骨下端に関節させる．
   ② 尺骨の肘頭が上腕骨下端後面の凹み(肘頭窩)に後ろからはまること，橈骨が尺骨よりも外側(母指側)に位置していること，そして橈骨上端近くの橈骨粗面が前面にあることを確認しよう．
4. 前腕骨と上腕骨の間の関節の動きを見る．両者は，上腕骨と尺骨の間の関節面の形状のために，一軸性の回転しかできない．一方，前腕骨同士の関節の動きを見ると，橈骨は尺骨を軸に回転するような運動をし，これにより前腕の回内・回外運動が可能になっている．

手の骨

1. 手の骨は，ヒモで交連したままで観察しよう．手首の8個の小さな**手根骨** carpal bones，それに続く5本の**中手骨** metacarpals，そしてその先に**指骨** phalanges がついている．
2. 母指の指骨が2節からなり，他の指骨が3節からなることから，母指側と小指側を区別しよう．次に，小指側の手根骨が掌側面で，有鉤骨の突起および豆状骨となって飛び出していることから，手の掌側と背側を区別しよう．これによって，手の左右が同定できるはずである．
3. 手根骨の近位列と遠位列の骨(それぞれ母指側から)を確認しよう．
   - 近位列：**舟状骨** scaphoid，**月状骨** lunate，**三角骨** triquetrum，**豆状骨** pisiform
   - 遠位列：**大菱形骨** trapezium，**小菱形骨** trapezoid，**有頭骨** capitate，**有鉤骨** hamate
4. 手の掌側では，小指側(尺側)に突き出す有鉤骨と豆状骨と母指側(橈側)に突き出す舟状骨と大菱形骨の間の凹みがU字形の溝を作る．この溝が**屈筋支帯** flexor retinaculum という靱帯により覆われて，**手根管** carpal tunnel と呼ばれるトンネルができる．
5. 手根骨，中手骨，指骨がそれぞれ手の中のどの部位にあるかを，自分の手と照らし合わせて考えよう．

骨盤

1. **骨盤** pelvis は，仙骨および**尾骨** coccyx と左右の寛骨から構成される．
2. **仙骨** sacrum は，脊柱の一部であり，5 個の仙椎が融合してできたものである．
   - 仙骨の上面は，第 5 腰椎と接しており，椎体にあたる仙骨底，脊髄をいれる仙骨管，第 5 腰椎の下関節突起と関節する上関節突起がある．
   - 仙骨の後面を見ると，棘突起に相当する正中仙骨稜があり，その両側に各椎間に対応して後仙骨孔が開く．仙骨の後面正中で下端近くに，脊柱管の下方での開口にあたる**仙骨裂孔** sacral hiatus が開いている．
   - 仙骨の前面では，椎体の境界が横線として認められる．椎体部の両側には，各椎間に対応して前仙骨孔が開く．前・後仙骨孔は，脊髄神経の脊柱管からの出口にあたる．
   - 仙骨の外側面は耳状面で寛骨と結合するが，交連骨格標本では見ることができない．

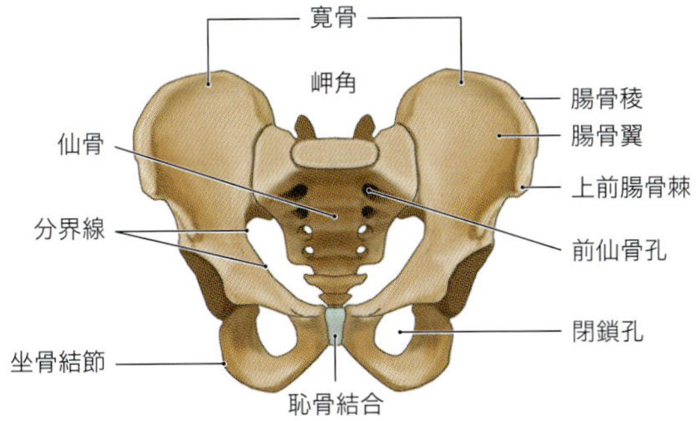

前面

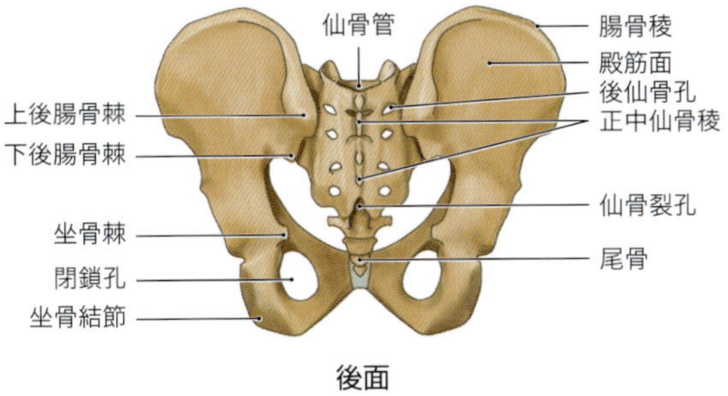

後面

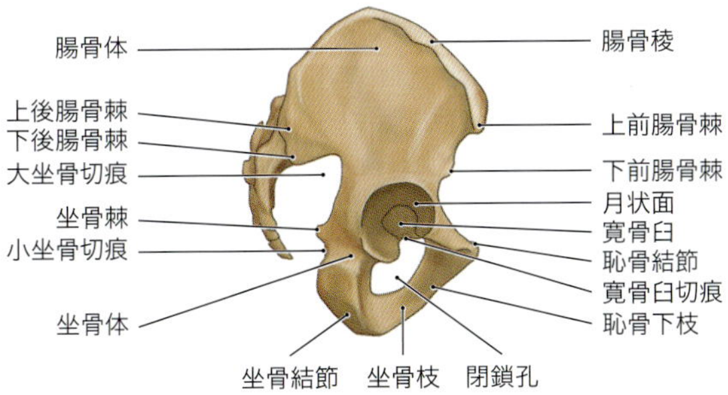

外側面

図6　骨盤

3. **寛骨** hip bone は本来，腸骨，坐骨，恥骨という3つの骨が融合してできたものである．小児では，3骨はまだ分離しているが，成人の骨標本では，3骨の境界は明らかでない．ただし大まかには，大腿骨と関節する寛骨臼の中心が3骨の会合点であり，**腸骨** ilium はそこから仙骨との接触面や腸骨稜にかけての領域を，**坐骨** ischium は坐骨結節にかけての領域を，また**恥骨** pubis は恥骨結合面にかけての領域を占める．また寛骨下部の閉鎖孔の下で，恥骨下枝と坐骨枝が結合している．
4. 骨盤は，前方の恥骨結合と後方の仙骨上端を通る平面で上下に分けられ，上部を**大骨盤** greater pelvis，下部を**小骨盤** lesser pelvis という．
   - 大骨盤の外側から後側にかけての滑らかなカーブを描く縁は，**腸骨稜** iliac crest であり，それに向かって広がる扁平な部分を**腸骨翼** ala of ilium という．腸骨稜の前端は，前方に突出して**上前腸骨棘** anterior superior iliac spine となる．
   - 骨盤の後下端は，分厚く膨らんだ**坐骨結節** ischial tuberosity となる．いすに座ったときに座面に接するのは，この結節である．
   - 坐骨結節の上方には，後ろに突出する**坐骨棘** ischial spine という小さな突起がある．坐骨棘の上方と下方で寛骨の後縁は凹み，**大坐骨切痕** greater sciatic notch・**小坐骨切痕** lesser sciatic notch を作る．生体では，仙骨と坐骨結節および仙骨と坐骨棘の間に靱帯が張るため，これらの切痕に対応して大坐骨孔と小坐骨孔ができる．大坐骨孔は骨盤内から外に向かう血管や神経の第1の通路となっている．
   - 骨盤は前下端で左右の寛骨が**恥骨結合** pubic symphysis を作っている．恥骨結合の上部の左右は，恥骨結節という高まりになっている．恥骨結合と坐骨結節の間には大きな**閉鎖孔** obturator foramen が開いている．これは骨盤内外をつなぐ血管や神経の第2の通路となっている．骨盤内と大腿をつなぐ第3の通路は，腸骨稜の前端(上前腸骨棘)と恥骨結節の間で寛骨の前縁の上にある．
   - 寛骨の外側部の半球状の大きな凹みが，股関節の関節窩にあたる**寛骨臼** acetabulum である．この中に半月状の関節面(月状面)がある．
5. 男性と女性の骨盤の特徴をつかもう．上方から見ると小骨盤の入口にあたる骨盤上口の形が，男性ではやや下にとがっているのに対し，女性では丸みを帯びている．また，前方から見ると恥骨結合の下で左右の恥骨のなす角が，男性では小さく，女性では大きい．
6. 腰椎と仙骨を関節させてみる．腰椎の前縁と仙骨の前縁とは，滑らかに移行せず，急に曲がっている．この部位にあたる仙骨の前縁を**岬角** promontory という．岬角と恥骨結合の後縁を結ぶ最短直線を真結合線といい，骨盤上口が最も狭くなっている．

大腿骨

1. **大腿骨** femur は，人体で最大の長骨である．大腿骨の上部内側には，半球状の**大腿骨頭** head of femur があり，寛骨臼と関節する．骨頭の付け根は細い大腿骨頸になっている．大腿骨の下端には，下腿骨との関節面があるが，その関節面の後部が大きく凹んでいることを手がかりに，大腿骨の左右を同定しよう．
2. 大腿骨の上端外側部には，**大転子** greater trochanter という大きな隆起があり，大腿骨の後面で大転子の下内側には，**小転子** lesser trochanter という隆起がある．また小転子より下で，大腿骨の後面には，粗線という縦に走る隆線がある．

3. 大腿骨頭を寛骨臼と関節させ，寛骨に対して，屈曲(前挙)，伸展，外転，内転，外旋，内旋などの運動を行ってみよう．
4. 大腿骨下端の関節面は，背側部の凹みによって，**内側顆** medial condyle と**外側顆** lateral condyle に分けられる．内側・外側顆のすぐ上で，大腿骨の下部は左右に広がり，**内側上顆** medial epicondyle，**外側上顆** lateral epicondyle という高まりを作る．2つの上顆は，膝関節を固定する内側と外側の側副靱帯の付着部となっている．

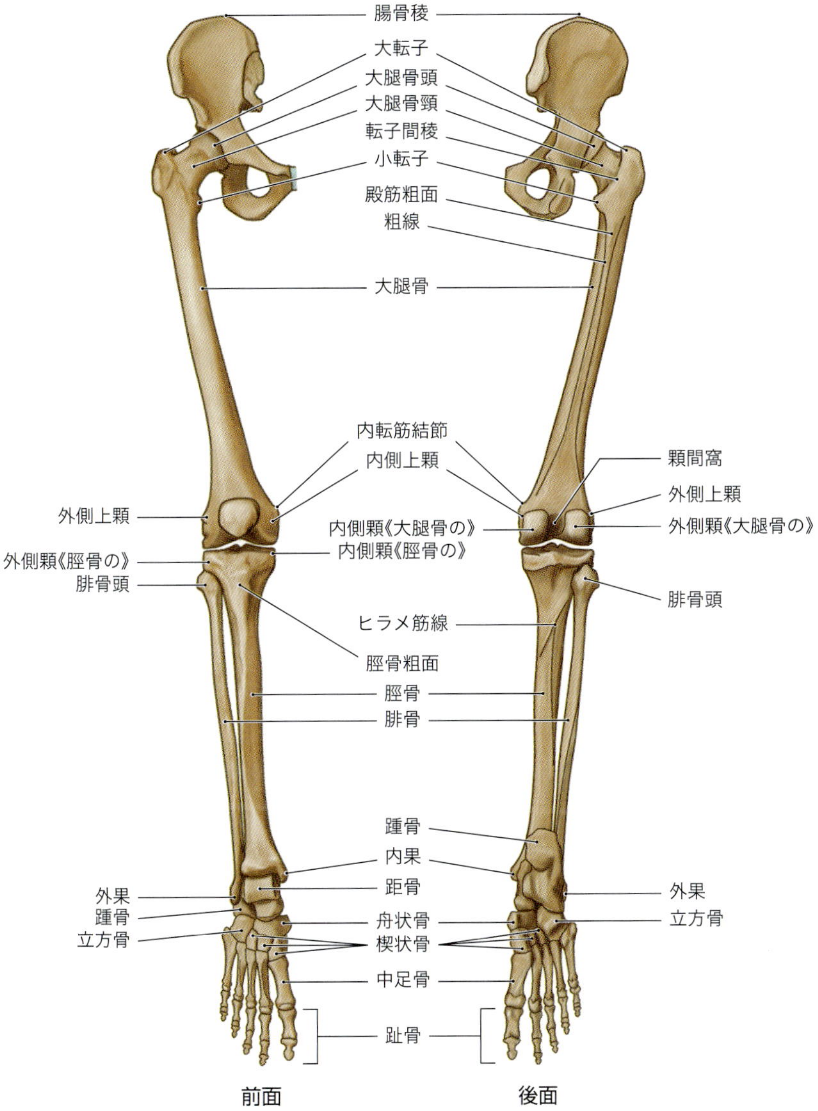

図7　下肢

脛骨と腓骨

1. **脛骨** tibia は，上端が左右に広がって**内側顆** medial condyle と**外側顆** lateral condyle をなし，大腿骨との関節面を作る．また脛骨前面に縦走する稜線があり，その上部に**脛骨粗面** tibial tuberosity という隆起部があること，また下端の内側部が**内果** medial malleolus(うちくるぶし)となって下に飛び出ていることを手がかりに，左右の脛骨を同定しよう．
   - 脛骨粗面には，大腿の前面にある大腿四頭筋の腱が膝蓋骨を経て停止する．また外側顆の後外側面には，腓骨頭と関節する小さな平滑面がある．脛骨下部の後外側面にも，腓骨がはまる切れ込みがある．脛骨の下端には，足根骨のうちの距骨との関節面がある．
2. **腓骨** fibula は，華奢な骨である．上端と下端がやや膨らみ，それぞれ内側に小さな関節面を有するが，上端の関節面のほうがより水平に近いこと，また下端の膨らみのほうが先端のとがりの度合いが大きいことで，上下と内外側を区別できる．さらに上端の関節面がやや前方に向いていること，下端の関節面が前方に位置しその後方が凹んでいること，さらに腓骨体がやや後方に弯曲していることを手がかりに，腓骨の左右を同定しよう．
   - 腓骨上部の膨らみである**腓骨頭** head of fibula には，外側側副靱帯が付着している．上端の関節面は，脛骨上部と関節する．
   - 腓骨下部の膨らみは，**外果** lateral malleolus(そとくるぶし)であり，そこの関節面は，足根骨のうちの距骨と関節する．
3. 脛骨と腓骨を，大腿骨に関節させてみよう．大腿骨頭および脛骨が内側にあること，脛骨粗面が前面に，大腿骨の内・外側顆の間の凹みが後面にあることを確認しよう．

足の骨

1. 足の骨は，ヒモで交連したままで観察しよう．足の骨には，大小7個の**足根骨** tarsal bones，5本の**中足骨** metatarsals，そして足指を構成する**趾骨** phalanges が含まれる．
2. 足根骨のうち，脛骨，腓骨と関節する**距骨** talus は，上面に円筒状の関節面があることで区別できる．足根骨最後部の**踵骨** calcaneum は，踵の骨である．これを手がかりに足の背面と底面を決め，さらに足指の形状や骨の数によって母趾側と小趾側を決めて，足の左右を同定しよう．
3. 下腿骨を距骨に関節させた状態で，足全体の可動性を観察しよう．下腿骨と距骨の間の関節は，底屈と背屈のみが可能な一軸性の関節である．外反・内反という動きは，距骨と踵骨の間の関節によって可能となる．
4. 自分の足と対照させながら，足根骨，中足骨，趾骨が，生体では足のどの部分を占めるかを考えよう．

頭蓋の構成

1. **頭蓋** cranium は，脳をいれる上部の**神経頭蓋** neurocranium と，消化器や呼吸器の入口になっている下部の**内臓頭蓋** viscerocranium（顔面頭蓋）に分かれる．
2. 神経頭蓋の内部には，脳をいれる**頭蓋腔** cranial cavity があり，その天井は，扁平な骨でできていて，**頭蓋冠** calvaria と呼ばれる．頭蓋腔は，頭蓋下面の**大後頭孔** foramen magnum を通じて，脊髄をいれる脊柱管につながる（図10 ☞347頁）．
3. 顔面頭蓋には，眼球を納めるための**眼窩** orbit，呼吸器の入口である**鼻腔** bony nasal cavity，そして耳の入口である**外耳孔** external acoustic opening などが開いている．消化器の入口である**口腔** oral cavity は，頭蓋の下面と可動性のある下顎の間にできた空所である．

頭蓋の外面

1）上面と後面

1. 頭蓋冠を構成する骨が，縫合によって連結されている．前頭骨と頭頂骨を連結する**冠状縫合** coronal suture，左右の頭頂骨を連結する**矢状縫合** sagittal suture，頭頂骨と後頭骨を連結する**ラムダ縫合** lambdoid suture を見よう．
2. **前頭骨** frontal bone，**頭頂骨** parietal bone，**後頭骨** occipital bone の広がりを観察しよう．

2）側面

1. 側頭部には，頭頂骨と側頭骨を連結する**鱗状縫合** squamous suture が見える．
2. 外耳道の入口である外耳孔，その後下方に飛び出る**乳様突起** mastoid process，そのやや前方に細長く突き出た**茎状突起** radial styloid process，さらに外耳孔の上部あたりから眼窩外側部あたりに伸びる**頬骨弓** zygomatic arch というアーチを同定しよう．

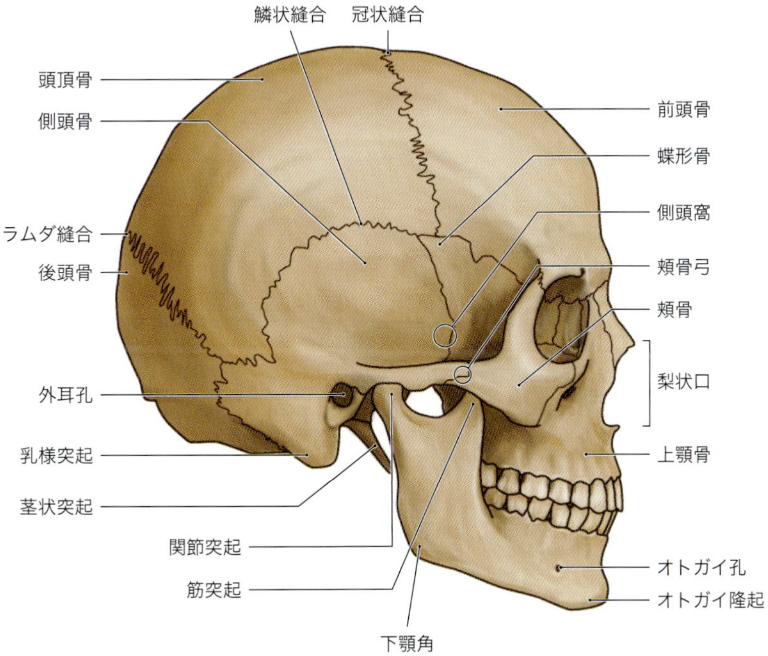

図8 頭蓋（側面）

3. 頬骨弓の後方のつけ根の下面に，下顎骨と関節する**下顎窩** mandibular fossa がある．頬骨弓の上方で，頬骨弓と頭蓋側面が作る浅く広い窪みを**側頭窩** temporal fossa といい，生体では咀嚼筋の1つである側頭筋がここを埋めている．
4. 頬骨弓より下内方に広がる深い窪みは，**側頭下窩** infratemporal fossa であり，生体では咀嚼筋のうちの内側・外側翼突筋により満たされ，また上顎部に向かう顎動脈や，三叉神経の第3枝の下顎神経[V_3]が通っている(☞308頁)．側頭下窩の上内側隅は，**翼口蓋窩** pterygopalatine fossa となって，翼口蓋神経節などを収めている(☞315頁)．

3)前面

1. 頭蓋の前面には，ほぼ中央部に鼻腔の入口にあたる梨状孔が開き，その左右上方に眼窩が開いている．
2. **鼻腔** bony nasal cavity は，**鼻中隔** nasal septum によって左右に2分されている．鼻腔の外側壁から，上・中・下鼻甲介が突き出ており，その一部が梨状孔を通して外からも見える．鼻腔は，頭蓋骨の中にある副鼻腔という空所とつながっている．その大部分はここでは見えないが，頭蓋冠を切り離した断面で，前頭洞が見えるであろう(☞305頁)．
3. 眼窩のすぐ下に，**眼窩下孔** orbital foramen という小孔があり，上顎部の皮膚に分布する知覚神経の出口になっている．また眼窩の上縁には，**眼窩上切痕** supra-orbital notch という切れ込みがあり，前頭部の皮膚知覚を支配する神経の出口になっている．
4. **眼窩** orbit は，薄い骨板によってほぼ完全に取り囲まれているが，**上眼窩裂** superior orbital fissure と**視神経管** optic canal を通して頭蓋腔に，**下眼窩裂** inferior orbital fissure を通して側頭下窩と翼口蓋窩に通じている．また眼窩の内側壁には，鼻腔に通じる**鼻涙管** nasolacrimal duct が開いている．

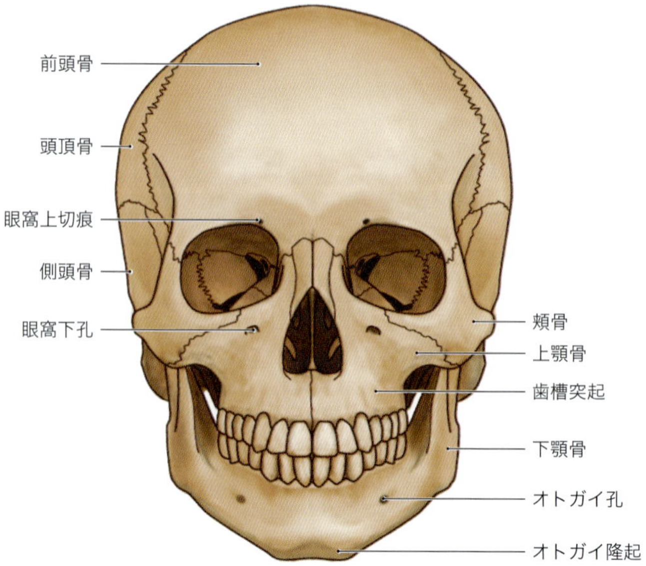

図9 頭蓋(前面)

下顎骨と舌骨(☞ 278 頁)

1. **下顎骨** mandible は，中央部のアーチ形の**下顎体** body of mandible と，後上方に伸びる**下顎枝** ramus of mandible を区別し，両者が移行する後下の角を**下顎角** angle of mandible という．
   - 下顎体の前方中央部のオトガイは，前に突き出している．オトガイのやや外側には，**オトガイ孔** mental foramen があり，下顎骨内を走る下顎管の出口となっている．
   - 下顎枝の上端は二叉に分かれ，その後方部は**関節突起** condylar process で，その上端の下顎頭が側頭骨の下顎窩と関節する．前方部は**筋突起** coronoid process で側頭筋の付着部となっている．下顎枝の内面には，下顎管の入口となる**下顎孔** mandibular foramen が開いている．
2. **舌骨** hyoid bone は，小さな U 字形の骨であるが，標本作製過程で失われていることが多い．中央部の体から**大角** greater horn，**小角** lesser horn という 2 対の突起が，後上方に出ている．

頭蓋の内面

1. 頭蓋腔の上面(頭蓋冠の内面)は，円蓋状で，著しい凸凹はない．中硬膜動脈をいれる浅い溝や，クモ膜顆粒を収める浅い窪みが認められる．頭蓋冠の外面からみた縫合を，内面からも観察しよう．
2. 頭蓋腔の底面(内頭蓋底)は，中心部のトルコ鞍に向かって走る 2 対の隆起線によって，前・中・後頭蓋窩に分けられる．前・中頭蓋窩の境界は，蝶形骨の小翼の後縁であり，中・後頭蓋窩の境界は，側頭骨の錐体である．

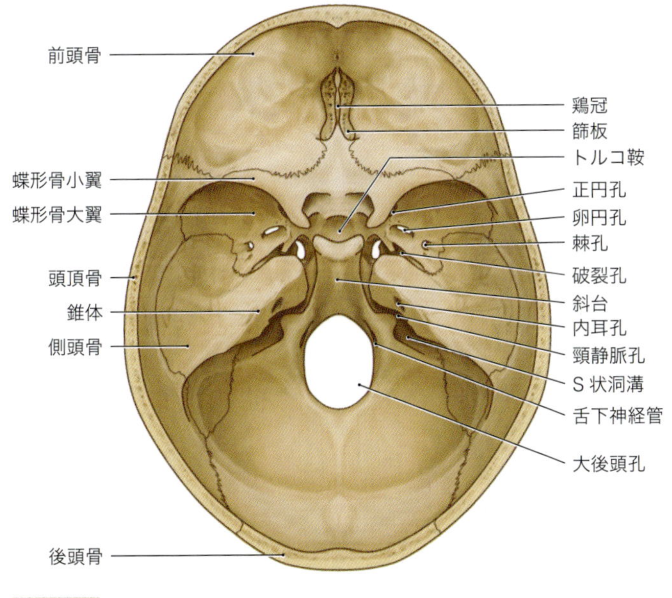

図10　**内頭蓋底**

3. **前頭蓋窩** anterior cranial fossa の中央部は，篩骨の**篩板** cribriform plate でできており，ここに開いた多数の小孔を通して，嗅神経が鼻腔の粘膜に向かう．両側の部分は前頭骨でできており，眼窩の上壁にあたり，きわめて薄い．前頭蓋窩の後縁は，蝶形骨の小翼でできている．
4. **中頭蓋窩** middle cranial fossa の外側部は，大脳の側頭葉をいれるために大きく窪み，その壁は蝶形骨の大翼と側頭骨でできている．また後縁は，側頭骨の錐体が盛り上がって，後頭蓋窩との境界となる．
   - 正中部は蝶形骨の体でできており，高く盛り上がり，その中央部は鞍状に凹んで，下垂体をいれる**トルコ鞍** sella turcica になっている．
   - トルコ鞍の前外側部の**視神経管** optic canal を通って視神経および内頸動脈の枝の眼動脈が，また蝶形骨の大翼と小翼の間の**上眼窩裂** superior orbital fissure を通って，外眼筋を支配する動眼神経[III]，滑車神経[IV]，外転神経[VI]ならびに三叉神経第1枝の眼神経[V_1]と上眼静脈が，眼窩に向かう(298, 299頁).
   - 大翼に開いた**正円孔** foramen rotundum を通って三叉神経第2枝の上顎神経[V_2]が翼口蓋窩に向かい，また**卵円孔** foramen ovale を通って三叉神経第3枝の下顎神経[V_3]が，そして**棘孔** foramen spinosum を通って中硬膜動静脈が側頭下窩に向かう．
   - 側頭骨の錐体と蝶形骨体の間には，不規則な形をした**破裂孔** foramen lacerum があるが，生体では線維軟骨でふさがれている．その後外側に頸動脈管が開いている．
5. **後頭蓋窩** posterior cranial fossa は，単一の大きな窪みで，小脳，橋，延髄をいれており，その壁は側頭骨錐体の後面と後頭骨からできている．中央部には大後頭孔が開く．錐体後面の中央には内耳孔があり，顔面神経[VII]と内耳神経[VIII]がここに入っていく(☞300頁).

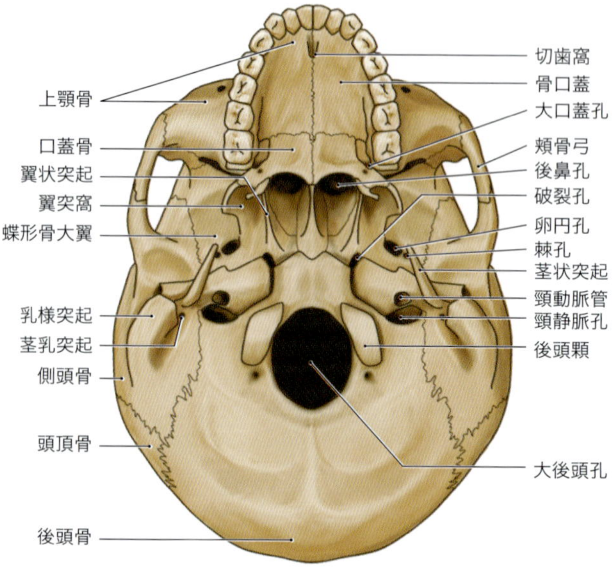

図11 外頭蓋底

表2　脳神経

Ⅰ　嗅神経 olfactory nerve	Ⅵ　外転神経 abducent nerve
Ⅱ　視神経 optic nerve	Ⅶ　顔面神経 facial nerve
Ⅲ　動眼神経 oculomotor nerve	Ⅷ　内耳神経 vestibulocochlear nerve
Ⅳ　滑車神経 trochlear nerve	Ⅸ　舌咽神経 glossopharyngeal nerve
Ⅴ　三叉神経 trigeminal nerve	Ⅹ　迷走神経 vagus nerve
V_1　眼神経 ophthalmic nerve	Ⅺ　副神経 accessory nerve
V_2　上顎神経 maxillary nerve	Ⅻ　舌下神経 hypoglossal nerve
V_3　下顎神経 mandibular nerve	

頭蓋の下面

1. 頭蓋の下面(外頭蓋底)の前方部には，鼻腔の底で口腔の天井にあたる**骨口蓋** bony palate があり，その前方を歯列が境している．生体の口蓋は，骨口蓋よりもさらに後方に伸びる軟口蓋を含んでいる．口蓋の前方正中部には，鼻腔に通じる細い切歯管が開き，また口蓋の後部の左右には，翼口蓋窩につながる大・小口蓋孔が開いている．
2. 口蓋の後ろには，鼻腔の後方への出口である**後鼻孔** choana がある．後鼻孔の両側に，蝶形骨の**翼状突起** pterygoid process が突き出ている．翼状突起は内側板と外側板に分かれ，両者に挟まれた凹みは，翼突窩である．翼状突起のすぐ外側は，側頭下窩である．
   - 側頭下窩の天井の翼状突起に近い部分は，蝶形骨の大翼からできており，そこに下顎神経(V_3)を通す卵円孔と，その後外側に小さな棘孔が開き，頭蓋腔に通じている．
   - さらに後方で，茎状突起のすぐ内側には**頸動脈管** carotid canal の丸い外口が見える．茎状突起と乳様突起の間には，小さな**茎乳突孔** stylomastoid foramen があり，顔面神経の出口になっている．頸動脈管外口の後方に広がるいびつな大型の孔は**頸静脈孔** jugular foramen で，ここを通って内頸静脈，および脳神経のうちの舌咽神経[IX]，迷走神経[X]，副神経[XI]が頭蓋腔から出てくる．
3. 外頭蓋底の後部中央には，大後頭孔がある．大後頭孔の前外側には，第1頸椎との関節面である**後頭顆** occipital condyle がある．その基部を，舌下神経[XII]を通す**舌下神経管** hypoglossal canal が貫いている．

脳神経

脳神経 cranial nerve は，末梢神経のうち脳から起こるもので，12対ある．頭蓋の内面と外面を観察し，これらの脳神経を通す孔の位置と名称を確認しよう(☞ 330頁)．

和文索引

・図中の語句には f をつけ，色で示した．

あ

アキレス腱　206f, 207
アブミ骨　327, 327f
アブミ骨筋　327f
アランチウス管　161
アルコック管　248, 252f
鞍隔膜　283

い

胃　107, 138, 142, 158
　―― の筋層　159f
　―― の発生過程　140f
胃横隔間膜　140
胃十二指腸動脈　146f, 147
胃小窩　159
胃小区　159
胃体　158, 158f
胃底　138, 158, 158f
胃粘膜ヒダ　158f, 159
胃脾間膜　140, 164f, 166
咽頭　288, 290f
咽頭口部　290
咽頭喉頭部　290
咽頭神経叢　289
咽頭鼻部　290
咽頭扁桃　290, 305, 305f
咽頭縫線　288f
陰核　235, 235f, 240f, 243
陰核亀頭　235, 235f, 240f, 243f
陰核脚　240f, 241, 243f
陰核小帯　235
陰核包皮　235, 235f, 240f
陰茎　242
陰茎海綿体　244, 244f, 261f
陰茎亀頭　242, 242f, 244f
陰茎脚　238f, 239, 244f
陰茎根　242
陰茎深動脈　245
陰茎体　242
陰茎中隔　245
陰茎提靱帯　242
陰茎背　242
陰茎背神経　242, 242f
陰茎背動脈　242, 242f
陰嚢　234, 234f
陰嚢縫線　234, 234f
陰部神経　200f, 201, 248, 252f, 255
陰部神経管　248, 252f
陰部大腿神経　178f, 179, 188
陰裂　235

う

ウィンスロー孔　142
右胃静脈　151f
右胃大網動脈　146, 146f
右胃動脈　146, 146f
右縁枝　127, 127f
右肝管　162
右肝静脈　163, 173
右肝部　163
右冠状動脈　124f, 127, 127f
右結腸曲　154f
右結腸静脈　151f
右結腸動脈　148f, 149
右鎖骨下動脈　121f
右三角間膜　140, 160f, 161
右心耳　130f
右心室　124, 124f, 131f
右心房　124, 124f, 131f
右腎動脈　168f
右精巣静脈　173
右線維三角　128f
右総頸動脈　121f
右肺動脈　121
右反回神経　133f
右副腎静脈　173
右房室弁　128f, 129, 131, 131f
右迷走神経［X］　133f
右葉《肝臓の》　160f, 161
右卵巣静脈　173
烏口肩峰靱帯　54f, 72, 72f
烏口鎖骨靱帯　72, 72f
烏口突起　54f, 72f, 338f, 339
烏口腕筋　43, 43f

え

S 状結腸　139, 154f
S 状結腸間膜　139, 144
S 状結腸静脈　151f
S 状結腸動脈　150, 150f
S 状静脈洞　282, 283f
S 状洞溝　347f
エクリン汗腺　61
会陰　238, 240
会陰腱中心　238f, 239, 240f, 241
会陰神経　239, 241
会陰体　238f, 239, 240f, 241
会陰動脈　239, 241
会陰部　238f, 240f
会陰膜　238f, 239, 240f, 241, 246
腋窩　31, 32
腋窩筋膜　10
腋窩鞘　32
腋窩静脈　30f, 31, 32, 32f
腋窩神経　18f, 40f, 41, 41f, 45, 73
腋窩動脈　30f, 31, 32f, 33, 33f, 40f
腋窩突起《乳腺の》　6f, 7
腋窩リンパ節　31, 32
円回内筋　62f, 63
遠位指節間(DIP)関節　65, 78f, 79, 79f

お

オディ括約筋　166
オトガイ　2, 2f
オトガイ下三角　15, 15f, 278
オトガイ孔　345f, 346f, 347
オトガイ神経　276f
オトガイ舌筋　303, 312, 312f
オトガイ舌骨筋　279, 279f, 312f
オトガイ隆起　345f, 346f
黄体　264
黄斑　323
横隔胸膜　112f, 113, 115f
横隔神経　28, 28f, 118f, 119, 122, 132f, 136, 177
横隔脾間膜　164f, 166
横隔膜　134f, 136f, 176f
横筋筋膜　103f
横行結腸　106f, 139, 141f, 144f
横行結腸間膜　139, 144, 144f
横静脈洞　282, 283f
横舌筋　303
横足根関節　228, 229f
横頭《母指内転筋の》　64f
横突間筋　84f, 85
横突起　89, 89f, 335, 335f, 336f
横突棘筋　84f, 85
横突孔　336
横突肋骨窩　336f, 337
横披裂筋　295, 295f

か

カウパー腺　247
カロー三角　163
カントリー線　162f, 163
カンパー筋膜　97
下咽頭収縮筋　288, 288f
下横隔動脈　170f, 171, 176f, 177
下下腹神経叢　255f
下顎窩　310f, 346
下顎角　2, 2f, 345f, 347
下顎孔　347
下顎後静脈　277
下顎骨　2, 2f, 274, 306f, 332, 334, 346f, 347
下顎枝　347
下顎神経［V_3］　277, 298f, 299, 309, 330
下顎体　347
下顎頭　310f
下眼窩裂　346
下関節突起　89, 89f, 335, 335f
下結膜円蓋　316
下甲状腺静脈　292f
下甲状腺動脈　35, 35f, 118, 119, 272f, 293

下行結腸 139, 154f
下後鋸筋 82f, 83
下喉頭神経 292
下矢状静脈洞 282
下肢 332
下肢帯 333
下歯槽神経 308, 308f, 309
下歯槽動脈 308f, 309
下斜筋 322, 322f
下縦舌筋 303
下伸筋支帯 208f, 209
下神経幹 40, 40f
下唇動脈 276, 277f
下垂体 283, 298, 299f
下膵十二指腸動脈 149
下錐体静脈洞 283, 283f
下双子筋 200f, 201
下腿筋膜 209
下腿三頭筋 206f
下大静脈 122f, 124f, 125, 126f, 160f, 172, 172f
下大静脈弁 128, 130
下腸間膜静脈 151, 151f, 153f
下腸間膜神経叢 174f
下腸間膜動脈 150, 150f, 170f, 171
下直筋 322, 322f
下直腸横ヒダ 268f
下椎切痕 89, 335
下殿静脈 201
下殿神経 200f, 201, 255
下殿動脈 200f, 201, 252f, 253
下殿皮神経 18f, 186, 186f
下頭斜筋 86f, 87
下橈尺関節 77, 77f
下鼻甲介 305, 305f, 314f, 334
下鼻道 305, 305f
下副腎動脈 168, 168f
下腹神経 174f, 255, 255f
下腹壁静脈 232f, 233f
下腹壁動脈 101, 101f, 104f, 105, 232f, 233f, 252f
下膀胱動脈 254, 254f
下葉《肺の》 116f
下肋骨窩 336f, 337
仮肋［8～12］ 94, 94f
蝸牛 325f, 328f, 329, 329f
蝸牛神経 330
蝸牛窓 327, 327f
顆間窩 343f
鵞足 202f, 205f
灰白交通枝 175
灰白質 93, 93f
回外筋 58f, 59
回結腸静脈 151f
回結腸動脈 148f, 149
回旋筋 84f, 85
回旋筋腱板 47, 54
回旋枝《左冠状動脈の》 127, 127f
回腸 106f, 139, 149f, 156f
回腸静脈 151f
回腸動脈 148f, 149
回盲口 156
回盲弁 156
海綿間静脈洞 283, 283f
海綿質 76, 76f
海綿静脈洞 283, 283f, 299, 299f
解剖学的嗅ぎタバコ入れ（タバチエール） 59f
解剖学的正位 3f
解剖頸 338f
外陰部 235f
外陰部静脈 187f
外陰部動脈 192, 192f
外果 184, 184f, 343f, 344
外眼角 316
外眼筋 322f
外頸静脈 12f, 13
外頸動脈 26, 26f, 272f, 277f, 308f
外肛門括約筋 238, 238f, 240, 240f, 261f, 268f, 269
外後頭隆起 16, 16f
外子宮口 266, 267f
外耳 324f
外耳孔 345, 345f
外耳道 324, 324f, 325f, 326f
外精筋膜 234, 234f
外舌筋 312f
外側腋窩隙 53, 54
外側下膝動脈 204f
外側顆
——《脛骨の》 184, 343f, 344
——《大腿骨の》 184, 343, 343f
外側環軸関節 287
外側眼瞼交連 316
外側眼瞼靱帯 317f
外側弓状靱帯 176, 176f
外側胸筋神経 30, 30f, 41, 41f
外側胸動脈 32f, 33, 33f
外側広筋 194f, 195
外側臍ヒダ 104, 104f, 232f, 233f
外側上顆
——《上腕骨の》 38, 338f, 339
——《大腿骨の》 184f, 343, 343f
外側上腕筋間中隔 42, 43f
外側神経束 40, 40f
外側仙骨動脈 252f, 253
外側前腕皮神経 44
外側鼡径窩 104, 104f
外側足根動脈 210, 211f
外側足底神経 215, 215f, 216f
外側足底動脈 215, 215f, 216f
外側側副靱帯 74, 74f, 222, 222f, 226, 227f
外側大腿回旋動脈 193
外側大腿皮神経 178f, 179, 187f, 188
外側直筋 320, 320f, 322f
外側半規管 328f, 329
外側半規管隆起 327f
外側半月 224f, 225
外側皮枝《肋間神経の》 8, 8f
外側翼突筋 308f, 309, 310f
外側輪状披裂筋 296, 296f
外腸骨静脈 153f, 233
外腸骨動脈 233, 252, 252f
外転神経［VI］ 298f, 299f, 320, 320f, 330
外頭蓋底 348f
外尿道括約筋 247, 261, 261f, 263, 263f
外尿道口 235, 235f
外鼻孔 304, 304f
外腹斜筋 10f, 11, 98, 98f
外閉鎖筋 197, 218, 218f
外肋間筋 95, 95f
外肋間膜 95
蓋膜 286
踵 184
角切痕 158, 158f
角膜 316, 316f, 323
顎下三角 15, 15f, 278
顎下神経節 311, 311f
顎下腺 13, 311f
顎関節 310f
顎舌骨筋 14f, 278f, 279, 279f
顎舌骨筋神経 279, 308
顎動脈 277f, 308, 308f
顎二腹筋 14f, 278, 278f, 279f
滑液鞘 67
滑車 322, 322f
滑車下神経 276f, 320f, 321
滑車上神経 276f, 317f
滑車上動脈 321f
滑車神経［IV］ 299, 299f, 317f, 319, 330
滑膜 75, 221
肝胃間膜 140, 142
肝円索 103, 103f, 160f, 161
肝鎌状間膜 103, 103f, 140, 142, 143f, 160f, 161
肝冠状間膜 140, 160f, 161
肝区域 162f, 163
肝硬変 152
肝十二指腸間膜 140, 142
肝静脈 162f, 172f
肝臓 106, 138, 160f
肝門 160f, 161, 162
肝葉 161
冠状溝 124, 124f
冠状静脈口 128, 130
冠状静脈洞 126, 126f
冠状縫合 280f, 345, 345f
冠状面 3
貫通動脈 197, 197f
寛骨 333, 334, 341f, 342
寛骨臼 221f, 341f, 342
寛骨臼切痕 341f

幹神経節　174f
関節円板　77f, 310f
関節窩　54f, 73, 338
関節唇　54f, 73, 73f
関節突起　345f, 347
関節軟骨　76, 76f
環軸関節　286f
環椎　286, 286f, 287f, 336, 336f
環椎横靱帯　286f, 287f
環椎後頭関節　287
環椎十字靱帯　286f
眼窩　274, 345, 346
眼窩下孔　346, 346f
眼窩下神経　276, 276f, 323
眼窩下動脈　323
眼窩隔膜　316f, 317, 317f
眼窩骨膜　318
眼窩上神経　276f, 317f
眼窩上切痕　346, 346f
眼窩上動脈　321f
眼角動脈　276
眼球　316f, 322f, 323
眼球結膜　316, 316f
眼瞼　316f
眼瞼結膜　316, 316f
眼瞼裂　316, 317f
眼神経［V_1］　277, 298f, 299, 299f, 317f, 330
眼動脈　299f, 321, 321f
眼輪筋　274f, 275
顔面横動脈　277f
顔面筋　274f, 275
顔面静脈　277
顔面神経［Ⅶ］　275, 276, 298f, 300, 330
　—— の頸枝　13
顔面神経管隆起　327f
顔面動脈　26f, 27, 272, 272f, 276, 277f

き

キーセルバッハ部位　304, 304f
キヌタ骨　326, 326f
気管　133, 133f, 292f, 293
気管気管支リンパ節　133
気管支　293
気管支動脈　117, 133f, 134f, 135, 170, 170f
気管前葉　27, 27f
気管軟骨　293
気管分岐部　133, 293
気管竜骨　293
気胸　115
奇静脈　120f, 132, 133f, 134f, 135, 172f, 173
基靱帯　259
基節骨　79f, 338f
弓状線　101, 101f
弓状動脈　211, 211f
球海綿体筋　238f, 239, 240f, 241
嗅球　298, 298f
嗅神経［Ⅰ］　304, 304f, 330
嗅部　305
挙筋隆起　305, 305f, 314f
虚血性心疾患　127
距骨　228f, 343f, 344
距骨下関節　228
距踵関節　228, 228f
距踵舟関節　228, 228f
距腿関節　226f, 227f
峡部《甲状腺の》　118
狭心症　127
胸横筋　111, 111f
胸郭　94f, 332, 334, 337f
胸郭下口　112
胸郭上口　112
胸管　34, 34f, 134f, 135
胸筋筋膜　6, 6f, 10
胸腔　112
胸肩峰静脈　30
胸肩峰動脈　30, 30f, 32f, 33, 33f
胸骨　2, 94, 94f, 332, 334, 337
胸骨下角　2
胸骨角　2, 2f, 94, 94f, 337, 337f
胸骨筋　10
胸骨甲状筋　24, 24f
胸骨舌骨筋　14f, 24, 24f
胸骨体　94, 94f, 337, 337f
胸骨端　338
胸骨柄　94, 94f, 337, 337f
胸鎖関節　34
胸鎖乳突筋　14, 14f, 22, 22f
胸神経［T1～12］　23
胸神経節　134f, 135
胸髄　92f, 93
胸腺　112f, 113
胸大動脈　170, 170f
胸椎［T1～12］　332, 334, 336f, 337
胸背神経　30f, 41, 41f
胸背動脈　32f, 33, 33f
胸腹壁静脈　8, 8f
胸膜　107, 112
胸膜腔　114f
胸膜頂　112f, 113
胸膜洞　114, 115f
胸腰筋膜　82f, 83, 83f
強膜　316, 316f, 323
頬筋　274f, 275
頬骨　274, 334, 345f, 346f
頬骨弓　274, 306, 306f, 345, 345f, 348f
頬神経　276, 276f
頬動脈　309
棘下窩　338, 338f
棘下筋　53, 53f, 54f, 72
棘間靱帯　86
棘筋　84f, 85
棘孔　347f, 348, 348f
棘上窩　338, 338f
棘上筋　53, 53f, 54f, 72
棘上靱帯　86
棘突起　16, 89, 89f, 335, 335f
近位指節間(PIP)関節　65, 78f, 79, 79f
筋横隔動脈　111, 136f, 177
筋間中隔　43
筋区画　43
筋三角　15, 15f
筋枝　23
筋神経　23
筋突起　345f, 347
筋皮神経　40f, 41, 41f, 44, 44f
筋ポンプ　45
筋膜　11
筋裂孔　191, 191f

く

クーパー靱帯　6, 6f
クモ膜　281f
クモ膜下腔　90, 90f
グラーフ卵胞　264
区域気管支　117f
空腸　139, 149f, 156f
空腸静脈　151f
空腸動脈　148f, 149
屈筋支帯《手の》　62, 62f, 66, 66f, 340

け

ケルクリングヒダ　156, 156f
外科頸　338f
茎状突起
　——《尺骨の》　338f
　——《側頭骨の》　345, 345f, 348f
茎突咽頭筋　288f, 289
茎突舌筋　303, 312, 312f
茎突舌骨筋　278, 278f, 279f
茎乳突起　348f
茎乳突孔　349
脛骨　333, 334, 343f, 344
　—— の外側顆　184f
　—— の内側顆　184f
脛骨神経　204, 204f, 212f, 213
脛骨粗面　184, 184f, 185f, 343f, 344
頸横神経　12f, 13
頸横動脈　21, 35, 35f, 119
頸胸神経節　118f, 119, 135, 174f
頸筋膜　27, 27f
頸根部　28
頸静脈孔　347f, 348f, 349
頸神経［C1～8］　23
頸神経叢　23
頸神経ワナ　25, 25f
頸髄　92f, 93
頸椎［C1～7］　332, 334, 336, 336f
頸動脈管　348f, 349
頸動脈三角　15, 15f
頸動脈小体　273

頸動脈鞘 26, 27, 27f
頸動脈洞 273
頸半棘筋 86, 86f
頸板状筋 84, 84f
頸膨大 91, 92f
鶏冠 298, 298f, 347f
血管裂孔 191, 191f
血胸 115
結合腱 99
結節間溝 338f
結腸半月ヒダ 156, 157f
結腸ヒモ 154f, 155, 157f
結腸辺縁動脈 148f, 149, 150, 150f
結腸膨起 154f, 155, 157f
結膜嚢 316, 316f
楔状骨 228f, 343f
月状骨 340
月状面 221, 221f, 341f
肩関節 54f, 65, 73
肩関節包 72f
肩甲下筋 47, 47f, 54f, 73
肩甲下神経 41, 41f, 47, 47f
肩甲下動脈 32f, 33, 33f
肩甲回旋動脈 32f, 33, 33f
肩甲挙筋 49, 52, 52f
肩甲胸郭関節 52
肩甲棘
16, 16f, 20f, 38, 38f, 338, 338f
肩甲骨 2, 16, 16f, 332, 334, 338, 338f
肩甲鎖骨三角 15, 15f
肩甲上神経 41, 41f, 54, 73
肩甲上動脈 35, 35f, 54, 73, 119
肩甲切痕 54, 339
肩甲舌骨筋 14f, 24, 24f
肩甲背神経 52, 52f
肩甲背動脈 35, 35f, 52, 52f
肩鎖関節 338f
肩峰
2, 2f, 16, 16f, 38, 38f, 72f, 338, 338f
剣状突起 2, 2f, 94, 94f, 337, 337f
腱 11
腱画 98f, 100
腱索 129, 131
腱鞘 67
腱中心 136, 136f, 176, 176f
腱膜 11
瞼板 316f, 317

こ

コールラウシュヒダ 268, 268f
コーレス筋膜 239, 241
呼吸部 305
固有肝動脈 152, 160f, 162, 162f
固有口腔 302
固有底側趾神経 214f, 215
固有背筋 83f, 84f
固有卵巣索 259, 264, 264f
股関節 220f
鼓索神経 309, 311f, 326
鼓室 325f, 326
鼓膜 324, 325f, 326f
鼓膜臍 324, 325f
鼓膜張筋 327f
口蓋 302
口蓋咽頭弓 290f, 291, 302f, 305
口蓋咽頭筋 313f
口蓋骨 334, 348f
口蓋垂 290f, 291
口蓋舌弓 291, 302f, 305
口蓋舌筋 303, 312, 313f
口蓋帆 291
口蓋帆挙筋 313, 313f
口蓋帆張筋 313, 313f
口蓋扁桃 290f, 291, 302f, 305
口角下制筋 274f, 275
口峡 290f, 291
口腔 302, 345
口腔前庭 302
口輪筋 274f, 275
広頸筋 7, 7f, 12, 12f, 274f, 275
広背筋 20f, 21, 49, 82
—— の腱膜 82f
甲状頸動脈 35, 35f, 118f, 119
甲状舌骨筋 24, 24f
甲状舌骨膜 292f, 294, 295f
甲状腺 118, 118f, 288f, 292f, 293
甲状軟骨 292f, 294, 294f, 295f
甲状披裂筋 296, 296f
交感神経幹 9f, 119, 134f, 135, 174,
174f, 288f, 289
光錐 325f
肛門 268
肛門管 268, 268f
肛門挙筋 246f, 248, 248f, 249f
肛門三角 238, 240
肛門櫛 268f, 269
肛門柱 268f, 269
肛門直腸曲 249, 249f
肛門洞 268f, 269
肛門弁 269
岬角 327, 327f, 341f, 342
虹彩 316, 316f, 323
咬筋 306, 306f
後胃間膜 140f
後角《灰白質の》 93, 93f
後距腓靱帯 227f
後脛骨筋 212f, 213
後脛骨筋腱 216f
後脛骨動脈 212f, 213, 216f
後脛腓靱帯 227f
後頸三角 15, 15f
後骨間神経 59
後根《脊髄神経の》 93f
後索《白質の》 93, 93f
後枝《脊髄神経の》 9f
—— の外側皮枝 19, 19f
—— の内側皮枝 19, 19f
後篩骨神経 320f
後篩骨動脈 304, 304f
後室間枝 127
後斜角筋 29f
後十字靱帯 224, 224f, 225
後縦隔 113f
後縦靱帯 286, 286f
後上歯槽動脈 308f
後上腕回旋動脈 33, 33f, 73
後神経束 40, 40f
後深側頭動脈 308f, 309
後仙骨孔 341f
後大腿皮神経 186, 186f, 200f, 201
後頭下三角 87
後頭下神経 87
後頭顆 348f, 349
後頭蓋窩 300, 348
後頭骨 16, 287, 334, 345, 345f, 348f
—— の外後頭隆起 16, 16f
後頭三角 15, 15f
後頭動脈 27, 277f
後半規管 328f, 329
後鼻孔 290f, 304, 304f, 348f, 349
後葉
——《下垂体の》 283
——《胸腰筋膜の》 83f
——《腹直筋鞘の》 100f
後輪状披裂筋 295, 295f, 296f
鈎状突起
——《尺骨の》 75f, 338f
——《膵臓の》 164f, 166
喉頭 294
喉頭蓋 290f, 291, 297f
喉頭蓋軟骨 294, 294f, 295f
喉頭口 290f
喉頭室 297, 297f
喉頭前庭 297
喉頭隆起 294f
硬口蓋 302
硬膜 281f
硬膜上腔 90, 90f
硬膜静脈洞 283f
項靱帯 19, 20f, 86
骨間筋 217
骨口蓋 348f, 349
骨髄 76
骨端線 76, 76f
骨盤 2, 16, 332, 333, 334, 341f
骨盤隔膜 246f, 248
骨盤内臓神経 255, 255f
骨膜 76, 76f
骨迷路 328

さ

左胃静脈 151f
左胃大網動脈 146, 146f
左胃動脈 146, 146f
左縁枝 127, 127f
左肝管 162
左肝静脈 163, 173

左肝部 163
左冠状動脈 127, 127f
左結腸曲 154f
左結腸静脈 151f
左結腸動脈 150, 150f
左鎖骨下動脈 121, 121f, 132f
左三角間膜 140, 160f, 161
左心室 124, 124f
左心房 124, 124f
左心房斜静脈 126
左線維三角 128f
左総頸動脈 121, 121f, 132f
左肺動脈 121
左反回神経 132f, 133f
左房室弁 128f, 129, 131
左迷走神経[X] 132f, 133f
左葉《肝臓の》 160f, 161
鎖骨 2, 2f, 34, 38, 332, 334, 338f, 339
鎖骨下筋 30f, 31, 34
鎖骨下静脈 34f, 120f, 132f
鎖骨下動脈 35, 35f, 118f, 272f
鎖骨下部 40
鎖骨胸筋筋膜 30
鎖骨上神経 8, 8f, 12f, 13, 18f
鎖骨上部 40
坐骨 333, 334, 342
坐骨海綿体筋 238f, 239, 240f, 241
坐骨棘 341f, 342
坐骨結節 184, 184f, 199f, 220f, 341f, 342
坐骨肛門窩 246, 246f
坐骨枝 341f
坐骨神経 200f, 201, 203, 255
坐骨大腿靱帯 220, 220f
細小心臓静脈 126
最下内臓神経 175
最上肋間動脈 35, 35f, 119
最長筋 84f, 85
載距突起 216f
臍動脈 233, 254, 254f
臍動脈索 104f, 105, 232f, 233f
臍傍静脈 153f
臍輪 98f, 100, 101f
三角筋 42, 42f
三角筋胸筋三角 10f, 11
三角筋粗面 338f
三角隙 53f, 54
三角骨 340
三角靱帯 226, 226f
三叉神経[V] 276f, 298, 298f, 330
三尖弁 128f, 129, 131, 131f

し

ジェロタ筋膜 167, 167f
ショパール関節 228, 229f
子宮 233f, 264f, 266f
子宮円索 98, 105, 232, 233f, 258f, 259
子宮間膜 259, 265f, 266, 266f
子宮筋層 266f, 267, 267f
子宮腟 266f, 267, 267f
子宮頸 266, 266f
子宮頸横靱帯 259
子宮頸管 266f, 267, 267f
子宮広間膜 258, 265f
子宮仙骨靱帯 259
子宮体 266, 266f
子宮端 264, 264f
子宮底 266, 266f
子宮動脈 254, 254f
子宮内膜 266f, 267, 267f
子宮付属器 264
四角隙 53f, 54
矢状縫合 280f, 345
矢状面 3
死冠 233
糸状乳頭 302
指骨 332, 334, 338f, 340
指節間(IP)関節 65, 79
指背腱膜 71, 71f
指紋 61
脂肪被膜 167, 167f
視神経[Ⅱ] 298f, 299, 299f, 320f, 321, 330
視神経円板 323
視神経管 346, 348
視神経交叉 299f
趾骨 228f, 333, 334, 343f, 344
歯状靱帯 90f, 91, 91f
歯槽突起 346f
歯突起《軸椎の》 286, 287f, 336, 336f
篩骨 334
篩骨胞 314f
篩骨蜂巣 314
篩板 298, 298f, 347f, 348
示指伸筋 58, 58f
耳下腺 12f, 13, 274f, 275, 279f
耳介 324
耳介側頭神経 276, 276f, 308f, 309
耳管 325f, 327, 327f
耳管咽頭口 305, 305f, 314f
耳管咽頭ヒダ 305, 305f
耳管軟骨 313f
耳管隆起 305, 305f, 314f
耳甲介 324, 324f
耳珠 324, 324f
耳状面 336f
耳垂 324, 324f
耳輪 324, 324f
自由下肢 333
自由上肢 332
痔帯 268f, 269
軸椎 286, 286f, 336, 336f
—— の歯突起 286, 287f, 336, 336f
膝横靱帯 225
膝窩 184, 204f
膝窩筋 206f, 207, 212f
膝窩静脈 204f, 205
膝窩動脈 204f, 205, 212f, 213
膝蓋骨 184, 184f, 224f
膝蓋靱帯 222f, 223, 224f
膝関節 222
膝関節腔 224f, 225f
膝関節包 222f
膝神経節 329
櫛状筋 128, 130
櫛状線 268f, 269
射精管 260, 261f
斜角筋群 28, 29
斜角筋隙 28, 40
斜頸 15
斜膝窩靱帯 222f
斜線維 159f
斜台 347f
斜披裂筋 295, 295f
斜裂 116, 116f
尺骨 77, 77f, 332, 334, 338f, 340
尺骨神経 40f, 41, 41f, 44, 44f, 51f, 66, 66f, 69, 69f
—— の手背枝 55f
尺骨体 38
尺骨頭 38, 338f
尺骨動脈 63, 63f, 66, 66f, 68, 69f
尺側手根屈筋 51f, 62, 62f
尺側手根伸筋 56f, 57, 57f
尺側皮静脈 38, 39f, 45
手根管 66, 340
手根骨 77, 332, 334, 338f, 340
手根中手関節 65, 77f, 78, 78f
手掌腱膜 60
手内筋 64f
主気管支 116, 133, 133f
舟状骨 228f, 340, 343f
終糸 91
十二指腸 142, 164f, 165f
十二指腸空腸曲 144
縦隔 113
縦隔胸膜 112f, 113, 115f
縦筋層 157, 159f
縦束 286f
鋤骨 334
小陰唇 235, 235f
小円筋 53, 53f, 54f, 72
小角 347
小角軟骨 294f
小胸筋 30f, 31, 33f
小結節 338f, 339
小口蓋神経 313
小口蓋動脈 313
小後頭神経 12f, 13, 18f, 19, 276f
小後頭直筋 86f, 87
小骨盤 342
小坐骨孔 251, 251f
小坐骨切痕 341f, 342
小指外転筋 64f, 65
小指球 65
小指伸筋 56f, 57, 57f

小指対立筋　64f, 65
小趾外転筋　214f, 215
小十二指腸乳頭　165, 165f
小心臓静脈　126, 126f
小腸　139
小転子　220f, 342, 343f
小殿筋　199, 200f, 219f
小内臓神経　135, 174f, 175
小脳テント　282, 282f, 283f
小嚢　142, 144f
小伏在静脈　186, 186f
小網　140, 141f, 142f, 143f, 144f
小腰筋　178, 178f
小菱形筋　52, 52f, 82, 82f
小菱形骨　340
小弯　138, 158, 158f
掌側骨間筋　71, 71f
掌紋　61
硝子体　316f, 323
睫毛　316, 316f
漿膜
——《大腸の》　107
——《腹腹の》　157
漿膜性心膜　122, 123f
踵骨　184, 184f, 228f, 343f, 344
踵骨腱　184, 206f, 207
踵腓靱帯　227f
上咽頭収縮筋　288, 288f
上横隔動脈　136f, 171, 177
上下腹神経叢　174f, 255f
上外側上腕皮神経　18f
上顎骨　274, 334, 345f, 346f
上顎神経[V_2]
277, 298f, 299, 299f, 330
上顎洞　314, 323
上関節窩《環椎の》　336
上関節突起　89, 89f, 335, 335f
上眼窩裂　346, 348
上眼瞼挙筋　316f, 317, 317f, 319
上頸神経節　288f
上結膜円蓋　316, 316f
上甲状腺動脈　26f, 27, 118, 272, 272f, 277f, 292f, 293
上行頸動脈　35, 35f, 119
上行結腸　106f, 139, 154f
上行大動脈　121, 121f, 124f, 125
上行腰静脈　173
上後鋸筋　82f, 83
上後腸骨棘　16, 16f, 184f
上喉頭神経　289, 292
上喉頭動脈　27
上矢状静脈洞　281f, 282, 283f
上肢　332
上肢帯　332
上斜筋　317f, 319, 322f
上縦隔　113f
上縦舌筋　303
上伸筋支帯《足の》　208f, 209
上神経幹　40, 40f
上唇挙筋　274f, 275
上唇動脈　276, 277f
上錐体静脈洞　283, 283f
上前腸骨棘
2, 2f, 96, 184, 184f, 341f, 342
上双子筋　200f, 201
上大静脈　118f, 119, 120, 120f, 122f, 124f, 125, 126f, 132, 132f, 172f
上腸間膜静脈　151, 151f, 153f, 165f
上腸間膜神経叢　174f
上腸間膜動脈
148, 148f, 165f, 170f, 171
上直筋　316f, 317f, 319, 322f
上直腸横ヒダ　268f
上直腸静脈　151f, 233
上直腸動脈　150, 150f, 233
上椎切痕　89, 335
上殿神経　200f, 201, 255
上殿動脈　200f, 201, 252f, 253
上殿皮神経　18, 186f
上頭斜筋　86f, 87
上橈尺関節　65, 75
上皮小体(副甲状腺)　118, 288f, 293
上鼻甲介　305, 305f, 314f
上鼻道　305, 305f
上副腎動脈　168, 168f
上腹壁動脈　101, 101f, 111
上膀胱動脈　254
上葉　116f
上肋骨窩　336f, 337
上腕筋　43, 43f
——の外側上顆　38f
——の内側上顆　38f
上腕筋膜　39
上腕骨　76f, 332, 334, 338f, 339
上腕骨滑車　75f, 338f, 339
上腕骨小頭　338f, 339
上腕骨頭　73, 73f, 338f, 339
上腕三頭筋　42f, 50, 50f
——の外側頭　50, 50f
——の長頭　50, 50f
——の内側頭　50, 50f
上腕静脈　44f, 45
上腕深動脈　45
上腕動脈　44f, 45, 63, 63f, 69f
上腕二頭筋　42, 43f
——の短頭　42
——の長頭　42
上腕二頭筋腱膜　42, 43f
上腕二頭筋長頭腱　73f
茸状乳頭　302
静脈角　34
静脈管　161
静脈管索　160f, 161
静脈弁　45
食道　133f, 134, 134f
——の生理的狭窄部　136
食道動脈　135, 171
食道裂孔　176, 176f
心外膜　123, 123f
心筋梗塞　127
心筋層　123, 123f
心耳　126
心軸　125f
心室中隔　131
心切痕《左肺の》　116, 116f
心尖　125, 125f
心臓　124f
心底　125, 125f
心内膜　123, 123f
心房中隔　128, 130
心膜　107, 112f, 113, 115f, 122, 122f
心膜横隔動脈　122, 177
心膜横洞　122f, 123
心膜腔　122
心膜斜洞　122f, 123
伸筋支帯　57, 57f
真皮　5, 5f
真肋[1-7]　94, 94f
深陰茎筋膜　242, 242f
深陰茎背静脈　242, 242f
深会陰横筋
238f, 240f, 246, 246f, 249f
深会陰隙　247
深頸筋膜　27
深頸動脈　35, 119
深指屈筋　68, 68f
深指屈筋腱　70
深掌動脈弓　70f, 71
深静脈　23
深鼡径輪　99, 105
深足底動脈　211, 211f
深腓骨神経
187f, 188, 210f, 211, 211f
靱帯　11
腎盂　169, 169f
腎筋膜　167, 167f
腎静脈　168, 168f, 172f, 173
腎錐体　169, 169f
腎髄質　169, 169f
腎臓　167, 167f, 168f, 169f
腎柱　169
腎洞　169
腎動脈　168, 170f, 171
腎乳頭　169, 169f
腎杯　169, 169f
腎盤　169, 169f
腎皮質　169, 169f
腎門　168
腎葉　169

す

スカルパ筋膜　97
スカルパ三角　189, 190f
水胸　115
水晶体　316f, 323
水平面　3
水平裂《右肺の》　116, 116f

垂直舌筋 303
膵芽 140f
膵管 165f, 166
膵枝 147
膵臓 144f, 164f, 166
膵体 164f, 166
膵頭 165f, 166
膵尾 164f, 166
錐体 347f
錐体筋 101
髄核 180, 181f
髄腔 76, 76f

せ

正円孔 347f, 348
正中環軸関節 286
正中臍索 104, 104f, 232f, 233f
正中臍ヒダ 104, 104f, 232f, 233f
正中神経 40f, 41, 41f, 44, 44f, 63, 63f, 66f, 67, 69f
正中仙骨動脈 170f, 171
正中仙骨稜 341f
正中面 3
声帯靱帯 294, 297
声帯ヒダ 296, 297f
声門 294, 296
声門下腔 297
声門裂 296
星状神経節 118f, 119, 135, 174f
精管 232, 232f, 234, 234f, 256, 256f
精管膨大部 256
精丘 260
精索 98, 98f, 105, 234
精子 237
精巣 236, 236f
精巣挙筋 99, 234, 234f
精巣縦隔 237, 237f
精巣小葉 237f
精巣鞘膜 236, 236f
精巣上体 236, 236f
精巣上体管 236
精巣静脈 172f
精巣中隔 237, 237f
精巣動脈 170f, 171, 234, 234f
精巣網 237
精巣輸出管 236
精嚢 256, 256f, 261f
脊髄 90, 90f, 93f
脊髄円錐 91, 92f
脊髄クモ膜 90, 90f
脊髄硬膜 90, 90f
脊髄神経 9f, 19f, 23
脊髄神経節 91, 93f
脊髄髄膜 90
脊髄軟膜 90, 90f
脊柱 332, 334, 336
脊柱管 88f, 89, 334, 335
脊柱起立筋 84, 84f
切歯窩 348f
舌 302f
舌咽神経[IX] 288f, 289, 298f, 300, 312, 312f, 330
舌下小丘 303, 303f
舌下神経[XII] 25f, 272f, 273, 279, 289, 298f, 300, 311f, 312, 312f, 330
舌下神経管 347f, 349
舌下腺 311f
舌下ヒダ 303, 303f
舌筋 303
舌骨 14f, 24, 24f, 278f, 332, 334, 347
舌骨下筋群 24, 25f
舌骨上筋群 25f, 278f
舌骨舌筋 279f, 303, 312, 312f
舌根 302, 302f
舌小帯 303, 303f
舌神経 303, 308, 308f, 309, 311f, 312, 312f
舌尖 302, 302f
舌体 302, 302f
舌動脈 26f, 27, 272, 272f, 277f, 312, 312f
舌乳頭 302
舌扁桃 290f, 291
仙棘靱帯 251, 251f
仙結節靱帯 251, 251f
仙骨 16, 16f, 332, 334, 336f, 341, 341f
仙骨管 341f
仙骨神経[S1～5] 23, 255f
仙骨神経叢 23, 255
仙骨内臓神経 255
仙骨裂孔 336f, 341, 341f
仙髄 92f
仙椎[S1～5] 332, 337
浅陰茎筋膜 242
浅陰茎背静脈 242, 242f
浅会陰横筋 238f, 239, 240f, 241
浅会陰筋膜 239, 241
浅会陰隙 239, 241, 247
浅横中足靱帯 214f
浅頸筋膜 27
浅頸動脈 35, 35f
浅肩甲下動脈 33
浅指屈筋 62f, 63
浅掌動脈弓 66, 66f
浅上腕動脈 45
浅静脈 23
浅鼡径輪 98, 98f
浅側頭動脈 277f, 308f
浅腸骨回旋静脈 97f, 187f
浅腸骨回旋動脈 97, 97f, 192, 192f
浅腓骨神経 187f, 188, 210f, 211
浅腹筋膜 97
浅腹壁静脈 8, 8f, 97f, 187f
浅腹壁動脈 97, 97f, 192, 192f
浅葉 27, 27f
浅リンパ節 13
線維三角 129
線維鞘 67
線維性骨格 129
線維性心膜 112f, 122, 123f
線維膜 75
線維輪 129, 180, 181f
前胃間膜 140f
前角《灰白質の》 93, 93f
前距腓靱帯 227f
前鋸筋 10f, 46, 46f, 49, 52, 52f
前胸壁 111f
前脛骨筋 208f, 209, 210f, 211f
前脛骨動脈 210, 211f, 213
前頸三角 15, 15f
前頸静脈 13
前骨間神経 69, 69f
前骨間動脈 69, 69f
前根《脊髄神経の》 93f
前索《白質の》 93, 93f
前枝《脊髄神経の》 9f
—— の外側皮枝 19, 19f
—— の前皮枝 19, 19f
前篩骨神経 304f, 320f, 321
前篩骨動脈 304, 304f
前室間溝 124, 124f
前室間枝 124f, 127, 127f
前斜角筋 28, 28f
前十字靱帯 224, 224f, 225
前十字靱帯損傷 225
前縦隔 113f
前上腕回旋動脈 33, 33f
前心臓静脈 126
前深側頭動脈 308f, 309
前仙骨孔 341f
前庭 325f, 328, 328f
前庭球 240f, 241, 243, 243f
前庭神経 330
前庭窓 327
前庭ヒダ《喉頭の》 296, 297f
前頭蓋窩 298, 348
前頭筋 274f
前頭骨 334, 345, 345f, 346f
前頭神経 317f, 319
前頭洞 314
前頭面 3
前半規管 328f, 329, 329f
前皮枝《肋間神経の》 8, 8f
前葉
——《下垂体の》 283
——《胸腰筋膜の》 83f
——《腹直筋鞘の》 100f
前立腺 256, 256f, 260, 261f
前腕筋膜 39
前腕骨間膜 77f

そ

鼡径ヘルニア 105, 191
粗線 343f
双子筋 219f
爪 55
爪根 55f
爪床 55f
爪体 55f
僧帽筋 12f, 20, 20f, 48, 82
僧帽弁 128f, 129, 131
総肝管 160f, 162, 162f
総肝動脈 146f, 147
総頸動脈 26, 26f, 34f, 272f
総腱輪 320, 320f
[総]指伸筋 56, 56f, 57f
総胆管 160f, 165f
総腸骨静脈 172, 172f, 233
総腸骨動脈 170f, 171, 233
総底側趾神経 214f, 215
総腓骨神経 204, 204f, 211
総鼻道 305
臓側腹膜 107, 107f
足根骨 333, 334, 344
足根中足関節 229, 229f
足底筋 204f, 206f, 207
足底腱膜 214, 214f
足底動脈弓 216f, 217
足底方形筋 215, 215f
足背動脈 210, 211f
足紋 61
側角《脊髄神経の》 93, 93f
側索《白質の》 93, 93f
側頭下窩 307, 308f, 346
側頭窩 307, 345, 346f
側頭筋 280f, 306, 306f
側頭骨 2, 334, 345f

た

タバチエール(解剖学的嗅ぎタバコ入れ) 59
ダグラス窩(直腸子宮窩) 145, 232, 233f, 258, 258f, 267f
多羽状筋 47
多裂筋 84f, 85
体幹 332
体肢 332
対珠 324, 324f
対輪 324, 324f
大陰唇 235, 235f
大円筋 47f, 51f, 53, 53f, 73
大角 347
大胸筋 10f, 11, 30
大頬骨筋 274f, 275
大結節 338f, 339
大口蓋管 315
大口蓋孔 348f
大口蓋神経 313, 315f
大口蓋動脈 313
大後頭孔 345, 347f, 348f
大後頭神経 18f, 19, 276f
大後頭直筋 86f, 87
大骨盤 342
大坐骨孔 251, 251f
大坐骨切痕 341f, 342
大耳介神経 12f, 13, 276f
大十二指腸乳頭 165, 165f
大静脈孔 176, 176f
大静脈溝 161
大心臓静脈 124f, 126, 126f
大前庭腺 243
大腿管 190
大腿筋膜 189
大腿筋膜張筋 198, 199f, 218f
大腿骨 333, 334, 342, 343f
大腿骨頸 221, 343f
大腿骨頸部骨折 221
大腿骨頭 221, 342, 343f
大腿骨頭靱帯 220, 221f
大腿三角 189, 190f
大腿四頭筋 194f, 195
大腿四頭筋腱 222f
大腿鞘 190, 190f, 191f
大腿静脈 190f, 192, 192f, 194f
大腿神経 178f, 179, 187f, 188, 190f, 192f, 193, 194f
大腿深動脈 192f, 193, 196, 196f
大腿直筋 194f, 195, 218f
大腿動脈 190f, 192, 192f, 194f
大腿二頭筋 202f, 203, 204f
—— の短頭 42
—— の長頭 203, 219f
大腿ヘルニア 191
大腿方形筋 200f, 201, 219f
大腿輪 190, 191f
大腸 139, 154f
大転子 184, 184f, 220f, 342, 343f
大殿筋 198, 198f
大動脈 122f
大動脈弓 121, 121f, 132f
大動脈球 129, 131
大動脈洞 129, 131
大動脈弁 128f, 129, 131
大動脈裂孔 176, 176f
大内臓神経 134f, 135, 147, 174f, 175
大内転筋 196f, 197, 219f
大脳鎌 282, 282f
大嚢 142
大伏在静脈 187, 187f, 189f
大網 106f, 107, 138, 141f, 142f, 143f, 144f
大腰筋 83f, 167f, 178, 178f, 193, 218f
大菱形筋 52, 52f, 82, 82f
大菱形骨 340
大弯 138, 158, 158f
第三腓骨筋 208f, 209
第7頸椎 16f
胆管 163
胆嚢 138, 142, 160f, 163
胆嚢窩 161
胆嚢管 160f, 163
胆嚢動脈 152, 160f, 163
短胃静脈 151f
短胃動脈 146f, 147
短趾屈筋 214, 214f
短趾伸筋 208f, 209, 211f
短小指屈筋 64f, 65
短小趾屈筋 216, 216f
短掌筋 60, 61
短橈側手根伸筋 56, 56f, 57f
短内転筋 196f, 197, 218f
短腓骨筋 208f, 209
短母指外転筋 64, 64f
短母指屈筋 64
—— の浅頭 64f
短母指伸筋 57f, 58, 58f
短母趾屈筋 216, 216f
短母趾伸筋 208f, 209, 211f
短毛様体神経 320f
弾性円錐 297

ち

恥丘 235, 235f
恥骨 333, 334, 342
恥骨下枝 341f
恥骨筋 190f, 192f, 193, 197f, 218f
恥骨頸靱帯 259
恥骨結合 96, 341f, 342
恥骨結節 2, 2f, 96, 184, 184f, 341f
恥骨大腿靱帯 220, 220f
恥骨直腸筋 248f, 249f
恥骨尾骨筋 248f
緻密質 76, 76f
腟 263f, 266, 267f
腟円蓋 266, 266f, 267f
腟口 235, 235f
腟前庭 235, 235f
腟部 266, 266f
中咽頭収縮筋 288, 288f
中肝静脈 163, 173
中間広筋 194f, 195
中頸神経節 119
中結腸静脈 151f
中結腸動脈 148f, 149
中硬膜動脈 281f, 298, 308f, 309
中耳 325f, 326
中斜角筋 28, 28f
中手骨[1～5] 79f, 332, 334, 338f, 340
中手指節(MP)関節 65, 78, 78f, 79f
中縦隔 113f
中心管 93, 93f
中心臓静脈 126, 126f
中神経幹 40, 40f
中節骨 79f, 338f
中足骨[1～5] 228f, 333, 334, 343f, 344

中腸 140f
中直腸横ヒダ 268f
中直腸動脈 254, 254f
中殿筋 199, 199f
中殿皮神経 18f, 186f
中頭蓋窩 298, 348
中鼻甲介 305, 305f, 314f
中鼻道 305, 305f
中副腎動脈 168
中葉《右肺の》 116f
虫垂 139, 154f
虫垂間膜 144
虫垂口 156
虫様筋
——《足の》 215, 215f
——《手の》 64f, 67, 67f
肘窩 63f
肘関節 65, 75
肘筋 51, 51f
肘正中皮静脈 38, 39f
肘頭 38, 38f, 75f, 340
肘頭窩 339
肘部管 44, 44f
肘部管症候群 44
長胸神経 30f, 46, 46f
長趾屈筋 212f, 213
長趾屈筋腱 215, 215f
長趾伸筋 208f, 209, 210f, 211f
長掌筋 62f, 63
長掌筋腱 61
長橈側手根伸筋 51f, 56, 56f, 57f
長内転筋 190f, 192f, 194f, 196, 196f, 218f
長腓骨筋 208, 208f, 210f
長母指外転筋 57f, 58, 58f
長母指屈筋 62f, 68, 68f
長母指屈筋腱 70
長母指伸筋 57f, 58, 58f
長母趾屈筋 212f, 213
長母趾屈筋腱 216f, 217
長母趾伸筋 208f, 209, 210f, 211f
長毛様体神経 321
腸間膜 107f, 139, 144, 144f
腸間膜根 144
腸管の発生過程 140f
腸脛靱帯 198, 198f, 202f
腸骨 333, 334, 342
腸骨下腹神経 18f, 178f, 179
腸骨筋 178f, 193, 218f
腸骨鼡径神経 98, 178f, 179
腸骨大腿靱帯 220, 220f
腸骨尾骨筋 248f
腸骨翼 341f, 342
腸骨稜 2, 2f, 16, 16f, 96, 184f, 198f, 341f, 342
腸恥筋膜弓 191, 191f
腸腰筋 191f, 192f, 193
腸腰動脈 252f, 253
腸肋筋 84, 84f
跳躍靱帯 229
蝶形骨 334, 345f
——, 小翼 347f
——, 大翼 347f, 348f
蝶形骨洞 299f, 314
蝶口蓋動脈 304, 304f
蝶篩陥凹 305, 305f
聴診三角 20f, 21
直静脈洞 282, 283f
直腸 139, 144f, 154f, 232f, 233f, 256f, 268
直腸子宮窩(ダグラス窩) 145, 232, 233f, 258, 258f, 267f
直腸子宮靱帯 259
直腸子宮ヒダ 258
直腸膀胱窩 144f, 145, 232, 232f
直腸膀胱筋 249f
直腸膨大部 268, 268f

つ

ツチ骨 326, 326f
ツチ骨条 325
ツチ骨柄 325f
椎間円板 89, 89f, 180, 180f, 335
椎間孔 89, 89f, 335, 335f
椎間板ヘルニア 181
椎弓 89, 89f, 335, 335f
椎孔 89, 89f, 335, 335f
椎骨 16, 89f, 335
—— の棘突起 16f
椎骨動脈 35, 35f, 86f, 87, 118f, 119, 272f, 273
椎前葉 27, 27f
椎体 89, 89f, 335, 335f
爪 55
蔓状静脈叢 234, 234f

て

底側骨間筋 216f, 217
底側踵舟靱帯 229
底側中足動脈 216f
転子間稜 343f
殿筋腱膜 198, 198f
殿溝 184

と

トライツ靱帯 144
トルコ鞍 298, 347f, 348
豆状骨 340
頭蓋 332, 345f, 346f
頭蓋冠 345
頭蓋腔 345
頭頂骨 334, 345, 345f
頭半棘筋 84, 84f, 86f
頭板状筋 84, 84f, 86f
橈骨 77, 77f, 332, 334, 338f, 340
橈骨手根関節 65, 77, 77f, 78f
橈骨神経 40f, 41, 41f, 45, 51f, 59, 63f, 69f
—— の浅枝 55f
橈骨粗面 338f, 340
橈骨頭 338f
橈骨動脈 63, 63f, 69f
橈骨輪状靱帯 74, 74f
橈側手根屈筋 62f, 63
橈側皮静脈 11, 32, 32f, 38, 39f
動眼神経[Ⅲ] 298f, 299, 299f, 320, 320f, 330
動脈円錐 131, 131f
動脈管 133
動脈管索 132, 132f
瞳孔 316, 316f

な

内陰部静脈 201
内陰部動脈 201, 248, 252f, 253
内果 184, 184f, 343f, 344
内眼角 316
内胸静脈 110, 111f
内胸動脈 35, 35f, 111, 111f, 118f, 119
内頸静脈 26, 26f, 34f, 120f, 132f, 288f
内頸動脈 26, 26f, 272f, 298f, 299f
内頸動脈神経 288f, 289
内肛門括約筋 261f, 268f, 269
内耳 325f, 328
内耳孔 347f
内耳神経[Ⅷ] 298f, 300, 330
内精筋膜 234, 234f
内臓頭蓋 345
内側腋窩隙 53f, 54
内側縁 16, 16f
内側下膝動脈 204f
内側顆
——《脛骨の》 184, 343f, 344
——《大腿骨の》 184, 343, 343f
内側眼瞼交連 316
内側眼瞼靱帯 317f
内側弓状靱帯 176, 176f
内側胸筋神経 30, 30f, 41, 41f
内側広筋 194f, 195
内側臍ヒダ 104, 104f, 232f, 233f
内側上顆
——《上腕骨の》 38, 184f, 338f, 339
——《大腿骨の》 184f, 343, 343f
内側上腕筋間中隔 42, 43f
内側上腕皮神経 41, 41f, 44f, 45
内側神経束 40, 40f
内側靱帯 226, 226f
内側前腕皮神経 41, 41f, 45
内側鼡径窩 104, 104f
内側足底神経 215, 215f, 216f
内側足底動脈 215, 215f, 216f
内側側副靱帯
——《肘関節の》 74, 74f
——《膝関節の》 222f, 223

—— の損傷 225
内側大腿回旋動脈 193
内側直筋 321, 321f, 322f
内側半月 224f, 225
内側翼突筋 308f, 309
内腸骨静脈 153f, 233
内腸骨動脈 233, 252f, 253, 254f
内転筋管 194f, 195
内転筋群 196
内転筋結節 343f
内転筋腱裂孔 197
内頭蓋底 347f
内尿道括約筋 261, 261f, 263, 263f
内尿道口 232, 260f, 261f, 262f
内腹斜筋 98f, 99
内閉鎖筋 200f, 201, 219f
内肋間筋 95, 95f
軟口蓋 302

に

二分靱帯 228f, 229
肉柱 129, 131
肉様膜 234
乳腺 6, 6f
乳腺後隙 6
乳頭 6
乳頭筋 129, 131
乳頭突起《腰椎の》 337
乳突蜂巣 325f
乳房 6f
—— の四分円 6f
乳房提靱帯 6, 6f
乳様突起 2, 345, 345f, 348f
乳輪 6
尿管 167, 168f, 232
尿管口 232, 260f, 261f, 262f
尿生殖隔膜 246, 246f
尿生殖三角 238, 240
尿道 260, 261f, 262, 262f, 263f
尿道海綿体 244, 244f, 261f
尿道球 238f, 239, 244f
尿道球腺 247
尿道面 242
尿道稜 261, 263

ね

粘膜 157
粘膜下組織 157
粘膜付属リンパ組織 291

の

脳神経 23, 330, 349
膿胸 115

は

ハムストリングス 203
ハンター管 194f, 195
バウヒン弁 156
バック筋膜 242, 242f
バルトリン腺 243
パイエル板 156, 156f
破裂孔 347f, 348, 348f
馬尾 91, 92f
背側骨間筋
——《足の》 217
——《手の》 71, 71f
背側中足動脈 211f
肺 115
肺間膜 116f, 117
肺胸膜 112, 112f, 115f
肺区域 117f
肺根 114
肺静脈 116
肺尖 115, 116f
肺底 115, 116f
肺動脈 116, 122f
肺動脈幹 121, 124f, 125
肺動脈弁 128f, 129, 131, 131f
肺門 116, 116f
肺葉 117
白交通枝 175
白質 93, 93f
白線 100, 100f
白体 264
白膜 237, 237f, 245
薄筋 194f, 196, 196f, 205f
半奇静脈 172f, 173
半規管 325f
半棘筋 84f, 85
半月線 100
半月板損傷 225
半月裂孔 314f
半腱様筋 202f, 203, 204f, 205f
半膜様筋 202f, 203, 204f, 205f
板状筋 84, 84f

ひ

ヒラメ筋腱弓 207
ヒラメ筋 206f, 207
ヒルトン線 268f, 269
皮下組織 5, 5f
皮枝 23
皮静脈 8, 23
皮神経 9, 23
皮膚 5, 5f
披裂軟骨 294, 294f, 297f
脾静脈 151, 151f, 153f
脾腎ヒダ 166
脾臓 138, 142, 164f, 166
脾動脈 146f, 147
脾門 166
腓骨 333, 334, 343f, 344
腓骨筋群 208
腓骨筋支帯 208f
腓骨頭 184, 184f, 343f, 344
腓骨動脈 212f, 213
腓腹筋 204f, 206f, 207
腓腹神経 186, 186f, 188
尾骨
16, 16f, 332, 334, 336f, 341, 341f
尾骨筋 248, 248f
尾骨神経 23
尾状葉 160f, 161
尾椎 332, 337
鼻腔 304, 345, 346
鼻口蓋神経 304, 304f
鼻骨 274, 334
鼻前庭 305, 305f
鼻中隔 304, 346
鼻毛様体神経 320, 320f
鼻涙管 317f, 346
鼻涙管開口部 314f
「左—」☞「さ」の項
表皮 5, 5f

ふ

ファーター乳頭 165, 165f
浮遊肋[11～12] 94, 94f
伏在神経 186f, 187f, 188, 195
伏在裂孔 187f, 189, 189f
副甲状腺(上皮小体) 118, 288f, 293
副神経[XI] 21, 22, 22f, 273, 288f, 289, 298f, 300, 330
副腎 167, 168
副膵管 165f, 166
副突起 337
副半奇静脈 172f, 173
副鼻腔 314
腹横筋 98f, 99
腹腔 106
腹腔神経節 147
腹腔神経叢 147, 174f
腹腔動脈 146f, 147, 170f, 171
腹大動脈 170f, 171
腹直筋 98f, 100, 100f, 101f
腹直筋鞘 11, 100, 100f, 101f
腹壁 103
腹膜 107, 139
腹膜下器官 145
腹膜外器官 145
腹膜腔 107, 107f, 145
腹膜後器官 145
腹膜後隙 167
腹膜垂 154f, 155, 157f
腹膜内器官 145
噴門 138, 158, 158f
分界溝《舌の》 302, 302f
分界線 341f

へ

閉鎖孔 341f, 342
閉鎖神経 178f, 179, 188, 196f, 197
閉鎖動脈 233, 252f, 253
壁側胸膜 112, 112f, 115f
壁側腹膜 103f, 107, 107f
扁桃 291

ほ

ボタロー管　133
母指球　64
母指対立筋　64, 64f
母指内転筋　64, 64f, 70, 70f
—— の横頭　64f
—— の斜頭　64f
母趾外転筋　214, 214f
母趾内転筋　216, 216f
方形回内筋　68, 68f
方形葉　160f, 161
包皮　242
胞状卵胞　264
縫工筋
190f, 192f, 194, 194f, 205f, 218f
帽状腱膜　280f
膀胱　139, 144f, 232, 232f, 233f, 256f, 260f, 262f, 263f
膀胱三角　232, 260f, 262f
膀胱子宮窩
145, 232, 233f, 258, 258f
膀胱上窩　104, 104f
膀胱尖　260, 260f, 262, 262f
膀胱底　260, 260f, 262, 262f

ま

マーシャル静脈　126
マクバーニー点　139
膜性壁　293
膜迷路　328
末節骨《手の》　79f, 338f

み・む・め

「右—」☞「う」の項
脈絡膜　316f, 323
無漿膜野　160f, 161
メズサの頭　152
迷走神経［X］
27, 118f, 119, 134f, 135, 272f, 273, 288f, 289, 298f, 300, 330

も

毛様体　316f, 323
毛様体神経節　320f, 321
盲腸　139, 154f
網嚢　142, 144f
網嚢孔　142, 143
網膜　316f, 323
網膜中心動脈　321, 321f
門脈　151, 151f, 160f, 162, 162f
門脈・体循環吻合　153f
門脈三つ組　163

ゆ

有郭乳頭　291, 302, 302f
有鈎骨　340
有頭骨　340
幽門　138, 158, 158f
幽門括約筋　158f, 159
幽門部　158, 158f

よ

葉気管支　117
葉状乳頭　302, 302f
腰三角　20f, 21
腰静脈　173
腰神経［L1〜5］　23
腰神経叢　23, 178f, 179
腰髄　92f, 93
腰仙骨神経幹　178f, 255, 255f
腰椎［L1〜5］　332, 334, 336f, 337
腰動脈　170f, 171
腰方形筋　83f, 167f, 178, 178f
腰膨大　91, 92f
翼口蓋窩　346
翼口蓋神経節　315, 315f
翼状肩甲　46
翼状靱帯　286f, 287f
翼状突起　348f, 349
翼突窩　348f
翼突筋静脈叢　308

ら

ラムダ縫合　345, 345f
卵円窩　128, 130
卵円孔　129, 347f, 348, 348f
卵黄腸管　140f
卵管　233f, 264f, 265, 266f
卵管間膜　259, 264f, 265, 265f
卵管峡部　264f, 265
卵管采　264f, 265
卵管端　264, 264f
卵管腹腔口　264f, 265
卵管膨大部　264f, 265
卵管漏斗　264f, 265
卵巣　233f, 264, 264f
卵巣間膜　259, 264, 264f, 265f
卵巣静脈　172f
卵巣提索　259, 264
卵巣動脈　170f, 171
卵巣門　264, 264f

り

リスフラン関節　229, 229f
梨状陥凹　290f, 291
梨状筋　200, 200f, 219f
梨状口　345f
立方骨　228f, 343f
隆椎［C7］　16f
菱形筋　49
輪筋層　157, 159f
輪状甲状筋　292f, 295, 295f
輪状軟骨　294, 294f, 295f, 297f
輪状ヒダ　156, 156f
鱗状縫合　280f, 345, 345f

る

涙骨　334
涙小管　317f
涙腺　317, 317f, 322f
涙腺神経　317f, 319
涙腺動脈　321, 321f
涙点　317, 317f
涙嚢　317, 317f

ろ

漏斗　283, 283f
肋下静脈　172f
肋下神経　178f, 179
肋下動脈　171
肋頸動脈　35, 119
肋硬骨　94f
肋軟骨　94f
肋間隙　95, 95f
肋間静脈　95, 95f, 134f, 135, 172f
肋間神経　8, 9, 9f, 95, 95f, 174f
—— の外側皮枝　8, 8f
—— の前皮枝　8, 8f
肋間動脈
95, 95f, 134f, 135, 170f, 171
肋骨［1〜12］
2, 2f, 94, 94f, 332, 334, 337
肋骨横隔洞　114, 114f
肋骨弓　2, 2f, 94, 94f
肋骨挙筋　84f, 85
肋骨胸膜　112f, 113, 115f
肋骨結節　337, 337f
肋骨縦隔洞　114, 114f
肋骨剪刀　110f
肋骨頭　337, 337f
肋骨突起　336f, 337

わ

腕尺関節　65, 75
腕神経叢　23, 30f, 31, 40
腕頭静脈　118f, 119, 120, 120f, 132f
腕頭動脈　121, 121f, 132f
腕橈関節　65, 75
腕橈骨筋　56, 56f

欧文索引

・図中の語句には f をつけ，色で示した．

A

abdominal
—— aorta 171
—— cavity 106
—— ostium 265
abducent nerve 299, 320
abductor
—— digiti minimi 65, 215
—— hallucis 214
—— pollicis brevis 64
—— pollicis longus 58
accessory
—— hemi-azygos vein 173
—— nerve［XI］ 21, 22, 273, 289, 300
—— pancreatic duct 166
—— process 337
acetabulum 221, 342
Achilles' tendon 207
acromion 2, 16, 38, 338
adductor
—— brevis 197
—— canal 195
—— hallucis 216
—— hiatus 197
—— longus 196
—— magnus 197
—— pollicis 64, 70
adrenal gland 167
ala of ilium 342
Alcock's canal 248
ampulla 265
—— of ductus deferens 256
anal
—— canal 268
—— columns 269
—— pecten 269
—— sinuses 269
—— triangle 238, 240
—— valves 269
anatomic snuffbox 59
anatomical position 3
anconeus 51
angina pectoris 127
angle of mandible 2, 347
angular
—— artery 276
—— incisure 158
ankle joint 226
anorectal flexure 249
ansa cervicalis 25
antebrachial fascia 39
anterior
—— cardiac veins 126
—— circumflex humeral artery 33
—— cranial fossa 298, 348
—— cruciate ligament 224
—— cutaneous branch 8
—— deep temporal artery 309
—— ethmoidal artery 304
—— ethmoidal nerve 321
—— funiculus 93
—— horn 93
—— interosseous artery 69
—— interosseous nerve 69
—— interventricular branch 127
—— interventricular sulcus 124
—— jugular vein 13
—— lobe 283
—— semicircular duct 329
—— superior iliac spine 2, 96, 184, 342
—— tibial artery 210, 213
—— triangle of neck 15
antihelix 324
antitragus 324
anular ligament of radius 74
anulus fibrosus 180
anus 268
aortic
—— arch 121
—— bulb 129, 131
—— hiatus 176
—— sinus 129, 131
—— valve 129, 131
apex
—— of bladder 260, 262
—— of heart 125
—— of lung 115
—— of tongue 302
aponeurosis 11
appendix 139
Arantius' duct 161
arcuate
—— artery 211
—— line 101
areola 6
articular cartilage 76
arytenoid cartilage 294
ascending
—— aorta 121, 125
—— cervical artery 35, 119
—— colon 139
—— lumbar vein 173
atlanto-occipital joint 287
atlas 286, 336
auditory tube 327
auricle 126, 324
auriculotemporal nerve 276, 309
ausculatory triangle 21
axilla 32
axillary
—— artery 31, 33
—— fascia 10
—— lymph nodes 31, 32
—— nerve 41, 45, 73
—— sheath 32
—— tail 7
—— vein 31, 32
axis 286, 336
azygos vein 132, 135, 173

B

bare area 161
Bartholin's gland 243
base
—— of heart 125
—— of lung 115
basilic vein 38, 45
Bauhin's valve 156
biceps
—— brachii 42
—— femoris 203
bicipital aponeurosis 42
bifurcate ligament 229
bile duct 163
body
—— of mandible 347
—— of pancreas 166
—— of penis 242
—— of sternum 94, 337
—— of stomach 158
—— of tongue 302
—— of uterus 266
bone marrow 76
bony
—— labyrinth 328
—— nasal cavity 345, 346
—— palate 349
Botallo's duct 133
brachial
—— artery 45, 63
—— fascia 39
—— plexus 23, 31, 40
—— veins 45
brachialis 43
brachiocephalic
—— trunk 121
—— vein 119, 120
brachioradialis 56
breast 6
broad ligament of uterus 258
bronchial branches 117, 135, 170
bronchopulmonary segment 117
bronchus 293

buccal
—— artery 309
—— nerve 276
buccinator 275
Buck's fascia 242
bulb
—— of penis 239
—— of vestibule 241, 243
bulbar conjunctiva 316
bulbospongiosus 239, 241
bulbo-urethral gland 247

C

caecum 139
calcaneal tendon 184, 207
calcaneum 344
calcaneus 184
Calot's triangle 163
calvaria 345
Camper's fascia 97
Cantlie line 163
capitate 340
capitulum of humerus 339
caput medusae 152
cardia 138, 158
cardiac notch 116
cardinal ligament 259
carina of trachea 293
carotid
—— body 273
—— canal 349
—— sheath 26, 27
—— sinus 273
—— triangle 15
carpal
—— bones 332, 334, 340
—— tunnel 66, 340
carpometacarpal joints(CM 関節) 65, 77, 77f, 78, 78f
cauda equina 91
caudate lobe 161
caval opening 176
cavernous sinus 283, 299
central
—— canal 93
—— retinal artery 321
—— tendon 136, 176
cephalic vein 11, 32, 38
cerebellar tentorium 282
cerebral falx 282
cervical
—— canal 267
—— enlargement 91
—— fascia 27
—— nerves 23
—— part 93
—— plexus 23
—— vertebrae 332, 334, 336
cervicothoracic ganglion 119, 135
cervix of uterus 266
chin 2
choana 349
choanae 304
Chopart's joint 228
chorda tympani 309, 326
choroid 323
ciliary
—— body 323
—— ganglion 321
circular
—— folds 156
—— layer 157
circumflex
—— branch 127
—— scapular artery 33
cirrhosis 152
clavicle 2, 34, 38, 332, 334, 339
clavipectoral fascia 30
clitoris 235, 243
coccygeal
—— nerves 23
—— vertebrae 332, 337
coccygeus 248
coccyx 16, 332, 334, 341
cochlea 329
coeliac
—— ganglia 147
—— plexus 147
—— trunk 147, 171
Colles' fascia 239, 241
common
—— carotid artery 26
—— fibular nerve 204, 211
—— hepatic artery 147
—— hepatic duct 162
—— iliac artery 171, 233
—— iliac vein 172, 233
—— nasal meatus 305
—— plantar digital nerves 215
—— tendinous ring 320
compact bone 76
concha of auricle 324
condylar process 347
conjoint tendon 99
conjunctival sac 316
conus
—— arteriosus 131
—— elasticus 297
Cooper's ligament 6
coraco-acromial ligament 72
coracobrachialis 43
coracoclavicular ligament 72
coracoid process 339
cord of umbilical artery 105
cornea 316, 323
corona mortis 233
coronal
—— plane 3
—— suture 345
coronary
—— ligament 140, 161
—— sinus 126
—— sulcus 124
coronoid process 347
corpus
—— albicans 264
—— cavernosum penis 244
—— luteum 264
—— spongiosum penis 244
costal
—— arch 2, 94
—— pleura 113
—— process 337
—— surface 115
costocervical trunk 35, 119
costodiaphragmatic recess 114
costomediastinal recess 114
Cowper's gland 247
cranial
—— cavity 345
—— nerve 349
—— nerves 23
cranium 345
cremaster 99, 234
cribriform plate 298, 348
cricoid cartilage 294
cricothyroid 295
crista galli 298
crus
—— of clitoris 241
—— of penis 239
cubital tunnel 44
cuff 54
cutaneous
—— branch 23
—— nerve 23
—— vein 23
cystic
—— artery 152, 163
—— duct 163

D

dartos fascia 234
deep
—— artery of penis 245
—— artery of thigh 196
—— cervical artery 35, 119
—— cervical fascia 27
—— dorsal vein of penis 242
—— fascia of leg 209
—— fascia of penis 242
—— femoral artery 193
—— fibular nerve 188, 211
—— inguinal ring 99, 105
—— palmar arch 71
—— plantar artery 211

—— transverse perineal muscle 246
—— vein 23
deltoid 42
—— ligament 226
deltopectoral triangle 11
dens 286, 336
denticulate ligament 91
depressor anguli oris 275
dermis 5
descending colon 139
diaphragm 136, 176
diaphragmatic
—— pleura 113
—— surface 115
digastric 278
distal interphalangeal joints(DIP 関節) 65, 78f, 79, 79f
distal radio-ulnar joint 77
dome of pleura 113
dorsal
—— artery of penis 242
—— interossei 71, 217
—— nerve of penis 242
—— scapular artery 35, 52
—— scapular nerve 52
dorsalis pedis artery 210
dorsum of penis 242
Douglas pouch 145, 232, 258
duct of epididymis 236
ductus
—— arteriosus 133
—— deferens 232, 234, 256
—— venosus 161
duodenojejunal flexure 144
duodenum 165

E

eccrine sweat gland 61
efferent ductules 236
ejaculatory duct 260
elbow joint 65, 75
endocardium 123
endometrium 267
epicardium 123
epidermis 5
epididymis 236
epidural space 90
epiglottic cartilage 294
epiglottis 291
epiphysial line 76
epiploic foramen 142
erector spinae 84
ethmoid 334
ethmoidal cells 314
extensor
—— carpi radialis brevis 56
—— carpi radialis longus 56
—— carpi ulnaris 57
—— digiti minimi 57
—— digitorum 56
—— digitorum brevis 209
—— digitorum longus 209
—— expansion 71
—— hallucis brevis 209
—— hallucis longus 209
—— indicis 58
—— pollicis brevis 58
—— pollicis longus 58, 68
—— retinaculum 57
external
—— acoustic meatus 324
—— acoustic opening 345
—— anal sphincter 238, 240, 269
—— carotid artery 26
—— ear 324
—— iliac artery 233, 252
—— iliac vein 233
—— intercostal membrane 95
—— intercostal muscle 95
—— jugular vein 13
—— oblique 11, 98
—— occipital protuberance 16
—— os of uterus 266
—— pudendal arteries 192
—— spermatic fascia 234
—— urethral orifice 235
—— urethral sphincter 247, 261, 263
extraperitoneal organ 145
extremities 332
eye ball 323
eyelash 316

F

facial
—— artery 27, 272, 276
—— muscles 275
—— nerve 275, 276, 300
—— vein 277
falciform ligament 103, 140, 161
false ribs 94
fascia 11
—— lata 189
—— of penis 242
fauces 291
femoral
—— artery 192
—— canal 190
—— hernia 191
—— nerve 179, 188, 193
—— ring 190
—— sheath 190
—— triangle 189
—— vein 192
femur 333, 334, 342
fenestra
—— cochleae 327
—— vestibuli 327
fibrous
—— membrane 75
—— pericardium 122
—— ring 129
—— sheath 67
—— skeleton of heart 129
—— trigone 129
fibula 333, 334, 344
fibular
—— artery 213
—— collateral ligament 222
fibularis
—— brevis 209
—— longus 208
—— tertius 209
filiform papillae 302
filum terminale 91
fimbriae 265
finger print 61
flexor
—— carpi radialis 63
—— carpi ulnaris 62
—— digiti minimi brevis 65, 216
—— digitorum brevis 214
—— digitorum longus 213
—— digitorum longus tendon 215
—— digitorum profundus 68
—— digitorum superficialis 63
—— hallucis brevis 216
—— hallucis longus 213
—— pollicis brevis 64
—— retinaculum 62, 66, 340
floating ribs 94
foliate papillae 302
foramen
—— lacerum 348
—— magnum 345
—— ovale 348
—— rotundum 348
—— spinosum 348
—— transversarium 336
fossa for gallbladder 161
free part
—— of lower limb 333
—— of upper limb 332
frenulum
—— of clitoris 235
—— of tongue 303
frontal
—— bone 334, 345
—— nerve 319
—— plane 3
—— sinus 314
fundus
—— of bladder 260, 262
—— of stomach 138, 158
—— of uterus 266
fungiform papillae 302

G

gallbladder 138, 163
gastric
—— areas 159
—— folds 159
—— pits 159
—— rugae 159
gastrocnemius 207
gastroduodenal artery 147
gastrophrenic ligament 140
gastrosplenic ligament 140, 166
gemellus
—— inferior 201
—— superior 201
geniculate ganglion 329
genioglossus 303, 312
geniohyoid 279
genitofemoral nerve 179, 188
Gerota's fascia 167
glans
—— of clitoris 235
—— penis 242
glenohumeral joint 65, 73
glenoid cavity 73, 338
glossopharyngeal nerve 289, 300, 312
glottis 294, 296
gluteal
—— aponeurosis 198
—— fold 184
—— maximus 198
—— medius 199
—— minimus 199
Graafian follicle 264
gracilis 196
great
—— auricular nerve 13
—— cardiac vein 126
—— saphenous vein 187
greater
—— curvature 138, 158
—— horn 347
—— occipital nerve 19
—— omentum 107, 138
—— palatine artery 313
—— palatine canal 315
—— palatine nerve 313
—— pelvis 342
—— sac 142
—— sciatic foramen 251
—— sciatic notch 342
—— splanchnic nerve 135, 147, 175
—— trochanter 184, 342
—— tubercle 339
—— vestibular gland 243
grey
—— matter 93
—— ramus communicans 175
groove for vena cava 161

H

hamate 340
hamstrings 203
hard palate 302
haustra of colon 155
head 337
—— of femur 221, 342
—— of fibula 184, 344
—— of humerus 73
—— of humerus 339
—— of pancreas 166
—— of ulna 38
heart 124
heel 184
helix 324
hemi-azygos vein 173
hemorrhoidal zone 269
hemothorax 115
hepatic
—— artery proper 152, 162
—— lobe 161
—— portal vein 151, 162
—— segment 163
hepatoduodenal ligament 140
hepatogastric ligament 140
Hilton's line 269
hilum
—— of kidney 168
—— of lung 116
—— of ovary 264
hip
—— bone 333, 334, 342
—— joint 220
horizontal
—— fissure 116
—— plane 3
humeroradial joint 65, 75
humero-ulnar joint 65, 75
humerus 332, 334, 339
Hunter's canal 195
hydrothorax 115
hyoglossus 303, 312
hyoid bone 24, 332, 334, 347
hypogastric nerve 255
hypoglossal canal 349
hypoglossal nerve 273, 279, 289, 300, 312
hypothenar eminence 65

I

ileal arteries 149
ileocecal
—— orifice 156
—— valve 156
ileocolic artery 149
ileum 139
iliac crest 2, 16, 96, 342
iliacus 193
iliocostalis 84
iliofemoral ligament 220
iliohypogastric nerve 179
ilio-inguinal nerve 98, 179
iliolumbar artery 253
iliopectineal arch 191
iliopsoas 193
iliotibial tract 198
ilium 333, 334, 342
incus 326
inferior
—— alveolar nerve 308, 309
—— alveolar artery 309
—— articular process 89, 335
—— clunial nerves 186
—— conjunctival fornix 316
—— constrictor 288
—— costal facet 337
—— epigastric artery 101, 105
—— extensor retinaculum 209
—— gluteal artery 201, 253
—— gluteal nerve 201, 255
—— gluteal vein 201
—— labial branch 276
—— laryngeal nerve 292
—— longitudinal muscle 303
—— mesenteric artery 150, 171
—— mesenteric vein 151
—— nasal concha 305, 334
—— nasal meatus 305
—— oblique 322
—— orbital fissure 346
—— pancreaticoduodenal artery 149
—— petrosal sinus 283
—— phrenic artery 171, 177
—— rectus 322
—— sagittal sinus 282
—— suprarenal artery 168
—— thoracic aperture 112
—— thyroid artery 35, 118, 119, 293
—— trunk 40
—— vena cava 125, 172
—— vertebral notch 89, 335
—— vesical artery 254
infraclavicular part 40
infraglottic cavity 297
infra-orbital
—— artery 323
—— nerve 276, 323
infraspinatus 53, 72
infraspinous fossa 338
infrasternal angle 2
infratemporal fossa 307, 346
infratrochlear nerve 321
infundibulum 265, 283

inguinal
—— canal 105
—— falx 99
—— hernia 191
—— ligament 96, 184
interatrial septum 128, 130
intercavernous sinus 283
intercostal
—— nerves 8, 95
—— space 95
intermediate hepatic vein 173
internal
—— anal sphincter 269
—— carotid artery 26
—— carotid nerve 289
—— ear 328
—— iliac artery 233, 253
—— iliac vein 233
—— intercostal muscle 95
—— jugular vein 26
—— oblique 99
—— pudendal artery 201, 248, 253
—— pudendal vein 201
—— spermatic fascia 234
—— thoracic artery 35, 111, 119
—— thoracic veins 110
—— urethral orifice 232
—— urethral sphincter 261, 263
interosseous muscles 217
interphalangeal joints(IP 関節) 65, 79
interspinous ligaments 86
intertransversarii 85
interventricular septum 131
intervertebral
—— disc 89, 180, 335
—— foramen 89, 335
intramural part 261
intraperitoneal organ 145
iris 316, 323
ischemic heart disease 127
ischial
—— spine 342
—— tuberosity 184, 342
ischio-anal fossa 246
ischiocavernosus 239, 241
ischiofemoral ligament 220
ischium 333, 334, 342
isthmus 118, 265

J

jejunal arteries 149
jejunum 139
jugular foramen 349

K

Kerckring's folds 156
kidney 167
kidney lobes 169
Kiesselbach's area 304
knee joint 222
Kohlrausch fold 268

L

labium
—— majus 235
—— minus 235
labrum 73
lacrimal
—— artery 321
—— bone 334
—— gland 317
—— nerve 319
—— punctum 317
—— sac 317
lambdoid suture 345
large intestine 139
laryngeal
—— ventricle 297
—— vestibule 297
laryngopharynx 290
larynx 294
lateral
—— angle of eye 316
—— antebrachial cutaneous nerve 44
—— arcuate ligament 176
—— atlanto-axial joint 287
—— circumflex femoral artery 193
—— collateral ligament 226
—— condyle 184, 343, 344
—— cord 40
—— crico-arytenoid 296
—— cutaneous branch 8
—— cutaneous nerve of thigh 179, 188
—— epicondyle 38, 339, 343
—— funiculus 93
—— head 50
—— horn 93
—— inguinal fossa 104
—— intermuscular septum of arm 42
—— malleolus 184, 344
—— meniscus 225
—— palpebral commissure 316
—— pectoral nerve 30, 41
—— plantar artery 215
—— plantar nerve 215
—— pterygoid 309
—— rectus 320
—— sacral arteries 253
—— semicircular duct 329
—— tarsal artery 210
—— thoracic artery 33
—— umbilical fold 104
latissimus dorsi 21, 82
left
—— atrioventricular valve 129, 131
—— atrium 124
—— colic artery 150
—— common carotid artery 121
—— coronary artery 127
—— gastric artery 146
—— gastro-epiploic artery 146
—— hepatic duct 162
—— hepatic vein 163, 173
—— liver 163
—— lobe of liver 161
—— marginal artery 127
—— pulmonary artery 121
—— subclavian artery 121
—— triangular ligament 140, 161
—— ventricle 124
lens 323
lesser
—— curvature 138, 158
—— horn 347
—— occipital nerve 13, 19
—— omentum 140
—— palatine arteries 313
—— palatine nerves 313
—— pelvis 342
—— sac 142
—— sciatic foramen 251
—— sciatic notch 342
—— splanchnic nerve 135, 175
—— trochanter 342
—— tubercle 339
levator
—— ani 248
—— labii superioris 275
—— palpebrae superioris 317, 319
—— scapulae 52
—— veli palatini 313
levatores costarum 85
ligament 11
—— of head of femur 220
—— of ovary 264
—— arteriosum 132
—— venosum 161
linea
—— alba 100
—— semilunaris 100
lingual
—— artery 27, 272, 312
—— nerve 303, 308, 309, 312
—— tonsil 291
Lisfranc's joint 229
liver 106, 138, 160
lobar bronchi 117
lobule of auricle 324
long ciliary nerves 321

long thoracic nerve 46
longissimus 85
longitudinal layer 157
lower limb 332
lowest splanchnic nerve 175
lumbar
—— arteries 171
—— enlargement 91
—— nerves 23
—— part 93
—— plexus 23, 179
—— triangle 21
—— veins 173
—— vertebrae 332, 334, 337
lumbosacral trunk 255
lumbrical position 71
lumbricals 67, 215
lunate 340
lunate surface 221
lung 115

M

macula 323
main bronchus 116, 133
major
—— duodenal papilla 165
—— fissure 116
malleolar stria 325
malleus 326
MALT 291
mammary gland 6
mammillary process 337
mandible 2, 274, 332, 334, 347
mandibular
—— foramen 347
—— fossa 346
—— nerve 277, 299, 309
manubrium of sternum 94, 337
marginal artery 149, 150
marrow cavity 76
Marshall's vein 126
masseter 306
mastoid process 2, 345
maxilla 274, 334
maxillary
—— artery 308
—— nerve 277, 299
—— sinus 314, 323
McBurney's point 139
medial
—— angle of eye 316
—— antebrachial cutaneous nerve 41, 45
—— arcuate ligament 176
—— border 16
—— brachial cutaneous nerve 41, 45
—— circumflex femoral artery 193
—— condyle 184, 343, 344
—— cord 40
—— epicondyle 38, 339, 343
—— head 50
—— inguinal fossa 104
—— intermuscular septum of arm 42
—— ligament 226
—— malleolus 184, 344
—— meniscus 225
—— palpebral commissure 316
—— pectoral nerve 30, 41
—— plantar artery 215
—— plantar nerve 215
—— pterygoid 309
—— rectus 321
—— umbilical fold 104
median
—— atlanto-axial joint 286
—— cubital vein 38
—— nerve 41, 44, 63, 67
—— plane 3
—— sacral artery 171
—— umbilical fold 104
—— umbilical ligament 104
mediastinal
—— pleura 113
—— surface 115
mediastinum 113
—— of testis 237
medullary cone 91
membranous
—— labyrinth 328
—— part 261
—— wall 293
mental foramen 347
mesentery 139, 144
meso-appendix 144
mesometrium 259, 266
mesosalpinx 259, 265
mesovarium 259, 264
metacarpals 332, 334, 340
metacarpophalangeal joints(MP関節) 65, 78, 78f, 79f
metatarsals 333, 334, 344
middle
—— cardiac vein 126
—— cervical ganglion 119
—— colic artery 149
—— constrictor 288
—— cranial fossa 298, 348
—— ear 326
—— hepatic vein 163
—— meningeal artery 298, 309
—— nasal concha 305
—— nasal meatus 305
—— rectal artery 254
—— suprarenal artery 168
—— trunk 40
minor
—— duodenal papilla 165
—— fissure 116
mitral valve 129, 131
mons pubis 235
mucosa 157
mucosa-associated lymphatic tissue 291
multifidus 85
multipennate muscle 47
muscles of back proper 84
muscular
—— branch 23
—— nerve 23
—— space 191
—— triangle 15
musculocutaneous nerve 41, 44
musculophrenic artery 111, 177
mylohyoid 279
myocardial infarction 127
myocardium 123
myometrium 267

N

nail 55
nasal
—— cavity 304
—— bone 274, 334
—— septum 304, 346
—— vestibule 305
nasociliary nerve 320
nasolacrimal duct 346
nasopalatine nerve 304
nasopharynx 290
neck of femur 221
nerve to mylohyoid 279, 308
neurocranium 345
nipple 6
nostrils 304
nuchal ligament 19, 86
nucleus pulposus 180

O

oblique
—— arytenoid 295
—— fissure 116
—— pericardial sinus 123
—— vein of left atrium 126
obliquus
—— capitis inferior 87
—— capitis superior 87
obturator
—— artery 233, 253
—— externus 197, 218
—— foramen 342
—— internus 201
—— nerve 179, 188, 197
occipital
—— artery 27

—— bone 16, 287, 334, 345
—— condyle 349
—— triangle 15
oculomotor nerve 299, 320
Oddi's sphincter 166
oesophageal
—— branches 135, 171
—— hiatus 176
oesophagus 134
olecranon 38, 340
olecranon fossa 339
olfactory
—— bulb 298
—— nerves 304
—— region 305
omental
—— appendices 155
—— bursa 142
—— foramen 142
omoclavicular triangle 15
omohyoid 24
opening of coronary sinus 128, 130
ophthalmic
—— artery 321
—— nerve 277, 299
opponens
—— digiti minimi 65
—— pollicis 64
optic
—— canal 346, 348
—— disc 323
—— nerve 299, 321
oral
—— cavity 302, 345
—— cavity proper 302
—— vestibule 302
orbicularis
—— oculi 275
—— oris 275
orbit 274, 345, 346
orbital
—— foramen 346
—— septum 317
orifice of vermiform appendix 156
oropharynx 290
oval
—— fossa 128, 130
—— window 327
ovarian artery 171
ovary 264

P

palate 302
palatine
—— bone 334
—— tonsil 291, 305
palatoglossal arch 291, 305
palatoglossus 303, 312
palatopharyngeal arch 291, 305
palm print 61
palmar
—— aponeurosis 60
—— interossei 71
palmaris
—— brevis 60
—— longus 63
palpebral
—— conjunctiva 316
—— fissure 316
pampiniform plexus 234
pancreas 166
pancreatic
—— branches 147
—— duct 166
papillae of tongue 302
papillary muscles 129, 131
paranasal sinuses 314
parathyroid gland 118, 293
parietal
—— bone 334, 345
—— peritoneum 107
—— pleura 112
parotid gland 13, 275
patella 184
patellar ligament 223
pectinate
—— line 269
—— muscles 128, 130
pectineus 193
pectoral fascia 6, 10
pectoralis
—— major 11, 30
—— minor 31
pelvic
—— diaphragm 248
—— girdle 333
—— splanchnic nerves 255
pelvis 2, 16, 332, 333, 334, 341
penis 242
perforating arteries 197
pericardiacophrenic artery 122, 177
pericardial cavity 122
pericardium 107, 113, 122
perineal
—— artery 239, 241
—— body 239, 241
—— fascia 239, 241
—— membrane 239, 241, 246
—— nerves 239, 241
—— region 238, 240
perineum 238, 240
periorbita 318
periosteum 76
perirenal fat 167
peritoneal cavity 107, 145
peritoneum 107, 139
pes anserinus 205
Peyer's patches 156
phalanges 332, 333, 334, 340, 344
pharyngeal
—— opening of auditory tube 305
—— plexus 289
—— tonsil 290, 305
phrenic nerve 28, 119, 122, 136, 177
phrenicosplenic ligament 166
piriform recess 291
piriformis 200
pisiform 340
pituitary gland 283, 298
plantar
—— aponeurosis 214
—— arch 217
—— calcaneonavicular ligament 229
—— interossei 217
plantaris 207
platysma 7, 12, 275
pleura 107, 112
pleural
—— cavity 114
—— recesses 114
pneumothorax 115
popliteal
—— artery 205, 213
—— fossa 184, 204
—— vein 205
popliteus 207
porta hepatis 161, 162
portal triad 163
posterior
—— circumflex humeral artery 33, 73
—— cord 40
—— cranial fossa 300, 348
—— crico-arytenoid 295
—— cruciate ligament 224
—— cutaneous nerve of thigh 201
—— cutaneus nerve of thigh 186
—— deep temporal artery 309
—— ethmoidal artery 304
—— funiculus 93
—— horn 93
—— intercostal arteries 95, 135, 171
—— intercostal veins 95, 135
—— interosseous nerve 59
—— interventricular branch 127
—— lobe 283
—— longitudinal ligament 286
—— semicircular duct 329
—— superior iliac spine 16
—— tibial artery 213
—— triangle of neck 15
prepuce 242

—— of clitoris 235
pretracheal layer 27
prevertebral layer 27
profunda brachii artery 45
promontory 327, 342
pronator
—— quadratus 68
—— teres 63
proper
—— ligament of ovary 259
—— plantar digital nerves 215
prostate gland 256, 260
prostatic urethra 261
proximal
—— interphalangeal joints（PIP 関節） 65, 78f, 79, 79f
—— radio-ulnar joint 65, 75
psoas
—— major 178, 193
—— minor 178
pterygoid
—— plexus 308
—— process 349
pterygopalatine
—— fossa 346
—— ganglion 315
pubic
—— symphysis 96, 342
—— tubercle 2, 96, 184
pubis 333, 334, 342
pubocervical ligament 259
pubofemoral ligament 220
pudendal
—— canal 248
—— cleft 235
—— nerve 201, 248, 255
pulmonary
—— artery 116
—— ligament 117
—— lobe 117
—— pleura 112
—— trunk 121, 125
—— valve 129, 131
—— veins 116
pupil 316
pyloric
—— part 158
—— sphincter 159
pylorus 138, 158
pyothorax 115
pyramidalis 101

Q

quadrangular space 54
quadrate lobe 161
quadratus
—— femoris 201
—— lumborum 178
—— plantae 215
quadriceps femoris 195

R

radial
—— artery 63
—— collateral ligament 74
—— nerve 41, 45
—— styloid process 345
—— tuberosity 340
radius 332, 334, 340
ramus of mandible 347
raphe of scrotum 234
rectal ampulla 268
recto-urerine
—— pouch 258
—— fold 258
—— ligament 259
—— pouch 145, 232
recto-vesical pouch 145, 232
rectum 139, 268
rectus
—— abdominis 100
—— capitis posterior major 87
—— capitis posterior minor 87
—— femoris 195
—— sheath 11, 100
renal
—— artery 168, 171
—— calyces 169
—— columns 169
—— cortex 169
—— fascia 167
—— medulla 169
—— papilla 169
—— pelvis 169
—— pyramids 169
—— sinus 169
—— vein 173
—— veins 168
respiratory region 305
rete testis 237
retina 323
retromammary space 6
retromandibular vein 277
retroperitoneal
—— organ 145
—— space 167
rhomboid
—— major 52, 82
—— minor 52, 82
ribs 2, 94, 332, 334, 337
right
—— atrioventricular valve 129, 131
—— atrium 124
—— colic artery 149
—— coronary artery 127
—— gastric artery 146
—— gastro-epiploic artery 146
—— hepatic duct 162
—— hepatic vein 163, 173
—— liver 163
—— lobe of liver 161
—— marginal branch 127
—— ovarian vein 173
—— pulmonary artery 121
—— suprarenal vein 173
—— testicular vein 173
—— triangular ligament 140, 161
—— ventricle 124
rima glottidis 296
root
—— of lung 114
—— of mesentery 144
—— of neck 28
—— of penis 242
—— of tongue 302
rotator cuff 47, 54
rotatores 85
round
—— ligament of liver 103, 161
—— ligament of uterus 98, 105, 232, 259
—— window 327

S

sacral
—— hiatus 341
—— nerves 23
—— plexus 23, 255
—— splanchnic nerves 255
—— vertebrae 332, 337
sacrospinous ligament 251
sacrotuberous ligament 251
sacrum 16, 332, 334, 341
sagittal
—— plane 3
—— suture 345
salpingopharyngeal fold 305
saphenous
—— nerve 188, 195
—— opening 189
sartorius 194
scalene hiatus 28, 40
scalenus
—— anterior 28
—— medius 28
scaphoid 340
scapula 2, 16, 332, 334, 338
scapulothoracic joint 52
Scarpa's
—— fascia 97
—— triangle 189
sciatic nerve 201, 203, 255
sclera 316, 323
scrotum 234
segmental bronchi 117
sella turcica 298, 348

sellar diaphragm 283
semilunar folds of colon 156
semimembranosus 203
seminal
—— colliculus 260
—— vesicle 256
semispinalis 85
—— capitis 84
—— cervicis 86
semitendinosus 203
septa testis 237
septum penis 245
serous 157
—— coat 107
—— pericardium 122
serratus
—— anterior 46
—— posterior inferior 83
—— posterior superior 83
shaft of ulna 38
short gastric arteries 147
shoulder
—— girdle 332
—— joint 65
sigmoid
—— arteries 150
—— colon 139
—— mesocolon 139, 144
—— sinus 282
skin 5
skull 332
small
—— cardiac vein 126
—— intestine 139
—— saphenous vein 186
smallest cardiac veins 126
soft palate 291, 302
sole print 61
soleus 207
sperm 237
spermatic cord 98, 105, 234
spheno-ethmoidal recess 305
sphenoid 334
sphenoidal sinus 314
sphenopalatine artery 304
spinal
—— arachnoid mater 90
—— cord 90
—— dura mater 90
—— ganglion 91
—— nerves 23
—— pia mater 90
spinalis 85
spine of scapula 16, 38, 338
spinous process 16, 89, 335
spleen 138, 166
splenic
—— artery 147
—— hilum 166
—— vein 151
splenius 84
—— capitis 84
—— cervicis 84
splenorenal ligament 166
spongy
—— bone 76
—— urethra 261
Spring ligament 229
squamous suture 345
stapes 327
stellate ganglion 119, 135
sternothyroid 24
sternal angle 2, 94, 337
sternalis 10
sternoclavicular joint 34
sternocleidomastoid 14, 22
sternohyoid 24
sternum 2, 94, 332, 334, 337
stomach 107, 138, 158
straight sinus《下垂体の》 282
styloglossus 303, 312
stylohyoid 278
stylomastoid foramen 349
stylopharyngeus 289
subarachnoid space 90
subclavian artery 35
subclavius 31, 34
subcostal
—— artery 171
—— nerve 179
subcutaneous tissue 5
sublingual
—— caruncle 303
—— fold 303
submandibular
—— ganglion 311
—— gland 13
—— triangle 15, 278
submental triangle 15, 278
submucosa 157
suboccipital
—— nerve 87
—— triangle 87
subperitoneal organ 145
subscapular
—— artery 33
—— nerves 41, 47
subscapularis 47, 73
subtalar joint 228
superficial
—— abdominal fascia 97
—— brachial artery 45
—— cervical artery 35
—— cervical fascia 27
—— circumflex iliac artery 97, 192
—— dorsal veins of penis 242
—— epigastric artery 97, 192
—— epigastric vein 8
—— fibular nerve 188, 211
—— inguinal ring 98
—— layer 27
—— nodes 13
—— palmar arch 66
—— perineal pouch 239, 241
—— transverse perineal muscle 239, 241
—— vein 23
superior
—— articular fossa 336
—— articular process 89, 335
—— clunial nerves 18
—— conjunctival fornix 316
—— constrictor 288
—— costal facet 337
—— epigastric artery 101, 111
—— extensor retinaculum 209
—— gluteal artery 201, 253
—— gluteal nerve 201, 255
—— labial branch 276
—— laryngeal artery 27
—— laryngeal nerve 289, 292
—— longitudinal muscle 303
—— mesenteric artery 148, 171
—— mesenteric vein 151
—— nasal concha 305
—— nasal meatus 305
—— oblique 319
—— orbital fissure 346, 348
—— petrosal sinus 283
—— phrenic arteries 171, 177
—— rectal artery 150, 233
—— rectal vein 233
—— rectus 319
—— sagittal sinus 282
—— suprarenal arteries 168
—— thoracic aperture 112
—— thyroid artery 27, 118, 272, 293
—— trunk 40
—— vena cava 119, 120, 125, 132
—— vertebral notch 89, 335
—— vesical arteries 254
supinator 59
supraclavicular
—— nerves 8, 13
—— part 40
supra-orbital notch 346
suprascapular
—— artery 35, 54, 73, 119
—— nerve 41, 54, 73
—— notch 54, 339
supraspinatus 53, 72
supraspinous
—— fossa 338
—— ligaments 86
supravesical fossa 104

supreme intercostal artery 35, 119
sural nerve 186, 188
suspensory
—— ligament of ovary 259, 264
—— ligament of penis 242
—— ligaments of breast 6
sympathetic trunk
119, 135, 174, 289
synovial membrane 75, 221
synovial sheath 67

T

tabatière 59
taeniae coli 155
tail of pancreas 166
talocalcaneal joint 228
talocalcaneonavicular joint 228
talus 344
tarsal
—— bones 333, 334, 344
—— plate 317
tarsometatarsal joints 229
tectorial membrane 286
temporal
—— bone 2, 334
—— fossa 307, 346
temporalis 306
temporomandibular joint 310
tendinous
—— arch of soleus 207
—— cords 129, 131
—— intersections 100
tendon 11
—— of flexor pollicis longus 217
—— sheath 67
tensor
—— fasciae latae 198
—— veli palatini 313
teres
—— major 53, 73
—— minor 53, 72
terminal sulcus of tongue 302
testicular artery 171, 234
testis 236
thenar eminence 64
thoracic
—— aorta 170
—— cavity 112
—— duct 34, 135
—— ganglia 135
—— nerves 23
—— part 93
—— vertebrae 332, 334, 337
thoraco-acromial
—— artery 30, 33
—— vein 30
thoracodorsal nerve 41
thoraco-epigastric veins 8
thoracolumbar fascia 83
thorax 332, 334
thracodorsal artery 33
thymus 113
thyro-arytenoid 296
thyrocervical trunk 35, 119
thyrohyoid 24
—— membrane 294
thyroid
—— cartilage 294
—— gland 118, 293
tibia 333, 334, 344
tibial
—— collateral ligament 223
—— nerve 204, 213
—— tuberosity 184, 344
tibialis anterior 209
tibialis posterior 213
tongue 302
torticollis 15
torus
—— levatorius 305
—— tubarius 305
trabeculae carneae 129, 131
trachea 133, 293
tracheal
—— bifurcation 133, 293
—— cartilages 293
tracheobronchial nodes 133
tragus 324
transverse
—— arytenoid 295
—— cervical artery 21, 35, 119
—— cervical ligament 259
—— cervical nerve 13
—— colon 139
—— costal facet 337
—— mesocolon 139, 144
—— muscle 303
—— pericardial sinus 123
—— process 89, 335
—— sinus《下垂体の》 282
—— tarsal joint 228
transversospinales 85
transversus
—— abdominis 99
—— thoracis 111
trapezium 340
trapezius 20, 82
trapezoid 340
Treitz ligament 144
triangular space 54
triceps
—— brachii 50
—— surae 206
tricuspid valve 129, 131
trigeminal nerve 276, 298
trigone of bladder 232
triquetrum 340
trochlea 322
—— of humerus 339
trochlear nerve 299, 319
true ribs 94
trunk 332
tubal extremity 264
tubercle of rib 337
tunica
—— albuginea 237, 245
—— vaginalis 236
tympanic
—— cavity 326
—— membrane 324

U

ulna 332, 334, 340
ulnar
—— artery 63, 66, 68
—— collateral ligament 74
—— nerve 41, 44, 66, 69
umbilical
—— artery 233, 254
—— ring 100
umbo of tympanic membrane 324
uncinate process 166
upper limb 332
ureter 167, 232
ureteric orifice 232
urethra 260, 262
urethral
—— crest 261, 263
—— surface 242
urinary bladder 139, 232, 260, 262
urogenital
—— diaphragm 246
—— triangle 238, 240
uterine
—— appendages 264
—— artery 254
—— cavity 267
—— extremity 264
—— tube 265
uterosacral ligament 259
uterus 266
uvula 291

V

vagina 266
vaginal
—— fornix 266
—— orifice 235
—— part 266
vagus nerve
27, 119, 135, 273, 289, 300
vallate papillae 291, 302
valve of inferior vena cava
128, 130
vascular space 191
vastus
—— intermedius 195

—— lateralis 195
—— medialis 195
Vater's papilla 165
venous
—— angle 34
—— valve 45
vertebra 16, 335
vertebral
—— arch 89, 335
—— artery 35, 87, 119, 273
—— body 89, 335
—— canal 89, 334, 335
—— column 332, 334, 336
—— foramen 89, 335
vertical muscle 303
vesico-uterine pouch 145, 232, 258
vesicular ovarian follicle 264
vestibular fold 296
vestibule 235, 328
vestibulocochlear nerve 300
visceral peritoneum 107
viscerocranium 345
vitreous body 323
vocal
—— fold 296
—— ligament 294, 297
vomer 334
vulva 235

W

white
—— matter 93
—— ramus communicans 175
winged scapula 46
Winslow's foramen 142
wrist joint 65, 77

X・Z

xiphoid process 2, 94, 337
zygomatic
—— arch 274, 306, 345
—— bone 274, 334
zygomaticus major 275